# Arzt und Private Krankenversicherung

Wesen, Geschichte und Bedeutung der deutschen
privaten Krankenversicherung, insbesondere unter dem
Gesichtspunkt ihrer Beziehungen zum Arzt

Von

## Dr. med. Hans Göbbels

Hamburg

Berlin

Verlag von Julius Springer

1940

ISBN-13:978-3-642-93975-4    e-ISBN-13:978-3-642-94375-1
DOI: 10.1007/978-3-642-94375-1

Meiner Frau

und unermüdlichen Mitarbeiterin

Ellen Göbbels

gewidmet

# Vorwort.

Ergreift der in der Praxis stehende Arzt zu grundsätzlichen Problemen der privaten Krankenversicherung in Veröffentlichungen das Wort, so mag ihm oberflächliche Kritik entgegenhalten, eine solche Stellungnahme gehe über das ihm in der privaten Krankenversicherung zugewiesene Arbeitsgebiet hinaus, stehe er doch, im Gegensatz zur Sozialversicherung, außerhalb des Krankenversicherungsverhältnisses. So richtig diese de jure-Feststellung auf den ersten Blick auch scheinen mag, so geht sie doch an dem Kernproblem des de facto-Verhältnisses zwischen Arzt und privater Krankenversicherung vorbei. Aus verständlichen Gründen hat sich bisher die Gesamtärzteschaft in grundsätzlichen Fragen der privaten Krankenversicherung passiv und neutral verhalten; für jeden einzelnen Arzt ergibt sich jedoch nach dem Anwachsen und bei der volkswirtschaftlichen Bedeutung dieser Einrichtung täglich Anlaß und Notwendigkeit, sich im einzelnen mit ihren speziellen Fragestellungen auseinanderzusetzen. Damit entsteht aber auch die Möglichkeit, daß, im Gegensatz zum bekannten Sprichwort vom „tertius gaudens", auf seinem Rücken und zu seinen Lasten die Differenzen zweier unzufriedener Vertragspartner ausgetragen werden. Handelt er also einerseits in wohlberechtigter Wahrung eigener Interessen, wenn er trotz fehlender direkter Rechtsbindung an der Klärung der bestehenden Probleme mitzuarbeiten bestrebt ist, so darf er sich auch andererseits mit Recht voll bewußt sein — und dies sollte allgemein nicht übersehen werden — daß er in der privaten Krankenversicherung eine materielle und ideelle „Schlüssel"stellung in des Wortes wahrster Bedeutung innehat. Bei der sich ihm täglich bietenden Gelegenheit, die Probleme auch von anderen Seiten und aus anderem Gesichtswinkel zu sehen, wie sie sich dem Versicherten, aber auch dem reinen Versicherungsfachmann darstellen, erscheint der Arzt berufen, in positiver Kritik fördernd mitzuhelfen an dem großen Aufbauwerk der deutschen privaten Krankenversicherung.

Die nachfolgenden Ausführungen verdanken ihre Entstehung der persönlichen Notwendigkeit einer rein ärztlichen Auseinandersetzung mit einzelnen Fragestellungen der privaten Krankenversicherung. Dies konnte am besten durch eine grundsätzliche Erarbeitung und Klärung des Stoffgebietes, gesehen aus dem Gesichtswinkel des Arztes, erfolgen.

Wenn ich mich nunmehr entschlossen habe, meine rein privaten Aufzeichnungen auch einem weiteren Interessentenkreis zugänglich zu machen, so bitte ich, von dieser Darstellung nicht etwa eine lückenlose Vollständigkeit zu erwarten. Gewiß werden sich Lücken nachweisen lassen; soweit sie mir nicht selbst bekannt sind, erklären sie sich zum Teil auch aus dem Zweck, den diese Abhandlung verfolgt und der ein zu spezialisiertes Eingehen auf Sonderfragen verbot, zum anderen finden sie ihre Begründung auch darin, daß der Lösung von Problemen, die sich z. Zt. in der Bearbeitung der zuständigen Stellen befinden, in diesem Zusammenhang nicht vorgegriffen werden durfte. Die nachfolgenden Skizzen wollen daher nichts Weiteres geben als einzelne charakteristische Bilder und Ausschnitte, die aus der Fülle der im Fluß befindlichen Probleme auf dem Gebiete der privaten Krankenversicherung entnommen sind. Sie wollen dem Arzt die Einfühlung in die Notwendigkeiten und Belange der privaten Krankenversicherung erleichtern, auf der anderen Seite aber ebenso den Versicherer mit der ärztlichen Denkweise in ihrer praktischen Anwendung auf seinem Fachgebiet bekannt machen, um so insbesondere dem Antrags- und Schadenbearbeiter nutzbringende Kenntnisse zu vermitteln, die ihm ein fruchtbares Zusammenarbeiten mit dem Arzt zum Nutzen der Volksgemeinschaft ermöglichen. Diese ausgesprochene „Zwei-Fronten"-Absicht macht an manchen Stellen eine Weitschweifigkeit erforderlich, wo für rein ärztliche oder rein versicherungstechnische Zwecke eine straff-prägnante Ausdrucksform als ausreichend vorgezogen worden wäre.

Die in der Arbeit verwendeten Beispiele sind überwiegend der lebendigen Praxis entnommen. Sie mußten sich allerdings hier und da zur Vermeidung der Möglichkeit einer, wenn auch unbeabsichtigten persönlichen Spitze oder Kennzeichnung, eine Abänderung gefallen lassen, jedoch wurde größter Wert darauf gelegt, die typischen Umstände oder die besondere Fragestellung in ihrer Lehrhaftigkeit zu erhalten.

Allen denen, die mir bei meiner Arbeit mit ihrer Anteilnahme, ihren Kenntnissen und ihrer praktischen Erfahrung hilfreich zur Seite standen, spreche ich auch an dieser Stelle meinen herzlichen Dank aus.

Die der vorliegenden Arbeit zugrunde liegenden Untersuchungen wurden im April 1938 abgeschlossen; es wurden jedoch bis zur Endkorrektur der Drucklegung, soweit irgend angängig, Veränderungen und neuere Entscheidungen berücksichtigt. Später eingetretene Organisationsänderungen im ständischen Aufbau der deutschen Privatversicherung wurden nachträglich als Anhang beigefügt. Demzufolge ist das Schema S. 82 durch die Ausführungen S. 298 zu ergänzen und zu ersetzen.

Hamburg, im August 1939.

**Der Verfasser.**

# Inhaltsverzeichnis.

# Abkürzungen.

RfP        = Reichsaufsichtsamt für Privatversicherung
RVA        = Reichsversicherungsamt
RGZ        = Entscheidung des Reichsgerichts in Zivilsachen
RGSt       = Entscheidung des Reichsgerichts in Strafsachen
RG         = Reichsgericht
KG         = Kammergericht
OLG        = Oberlandesgericht
LG         = Landgericht
AG         = Amtsgericht
OVG        = Oberverwaltungsgericht
RFH        = Reichsfinanzhof
BGB        = Bürgerliches Gesetzbuch
HGB        = Handelsgesetzbuch
StGB       = Strafgesetzbuch
VAG        = Versicherungsaufsichtsgesetz
VVG        = Versicherungsvertragsgesetz
Akt.Ges.   = Aktiengesetz
AVB        = Allgemeine Versicherungsbedingungen
NoB        = Normativbedingungen der privaten Krankenversicherung
A.-G.      = Aktiengesellschaft
VVaG       = Versicherungsverein auf Gegenseitigkeit
Med.Welt   = Medizinische Welt
DmW        = Deutsche medizinische Wochenschrift
MMW        = Münchener Medizinische Wochenschrift
Arch.orthop.Chir. = Archiv für orthopädische und Unfall-Chirurgie
VA         = Veröffentlichungen des Reichsaufsichtsamts für Privatversicherung
JW         = Juristische Wochenschrift
HansRGZ    = Hanseatische Rechts- und Gerichtszeitschrift (Abt. A u. B)
JRPV       = Juristische Rundschau für die Privatversicherung
Zeitschr.f.d.ges.Vers.Wiss. = Zeitschrift für die gesamte Versicherungswissenschaft
Neumann's Z.Vers.Wes. = Neumann's Zeitschrift für Versicherungswesen
DVZ        = Deutsche Versicherungszeitung

# I. Einleitung.

Die deutsche private Krankenversicherung hat einen in der deutschen Versicherungsgeschichte unerreichten, hinsichtlich ihrer heutigen volkswirtschaftlichen Bedeutung sich nur auf wenige Jahre zusammendrängenden Entwicklungszug durchlaufen. Mit über 10,2 Millionen Versicherter, einer Prämieneinnahme von rund 410 Millionen Reichsmark und einer jährlichen Schadensleistung von mehr als 310 Millionen Reichsmark[1], Zahlen, mit denen sie sich an erster Stelle hinter den Summen der Lebensversicherung einreiht, ist die private Krankenversicherung ein volkswirtschaftlich so bedeutsamer Faktor geworden, daß sie sich schlechterdings nicht mehr aus dem Bilde des deutschen Versicherungslebens wegdenken läßt. Die ungeahnte Entwicklung des Versicherungsgedankens zum Schutze der Gesundheit legt zugleich ein eindringlich beredtes Zeugnis ab von der seelischen und materiellen Umschichtung des deutschen Volkes. Entsprach früher der Versicherungsgedanke nur einem Bedürfnis für den „wirtschaftlich Unmündigen", den Arbeitnehmer, oder höchstens den ihm wirtschaftlich gleichstehenden Kleinhandwerker, so ist er heute Allgemeingut des Volkes geworden, der quer durch die gesamte soziale Struktur geht und alle Berufs- und Wirtschaftszweige umfaßt und berührt.

Selbstverständlich mußten bei dieser Entwicklung und dem naturgemäßen Ausdehnungsbedürfnis der neuen Versicherungssparte die Interessen der privaten Krankenversicherung mit den Belangen anderer Berufszweige, mit denen sie konkurrierte oder in deren Aufgabenkreis sie sich einschaltete, ernstlich kollidieren. Befehdungen in Wort und Schrift, die besonders in der liberalistischen Epoche bei dem Überschneiden der Aufgabenbereiche unausbleiblich erschienen, die gleichzeitig auch, vielleicht manchmal unbewußt, auf dem gefühlsmäßigen Boden weltanschaulicher Gegensätze ausgetragen wurden, haben bei den Beteiligten oft eine falsche Grundeinstellung aufkommen lassen, die nicht geeignet erschien, ein vertrauensvolles Zusammenarbeiten zum Wohle des übergeordneten Volksbegriffs zu gewährleisten. Wenn Ministerialrat Dr. STÄHLE, der Führer der württembergischen Ärzteschaft, seinerzeit in einem Vortrag ausführte, im neuen Reich sei kein Raum für Streitigkeiten zwischen Ärzten und Krankenkassen, so sollte das m. E. dahingehend aufgefaßt werden, daß auch zwischen Arzt und privater Krankenversicherung ein Zustand lebendigen Ineinanderarbeitens zum Wohle letzten Endes des gesamten Volkes und seiner Wirtschaft geschaffen und täglich mehr gefördert werden sollte. Rein wirtschaftlich-verstandesmäßige Grundeinstellungen einer vergangenen Epoche waren bemüht, ein gegenseitiges Kennen-

---

[1] Nach dem Stand vom 31. Dezember 1938 einschließlich der Annäherungszahlen der öffentlich-rechtlichen Versicherungsunternehmen, die sich mit Vertragskrankenversicherung befassen.

lernen und damit ein gegenseitiges Verstehen zur Bewältigung übergeordneter Aufgaben und Pflichten zu unterbinden durch Betonung des Gegensätzlichen und Unterstellung einer unüberbrückbaren böswilligen Gegnerschaft. Auf beiden Seiten wird aber heute zweifellos versucht, nach Jahren unersprießlichen, und auch oft unnötigen Kampfes vieles wieder gutzumachen.

Der Einzelarzt ist täglich vor die Notwendigkeit gestellt, sich mit den Anforderungen der privaten Krankenversicherung auseinanderzusetzen und wird oft, aus Mangel an Rüstzeug, ungewollt zwischen die Mahlsteine unzufriedener Vertragspartner geratend, den Aufgaben und Anforderungen nicht genügen können, die das heutige Krankenversicherungsleben an ihn stellt. Ihn mit den grundlegenden Eigentümlichkeiten dieser Versicherungssparte bekannt zu machen, sei der Zweck dieser Arbeit. Sie soll ihm die Bedürfnisse eines Versicherungszweigs aufzeigen, der es bisher verstanden hat, in möglichster Wahrung der Freiheit des Ärztestandes von seiner Seite aus, seinen Versicherten im ganzen einen ausreichenden Versicherungsschutz, gleichzeitig aber dem Arzt die Erhaltung der für seine Existenz unumgänglich notwendigen Privatpraxis, als der Urform freier und ungehemmter beruflicher Zusammenarbeit zwischen Arzt und Patient zu gewährleisten.

Gleichzeitig beabsichtigt die vorliegende Darstellung aber auch, bei dem Versicherungsfachmann das notwendige Verständnis für ärztliches Denken und Handeln zu wecken. Des öfteren werden, in Unkenntnis der Grenzen ärztlicher Möglichkeiten und in eigensüchtiger Verkennung des Vertrauensverhältnisses zwischen Arzt und Patient, Anforderungen gestellt, die vom verantwortungsbewußten Arzt schlechthin nicht befriedigt werden können, deren Nichterfüllung aber von den Versicherungsgesellschaften dann zu Unrecht als Ausfluß schlechten Willens ausgelegt wird. Gelingt die Absicht, hier zwischen zwei verschiedenartigen Anschauungen und Blickpunkten eine Brücke des Verständnisses zum Wohle des Ganzen zu schlagen, so ist der Zweck der Arbeit erfüllt.

# II. Der Begriff „Private Krankenversicherung".

Der Begriff „Krankenversicherung" ist im heutigen Deutschland so verbreitet und allgemein bekannt, daß, oberflächlich gesehen, eine nähere Erläuterung eigentlich überflüssig erschiene. In Wirklichkeit sind aber die in der allgemeinen Praxis der Krankenversicherung zur Anwendung kommenden Begriffe der deutschen Versicherungssprache bisher noch keineswegs eindeutig bestimmt oder in ihrer Anwendung deutlich gegeneinander abgegrenzt.

Gemeinhin pflegt man die Bezeichnung „Krankenkasse" dort anzuwenden, wo von Einrichtungen der reichsgesetzlichen Sozialversicherung, also Orts-, Land-, See-, Betriebs-, Innungs-, Knappschafts- oder Ersatzkassen die Rede ist. Wenngleich das II. Buch der Reichsversicherungsordnung die Überschrift „Kranken*versicherung*" trägt, sollte, zur Schaffung einer möglichst eindeutigen Abgrenzung zur Sozialversicherung, die Begriffsbestimmung „Krankenversicherung" am besten nur dort gebraucht werden, wo es sich tatsächlich um die Gewährung reiner Versicherungsleistungen, nicht aber um Institutionen mit Betonung des Fürsorgecharakters handelt. Demzufolge wäre andererseits dringend zu wünschen, daß die wenigen privaten Krankenversicherungsunternehmen, die sich noch „Privatkranken*kasse*", „Mittelstandskranken*kasse*", „Mittelstands*fürsorge*" u. ä. nennen, zu einer Namensänderung schreiten, um auch nach außenhin auf den ersten Blick ihre Absetzung von der Sozialversicherung zu dokumentieren. Bezeichnungen dieser Art müssen Erinnerungen und Anklänge an Institutionen und Aufgabenbereiche erwecken, mit denen die private Krankenversicherung ihrer Struktur und ihrer Tendenz nach schlechthin nichts zu tun haben kann.

Wenn RIEBESELL [1] den Begriff einer Versicherung allgemein dahingehend bestimmt, daß diese „eine Gemeinschaft zum Ausgleich *zufälligen* [2], schätzbaren Bedarfs mit dem geringsten Aufwand von Mitteln" sei, „die von der Gemeinschaft nach Maßgabe der getragenen Gefahr aufgebracht werden" und weiterhin betont: „Welche Begriffsbestimmungen man auch wählen mag, immer müssen darin die *Zufälligkeit* [2] und die Schätzbarkeit vertreten sein" oder, wenn, wie BRUCK sich ausdrückt, eine Versicherung der Deckung eines „zukünftigen *ungewissen* [2] Bedarfs" dient, dann kann eine solche Begriffsbestimmung nicht auf alle Einrichtungen ihre Anwendung finden, die im täglichen Sprachgebrauch als „Krankenversicherung" bezeichnet werden. So ist es, um ein Beispiel auszuführen, bei der

---

[1] RIEBESELL: „Die Berechnung der Prämie in der Sachversicherung". Vortrag im Vers.-Wiss. Verein, Hamburg, am 11. Dezember 1936. Ref. Neumann's Z. Vers.-Wes. 1937, H. 2, S. 42.

Vgl. auch RIEBESELL: „Begriff, Gegenstand und Grenzen der Versicherung" in der Dtsch. Versicherungswirtschaft.

[2] Vom Verfasser hervorgehoben.

Sozialversicherung ohne weiteres möglich (Pflichtversicherung vorausgesetzt), ein Krankenversicherungsverhältnis mit sofortiger Leistungspflicht auch bei schon bestehender, also vorvertraglicher Erkrankung einzugehen (unter der Voraussetzung, daß allerdings eine, wenn auch beschränkte Arbeitsfähigkeit besteht). Es entfällt also damit das Kriterium des „ungewissen, zukünftigen Bedarfs". Logischerweise müßte man sich damit auch der Schlußfolgerung RIEBESELLS anschließen: „Sonst" (d. h. bei Wegfall dieser Voraussetzungen) „ist keine Versicherung gegeben, wenn natürlich auch versicherungsähnliche Einrichtungen mit versicherungsähnlichen Hilfsmitteln arbeiten können."

Will man jedoch den Begriff „Krankenversicherung" in seiner landläufigen Anwendung als übergeordneten Begriff für alle Einrichtungen bewahren, die den Schutz einer Mehrzahl von Personen gegen materielle Schäden, entstanden auf der Basis von Erkrankungen, bezwecken, so muß man sich darüber klar sein, daß unter diesem allgemeinen und übergeordneten Begriff Organisationen verstanden werden müssen, die hinsichtlich ihrer Form, ihrer Methoden und ihrer Rechtsnorm sich deutlich voneinander abheben und unterscheiden.

Das im Hinblick und in Beziehung zu dem Begriff „Krankenversicherung" angewandte Eigenschaftswort „privat" kann ebenfalls nach verschiedenen Richtungen hin determiniert werden. Im Schrifttum, wie auch in der Sprache der täglichen Praxis wird im Versicherungsgewerbe der Begriff „privat" dem Begriff „individual" als Methode der Versicherungswirtschaft [1] gleichgesetzt [2]. Ebensogut jedoch kann mit der Bezeichnung „privat" das Anwendungsgebiet der Krankenversicherung hinsichtlich der soziologischen Struktur des Kreises der Versicherungsnehmer umrissen [3] oder auch, durch Abgrenzung des privaten freiwilligen Versicherungsvertrags gegenüber dem öffentlich-rechtlichen Zwangsversicherungsverhältnis der Sozialkassen, der Gegensatz zu der auf Befriedigung des Kollektivbedürfnisses abgestellten Sozialversicherung betont werden [4], letzten Endes dient er an anderer Stelle zur Charakterisierung der Unternehmungsform, insofern, als die Anwendung der Bezeichnung „privat" in Verbindung mit dem Begriff „Krankenversicherung" dazu dient, Betrieb bzw. Organisationsform des *privaten* bürgerlichen Rechts abzugrenzen gegen den Träger der sozialen Krankenversicherung, die „reichsgesetzlichen" Krankenkassen als Körperschaft des *öffentlichen* Rechts [5].

---

[1] Die für das Wesen der „privaten" Krankenversicherung besonders charakteristische und klare Bezeichnung „Individualversicherung" konnte sich bisher in der Praxis nicht durchsetzen.

[2] MANES: „Versicherungslexikon", 3. Aufl. 1930, S. 783, 1199, 1732. Desgl. MANES „Versicherungswesen", 5. Aufl. 1930, Bd. I, § 1.

[3] WÖRNER: „Allgemeine Versicherungs-Lehre", 3. Aufl. 1924. S. 24.

[4] MANES: „Versicherungswesen", 5. Aufl. 1930. S. 7.

[5] WÖRNER führt im „Grundriß der besonderen Versicherungslehre" S. 1 aus: Unter Privat-Versicherung verstehe ich „die Gesamtheit derjenigen Versicherungsverhältnisse, deren Begründung durch Vertrag bei einem privatwirtschaftlichen Versicherer erfolgt". Vgl. dazu auch P. MOLDENHAUER: „Die Aufsicht über die privaten Versicherungsunternehmungen", § 1.
Weiterhin bestimmt die „Fünfzehnte Verordnung zum Aufbau der Sozialversicherung" (Reichsanz. Nr. 75 vom 3. April 1937) in Abänderung der „Zwölften Verordnung zum Aufbau der Sozialversicherung" vom 24. Dezember 1935 (RGBl. 1935 I, S. 1537) in § 2, Abs. 1, Satz 3: „Die Ersatzkassen sind Körperschaften des öffentlichen Rechts."

Im Sinne einer möglichst reinen und eindeutigen begrifflichen Scheidung sollte daher auch vom Arzt die Zusammensetzung der Begriffe „privat“ und „Krankenkasse“ im täglichen Gebrauch bewußt unterlassen werden, da eine solche Begriffsunklarheit nicht nur oftmals unangebrachten Begehrungsvorstellungen von seiten der Patienten ungewollt Vorschub leistet, die, wie im nachstehenden zu zeigen sein wird, von der privaten Krankenversicherung nicht erfüllt werden können, sondern, weil auf der anderen Seite eine Begriffsverwirrung auch den Arzt daran hindern kann, Versuchen einiger Krankenversicherungsgesellschaften, dem Arzt ein „krankenscheinähnliches“ System zu unterschieben, den genügenden, sachlich begründeten und berechtigten Widerstand entgegenzusetzen.

Eine grundsätzliche Gegenüberstellung der beiden, unter dem Oberbegriff „Krankenversicherung“ zusammengefaßten, in sich aber wesensverschiedenen Versicherungszweige unter dem Gesichtspunkt ihrer grundsätzlichen Versicherungsmethode, ihrer Rechtsnorm, sowie ihrer Organisationsform wird folgendes Übersichtsbild ergeben müssen:

**Krankenversicherung.**

|  | I. | II. |
|---|---|---|
| **Methode:** | Individualversicherung<br>= Privatversicherung<br>= Versicherung auf Grund privaten Einzelvertrags | Kollektivversicherung[1]<br>= Sozialversicherung<br>= Zwangskrankenkasse kraft Gesetz[2] |
| **Rechtsnorm:** | Versicherungsvertragsgesetz (VVG) | Reichsversicherungsordnung (RVO) |
| **Rechtsform**<br>(Organisation): | privatrechtlich[3]<br>I. Aktiengesellschaft (A.-G.)<br>II. Versicherungsverein auf Gegenseitigkeit (VVaG)<br>  a) großer Versicherungsverein a. G.[4]<br>  b) kleinerer Versicherungsverein a. G.<br>    außer diesen<br>  c) eine Reihe kleinster Gegenseitigkeitsvereine (Zuschußvereine), zum Teil ohne Rechtsanspruch, die, da lokal, auf einen engen Personenkreis begrenzt und ohne Bedeutung, sich der Aufsicht des Landes- bzw. Reichsaufsichtsamtes entziehen[5]. | öffentlich-rechtlich<br>I. Körperschaft des öffentlichen Rechts<br>  a) Ortskrankenkassen<br>    1. allgemeine Ortskr.K<br>    2. besondere Ortskr.K<br>  b) Landkrankenkassen<br>  c) Betriebskrankenkassen<br>  d) Innungskrankenkassen<br>  f) Knappschaftskrankenkassen<br>  g) Ersatzkassen der RVO<br>    1. für Arbeiter<br>    2. für Angestellte. |

---

[1] Der Ausdruck „Kollektivversicherung“ wird allerdings von manchen Autoren auch zur Kennzeichnung der Gemeinschaftsversicherung des „gemischten“ Vereins gebraucht.

[2] Die Möglichkeit der freiwilligen Versicherung bei den Sozialkassen und die wahlweise Versicherungsmöglichkeit bei einer Ersatzkasse wurde hier bewußt unberücksichtigt gelassen.

[3] Hierbei sind die besonderen Rechtsverhältnisse der acht öffentlich-rechtlichen Versicherungsunternehmungen, die private Krankenversicherung betreiben, nicht berücksichtigt.

[4] Das Gesetz unterscheidet zwischen großem und kleinerem Versicherungsverein a. G., wobei für den großen Verein ein strengerer Maßstab hinsichtlich der Erfüllung gesetzlicher Voraussetzungen besteht (ähnlich vgl. das Verhältnis „Vollkaufmann“ und „Minderkaufmann“).

[5] Dazu treten noch 34 Wohlfahrtseinrichtungen der Reichsbahn und Reichspost, die den angeschlossenen Beamten Krankenversicherungsschutz nach den Verfahren der privaten Krankenversicherung vermitteln.

Die Aufstellung zeigt, daß die beiden Säulen des Aufbaus der Krankenversicherung wohl auf gesetzlicher Zwangsgrundlage, aber ebenso auf privater Initiative beruhen. Auch das Versicherungsverhältnis als solches kann bei jedem der Versicherungsträger in Anlehnung an die Methoden der anderen Versicherungssparte aufgezogen sein. Ich erinnere hier an die freiwillige Mitgliedschaft in der Sozialversicherung einerseits und die Gruppenversicherung des „gemischten" größeren Gegenseitigkeitsvereins andererseits, über den an anderer Stelle noch gesprochen werden soll.

Will man damit, in Ableitung aus der obigen Darstellung, als Träger der *privaten* Krankenversicherung alle diejenigen Einrichtungen bezeichnen, die nicht soziale Krankenversicherung betreiben, so muß man dieser Gruppe auch die große Zahl der kleinen und kleinsten Krankenunterstützungsvereine mit oder ohne Rechtsanspruch zurechnen, nämlich die lokal, zunftmäßig oder anderweitig begrenzten „Zuschußkassen", wie sie sich besonders in einigen Gegenden unseres Vaterlandes, vornehmlich in Süddeutschland, aber auch in den Hansestädten aus altem, wenn auch nicht immer sachlich berechtigtem Konservativismus erhalten haben. Die Möglichkeit, diese oft auf primitivstem Umlageverfahren aufgezogenen und wohl heute mehr oder weniger im Aussterben begriffenen örtlich, personell, berufs- oder anschauungsmäßig bedingten und beschränkten Versicherungsvereinchen mit oder ohne Rechtsanspruch und Publizitätszwang statistisch oder auch wirtschaftlich einem kritischen Vergleich mit dem modernen Großunternehmen der Krankenversicherung zu unterziehen, muß entfallen, da sie sich als Zwergbetriebe zu leicht der staatlichen Aufsicht und damit auch der öffentlichen Kritik entziehen können.

Haben wir es uns angewöhnt, gemeinhin in der täglichen Praxis unter dem Begriff „Private Krankenversicherungsunternehmen" nur diejenigen Versicherungsträger zu verstehen, die, bei a) Gewährung eines Rechtsanspruchs und b) unter ständiger staatlicher Beaufsichtigung durch das Reichsaufsichtsamt für Privatversicherung, nach c) versicherungstechnischen Regeln und privatwirtschaftlichen Gesichtspunkten die vertragsmäßige Einzelkrankenversicherung betreiben, so kann trotzdem von der Berücksichtigung der genannten primitiven Vereinigungen aus verschiedenen Gründen nicht abgesehen werden. Im Sinne der Verallgemeinerung werden Enttäuschungen, die solche Zwergversicherer schon strukturgemäß mit Notwendigkeit den Versicherten bereiten müssen, leicht und unberechtigterweise auch den unter Staatsaufsicht aufgebauten und verwalteten (§ 1, Abs. 1 VAG) versicherungswirtschaftlichen Großunternehmen zur Last gelegt werden. Andererseits haben aber auch diese Krankenunterstützungsvereine in der Entwicklung der Krankenversicherung, der sozialen wie der privaten, eine solche überragende Rolle als Grundlage und Schrittmacher gespielt, daß an ihnen in der Betrachtung des geschichtlichen Aufbaus und der Entwicklung der privaten Krankenversicherung nicht vorübergegangen werden darf.

Als Hauptmotiv der privaten Krankenversicherung ist nach den vorangegangenen Darlegungen der beabsichtigte wirtschaftliche Schutz gegen materielle Verluste aus ungewissen künftigen Erkrankungen zu bezeichnen, ohne daß damit in der Praxis eine strenge und reine Beschränkung auf dieses Arbeitsgebiet besteht: Die Leistungsverpflichtung der privaten Krankenversicherung erstreckt sich z. B.

ebenso auch auf Leistungen für normale Geburten, obwohl eine Geburt unstreitig einen physiologischen Vorgang im Leben einer Frau darstellt, wenngleich sie sich allerdings in unseren Breiten unter äußeren Umständen zu vollziehen pflegt (längere Bettlägerigkeit, Schmerzen), die an Krankheit erinnern können.

Ebenso gewährt die private Krankenversicherung ein Sterbegeld, wenngleich, streng genommen, mit dem erfolgten Tode die Krankheit, wie sie für die private Krankenversicherung als Voraussetzung der Leistung gefordert wird, zum Abschluß gekommen ist.

Damit hat die private Krankenversicherung den Rahmen ihrer eigentlichen Begriffsbestimmung und ihres ursprünglichen Aufgabenkreises gesprengt. Diese Tatsache findet schon praktisch ihre Auswertung darin, daß solche für den eigentlichen Wesensbereich zusätzlichen Leistungen summenmäßig begrenzt abgegolten zu werden pflegen.

Da über einzelne Versicherungsbegriffe in anderem Zusammenhang nochmals ausführlich zu reden sein wird, soll an dieser Stelle, zur Vermeidung von Wiederholungen, auf die weitere Erörterung von Einzelheiten verzichtet werden.

# III. Entwicklungsgeschichte der privaten Krankenversicherung.

## A. Die Krankenversicherung und ihre Träger bis zum Weltkriege.

Die nachfolgende Darstellung verfolgt in erster Linie den Zweck, die Kenntnis der Wesensart der privaten Krankenversicherung insbesondere auch dem mit ihr arbeitenden Arzt zu vermitteln und ihm damit ihre Einrichtungen näherzubringen. Es kann verständlicherweise nicht Ziel einer solchen Arbeit sein, über dieses praktische Bedürfnis hinausgehend, eine erschöpfende Darstellung der gesamten Versicherungsgeschichte vom Altertum bis in die neueste Zeit zu schreiben. Die historische Entwicklung soll daher nur soweit vorgetragen werden, als sie dazu dienen kann, Aufgabenkreis und strukturellen Aufbau der privaten Krankenversicherung, als aus ihrem Entwicklungsgang geschichtlich begründet, zu umreißen und zu erklären. Daraus wird sich die kritische Beurteilung der Unterscheidungsmerkmale, sowie die Erkenntnis der Mannigfaltigkeit und Verschiedenheit der Beziehungen der einzelnen Arten der Krankenversicherung zum Arzt ermöglichen lassen.

Will man sich nicht darauf beschränken, eine trockene Statistik zeitlich aneinandergereihter Einrichtungen, Umänderungen und obrigkeitlicher Maßnahmen zu geben, so wird man nicht umhin können, die jeweiligen gesellschaftlichen, politischen und ökonomischen Zustände, die Wirtschaftsform und Rechtsverfassung, die religiösen und moralischen Anschauungen, die für die Einrichtungen der Krankenhilfe in jedem Zeitabschnitt bestimmend oder wenigstens richtungweisend sind, zum mindesten andeutend zu berücksichtigen. Nur von diesem Hintergrund kann sich die Erkenntnis des Krankenversorgungswesens anschaulich abheben: Die Krankenversorgung kann nicht als isoliertes, wirklichkeitsfremdes Problem, sondern nur im Zusammenhang mit dem bunten Mosaik des gesamten völkischen Lebens betrachtet werden, denn ihre Einrichtungen sind nichts Willkürliches und Zufälliges, sondern bedingt und bestimmt aus gesellschaftlichem Aufbau und allgemeinem Geschehen eines Zeitabschnitts. Es mußte daher aus dem verschiedenartigsten Schrifttum gesammeltes Material gesichtet und verwendet werden, auch dann, wenn es mit dem zu behandelnden Gegenstand nur eine lose Berührung aufwies oder vom direkten Weg abzuführen schien.

Auf eine solche grundsätzliche Betrachtung kann aber deshalb nicht verzichtet werden, weil aus ihr nicht nur der Aufbau der Träger der Krankenversicherung in der Neuzeit erkennbar wird, sondern gleichzeitig auch, auf Grund der die verschiedenen Versicherungssparten durchziehenden ideologischen Tendenz im Zusammenhang mit dem geschichtlichen Werdegang, die Wahl der jeweiligen Methode der Krankheitshilfe ihre Begründung und Erklärung findet. Führt so von den „Zunftbüchsen“ und „Gesellenladen“ ein gerader Weg zu den berufsständischen und Innungskassen der heutigen Sozialversicherung, so liegt in der „genossenschaftlichen“ Krankenversorgung der mittelalterlichen Zünfte ebenso die Keimzelle der Selbst-, oder richtiger gesagt, der gegenseitigen Hilfe des modernen Versicherungsvereins auf Gegenseitigkeit begründet, wie letzten Endes auch die caritative Note z. B. der „Bruderverbände“ mit ihrer ausgesprochenen sozialen Fürsorge für den armen und kranken Nächsten durch den Einbau in die moderne Sozialversicherung ihre Wiedererstehung, wenn auch in anderem Gewande, erlebt: Der heutige achtunggebietende Bau der deutschen Krankenversicherung im weitesten Sinne bleibt damit in seiner Wesenheit mit einer Reihe erprobter, zum mindesten in den Vorstufen schon vorhandener Einrichtungen lebendig verknüpft.

Einteilungen historischen Stoffs in zeitlich begrenzte Abschnitte sind immer mehr oder weniger willkürlich. Oft wird ein in die Augen springender Zeitpunkt in Wirklichkeit nur den mehr oder weniger auffälligen Schlußpunkt einer Entwicklung darstellen, die sich inzwischen in der Stille und im Rahmen allgemeinen Geschehens organisch vollzogen hat. Wird trotzdem in dem vorliegenden historischen Überblick der Weltkrieg als Cäsur gewählt, so geschieht dies mit einer gewissen Berechtigung. Erst von da ab konnte die individuale Krankenversicherung, die zu ihrer Entwicklung zum Großunternehmen der Verarmung des gehobenen Mittelstandes als Voraussetzung bedurfte, damit also typisches Kind der Jetztzeit ist, zu der heutigen großen Allgemeinbedeutung gelangen, während die durch eine Krankenversicherung zu befriedigenden Bedürfnisse früherer Zeiten als Kollektivbedürfnis einer notleidenden Einzelklasse, vornehmlich der Handarbeiter, zu werten sind. Eine Versicherung dieser neu hinzugetretenen Bevölkerungsschichten mußte sich daher, sollte sie populär werden, anderer Methoden bedienen, ohne daß dabei soziale Tendenzen ganz entfallen durften.

Die Geschichte der Krankenversorgung als Vorläufer des modernen Krankenversicherungswesens mag wohl so alt sein, wie die Menschheit selbst, soweit sie in geordneten Gemeinschaften zusammenlebt. Sie ist demnach oft eher und mehr ein Ausschnitt aus der Geschichte des Fürsorge- und Armenwesens, der sozialen Gemeinschaftshygiene und später, als notwendige Folge der Zusammenballung von Menschenmassen, der Sozialpolitik, als der reinen Versicherungswirtschaft. Sie spiegelt aber auch gleichzeitig die Entwicklung der Heilkunst und ihrer Vertreter, des Ärztestandes wider und folgt getreu der politischen und kulturellen Entwicklung eines Volkes, die in ihrem Auf und Ab auch ihre Entwicklung richtunggebend beeinflußt, als Beweis, wie tausend verwirrte Fäden die Medizin, oder besser das Arzttum, mit dem völkischen Gesamtschicksal untrennbar verknüpfen.

Die oft verbreitete Ansicht, eine soziale Krankenhilfe bestehe erst seit nicht allzulanger Zeit, also etwa seit der Zeit, in der sich die Gesetzgebung der Regelung der aus dem Zunftwesen überkommenen Bruderladen annahm, ist irrig. Eine Sozialhilfe für die Kranken, freilich in anderer Art, in anderen Formen und unter anderen Voraussetzungen, als sie die neue Zeit kennt, hat es schon gegeben, seitdem die Menschen eine staatliche Kultur geschaffen haben, wenn auch alle diese

Veranstaltungen und Einrichtungen noch das Gepräge umfassender Planung und Ausrichtung vermissen lassen, also noch weit entfernt sind von dem System einer begrifflich erfaßten Krankenversicherung im heutigen Sinne.

## 1. Die Krankenversorgung im Altertum.

Krankheit bedeutet neben dem Erdulden von Schmerzen und Leiden in vielen Fällen die Notwendigkeit der Beschaffung ärztlicher Hilfe, sowie einer zweckentsprechenden Wertung und Pflege und nicht zuletzt den Wegfall des vielleicht täglich neu zu erwerbenden Unterhalts. Aus diesem Zusammenfallen schädigender Umstände erklärt es sich, daß sich schon frühzeitig die Gemeinschaft um die Kranken, insbesondere um die Mittellosen unter ihnen, kümmern mußte. In erster Linie war es die Familie, die Sippe, der diese Fürsorge oblag. Eine gegenseitige Hilfe unter den Angehörigen des gemeinsamen Familien- und Geschlechtsverbandes war schon von der ältesten Vergangenheit bis in die Neuzeit anerkannte sittliche Verpflichtung, deren Grundzüge sich auch im Familienrecht des heutigen bürgerlichen Rechts wiederfinden und denen der heutige deutsche Staat in besonderem Maße wieder Geltung verschafft hat.

Mit der Differenzierung der bürgerlichen Gesellschaft und dem Entstehen ganzer Volksklassen, die, ohne Besitz und Produktionsmittel, in der Verdingung ihrer eigenen physischen und intellektuellen Arbeitskraft die alleinige Erwerbsquelle fanden, also mit dem Entstehen eines besitzlosen Proletariats, lockerten sich in vielen Fällen die engen Verwandtschaftsbande. Die mehr oder minder sparsam gewährte freiwillige Hilfe genügte beim Aufhören des Erwerbs durch Arbeit und nach dem Verbrauch etwa ersparter Mittel nicht mehr zur Aufrechterhaltung der Existenz und des Lebensunterhalts, sobald Krankheit, Siechtum und Alter dem Armen die Beschaffung neuer Existenzmittel unmöglich machten. Zwar fand der Sklave des Altertums bei seinem Herrn, wie später der Leibeigene bei der Gutsherrschaft oder der Dienstverpflichtete bei seinem Dienstherrn eine mehr oder minder kümmerliche Krankenversorgung, die aber mehr aus Sitte und Herkommen, wohl auch aus selbstischem Interesse, als auf Grund gesetzlicher Vorschriften gewährt wurde. Freie mit ungesichertem Erwerb entbehrten zunächst noch einer gesellschaftlichen Fürsorge. Hier bestand zweifellos eine Lücke, zu deren Ausfüllung andere Einrichtungen tatkräftig zum Einsatz gebracht werden mußten: So waren vor allem die religiösen Antriebe, vom Urchristentum bis zum Ende der mittelalterlichen Caritas, die stärkste Stütze für die Versorgung besitzloser Kranker. Auch das politische Moment (Stimmenfang, Angst vor Unruhen) war, sowohl in den Staaten des klassischen Altertums wie in der Neuzeit, ein zwingender Anlaß, die notleidenden Massen nicht vollständig zu vergessen. Am stärksten jedoch fand der Wunsch der unmittelbar Interessierten, dem wirtschaftlichen Verfall des einzelnen bei Krankheit vorzubeugen, im korporativen Zusammenschluß der Berufsgenossen in der Idee gegenseitiger Selbsthilfe seine Verwirklichung. „Wi lot keen sacken!" sagt ein Althamburger Spruch, der damit deutlich dieser Einstellung Ausdruck verleiht.

Die Voraussetzung für die Notwendigkeit einer allgemeinen Krankenversorgungs*pflicht* ist das Vorhandensein einer Bevölkerungsschicht, die, durch ihre

Arbeit nur den notdürftigsten Lebensunterhalt gewinnend, bei Aufhören der Arbeitsmöglichkeit in drückendste wirtschaftliche Bedrängnis gerät und, dadurch oft zur Verzweiflung getrieben, eine Gefahr für das öffentliche Gemeinwesen bedeutet.

In den Kulturländern des Altertums war alle Arbeit im Dienste der Besitzenden Sklavenarbeit, damit also des freien Bürgers unwürdig[1]. Der Sklave war eine Sache ohne Persönlichkeitsrechte. An seinem leiblichen Befinden brauchte der Herr nur insoweit interessiert zu sein, als seine Geldinteressen davon betroffen wurden. Es fehlte demnach in der Frühzeit an den Vorbedingungen zu einer sozialen Krankenfürsorgeverpflichtung; dem Altertum mußte ein solcher Gedanke solange fremd bleiben, als sich nicht eine Schicht aus notleidenden *freien* Bürgern gebildet hatte.

Ursprünglich half sich wohl hinsichtlich der ärztlichen Versorgung in kranken Tagen der primitive Mensch so gut oder schlecht, wie er es eben verstand. Erfolge am eigenen Körper brachten Selbstvertrauen, brachten Ruf und sicherten damit Betätigung bei anderen. Hieraus entwickelte sich das Heilen als berufliche Lebensaufgabe und Privileg; die Empirie der natürlichen Volksmedizin ging über an den Medizinmann des Naturvolkes, an den Zaubererarzt und gelangte bald in die Hände der Priester, die Krankheit mit dem Begriff von Schuld und Strafe kombinierten[2] und damit den Anschluß der Medizin an die (dogmatische) Religion

---

[1] Als einziger der damaligen Staaten kannte das jüdische *Palästina* die Sklaverei in der strengen antiken Form nicht; hier gab es nur die Schuldknechtschaft von befristeter Dauer. Staatliche Ordnungen zur Regelung einer Fürsorge bestanden jedoch auch dort nicht. Alle Fürsorge, abgestimmt auf Freiwilligkeit und geboten auf der Grundlage der Vorschriften des religiösen Gesetzes, ergab sich aus dem mosaischen Religionsrecht. Unter Salomon und seinen Nachfolgern war Israel ein angesehenes Reich geworden; Handel und Wohlstand erweiterten die trennenden Unterschiede zwischen Arm und Reich. Mit den Königen und der Reichsgründung beginnt der sittliche, religiöse und soziale Verfall; damit fand auch das in den einfachen Verhältnissen der Anfangskultur vorhandene brüderliche Verhältnis im Zusammenleben der Bürger sein Ende. Erfolglos versuchten die Propheten als Künder des alten Volksgewissens dieser schädlichen Entwicklung sozialen Zusammenlebens Einhalt zu gebieten (vgl. Jesaja 3, 1 ff.; 5, 8 ff.; desgl. Micha, Kap. 2), die durch die Zerstörung des Reiches und die Unterwerfung Palästinas unter die assyrisch-babylonische Herrschaft mit ihrem grundlegenden Umsturz der Besitzverhältnisse ein Ende fand. In der späteren Entwicklung waren zur Unterstützung unbemittelter Kranker und Armer in erster Linie Familie und Verwandte verpflichtet, und erst beim Versagen dieser Hilfe setzte auch bei den Juden die Wohltätigkeit ein. Im späteren Verlauf der jüdischen Geschichte treten fromme Bruderschaften für Krankenpflege und Totenbestattung auf, deren Tätigkeit sich auch auf die unbemittelten Volksklassen erstreckte und die ihre Mittel zur Bestreitung der Hilfeleistung durch Spendensammlung bei den Wohlhabenden und aus Vermächtnissen aufbrachten. Besonders die Sekte der Essäer widmete sich der systematischen Armenpflege. Unter der römischen Herrschaft war die private Wohltätigkeit nicht mehr ausreichend, die aus der gesellschaftlichen Umschichtung hervorgetretenen sozialen Schäden zu heilen, zumal zu dieser Zeit Palästina keinen geschlossenen Staat mehr bildete. Die Bekämpfung aus Krankheit und Armut erwachsenen Elends ging mit der Bildung der über das ganze Land verteilten selbständigen Kultgemeinden auf diese als gleichzeitige Träger einer amtlichen Armen- und Krankenpflegeorganisation über. Von da ab zahlten die Gemeindemitglieder regelmäßige Armenabgaben in Geld oder Naturalien. Im Mittelalter wurden diese Einrichtungen von den, von der Volksgemeinschaft abgetrennt lebenden Judenschaften fortgesetzt und durch Errichtung von Spitälern vervollkommnet.

[2] Vgl. dazu 2. Mos. 5, nach dem die Ägypter wegen der Weigerung Pharaos, Jehovas Willen nachzukommen, von der Pest heimgesucht wurden. Auch im Evangelium Johannis 9, 2 und 3 und Johannis 11, 4 wird die Frage des Zusammenhangs zwischen Krankheit und Gottesstrafe angeschnitten. Die Geschichte Hiobs zeigt ebenfalls ähnliche Anschauungen. Diese

enger gestalteten. Der Nachwuchs der berufsmäßigen Heiler wurde von ihnen organisiert. Diese Entwicklung findet sich in beinahe allen Kulturkreisen unabhängig voneinander verzeichnet. Mit der Ausbreitung und Entwicklung ärztlicher Kenntnisse trennten sich Arzt und Priester vollkommen, obwohl die Grundanschauungen des Priesterstandes in weitem Ausmaße den Arzt in seiner ferneren Tätigkeit begleiteten.

**Orient.** Von *Indien* wissen wir, daß dort schon im 3. Jahrhundert v. Chr. in Kaschmir und Ceylon durch indische Buddhisten Hospitäler für Menschen und Tiere (unter König ASOKA) errichtet waren, was immerhin auf einen beachtlichen Stand der damaligen Krankenversorgung schließen läßt.

Auch im alten *Ägypten* finden wir einen hochentwickelten Ärztestand[1], wenn auch unsere Kenntnisse über die damalige Krankenversorgung noch sehr lückenhaft sind. Soviel kann jedoch aus den überkommenen Nachrichten geschlossen werden, daß im ganzen Osten die ärztliche Kunst auf einer bemerkenswerten Höhe stand.

**Griechenland.** Das Vorhandensein zahlreicher Stadtstaaten[2] im alten *Griechenland* läßt es erklärlich erscheinen, daß die Fürsorge für die unteren und armen Bevölkerungsschichten in den einzelnen Staatsgebieten manche Unterschiede zeigen mußte. Ein zusammenfassendes Bild läßt sich mangels ausreichender Überlieferung jedoch nicht geben. Ausführlicher unterrichtet sind wir nur über die Zustände im Staatswesen der Athener, dem blühendsten, kultiviertesten und mächtigsten politischen Gebilde des antiken Griechenlands.

Zahlreiche Fälle privater Wohltätigkeit der Reichen finden sich überliefert, so war es nicht selten, daß kranke Bürger aus unteren Ständen in den Häusern der Reichen Aufnahme[3] fanden. Der bevorzugteste Stand im Staate war, wie überall in der antiken und modernen

---

im Judentum verbreitete Ansicht findet sich ebenso bei den Griechen (Ilias I, 62) und nach J. P. FRANK: System einer vollständigen medizinischen Polizey (Mannheim 1779) auch bei den Hindus und „allen ehemals oder noch rohen Völkern". Diese Auffassung vom Zusammenhang zwischen Sünde und Krankheit als Gottesstrafe ist auch heute noch nicht ausgestorben. Die Blätter des rassenpolitischen Amts der NSDAP. „Neues Volk" referieren in Heft 8, S. 35 f., vom August 1937 ein solches Beispiel aus einem derzeitigen in der Missionsbuchhandlung Breklum gedruckten Traktat. Es heißt dort:

„Ein tüchtiger Bauer, seines Zeichens Anhänger von MATHILDE LUDENDORFF, der Christus verwarf und Blut und Boden als seine Gottheiten verehrte, zog sich beim Dreschen seiner reichen Ernte eine kleine Verwundung am Finger zu. Ein Körnlein Erde drang dabei in die Wunde. Es führte in wenigen Tagen den Tod des in der Vollkraft seiner Jahre stehenden Mannes herbei.

Blut und Boden sind uns heilig, aber nicht als Gottheiten, sondern als Gaben des Dreieinigen Gottes. Wer sie aber vergöttert, dem gereichen sie zum Untergang! Denn Gott läßt sich nicht ungestraft Seine Ehre nehmen!"

Zu dieser Auffassung lassen sich aus der pietistischen Traktat-Literatur auch unserer Tage mühelos eine Reihe von ähnlichen Beispielen anziehen.

[1] „Die Heilkunde wird bei ihnen von Spezialärzten versehen (ihnen = die Ägypter. Der Verf.). Jeder Arzt behandelt nur eine Krankheit und nicht mehrere. Ärzte aber gibt es überall in Mengen; es gibt Augenärzte, Ohrenärzte, Zahnärzte und Ärzte für innere Krankheiten." Diese Ärzte wurden übrigens vom Staate besoldet. Zitate laut Übertragung von TH. BRAUN, aus: „Das Geschichtswerk des Herodotos von Halikarnassos". Leipzig: Insel-Verlag 1927.

[2] Diese bestanden im allgemeinen aus der Stadt selbst und der umliegenden offenen Landschaft, seltener aus mehreren städtischen Gemeinwesen, von denen jedes seine Souveränität auf das hartnäckigste wahrte und geltend machte.

[3] WOLFF, EUGEN: „Die Philantropie bei den alten Griechen."

Welt, solange die Entwicklungsstufe der Geldwirtschaft noch nicht erreicht ist, die Klasse der Großgrundbesitzer, der Adel, der von den Einkünften seiner verpachteten Ländereien lebte. Neben der obersten Leitung seiner Besitztümer betrachtete er die ehrenamtliche Verwaltung des Staatswesens, die Wahrung der Staatsinteressen in seinem Sinne und die Stellung der Anführer im Kriege als seine vornehmste Aufgabe. Hinter diesem ausschlaggebenden Teil der Bürgerschaft standen die anderen Stände an Einfluß weit zurück. Klimatische Vorzüge, ein fruchtbares Land und Bedürfnislosigkeit in der Lebenshaltung schufen aber auch für den kleinen Mann eine auskömmliche Existenz, die auch eine vorübergehende Krankheit, insbesondere bei dem durch das Volksrecht geforderten Beistand von Familie und Nachbarn ohne schwere wirtschaftliche Folgen überwinden ließ.

Versuchten Gesetzgeber und Staatslenker, wie SOLON und PISISTRATOS durch Gesetze vergeblich, der schaffenden Arbeit eine erhöhte Wertung in der vom Adel beeinflußten öffentlichen Meinung zu verschaffen, so gelang dies von selbst nach der Zeit der Perserkriege den veränderten Wirtschaftsverhältnissen. Emporkommen der Schiffahrt und Aufblühen des Handels brachten Reichtum und mit diesen sichtbaren Erfolgen einen Umschwung in der öffentlichen Bewertung der Handels- und Gewerbetätigkeit. Auf der anderen Seite war der zunehmende Reichtum einzelner gleichbedeutend mit Verarmung für viele. Neueinrichtung und Ausdehnung von Großbetrieben mit zahlreichen Sklaven schädigten den handarbeitenden freien Bürger in seinem Erwerb. Beschleunigt wurde die Verarmung weiter Volkskreise durch eine rapide Bevölkerungszunahme in den großen Handelsstädten, nach denen, neben der starken Zunahme der Sklaveneinfuhr, zahllose Fremde in der Hoffnung auf Gewinn und Unterhalt strömten. Diese Entwicklung fand nicht in allen Stadtstaaten gleichmäßig statt, jedoch erreichte im Laufe der Jahre ganz Griechenland das wirtschafts- und sozialpolitische Stadium, das zuerst in Athen zum Ausdruck kam.

War in früheren Zeiten in Athen eine Unterstützung verarmter Bürger von Staats wegen unbekannt, so sah sich unter der veränderten Wirtschaftsverfassung und bei dem Einreissen sozialer Mißstände durch die Vermehrung der Zahl der Abhängigen unter den Bürgern die Staatsgewalt zu Vorkehrungen zur Abwehr eines bedrohlichen Massenelends veranlaßt. Nach den Perserkriegen, in der Blütezeit der politischen Macht, verstanden es die herrschenden Klassen der bedeutenderen griechischen Gemeinwesen, sich vor dem bedrohlich anwachsenden Proletariat durch Beutekriege gegen weniger mächtige Städte zu schützen. Errungene Siege erlaubten die Ansiedlung eines besitzlosen Proletariats des Siegerstaats auf dem Landbesitz der unterlegenen Bevölkerung oder die Auflage hoher Kriegskontributionen zugunsten der armen Bürger des Siegerstaats. Mit Spenden in Geld, Nahrungsmitteln und Kleidung aus der Beute an die unbemittelten Klassen war aber das erwerbslose Proletariat, ganz abgesehen von dem wechselnden Kriegsglück, auf die Dauer nicht ausreichend zu versorgen. Die allgemeine Armenfürsorge im Interesse des Staates wurde daher bald eine ständige öffentliche Einrichtung. Sie bestand in der Bezahlung einer Entschädigung an die Besitzlosen für Teilnahme an offiziellen Volksversammlungen, öffentlichen Festen, Theateraufführungen und sportlichen Wettkämpfen; die Teilnahme an diesen Veranstaltungen brachte neben der unentgeltlichen Gewährung der Opfermahlzeiten an den religiösen Festen dem Proletarier drei Obolen (etwa = 75 Pfg.) ein.

Ständig wechselnde Parteiregierungen zwangen die Parteiführer und Politiker, sich um die besitzlosen Massen, deren sie als „Stimmvieh" bedurften, zu kümmern. Mit der übermäßigen Neuschaffung von Ämtern und in der verbilligten oder unentgeltlichen Verteilung von Spenden aller Art versuchten sie, die für den Stimmenfang notwendigen Voraussetzungen zu schaffen.

Erfreuten sich also schon die Erwerbslosen einer nicht unbedeutenden Fürsorge, so war es folgerichtig, daß die Staatshilfe auch unbemittelten Kranken zugute kam. In Athen zahlte der Staat arbeitsunfähigen unbemittelten Bürgern, die von Angehörigen nicht unterhalten wurden, täglich zwei Obolen (etwa = 50 Pfg.); Kriegsbeschädigte und Kriegswaisen wurden auf Staatskosten unterhalten. Dagegen findet sich nirgends eine Erwähnung, daß der Arbeitgeber für die von ihm beschäftigten freien Arbeiter im Erkrankungsfall einzutreten gehabt hätte. Für die in den Latifundien und im Bergbau beschäftigten Sklaven waren in Athen Sklavenlazarette errichtet.

In bedingter Form gab es außerdem in den unteren Volksschichten einen korporativen Zusammenschluß einzelner in Vereinen und Gesellschaften beruf-

licher, religiöser oder sonstiger Art zwecks gegenseitiger Versicherung in Erkrankungsfällen. Neben den bedeutenden Vereinen der Reeder, Schiffer, Kaufleute,
der Landbesitzer und Steuerpächter, sowie den Gilden der Handwerker, die sich
vornehmlich auf ihre eigentlichen Vereinsziele beschränkten und deren Hilfeleistung sich gewöhnlich nur auf ein gesichertes Begräbnis erstreckte, existierten
überall besondere Krankenhilfsvereine, deren Mitglieder sich zum größten Teil
aus den unbemittelten Klassen rekrutierten, und die sich eine geregelte Krankenfürsorge für ihre Mitglieder auf Grund einer Umlage angelegen sein ließen. Alle
diese Vereine weihten sich einer bestimmten Gottheit, deren Opferfeste mit größter
Gewissenhaftigkeit und ausgedehnten Gastmählern eingehalten wurden. Infolge
dieser starken Inanspruchnahme der Vereinskasse mußten, bei der beschränkten
Zahlungsfähigkeit der Vereinsmitglieder, die Vereinsgründer, meist ehrgeizige
wohlhabende Bürger, ein gut Teil der Ausgaben auf sich nehmen. Die Verfassung
dieser Vereine mit ihren zahlreichen Ehrenämtern war der des Staates weitgehend
nachgeahmt[1].

Die Leistungen der mit Kapital, Grundstücken und sogar Sklaven zur Gewinnung von Vereinsmitgliedern dotierten Krankenversorgungsvereine, bestanden in
der Gewährung ärztlicher Hilfe an das Vereinsmitglied, verschiedentlich sogar an
dessen Familienangehörige durch den angestellten Vereinsarzt. Der Eintritt des
Krankheitsfalles und dessen Verlauf wurde durch die Vereinsbeamten geprüft und
überwacht. Die eingehend ausgearbeiteten Statuten enthielten sogar Bestimmungen über die Verhängung von Disziplinarstrafen bei ordnungswidrigem Verhalten der Mitglieder. Die Verwaltung der Vereine war, auch an neuzeitlichen Maßstäben gemessen, geordnet. So konnte z. B. gegen die zahlungssäumigen Mitglieder
vom Verein, vom Mitglied aber auf Leistungen geklagt werden. Der Verein war
rechts- und prozeßfähig, dadurch auch in der Lage, Grundstücke zu erwerben.

An ärztlicher Behandlung und Heilmitteln fehlte es nicht. In der griechischen vorhippokratischen Medizin finden wir in Homers Werken, sowohl in der Ilias wie in der Odyssee,
Kunde von berühmten Vertretern der Medizin in Krieg und Frieden. In der Odyssee wird
auf die Vertreter der Medizin hingewiesen, die im Lande herumziehen und, in das Haus des
Patienten gerufen, gegen Entgelt ihren Beistand gewähren.

Die Fähigkeit, Menschen gesund oder krank zu machen, die früher sämtlichen Gottheiten
zugeschrieben wurde, wurde später auf besondere Gottheiten übertragen, vornehmlich auf
Asklepios, dem zu Ehren in allen Gegenden der griechischen Welt Tempel errichtet wurden.
An solchen, meist balneologisch oder klimatisch bevorzugten Orten wirkten, in Zusammenarbeit mit der Priesterschaft, Ärzte als Betreuer der Wallfahrenden. Dort bildeten sich vornehmlich auch die Ärzteschulen oder Asclepiadenschulen, deren Schülern wohl hier ein besonders umfassendes klinisches Lernmaterial zur Verfügung stand. Außer im Privathaus und
an den Tempelheiligtümern erfolgte die Behandlung in den sog. Iatreien, „ärztlichen Werkstätten", über deren Einrichtungen die Schriften des HIPPOKRATES, des berühmtesten und bahnbrechenden Arztes in der abendländischen Geschichte, dessen Anschauungen auch heute noch
großenteils wissenschaftlichen Anforderungen standhalten, manche Einzelheiten mitteilen.
Im allgemeinen hielt sich der Kranke in diesen Iatreien nur vorübergehend auf, konnte aber
auch einmal länger dort wohnen und verpflegt werden. Soweit ihre Unterhaltung nicht Privatsache des betreffenden Arztes war, wurden sie, „bei öffentlich angestellten Ärzten", von Gemeinde wegen finanziell unterstützt.

Öffentlich angestellte Ärzte sind bei den Ioniern schon zurzeit der Odyssee nachweisbar
(ebenso, wie in den homerischen Gedichten bereits Militärärzte auftreten). In Athen finden

---

[1] ZIEBARTH: „Das griechische Vereinswesen."

wir sie im 6. und, wie aus den Komödien des ARISTOPHANES und öffentlichen Inschriften hervorgeht, im 5. Jahrhundert vor Christus. Ihre, von der Größe der Stadt abhängige Zahl ergänzte sich durch Anstellung nach Bewerbung oder durch Berufung. Diese beamteten Ärzte praktizierten also gewissermaßen im Auftrage der Gemeinde. Die Besoldung dieser in den bedeutenderen Städten für jeden Stadtbezirk staatlicherseits angesetzten Ärzte wurde durch eine von der wohlhabenden Bürgerschaft aufzubringende Ärztesteuer durchgeführt. Dadurch hatten die Bürger, insbesondere die Unbemittelten, das Recht auf freie ärztliche Behandlung. Die Inanspruchnahme und Einzelhonorierung des Privatarztes war, besonders in der früheren Zeit, eine seltene Ausnahme. Wir finden also hier schon Gedankengänge, die in den Verlautbarungen moderner nationalsozialistischer Politiker als Ideal einer Krankenversorgung zum Ausdruck kommen.

Während das Einzelhonorar ursprünglich stets und später gelegentlich in Geschenken bestand, war in hippokratischer Zeit für ärztliche Behandlung die Bezahlung mit Geld eingeführt. Zwar war es zulässig, die Zahlung vor Beginn einer Kur zu fordern bzw. das Honorar vorher festzulegen, aber die Hippokratiker hielten es doch für richtiger, diese dem Kranken peinliche Erörterung auf einen späteren Zeitpunkt zu verschieben.

Die Einrichtung der Gemeindeärzte breitete sich immer stärker aus. Gegen Ende des 3. Jahrhunderts vor Christus hatten selbst die kleineren Gemeinden alle ihren eigenen Amtsarzt. Im 2. Jahrhundert v. Chr. kam für diese öffentlich angestellten Ärzte eine neue Bezeichnung auf, der Titel „Archiater", der ihre bevorzugte Stellung andeutete. Aus diesem Beamtentitel leitet sich das deutsche Wort „Arzt" ab.

Als Griechenland unter der Herrschaft des römischen Weltreichs zu einer römischen Provinz herabgedrückt wurde, verschwanden zwar die seitherigen Krankenfürsorgeorganisationen nicht völlig aus dem genossenschaftlichen und öffentlichen Leben, sie mußten sich aber in der Folgezeit allmählich eine Ausrichtung nach den in jahrhundertelanger Wandlung gebildeten Gesetzen, Sitten und Gebräuchen Roms gefallen lassen.

**Rom.** Wie in *Rom* und dem zeitlich daran anschließenden römischen Weltreich die Fürsorgemaßregeln für arme und kranke Bürger aussahen, läßt sich aus den Überlieferungen einigermaßen kenntlich machen. Im großen gesehen, zeigte Rom bei gleichen sozialen Verhältnissen nicht wesentlich verschiedene Gebilde von jenen Griechenlands, wenn auch in den Ausdrucksformen der Fürsorge, die bei beiden von religiösen Empfindungen unbeeinflußt blieben, manche Unterschiede wahrzunehmen sind. Abgesehen von der aus der Familie erwachsenden Unterstützungsmöglichkeit, war der Unbemittelte einzig auf die Krankenhilfe durch den Staat oder durch genossenschaftliche Selbsthilfe in den Vereinen angewiesen. Das Bedürfnis nach Krankenversorgung großer Massen trat erst mehrere Jahrhunderte nach Entstehen Roms und erst in dem Augenblick, als Rom reich wurde, hervor. Gehörte in der älteren Zeit eine auffällige Armut zu den Seltenheiten, so ergriff der Rückgang der sozialen Existenzbedingungen mit jedem weiteren Aufstieg der politischen Macht Roms immer weitere Schichten der Plebs. Ein unbarmherziges Schuldrecht, sowie die mit steigendem Reichtum wachsende Habsucht des Mächtigen und die allmähliche Lösung des Klienten-(Schutz-)Verhältnisses leisteten dieser Entwicklung Vorschub.

Der Reichtum Roms entstammte ursprünglich weniger der durch angespannte Aktivität der Bürger gehobenen Wirtschaftslage, als seiner überlegenen Kriegsführung, welche Tribute und reiche Beute einbrachte. Erst dieser, aus den Kriegskontributionen gewonnene Kapitalzufluß bewirkte die Entfaltung von Handel und Schiffahrt und damit die Vermehrung des Nationalvermögens. Mit zunehmendem Reichtum Roms, d. h. besser der herrschenden Kreise der Bürgerschaft, wurde der Daseinskampf der unteren Klassen um so mühevoller, als die

Reichen ihre Geld- und politische Macht gegen die Kleinen ausnützten. Die Volkstribunen, die gesetzlichen Anwälte der Plebs waren dem wirtschaftlichen Ausbeutesystem gegenüber ohnmächtig oder von den Mächtigen bestochen. Die Mentalität der herrschenden Klasse hatte sich auf den Gelderwerb umgestellt und trug so zur Korruption des Staatswesens bei. Die aus den Eroberungszügen heimgeführte Beute, fortlaufende Steuern aus den eroberten Gebieten und Erpressungen der römischen Provinzialstatthalter füllten den Staatsschatz mit fast unermeßlichem Kapital und beteiligten dadurch mittelbar die in Staat und Wirtschaft führenden Kreise. Großhandel und Trustbildung hatte raffinierte Großspekulation im stillschweigenden Einverständnis mit den hohen Beamtenstellen zur Folge. Die Börse ließ, je nach Gewinnaussichten, Mangel und Überfluß, auch in den wichtigsten Nahrungsmitteln, eintreten.

So notwendig und nutzbringend der Handel in der Blütezeit Roms war, scheint sich der Kaufmann keiner besonderen Hochachtung unter der Bevölkerung erfreut zu haben. CICERO stellt von diesem Berufsstand fest: „Nihil proficiunt nisi admodum mentiantur", zu deutsch: „sie erreichen nichts, wenn sie nicht allzusehr schwindeln".

Nicht allein bewegliches Kapital war nach Rom geflossen, weit umfangreicher war der, von den unterworfenen Völkern übernommene Landbesitz und die aus den Reihen der Besiegten entnommene Zahl der Sklaven. Ländereien von enormer Ausdehnung wurden teils in staatlicher Regie verwaltet, teils den angesehenen und einflußreichen Familien gegen geringen Zins als Pachtgut überlassen; sie brachten es vermöge ihres politischen Einflusses bald zuwege, als rechtmäßige Eigentümer der weiten Landstriche angesehen zu werden. Die fortschreitende Latifundienwirtschaft beschleunigte aber wiederum die Proletarisierung der kleinen Plebejer. Die fortschreitende Erzeugung von Waren und Gebrauchsgegenständen durch Sklaven machte das Handwerk brotlos, eine Wirtschaftsentwicklung, wie sie sich in Griechenland abgespielt hatte, und die auch hier, im Zusammenhang mit der starken Volksvermehrung, die Massen unruhig machte.

Politische Erwägungen, nicht Sentimentalität oder Mitleid für die Armen und Hilflosen ließ die Republik mit einer, allerdings nicht individualisierenden Armenfürsorgetätigkeit eintreten. Hatte man in den vorangegangenen Generationen versucht, die Proletarier auf den vom Staat eingezogenen Ländereien im Kriege unterworfener Völker als Kolonisten anzusetzen, so wurde eine Fortführung dieser Maßregel später durch die Habsucht der herrschenden Klassen vereitelt, die diese Güter für die Plantagenwirtschaft reklamierten. Die gegen Ende des 2. Jahrhunderts v. Chr. auf Betreiben der Volkstribunen erlassenen Agrargesetze, welche die Aufteilung der Staatsdomänen (ager publicus) unter die schon aufrührerisch gewordene Plebs bezweckten, führten ein Scheindasein. Auch die Anordnungen, die sich auf die Unterbringung der beschäftigungslosen Proletarier als Tagelöhner auf den Latifundien der Reichen bezogen, blieben unfruchtbar. Fast einzig die Annahme des Söldnerdienstes mit seinen wirtschaftlichen Vorteilen, während und nach der Dienstzeit, sicherten dem Proletarier, wenn er als Veteranus aus siegreichen Feldzügen heimgekehrt war, auskömmliche Versorgung in gesunden und kranken Tagen.

In der Zeit der beginnenden leidenschaftlichen politischen Parteikämpfe garantierte dem Unbemittelten seine Eigenschaft als stimmfähiger Bürger seinen Unterhalt. Stimmenkauf der großen Masse war feststehende Regel. Für den täglichen Lebensunterhalt, der auch im Erkrankungsfalle verabfolgt wurde, stand der politische Gönner ein, der nach Ablauf seiner Amtsperiode, die ihm die Erpressung großer Mittel ermöglichte, zu seiner Rechtfertigung der Stimmen des Proletariats bedurfte. So trat die in der Republik eingerissene Korruption gewissermaßen an Stelle einer geordneten Wohlfahrtspflege. Es konnte nicht ausbleiben, daß sich die an der Macht befindliche Partei damit fortschreitend von der Laune des Proletariats abhängig machte; der anspruchsvoller gewordenen Masse genügte nicht mehr die Vermehrung staatlicher Spenden und außerordentliche Zuwendungen bei besonderer Gelegenheit, sie wollte auch Vergnügungen haben. „Brot und Spiele", d. h. die unentgeltliche Veranstaltung von Wettkämpfen und Zirkusspielen wurde zur Forderung in den Reihen der unbemittelten Volksklassen, die zur Untergrabung jedes Selbstverantwortungsgefühls führte. Unter Cäsar gab es z. B. schon 300000 Lebensmittelempfänger in Rom[1].

Eine Ergänzung der sozialen Krankenversorgung ging in den letzten Zeiten der Republik und unter den römischen Kaisern von den etwa bei Beginn unserer Zeitrechnung auftretenden Kranken- und Sterbekassenvereinen aus. Die Krankenhilfsvereine, collegia tenuiorum, verbreiteten sich schnell in weiten Teilen des römischen Weltreichs. Die Ursachen ihrer Entstehung sind nicht bekannt. Sie scheinen aber nicht aus den Gilden und Zünften der Handwerker und Kaufleute hervorgegangen zu sein, eher mögen sie mit den sacralen Brüderschaften im Zusammenhang stehen, die, in politisch bewegten Zeiten stark am Parteigetriebe beteiligt, die Aufmerksamkeit der Machthaber zur Vermeidung eines Verbots und des Verdachtes der Staatsgefährlichkeit von sich abzulenken bemüht waren.

Wie in Griechenland stand in der römischen Welt das Vereinswesen der Religion nahe. Auch hier scheinen Feiern und Gastmähler, den überkommenen Überlieferungen nach zu urteilen, im Vordergrund gestanden zu haben. Neuere Forschungen über das römische Vereinswesen haben jedoch eine Reihe von Tatsachen zutage gefördert, die eine Vorstellung über die Versicherungseinrichtungen der Collegia tenuiorum erlauben[2].

Zur Bildung solcher Vereine war eine, je nach den politischen Zeitumständen bald schwerer, bald leichter zu erreichende Konzession erforderlich, deren Genehmigung sich wohl ferner nach der Persönlichkeit des die Zulassung Beantragenden richtete. Da alle Vereine und Gesellschaften der Staatsgewalt im Vorwege verdächtig erschienen, unterstanden auch die Krankenkassenvereine der bald strenger, bald lockerer gehandhabten Staatsaufsicht. Verschiedentlich wurden die Vereine wegen Verdacht der Unruhestiftung gesetzlich unterdrückt, dann wieder zugelassen. Mitglieder waren die unbemittelten Volksschichten. Auch Frauen, und selbst Sklaven konnten mit Genehmigung ihrer Herren Mitglieder werden. Waren anfänglich alle Berufe im Verein vertreten, so wurde später durch Gesetz die Vereinszugehörigkeit auf die Angehörigen gleichen Berufs beschränkt.

Zur besseren Überwachung der Vereinstätigkeit war als polizeiliche Maßnahme nur eine einmalige Mitgliederversammlung für den Monat erlaubt. Zur Erhaltung eines guten Allgemeinrisikos durfte der Beitretende ein gewisses Alter nicht überschritten haben und mußte seine Rüstigkeit nachweisen. Zur Vermeidung einer unlauteren Ausnützung des Kassenvermögens war Doppelmitgliedschaft gesetzlich verboten. Die Kassenvereine müssen im Verlauf ihrer weiteren Entwicklung an Ansehen nicht unbedeutend gewonnen haben, da ihnen unter dem Kaiser Marcus Aurelius die Rechte einer juristischen Persönlichkeit verliehen wurden. Bei Mangel einer genügenden Mitgliederzahl mußten die Korporationen sich auflösen. Die Ansammlung eines Vereinsvermögens war vorgeschrieben.

---

[1] Liese: „Die Geschichte der Charitas."

[2] Liebenam: „Geschichte usw. des römischen Vereinswesens."

Von den collegia tenuiorum ist bekannt, daß sie von den Neueintretenden vor Eintragung in das Mitgliederverzeichnis (album) neben dem baren Eintrittsgeld eine Amphore guten Weins forderten. Aus aufgefundenen Inschriften ist zu entnehmen, daß die Vereinsbeiträge bei einzelnen Kassen in Rom in Anfange des 2. Jahrhunderts n. Chr. monatlich 5 As, jährlich 15 Sesterzen betrugen. Bei Nichtzahlung der Beiträge erlosch das Recht auf Unterstützung und das Wahlrecht innerhalb des Vereins. Die Kassenleistungen bei Krankheit und Unfall, soweit strenge Nachprüfung deren Vorhandensein ergab, bestanden in einem billigen Ersatz des Verdienstausfalls durch Geld und Lebensmittel; über die Dauer der Unterstützung ist nichts bekannt, wohl aber darüber, daß die Kranken und Verunglückten eine ärztlich-arzneiliche Pflege (ob durch fest angestellte Vereinsärzte, durch freigewählte Ärzte oder niedere Heilpersonen ist nicht bekannt), auf Kassenkosten erhielten.

Das Institut der Gemeindeärzte hatten, unter Beibehaltung des Titels „Archiater", auch die Römer übernommen. Dieser Titel ging auch auf die kaiserlichen Leibärzte über. Die Zahl der städtischen Archiaterstellen richtete sich nach dem vorliegenden Bedürfnis bzw. nach der Größe der Stadt. Ihnen wurden 117 n. Chr. weitgehend wichtige Rechte, wie Befreiung von Kommunalabgaben, lästigen Ämtern und Heerespflicht durch Kaiser HADRIAN verliehen. ANTONIUS PIUS (138—161 n. Chr.) beschränkte diese Vorrechte auf eine für jeden Bezirk festgesetzte Zahl von Ärzten. Unter SEPTIMUS SEVERUS (193—211 n. Chr.) wurde die Erlaubnis zu praktizieren von einer von Staat und Gemeindevertretung der Bürgerschaft verliehenen Genehmigung abhängig gemacht. Die Frage, ob man dieses Verfahren als Approbation oder Laiengenehmigung betrachten soll, soll hier nicht näher erörtert werden.

In Rom gab es im 4. Jahrhundert n. Chr. 40 Archiater, die neben den Militär- und Flottenärzten in Rom das ärztliche Beamtentum repräsentierten. Sie hatten in den, besonders nach dem zweiten Punischen Krieg eingewanderten griechischen Ärzten, eine scharfe Konkurrenz. In der Kaiserzeit gab es neben den festangestellten Ärzten der collegia noch solche für die Behandlung der Mitglieder größerer Körperschaften, wie des Theater-, Zirkus- und Bibliothekspersonals, sowie der Gladiatorenschulen, deren einer z. B. der im 2. Jahrhundert n. Chr. aus Pergamon eingewanderte berühmte GALENUS war, der die Heilkunst auf einen hohen Stand brachte und dessen Schule noch bis zum Mittelalter in hohem Ansehen stand.

Die Einnahmen dieser festangestellten und beamteten Ärzte waren, im Gegensatz zu den anderen Ärzten, die für ihre Dienste auf das Honorar, den „Ehrensold" angewiesen waren, durch fixierte Beträge gesichert. Dieser „Ehrensold", ein im Prinzip freiwilliges Geschenk, das nicht gefordert werden durfte, scheint auch schon damals mit Widerstreben entrichtet worden zu sein, da sich unter JUSTINIAN (527—565 n. Chr.) gesetzliche Normen für die Eintreibung des Honorars notwendig machten, im Gegensatz zu der sehr geachteten sozialen Stellung des Arztes, die in der Verleihung von zahlreichen Privilegien und Erleichterung der öffentlichen Pflichten ihren Ausdruck fand.

Mit dem zunehmenden Verfall des römischen Weltreichs und dem Vordringen des im 4. Jahrhundert zur Staatsreligion erhobenen Christentums verlieren allmählich die collegia tenuiorum ihre Bedeutung. Das junge Christentum führte die soziale Krankenversorgung mit anderen Mitteln durch.

**Germanien.** Über die Gesundheitszustände bei den alten *Germanen* ist wenig überliefert; jedoch lassen Beschreibungen anderer Zusammenhänge gewisse Rückschlüsse zu: Die Kenntnis der Bodenbeschaffenheit, der Bebauung und sonstiger natürlicher Umwelteinflüsse ergeben Einblick in Arbeits-, Ernährungs- und Wohnverhältnisse, die ihrerseits wieder den Gesundheitszustand entscheidend beeinflussen.

Bezüglich irgendwelcher Einrichtungen corporativer Krankenfürsorge wissen wir nichts; die Krankenhilfe dürfte den natürlichen Kreis der Familie und der Sippe kaum überschritten haben, auch die römischen Berichte (CAESAR, LIVIUS, TACITUS) geben in dieser Hinsicht keinen weiteren Aufschluß.

Daß den Germanen eine Reihe spezifischer Krankheiten bekannt war, beweist die vergleichende Sprachwissenschaft[1] aus der Tatsache, daß die alten Deutschen für die einzelnen Krankheiten gesonderte Bezeichnungen hatten. Die Behandlung der Krankheiten kam, soweit wir heute wissen, über die bei Naturvölkern üblichen Mitteln nicht hinaus; ein eigentlicher Ärztestand war nicht bekannt.

In späterer Zeit machten sich die Germanen wichtige Einrichtungen der Römer auf dem Gebiete des Heilwesens zu eigen, wie aus den altdeutschen Gesetzen, so vor allem der Westgoten, der Langobarden und Allemannen zu entnehmen ist. In diesen Gesetzen ist schon vielfach von Ärzten und ihren Pflichten die Rede. Das Ärztewesen war nach römischem Vorbild geregelt, wie sich vor allem aus einer in den Schriften von CASSIODOR[2], dem Kanzler THEODERICHS DES GROSSEN (493—526) enthaltenen Verordnung (Formula comitis archiatrorum) über die Pflichten und Rechte des obersten Arztes ergibt, dem die Beaufsichtigung des gesamten staatlichen Ärztewesens unterstand.

Daß der Ausbildungsstand der germanischen Ärzte kein schlechter gewesen sein kann, ergibt sich aus der Verordnung des Westgotengesetzes (Buch 11, Titel I), in der das Honorar für eine Staroperation, die ja immerhin schon zu den schwierigeren Operationen zu rechnen ist, festgelegt wird.

Über Epidemieen und Seuchen aus der Zeit nach der Völkerwanderung ist bekannt, daß bei den Franken im Jahre 546 die Pest und im Jahre 580 die Ruhr geherrscht haben.

Die fortschreitende Missionierung durch das Christentum führte besonders nach der zu *Reims* an Weihnachten 496 erfolgten Taufe des Frankenkönigs CHLODWIG zu einer weiten Verbreitung der christlichen Lehre, die in den nördlichen Teilen Deutschlands durch KARL DEN GROSSEN, allerdings anfangs nur mit Waffengewalt, eingeführt wurde. Von da an übt das Christentum auch im deutschen Gesundheitswesen einen so überragenden Einfluß aus, daß sich damit eine gesonderte Behandlung dieser Fragen erübrigt.

## 2. Urchristentum und Krankenversorgung.

Das *Urchristentum*, entstanden auf dem Boden jüdischer Überlieferung und mit neuem Leben erfüllt durch die Lehren seines Gründers[3], stellte die soziale Fürsorge für Arme, Unterdrückte und Kranke als Idee der brüderlichen Liebe in den Vordergrund seiner Religionsübung. Im Gegensatz zum Judentum beabsichtigte das Christentum sich als Weltreligion zu verwirklichen und mit seinen Lehren alle Menschen, ohne Ansehen der Person, des Standes oder der wirtschaftlichen Lage, zu erfüllen. Ihm und seinen Missionaren stand in der in der Diaspora lebenden Judenschaft ein nicht zu unterschätzender Gegner gegenüber[4]. Der

---

[1] PUSCHMANN, TH.: „Geschichte des medizinischen Unterrichts", S. 157. Leipzig.

[2] CASSIODORI Variarum; Monum. Germ. Auctorum antiq., B. XIII, S. 191; Berlin 1894.

[3] Vgl. dazu z. B. das Gleichnis vom barmherzigen Samariter (Luk. 10, 25—37), desgl. Matth. 25, 40—45, Gal. 5, 14 (3 Mos. 19, 18), Ebr. 13, 16 usw.

[4] Welche Macht die jüdischen Synagogengemeinschaften als erlaubte Kultvereine in der Diaspora besaßen, zeigt sich in den Bemerkungen römischer Schriftsteller, die von ihnen als

Streit zwischen Christentum und Judentum war heftiger als der zwischen Christentum und Heidentum[1].

Die von den Aposteln und Wanderrednern aus den zum Christentum bekehrten Heiden gebildeten christlichen Vereine (Gemeinden) setzten sich in ihrem Mitgliederbestand zum größten Teil aus den unteren Volksklassen zusammen, wenngleich sich auch in den anderen Bevölkerungsschichten heimliche Anhänger der Lehre befunden haben mögen, die das christliche Liebeswerk förderten. Diese Zusammensetzung der Gemeinden, der sich erst später einflußreiche Mitglieder zugesellten, erklärt sich schon aus der sich hauptsächlich an die „Mühseligen und Beladenen" wendenden Lehre des Christentums. Charakterbildung, Selbstzucht, Rechtschaffenheit und Hilfsbereitschaft für die Glaubensgenossen auf der einen Seite und eine beginnende Zersetzung politischer Institutionen und seitherigen Gedankenguts auf der anderen Seite dienten unstreitig der weiteren Ausbreitung christlicher Lehre. Ungeachtet dieser günstigen inneren und äußeren Bedingungen blieb die öffentliche Werbung für die neue Lehre ein Wagnis, da die Vereine als besondere Kultvereine nicht öffentlich hervortreten konnten, ohne sich der Gefahr auszusetzen, als Verbreiter einer unerlaubten Religion von den Behörden unterdrückt zu werden. Sie tarnten sich daher mehr als Unterstützungsvereine und Bruderschaften in Vereinsformen, wie sie den collegia tenuiorum eigen waren. Unterschiedlich von diesen hatten jedoch die Mitglieder (die Brüder), ob vornehm, frei und reich oder arm und Sklave, die gleichen Rechte. Auch die weibliche Betätigung tritt in der Caritas vermehrt in Erscheinung[2], wenngleich wegen mißverstandener Gleichheitsideen und Einreißen eines „unchristlichen" Lebenswandels dieser Einfluß allerdings später stark eingeschränkt werden mußte. Die Frauen verschwinden damit aus den Gemeindeämtern und es wird der Grundsatz aufgestellt: „mulier taceat in ecclesia!"

Neben der Entfaltung der Agitation, der Überwachung kultischen Lebens und der Organisation der Bewegung stand die Liebestätigkeit und der Wohltätigkeitssinn in den jungen Gemeinden in Auffassung des Evangeliums als einer sozialen Botschaft in hoher Blüte[3]. Das Unterstützungswesen der Gemeinden erstreckte

---

einem Staat im Staate sprechen. Ihr sozialer, wirtschaftlicher und politischer Einfluß geht aus der Tatsache hervor, daß Kaiser TIBERIUS seinen im Jahre 19 n. Chr. erlassenen Ausweisungsbefehl gegen die Juden nach kurzer Zeit zurücknehmen muß.

[1] Bei den im Laufe von drei Jahrhunderten stattgefundenen Christenverfolgungen zeichneten sich Juden und Synagogen als Hetzer und Angeber aus, die Christenverfolgung unter Kaiser NERO soll letzten Endes ihr eigenes Werk gewesen sein.

[2] Es sei in diesem Zusammenhang erinnert an das Wirken der Jüngerin TABEA (Apostelgesch. 9, 36) und der Gemeindeschwester PHOEBE (Römer 16, 1).

[3] JUSTINUS, einer der Kirchenväter, schreibt (nach HARNACK: Die Mission usw. des Christentums in den ersten 3 Jahrhunderten) in seiner „Apologie des Christentums": „Die Wohlhabenden und Willigen geben, ein jeder nach eigenem Ermessen, soviel er will, und das Gesammelte wird bei dem Vorsteher niedergelegt, und der unterstützt die Witwen und Waisen und die Bedürftigen, sei es die Kranken, sei es die sonst Mangel Leidenden und die Gefangenen und die zugereisten Fremden."

Auch TERTULLIAN schildert eingehend das Unterstützungswesen der Gemeinden: „Wenn bei uns auch eine Art von Kasse vorhanden ist, so wird sie nicht etwa durch ein Aufnahmehonorar, was eine Art von Verkauf der Religion wäre, gebildet, sondern jeder einzelne steuert eine mäßige Gabe bei an einem bestimmten Tage des Monats oder wann er will, wofern er will und kann; denn niemand wird dazu genötigt, sondern jeder gibt freiwillig seinen Beitrag."

sich ohne Trennungslinien auf Krankenversorgung, Witwen- und Waisenfürsorge, Begräbnisbesorgung, Fremdenunterstützung und Arbeitsbeschaffung usw. Auch die Gaben an die Gemeinde wurden für alle Unterstützungsarten gemeinsam verwendet, nachdem sich die im Unterstützungswesen tätigen Hilfspersonen, die Diakone, von der unverschuldeten Notlage des registrierten Bittstellers überzeugt hatten. Jede Unterstützung war formlos und freiwillig; ein erzwingbares Recht auf Unterstützung, für die auch weder eine Satzung noch ein finanzieller Haushalt existierte, wurde niemals anerkannt. Voraussetzung war, daß der Notleidende nicht von Familie oder Sippe die nötigen Mittel zur Behebung seiner Not erlangen konnte. Neben der Unterstützung in Naturalien und in Geld kümmerte sich die Gemeinde um die Beschaffung ärztlicher Pflege und von Heilmitteln; sie übernahm außer ihren anderen Verpflichtungen auch die fortlaufende Unterstützung von Invaliden und Siechen aus freiwilligen Spenden der Gemeindemitglieder, die regelmäßig während des Gottesdienstes in die Gemeindekasse flossen oder auch durch außerordentliche Kollekten bei gewissen Gelegenheiten und durch Geschenke reicher Glaubensbrüder ergänzt wurden.

Die Wahrnehmung der Ämter in der Organisation geschah in der ersten Periode des Christentums ehrenamtlich und unentgeltlich. An der Spitze der Vereine, die sich als „Gemeinden" (später auch lokal „Kirchen"), bezeichneten, stand das Ältestenkollegium (Presbyter-Kollegium), das den religiösen Kult versah und das Liebeswerk verwaltete. Mit dem Anwachsen der Gemeinden wurde mit der obersten Leitung ein Bischof betraut, dem die selbständige Verteilung der Unterstützungen überlassen wurde und der als alleiniger Verwalter des Gemeindevermögens galt. Im Unterstützungswesen bediente er sich der Diakone als seiner Gehilfen, die so gewissermaßen das Amt der Krankenkontrolleure und Rechercheure ausübten[1].

Diese ideale Hilfsorganisation wurde im Laufe der Zeit von allen Seiten mißbraucht. Nicht nur die Erschleichung aller Arten von Unterstützung war bei der raschen Zunahme der Gemeinden und der Lockerung der persönlichen Verbindung unter den Glaubensbrüdern an der Tagesordnung, auch bei einzelnen Führern der christlichen Bewegung trat die bisher hochgehaltene Sittenstrenge [2] zugunsten einer Gier nach den Genüssen der Welt zurück. Amtsverfehlungen wurden von der Kirche nicht mit der notwendigen Strenge geahndet, man vergab

---

Das sind gleichsam die Sparpfennige der Gottseligkeit. Denn es wird nicht davon für Schmauserei und Trinkgelage oder nutzlose Freßwirtschaft ausgegeben, sondern zum Unterhalt und Begräbnis von Armen, von elternlosen Knaben und Mädchen ohne Vermögen, auch für Greise, die nicht mehr aus dem Hause können, ebenso für Schiffbrüchige, und wenn sich etwa Leute in den Bergwerken, auf den Inseln oder in Gefangenschaft befinden, wofern nur die Zugehörigkeit zur Genossenschaft Gottes die Ursache davon ist — diese werden Versorgungsberechtigte ihres Bekenntnisses."

[1] Von ihnen sagt die apostolische Kirchenordnung: „Täter der guten Werke sollen sie sein, Tag und Nacht überall umherspähend, weder den Armen verachtend, noch des Reichen Person ansehend; sie sollen den Notleidenden erkennen und ihn nicht von dem Anteil an der Gemeindekollekte ausschließen, die Vermögenden aber nötigen, zu guten Werken zurückzulegen."

[2] Nach RATZINGER: „Geschichte der kirchlichen Armenpflege" klagen die zeitgenössischen Kirchenschriftsteller, die Bischöfe ORIGINES und CYPRIAN in ihren Schriften über die Habsucht einzelner Bischöfe und Diakone; sie werfen ihnen nicht nur Bereicherung und Genußsucht, Vernachlässigung ihrer Pflichten, Unterschlagung aus dem Kirchenvermögen und unnötige Dienstreisen vor, sondern auch Bereicherung durch Wucher und Erschleichung großer Besitzungen durch List und Betrug.

den ungetreuen Amtswaltern, wenn sie Buße versprachen. Auch die Sitte der für die Armen von den Reichen in gewissen Zeitabschnitten eingerichteten Liebesmahle (Agapen) kam durch allerhand unerwünschte Vorkommnisse in Verruf, wie sich überhaupt mit fortschreitender Zeit Symptome des Verfalls in der christlichen Bewegung bemerkbar machten.

Mit dem Beginn des 3. Jahrhunderts war die erste Blütezeit des wirklichen inneren Christentums beendet. Zugeständnisse an die herrschende Auffassung und die einflußreichen Kreise in der Absicht, den christlichen Glauben als die alleinherrschende Religion im Staate und damit die Kirche als ausschlaggebenden Faktor in die Staatspolitik einzuführen, hatten die Preisgabe der gehobenen sittlichen Anschauungen zur Folge. Um dem Christentum eine Machtposition im Weltreich zu erringen, beschränkte man sich, in opportunistischer Anpassung an die gebildeten und reichen Revisionisten, mehr auf die Wahrung von Äußerlichkeiten und die Teilnahme an kirchlichen Zeremonien. Die stark angewachsene Anhängerzahl bedingte eine umfangreiche Vermehrung der Verwaltungsarbeiten und führte damit zu einer hauptamtlichen und berufsmäßigen Ausgestaltung der Verwaltungsgeschäfte. Durch diese Schaffung eines neuen Standes, des Klerus, der es schnell verstand, unter Ausschaltung des Laienelements, ein selbstherrliches Regiment einzuführen und sich zum Selbstzweck zu proklamieren, neben dem die Gemeinde verblaßte, wurde aus den freien Vereinsorganisationen mit Selbstverwaltung langsam aber sicher die Obrigkeitskirche.

Mit der Verflachung und Veräußerlichung christlicher Lehre unter der Alleinherrschaft des Klerus, die allerdings nicht ohne Kämpfe vor sich ging, ließ auch der Eifer für das Liebeswerk an Glaubensgenossen merklich nach. Wohl wurden auch weiterhin Unterstützungen an Kranke und Bedürftige gewährt, jedoch mehr schablonenmäßig und ohne die frühere innere Begeisterung. Nur noch einmal kam der alte Opfersinn und die vormals bewiesene Hingabe, nämlich während der Christenverfolgungen unter DECIUS und DIOCLETIAN, zum Ausdruck.

Unter Kaiser CONSTANTIN (324—337 n. Chr.) wurde das Christentum zur Staatsreligion erklärt. Das römische Weltreich wurde jetzt äußerlich christlich, Millionen traten zum Christentum über, ohne die innere Absicht, sich seinen Lehren anzupassen. Die Kirche teilte sich nunmehr mit den herrschenden Klassen in die öffentliche Gewalt und schmiegte sich deren Bedürfnissen an. Von CONSTANTIN und seinen Nachfolgern mit Reichtümern, Landbesitz und Privilegien (z. B. Anerkennung der Gerichtsbarkeit der Bischöfe, Annahme von Schenkungen und Vermächtnissen) ausgestattet, wurde auch die unerträglich gewordene Armenlast von den Schultern des Staates auf die Kirche abgewälzt. Die unermeßliche Zunahme des Kirchenvermögens, aber ebenso der Zahl der Unterstützungsbedürftigen zwang die inzwischen allgewaltig gewordenen Bischöfe, die Vermögensverwaltung und die Armenpflege in die Hand eines besonderen Beauftragten, des Ökonomicus, zu legen, der mit einer großen Schar von Diakonen unter Oberaufsicht des Bischofs das Fürsorgewesen und die Gabenverteilung leitete. Bau und Einrichtung prächtiger Kirchengebäude, Unterhaltung und Bezahlung eines zahlreichen Klerus mit Hilfspersonen und der umfangreiche und komplizierte Verwaltungsapparat, ebenso, wie die üppige Lebenshaltung der Bischöfe zehrten am Kirchenvermögen, sodaß trotz der an sich großen Kircheneinnahmen nur ein verhältnismäßig bescheidener Teil für die fürsorgebedürftigen Kranken übrig blieb.

Allgemeine wirtschaftliche, staatliche und soziale Not bedingten, daß die Zahl der Pflegebedürftigen beinahe ebenso schnell anwuchs, wie die Zahl der Übertritte zum Christentum. Hohe Steuern, Landflucht und Sittenverrohung führten neben den politischen Kämpfen zur Zerstörung der geordneten Staatsorganisation: 125 Jahre nach Constantin war das weströmische Reich ein Trümmerhaufen.

War angesichts dieser staatlichen und sozialen Verwahrlosung das Kirchenvermögen zur Fortführung des seitherigen Unterstützungswerkes nicht mehr ausreichend, so war auf der anderen Seite die Arbeit zu umfangreich geworden, um eine individuelle Pflege zu gewährleisten. Das Unterstützungswesen der Kirche wurde einer durchgreifenden Reform unterzogen und geschäftsmäßig organisiert. Mit Hilfe des Kirchenvermögens, von Stiftungen und Legaten entstehen nunmehr, unter der Aufsicht des Bischofs[1], Krankenhäuser, Hospitäler und ähnliche Einrichtungen am Bischofssitz. In ihnen fanden die Kranken und Invaliden eine fachliche ärztliche Behandlung und, solange sie arbeitsunfähig waren, eine Unterkunft. Die Wohltätigkeit geschah allmählich weniger aus Liebe für den Nächsten, sondern, unter Nachhilfe des Klerus, aus dem Wunsche, auf Grund solcher Leistungen für eigene Sünden im Himmel Vergebung zu finden oder Angehörige damit von jenseitigen Strafen, wie z. B. Fegefeuer (Purgatorium) zu erlösen.

In dem mit der Eroberung der Provinz des weströmischen Reiches durch die verschiedenen Germanenstämme hereinbrechenden Chaos blieb die Kirche der einzige Hort für die Notleidenden, das reiche Kirchengut war aber vor dem Zugriff der Eroberer auch nicht sicher. Es dauerte länger als ein Jahrhundert, ehe sich nach Abebben der Völkerwanderung in den Nachfolgestaaten eine neue Staatsordnung herausgebildet und sich die germanischen Eroberer mit dem christlichen Glauben abgefunden hatten. In der Zwischenzeit war bereits eines Wandlung innerhalb des Klerus über die Auffassung von der Aufteilung des Kirchenvermögens und die Verwendung seiner Erträgnisse vor sich gegangen. War früher das Vermögen der Gemeinde stets als Armengut bezeichnet worden, eine Auffassung, die sich die Kirchenväter der weltlichen Gewalt gegenüber stets zu eigen gemacht hatten, so bildete sich inzwischen die Lehre aus, daß nur der vierte Teil auf die Armen und Kranken entfalle. Neben dieser einschneidenden Schmälerung des kirchlichen Unterstützungswesens ging die Entwicklung dahin, die Armenpflege von der Verbindung mit dem geistlichen Amt, soweit als möglich loszulösen. Die Errichtung von Pfarrbezirken auf dem Lande ermöglichte die Abgabe der sozialen Verpflichtungen an die Pfarreien mit dem Erfolg, daß, insbesondere, da der weltliche Klerus sich mehr anderer Betätigung (dogmatische Glaubenstreitigkeiten, Zeremonienwesen, Machtkämpfe gegenüber der weltlichen Gewalt) zuwandte, trotz der Belastung mit der neuen Abgabe des Zehnten die Kirche als solche nur noch aushelfend in die Unterstützung eintrat, die Last der Armenpflege und die Fürsorge für die Kranken aber auf andere, spezielle Organisationsformen der Kirche, die Klöster und die religiösen Krankenpflegeorden überging.

### 3. Die caritative Krankenhilfe des Mittelalters.

Unter der Herrschaft der germanischen Völker war die christliche Kirche zu einer Herrschaftsinstitution, gewissermaßen einer Inkorporation der Bischöfe und der Geistlichkeit geworden, die sich als Inhaberin des gesamten Kirchenvermögens, des ursprünglichen Armenvermögens, fühlte. Die Kirchengemeinden waren nach dem Grundsatz des mit der Hierarchie aufkommenden kanonischen Rechts, demzufolge die Laien nur zu gehorchen, nicht aber zu regieren hätten, in

---

[1] So gründete Bischof Basilius von Kappadocien im Jahre 370 vor den Toren Caesareas eine Wohlfahrtsstadt im kleinen, die auch eigentliche Krankenhäuser vorsah; sie galt als außerordentliches Wunderwerk.

den Hintergrund gedrängt. Unter diesen Voraussetzungen wußte sich der Klerus bald in den Besitz der gesamten kirchlichen Vermögensrechte zu bringen. Bei der weltlichen Einstellung der höheren Geistlichkeit und der Unbildung der niederen Geistlichen verfielen schnell die religiösen Ideale. Von diesen Zuständen mußte naturgemäß aber wieder die Armen- und Krankenpflege stark berührt werden; ihre Einrichtungen verfielen, insbesondere, da von den meisten Bischöfen der erwähnte Beschluß der Kirchensynoden, der den vierten Teil der Substanz und der Erträgnisse der Kirche als Armengut festlegte, nicht mehr beachtet wurde. Die Sittenverderbnis der Kirche hatte besonders in Frankreich im 7. und 8. Jahrhundert ihren Höchststand erreicht, wo die Bischöfe trotz der angehäuften Kirchenschätze Schacher mit dem Verkauf von geistlichen Ämtern und Pfründen trieben und sich nicht scheuten, selbst zahlungskräftige Laien zu Geistlichen zu weihen. Ihrem geistlichen Amte entfremdet, ließen sie sich in weltliche Kriegs- und Beutezüge ein. Bei diesem Beispiel konnte es nicht ausbleiben, daß auch die untere Priesterschaft sich durch Schacher mit Amuletten und Reliquien, Ausbeutung des naiven Wunderglaubens und Vergeudung der zur Krankenfürsorge überwiesenen Gelder bereicherte. Daß die Verrohung der Sitten auch auf anderen Gebieten damit Hand in Hand ging, kann nicht in Erstaunen setzen. Mitverursacht wurden diese Zustände durch den aus dem niedrigen Kulturzustande der ersten Periode des Mittelalters erwachsenen Feudalismus. Selbst der Papst, als das von den Bischöfen des Abendlandes freiwillig anerkannte Oberhaupt, sah seinen Hauptzweck in der Ausdehnung seiner weltlichen Herrschaft. Bei dieser vorwiegend weltlichen Einstellung zerflossen geregelte Einrichtungen der kirchlichen Krankenhilfe in Nichts. Dabei war die Not der unteren Volksschichten in diesem Zeitalter durch die allgemeine wirtschaftliche Lage besonders groß. Wohl wurde versucht, durch die Androhung von Fegefeuer und Hölle den Schenkungswillen der Besitzenden anzuregen und durch Geldbußen den kirchlichen Vermögensstand aufzubessern, jedoch verwandelte sich diese den Armen und Kranken zugedachte Freigebigkeit der Gläubigen nicht selten zwangsläufig in Freigebigkeit zugunsten des Klerus.

Dieser Abstieg der Kirche wurde vorübergehend aufgehalten durch die Regierungsmaßnahmen KARLS DES GROSSEN. Er, dem in Fortsetzung des römischen Imperiums der größte Teil des Abendlandes unterstand, betrachtete es als seine Sorge, mit dem Beistand seines geistlichen Beraters ALKUIN in den schon bisher christlichen, wie auch in den dem Christentum noch zu gewinnenden Landesteilen nach den Lehren des heiligen BONIFATIUS die Kirche zu neuem christlichen Leben zu erwecken. Er befahl in seinen Gesetzen die Einrichtung von Hospitälern an den Bischofsitzen, forderte Priesterschaft und Laien zu reichem Almosengeben auf und suchte durch Betonung der Dienstvorschriften der Priester der Verwilderung des Klerus Einhalt zu gebieten. Vor allem insbesondere richtete er ein planvolles Krankenversorgungswesen mit Eintragung der Kranken in ein Verzeichnis (Matricula) an den Kathedralen und Kirchspielen ein. Diese Bestrebungen KARLS DES GROSSEN, der versuchte, die gesamte Kirchenorganisation und die geistliche Macht dem Staate dienstbar zu machen, konnte aber nicht durchgreifend und nachhaltig sein, da seine, nebenbei von vielen Kriegen ausgefüllte Regierungszeit trotz ihrer langen Dauer dafür noch zu kurz sein mußte.

Schon unter seinem Sohn, LUDWIG DEM FROMMEN, und dessen Nachfolgern geriet das geregelte System des Unterstützungswesens allmählich in Verfall.

Nach Aufteilung des fränkischen Reiches[1] trat in dem durch die Teilung ins Leben getretenen Deutschen Reich die staatliche Ordnung erst wieder unter den sächsischen Kaisern ein, die die Kirche begünstigen. Die Ernennung der zu weltlicher Macht und Ansehen gelangten Bischöfe zu Reichsfürsten und die Übertragung von geistlichen Würden an Angehörige des Hochadels, führten nicht nur zur Errichtung fürstlicher Hofhaltungen und damit zum Mißbrauch des Kirchenvermögens, sondern vor allem auch zur Verlegung der Beratungen kirchlicher Angelegenheiten von den allgemeinen Konzilien auf die Reichsversammlungen, auf denen den weltlichen Fürsten der einzelnen Reichsteile die entscheidende Stimme zustand. Unter dem salischen Kaiser HEINRICH IV. ging dann die ausschließliche Armenpflege der deutschen weltlichen Kirche unter.

Bis zur späteren Entwicklung eines festgefugten Städtewesens fiel im mittelalterlichen Deutschland die Fürsorge und Versorgung der Kranken, wie auch oft gleichlaufend die Krankenbehandlung selbst, fast ausschließlich der kirchlichen Spezialorganisation der Klöster zu. Diese dienten dem Zweck, diejenigen Gläubigen zu sammeln, welche den sittenstrengen Auffassungen des Urchristentums treu bleiben wollten und sich, abgestoßen von dem weltlich-„heidnischen" Treiben der nur äußerlich christianisierten Menge durch Flucht in die Einsamkeit von der Welt zurückzogen, um sich dort einem besonders innigen und gottverbundenen christlichen Leben hinzugeben. Die dadurch bedingte religiöse Beeinflussung ihres Gemeinschaftslebens und die mit ihr einhergehende Betonung der werktätigen Auffassung des Christentums als ein alle Verhältnisse des täglichen Lebens durchdringender Faktor wirkten sich naturgemäß auch in einer Förderung der Krankenhilfe aus. Kranken- und Armenpflege als Werk mildtätiger Barmherzigkeit stand ihnen höher als Askese und Kasteiung des Fleisches. Zur Erlangung der Mittel zum Wohltun legten sie das Schwergewicht ihrer Betätigung auf die Handarbeit, ohne jedoch damit die geistige Fortbildung zu vernachlässigen. In harter Arbeit suchten sie die Lebensbedürfnisse des Klosters selbst zu befriedigen und betrieben auch außerhalb des Klosters gewerbliche Unternehmungen. Kaiser und Landesfürsten riefen die mannigfachen Mönchsorden nach Deutschland in Gebiete, die der wirtschaftlichen und kulturellen Aufschließung warteten. Geistliche und weltliche Fürsten versahen sie mit reichlichen Zuwendungen an Land, Leibeigenen und Gerechtsamen, denen sich Legate und Schenkungen reicher Privatleute anschlossen.

Neben der Erziehung und Unterweisung der Jugend machten die Klöster sich besonders um die Fürsorge für die kranke und arme Bevölkerung durch ambulante Versorgung und Einrichtung von Spitälern verdient. Der Begriff „Hospital" ist allerdings auch für das spätere Mittelalter mit unserer heutigen Begriffsbezeichnung nicht identisch, war diese Einrichtung doch in erster Linie Verpflegungsstätte für Sieche und Invalide aller Art, also mit vielseitigen Aufgaben betraut, unter denen die Krankenversorgung nur einen beschränkten Ausschnitt darstellte. Die Sorge für Arme und Kranke lag einem besonderen Mönch (Cellarius) ob, in jedem Kloster befand sich ein Krankenhaus (Infirmaria), daneben gewöhnlich noch ein

---

[1] Im Vertrag von Verdun (843 n. Chr.) wurde das Reich LUDWIGS DES FROMMEN unter seine drei Söhne geteilt.

Hospital (hospitale pauperum). Nebenher verstanden sich die Mönche auf Arznei-
bereitung und einzelne unter ihnen auch auf die ärztliche Kunst. In den Kran-
kendienst und die Pflege der Patienten teilten sich wetteifernd geistliche Orden
und fromme Laienbrüder; der Dienst am Kranken geschah nach festen Regeln,
die von den Ordensoberen, je nach Zeitalter und dem Bedürfnis des Klosters,
festgesetzt waren. Außer der ärztlichen und arzneilichen Hilfe, die, sowohl am-
bulant, als auch im Kloster selbst, gewährt wurde, gaben die Klöster eine regelmäßige Unterstützung in Geld oder Naturalien. Besonders eifrig erwiesen sich
unter den vielen Mönchsorden die Cisterzienzer, die in fast allen Gebieten des
mittelalterlichen Deutschlands ihre Niederlassungen hatten und deren Ordens-
regeln in der Krankenhilfe anderer Mönchsorden zum Vorbild dienten.

Mit zunehmendem Reichtum und zunehmender Machtfülle dadurch, daß die
Äbte der Klöster selbst die Würde eines Bischofs erlangten, wurden diese Pfründen auch von weltlichen Großen umworben und ihnen vielfach von den Fürsten
übertragen. Die Zeit der Kreuzzüge, die im 12. Jahrhundert mit heiliger Begeisterung nicht nur die Klöster, sondern die gesamte Christenheit ergriff, brachte
eine Wiedererweckung der Klosterorden zu religiöser Mildtätigkeit.

**Ritterorden.** Im Anschluß an die Kreuzzüge entstanden die Ritterorden, die
mit ihrer kriegerischen Tätigkeit im Kampf gegen die Ungläubigen die Stiftung
und Verwaltung von Spitälern verbanden. Zuerst nur für die Verpflegung von
kranken Pilgern und Kreuzfahrern im Morgenlande bestimmt, verbreiteten sich diese
Einrichtungen unter Leitung der Ordensritter, welche das Gelübde der Ehelosigkeit,
der persönlichen Besitzlosigkeit und des Dienstes an den kranken und verlassenen Glaubensbrüdern abzulegen hatten, in allen bedeutenden Gegenden Europas.

In Deutschland waren es hauptsächlich der Deutschorden und der Ritterorden
der Johanniter, welche allerorten die Gründung von Hospitälern betrieben. Aus
Ordensbüchern geht hervor, daß neben einer geregelten Verpflegung auch Diät-
speisen eingeführt waren und fachkundige Ärzte zur Verfügung standen.

Der älteste der geistlichen Ritterorden ist der der „Brüder des Spitals des hl. Johannes in
Jerusalem", kurz *Johanniter-*, *Rhodeser-* oder *Malteser*orden genannt. Trotz der verhältnismäßig geringen unmittelbaren Wirksamkeit der deutschen Johanniterspitäler kommt diesem
Orden für die Entwicklung der Krankenfürsorge in Deutschland dadurch eine große Bedeutung
zu, daß die durch seine Statuten geschaffenen Maßnahmen hinsichtlich der ärztlichen Behandlung und der Pflege durch Krankenwärter auch für andere Orden, die in Deutschland eine weit-
verbreitete Spitaltätigkeit entfalteten, vorbildlich und richtungweisend wurden.

Zu erwähnen sind ferner die *Lazariter*, die sich als besondere Aufgabe die Pflege der Aus-
sätzigen gestellt hatten. Schon im Jahre 1220 verfügten sie über ein Leprösen-Hospital in
*Schlatt* im Breisgau; in ihren Händen befand sich gegen Ende desselben Jahrhunderts unter
anderen ebenfalls das Leprosorium[1] zu *Freiburg i. Br.*

Von größerer Bedeutung für das deutsche Gesundheitswesen blieb allerdings der 1190 gegründete „Orden der Ritter des Hospitals St. Marien der Deutschen in Jerusalem", kurz als
„*Der deutsche Ritterorden*" bezeichnet. Mit den Johannitern 1187 heimatlos geworden, nahm
diese Bruderschaft in Gestalt des „Deutschen Ordens" einen neuen Aufschwung und erlangte
ihre große kulturgeschichtliche und kulturhygienische Bedeutung, besonders durch ihre
Wirksamkeit im preußischen Osten, wenngleich sie in Deutschland auch sonst zahlreiche

---

[1] Die Leprosorien, Siechenhäuser für Aussätzige, waren meist dem hl. Georg geweiht. Ein
Schriftsteller des 13. Jahrhunderts schätzte ihre Zahl auf neunzehntausend Anstalten; ihr
Ziel ging dahin, die „große Krankheit", so hieß der Aussatz, als Gottesstrafe zu isolieren; an
fachgemäße Heilungsversuche konnte nicht gedacht werden.

Niederlassungen besaß, die sich auf 12 Balleien verteilten. Die Germanisierung und Koloni-
sierung des Preußischen Ostens ist wohl größtenteils ihr Werk. Die großen Aufgaben, die die
Verwaltung Preußens und die Kriege gegen die heidnischen Litauer an den Hochmeister
stellten, veranlaßten nach dem Fall von Akkon und bei dem geringen Umfang der Ordens-
besitzungen im Süden im Jahre 1309 den damaligen Hochmeister SIEGFRIED VON FEUCHT-
WANGEN, den Ordenssitz nach der Marienburg zu verlegen.

Die Bestrebungen der Deutschritter auf dem Gebiete der Krankenfürsorge ergeben sich
am deutlichsten aus ihren Regeln und Gesetzen[1]. Das erste der Gelübde war, den Kranken
zu dienen („Daz erste ist, daz si den siechen geloben ze dienen"). Mit der Krankenpflege im
einzelnen und mit der Lebensweise der Ritter beschäftigen sich die einzelnen Regeln. Ist zu
vermuten, daß zum mindesten in der ersten Zeit die Ordensritter die Krankenpflege selbst
ausübten, so nahmen sie in der Folge, da andere Aufgaben ihrer warteten, Laien als Halbbrüder und Halbschwestern zur Krankenpflege auf.

Über die hygienischen Zustände bei den Deutschrittern ist in drei von Ärzten im Mittelalter verfaßten Handschriften aufschlußreiches Material erhalten: In der sog. „Meinauer
Naturlehre", einem von einem Deutschritter verfaßten Buch, handelt es sich um die älteste in
deutscher Sprache geschriebene individual-hygienische Belehrung[2]. Neben einer weiteren
Arbeit „Diätetische Vorschrift eines Arztes aus dem 15. Jahrhundert an den damaligen Groß-
meister des deutschen Ordens" ist vor allem die dritte ärztliche Handschrift erwähnenswert,
die von HEINRICH VON PFOLSPRUNDT (der sich in der Einleitung selbst als „bruder deutsch
ordens" bezichnet), 1460 unter dem Tittel „bündthertznei" (d. h. Lehre vom Verbinden in
des Wortes weitester Bedeutung) verfaßt wurde. Sie stellt das älteste der bis jetzt bekannten
deutschen Lehrbücher dieses Gegenstandes dar.

**Bürgerliche Spitalorden.** In der engen Verbindung der Ritterorden mit ihrem
kriegerischen Beruf begründet sich ihre allmähliche Abwendung von der eigentlichen Pflegetätigkeit, mit der sie Halbbrüder aus bürgerlichem Stand betrauten,
während sie sich selbst die Leitung und Verwaltung der Hospitäler vorbehielten.
Die Unterschiedlichkeit der Brüder brachte es mit sich, daß die bürgerlichen Brüder, welche in einer Bruderschaft mit klösterlich-mönchischem Einschlag zusammengeschlossen waren, den Rittern an untergeordneter Stelle nicht mehr dienen wollten und sich zu bürgerlichen „Spitalordensbruderschaften" zusammen-
fanden. Der Zweck dieser bürgerlichen Spitalorden, die, nach Erlangung der päpstlichen Bestätigung, neben den ritterlichen Spitalorden bald wachsende Bedeutung
erlangten und für das spätere Krankenhauswesen bahnbrechend wurden, war die
Gründung, Leitung und Verwaltung von Hospitälern und die Pflege der in ihnen
aufgenommenen Kranken. Sie errichteten jedoch nicht nur eigene Spitäler, sondern übernahmen auch die Einrichtung und Verwaltung von solchen, die von
dritter Seite (Landesherren, Städte, Privatleute, Bischöfe, fromme Bruderschaften) gestiftet waren oder noch gebaut werden sollten.

Den ersten Platz unter den bürgerlichen Hospitälern nehmen die der *Heiliggeist-Brüder* ein,
deren Gründung in das Jahr 1160 fällt. Ihre auf INNOCENZ III. zurückgeführte Ordensregel
lehnt sich an die der Johanniter an. Nach ihrem Vorbild entstanden in zahlreichen Städten,
namentlich in Süddeutschland, Spitäler, meist Heiliggeist-Spitäler[3] genannt, die sich hinsichtlich ihres Zieles und der Art der Verwaltung weitgehend glichen.

---

[1] PERLEBACH, MAX: „Die Statuten des deutschen Ordens, nach den ältesten Handschriften."
Halle 1890.

[2] Sie ist in einer im 14. Jahrhundert von einem St. Gallener Schreiber angefertigten
Pergamentabschrift unter der Signatur B VIII 27 in der Baseler Universitätsbibliothek auf-
bewahrt.

[3] Diese Spitäler wurden errichtet nach dem Muster des von Papst INNOCENZ III. im Anfang des 13. Jahrhunderts in Rom gebauten ersten organisierten Krankenhauses, des „san
spirito", mit 1300 Betten.

Zu erwähnen sind hier ferner der *Orden der Kreuzträger*, der, 1252 aus der Bruderschaft des Franziskus-Hospitals zu *Prag* hervorgegangen, besonders in Schlesien eine Anzahl von Spitälern besaß, des weiteren die *Antoniter*, die sich spezielle Aufgaben gesetzt hatten.

Außer den männlichen Krankenpflegerorden traten auch weibliche, so der „Orden der barmherzigen Schwestern" mit den gleichen Zwecken ins Leben. Die Spitalorden verstanden es in nicht allzulanger Zeit, sich von der oberhirtlichen Einflußnahme zu befreien. Ihrer Einrichtung nach waren sie nichts anderes als eine Art Weiterbildung der Mönchskloster für Zwecke der Krankenpflege. Im 13. und 14. Jahrhundert entstand durch die gewissenhafte Verteilung der ihnen allseitig zur Verfügung gestellten Mittel zum Wohle der Kranken und durch ihre vorbildliche Auffassung unter der Bevölkerung eine wahre Begeisterung zur Errichtung von Hospitälern, die sich schon darin zeigt, daß sich Bruderschaften und Genossenschaften zu dem einzigen vorübergehenden Zweck bildeten, ein Hospiz zu stiften, das einem Hospitalorden übergeben werden konnte.

**Krankenfürsorge der Städte.** An die Seite der Kirche traten etwa vom 13. Jahrhundert ab die Stadtverwaltungen und bereits im 13. und 14. Jahrhundert waren in Deutschland wohl alle größeren unter ihnen im Besitze eines Hospitals. Mit dem Wachsen der Städte im späteren Mittelalter sahen deren Verwaltungen sich zu fürsorgerischen, sozialhygienischen Maßnahmen veranlaßt. Diese entsprangen allerdings weniger Motiven der christlichen Nächstenliebe, als rein praktischen Erwägungen zum Schutze der Allgemeinheit, galt es doch die im Anwachsen dieser Gemeinwesen begründete und in der Zusammenballung der Bevölkerung bedingte erhöhte Seuchengefahr möglichst im Vorwege zu unterbinden, Maßnahmen, die getroffen werden mußten, um einer etwaigen Demoralisation der durch Krankheit verelendeten Volksteile vorzubeugen, ohne, daß jedoch damit im Sinne der Krankenversorgung prinzipiell Neues angebahnt wäre.

Selbstverständlich dürfen an das damalige Hospitalwesen nicht moderne Maßstäbe angelegt werden trotz des beträchtlichen Besitzes, dessen sich die Anstalten in den reicheren Städten erfreuten. Die Bauten waren sicherlich nicht stattlich, der Ausbau nicht zweckentsprechend bequem, oder hygienischen Anforderungen entsprechend. Immerhin waren die Kranken in größeren luftigen Räumen gemeinschaftlich, aber unter Trennung nach den verschiedensten hauptsächlichen Erkrankungsarten untergebracht, sowie Ordnung, Reinhaltung und liebevolle Behandlung durch die Bruder- und Schwesternschaft gewährleistet. Nach Verlauf eines Jahrhunderts existierte in den Städten beinahe eine Überzahl von Hospitälern; sehr viele davon wurden deshalb von dem Stadtregiment in Versorgungshäuser für alte Männer und Frauen, mit oder ohne Vermögen, umgewandelt.

Die ärztliche Überwachung der Hospitäler unterstand, soweit es sich um arme Kranke handelte, dem Amtsarzt, der Privatarzt suchte nur den durch Einzahlung einer Pfründe zur lebenslänglichen Versorgung aufgenommenen gutsituierten Patienten auf. Nicht selten waren in diesen städtischen Hospitälern (wie in Straßburg im Jahre 1500, in Leipzig 1517, oder in Paris 1536 in dem noch heute in Betrieb befindlichen „Hotel Dieu") Krankenhausärzte tätig[1], wie überhaupt viele Städte seit dem 14. Jahrhundert einen besoldeten Meister- oder Bucharzt[2] (d. h. gelehrten Arzt) anstellten. Das Streben nach Teilung und Spezialisierung der weitbegrenzten Aufgaben läßt sich aus der Tatsache erkennen, daß, allerdings erst am Rande des Mittelalters, Spitäler mit fachlicher Zweckbestimmung nachweisbar sind, so z. B. in *Rufach*

---

[1] Erhalten ist z. B. eine Urkunde vom 16. März 1486 über die Anstellung eines besonderen Spitalarztes in Nürnberg (Städtisches Archiv Nürnberg, Stiftung des Spitals Nr. 4).

[2] Vgl. A. FISCHER: „Geschichte des deutschen Gesundheitswesens", Bd. I, S. 81. Berlin 1933.

— FISCHER, J.: „Geschichte des Krankenkassenwesens". Mitt. Wien. Ärztekammer, Jg. 1934, Nr. 5 bis 9.

ein mit dem dortigen Benediktinerkloster verbundenes Isolier- und Pflegehospital für Epileptiker.

Für die von der Volksgemeinschaft ausgeschlossenen und getrennt lebenden Israeliten waren besondere „Judenspitäler" geschaffen.

Im Anfang des 15. Jahrhunderts trat bei der, bisher vom religiös-caritativen Standpunkt aus betriebenen Kranken- und Armenpflege die Geltendmachung wirtschaftlicher Überlegungen in Aufbau und Betrieb der städtischen Hospitäler in den Vordergrund. Gegenstand der sozialen Versorgung war nicht mehr der christliche Bruder, sondern der Bürger[1], daher sollten nur Bürger der Stadt in die von der Stadt abhängigen Krankenanstalten aufgenommen werden. Die erstarkten und selbstbewußt gewordenen Städte lösten sich allmählich, soviel wie möglich, von der religiös-caritativen Form der Hospitalpflege los; diese Umstellung auf die städtische, öffentliche Oberleitung bedingte eine mehr ökonomisch-bürokratische Bewirtschaftung, damit aber auch einen mehr handwerksmäßigen Betrieb der krankenfürsorgerischen Einrichtungen, ohne, daß damit an dem Charakter der Einrichtungen selbst als reine Armen- und Unterstützungsanstalt oder dem Begriff der Krankheit als unumgängliche Voraussetzung zu ihrem Wirksamwerden für den Einzelnen Grundlegendes geändert wurde. Mißwirtschaft war dadurch nicht ausgeschlossen; es wurde viel gegessen und getrunken auf Kosten der Spitäler, solange die Stiftungen und Vermächtnisse ausreichten, insbesondere von den Ratsherren bei der Rechnungsablegung, worüber in zeitgenössischen Chroniken allerhand Beispiele überliefert werden[2].

Seit der Mitte des 15. Jahrhunderts war der Niedergang der Caritas allgemein. Kirche, Klöster und Spitalorden erschöpften sich in Kompetenzstreitigkeiten und arbeiteten gegeneinander, das Papsttum, der weltliche Klerus und ebenso die Mönche, waren, weltlich gesinnt, mehr auf die Genüsse des irdischen Lebens bedacht. Die Krankenfürsorge verzettelte sich in der gelegentlichen Verabreichung von Bettelsuppen und Bettelpfennigen. Bei der übermäßigen Sammlertätigkeit der zahlreichen Institutionen war auch beim frommsten Freigebigen die Gebefreudigkeit erschöpft. Auch die kirchlichen Drohungen, selbst die päpstlichen Bullen zogen nicht mehr. Das Volk begann in religiösen Dingen freier zu denken und schon Kritik an der Kirche und dem Leben ihrer Diener zu üben. Ein weiterer Grund für den finanziellen Rückgang der caritativen Fürsorge ist in der Umstellung der Wirtschaftsverfassung zu finden. Seit Beendigung der Kreuzzüge nahmen Handel und Verkehr durch die Verbindung mit dem Osten einen großen Aufschwung. Die mittelalterliche Abgeschlossenheit wich größeren aus Kapitalbesitz gegründeten Unternehmungen, die ganze Wirtschaftsweise nahm neue Formen an, kurz: Die Naturalwirtschaft weicht der Geldwirtschaft. Dieser Umwandlungsprozeß des Wirtschaftssystems wurde noch beschleunigt durch den Zu-

---

[1] Trotzdem war die Bezahlung des Krankenhausaufenthaltes keine unerläßliche Bedingung; es wurden dort auch Unbemittelte gegen kleine Dienstleistungen, soweit es ihr Krankheitszustand erlaubte, aufgenommen (etwa entsprechend der Einrichtung der sog. „Hausschwangeren" in den heutigen Universitäts-Kliniken.)

[2] In Stuttgart verzehrten die im Jahre 1581 im städtischen Spital zur Rechnungsprüfung vereinten Ratmannen bei dieser Gelegenheit neben einigen Oxhoft Wein 25 Pfd. Salmen, 10 Pfd. Karpfen, 150 Krebse, 8 Hühner, 23 Küchlein, 150 Hippen und 300 Eier. Zur besseren Verdauung spielten zur Mahlzeit noch Musikanten auf und Narren ergötzten durch allerhand Possen.

strom großer Mengen von Edelmetall nach der Erschließung der Goldländer Amerikas und des Seewegs nach Indien. Alle diese Umstände verursachten eine allgemeine Preisrevolution, die auch das kirchliche Vermögen stark entwertete und manche Quellen versiegen ließ, aus denen die mittelalterliche Caritas floß. Als vollends nach der Reformation in den protestantischen Ländern die kirchlichen Schätze zum Teil enteignet, die Klöster und Orden aufgelöst wurden, ging es, bis auf kümmerliche Reste, auch mit der katholischen Caritas zu Ende. Es war im Laufe der Zeiten unendlich viel gegeben worden, jedoch blieb die Verteilung ziel- und planlos, da die Zersplitterung der vielen Fürsorgeeinrichtungen eine einheitliche Überwachung der Unterstützten ausschloß. Dieses ist verständlich, da die mittelalterliche Caritas nicht eigentlich einen Diesseitszweck im Sinne einer produktiven Armen- und Krankenfürsorge verfolgte, zielten ihre Fürsorgeeinrichtungen doch ausschließlich auf die religiöse Betätigung der Christenpflicht hin, geschahen also letztlich in egoistischer Absicht (Schaffung eines Anrechts auf die Seligkeit auf Grund einer möglichst umfangreichen Liste guter Werke).

Der Protestantismus hatte keine breitorganisierten Liebeswerke ähnlich denjenigen des Katholizismus aufzuweisen. Seine mehr auf Nüchternheit eingestellte Lehre des „Bete und arbeite"[1] war, besonders bei der wirtschaftlichen Depression und der allgemeinen Gebemüdigkeit nicht dazu angetan, Gelder aus dem Besitzstand der Reichen zu mobilisieren[2].

Nach dem Versiegen der caritativen Unterstützung Besitzloser mußten notgedrungen vermehrt die Stadtgemeinden einspringen. Die absolutistische Staatsgewalt bestimmte, daß die Armenpflege von den politischen Gemeinden zu übernehmen sei; damit wurde die Krankenhilfe für Unbemittelte zur reinen Polizeisache. Der Staat bestimmte Art, Umfang und Dauer, sowie die Vorbedingungen für die Inanspruchnahme der Fürsorge und die Aufbringung der Mittel. Da bei der Aufbringung der Mittel für die Armen- und Krankenpflege auf freiwillige Spenden der Bürger nicht mehr gerechnet werden konnte, wurde auf steuerliche Umlagen und Armentaxen zur Deckung der Soziallasten der Städte zurückgegriffen. Daraus ist das Bestreben, die Armenlasten so gering als möglich zu halten, erklärlich. Krankenhaus und Arbeitshaus waren gewöhnlich eins, manchmal sogar mit dem Zuchthaus oder einem „Tollhaus" vereint. Die öffentliche Armen-Krankenfürsorge war damit, trotz ihres einwandfreien organisatorischen Aufbaus, nicht dazu angetan, den Kranken in seiner Existenz wieder aufzurichten, obwohl vielleicht die ärztlichen Leistungen gegen früher bessere waren, insofern, als die Städte zur Behandlung der unbemittelten Kranken Armenärzte anstellten und zugleich die Medizin unentgeltlich verabfolgten.

### 4. Die genossenschaftliche Selbsthilfe der Zünfte und Gesellenverbände.

Eng verknüpft mit der Entwicklung und Festigung des Städtewesens im Mittelalter ist die Entstehung eines dritten Standes des städtischen Bürgertums neben den tonangebenden seitherigen, nämlich dem grundbesitzenden Adel und der Geistlich-

---

[1] Vgl. dazu 2. Thessalonicherbrief 3, 10: „Wer nicht arbeiten will, soll auch nicht essen." Ähnlich 1. Thess. 4, 11.

[2] Vgl. dazu HARNACK: „Reden und Aufsätze", Gießen 1904, der selbst als evangelischer Kirchenhistoriker ausführt, daß nichts Erhebliches in der protestantischen Liebestätigkeit jener Zeit geschaffen wurde.

keit. Wurde den Städten die Erringung der politischen Selbständigkeit durch den Umstand erleichtert, daß die machtlosen deutschen Kaiser und Könige bei ihren ewigen Fehden mit den widerspenstigen weltlichen und geistigen Fürsten genötigt waren, sich auf die Heerfolge der Bürger zu stützen und diese Unterstützung mit Privilegien an die Städte zu bezahlen, so brachte diese Entwicklung gleichzeitig dem vorher an die Scholle gebundenen hörigen Handwerker Entwicklungsfreiheit. Im Anfang der Städtegründung scheint unter den Handwerkern freie Konkurrenz geherrscht zu haben; infolge des den Bedarf übersteigenden Zudrangs erscheint später an Stelle der freien Konkurrenz die Produktivgemeinschaft der Handwerker desselben Gewerbes mit dem Ziel der Anpassung der Handwerkertätigkeit an den vorliegenden Bedarf. Diese Handwerkergilden erfassten der damaligen Sitte gemäß die Angehörigen nicht nur nach der berufsethischen und gewerblichen Seite, sondern auch religiös und zu geselligen Zwecken (gemeinsame Messen, Vermehrung besonderer Heiligen usw.). Die Arbeit wird als ein von der ganzen Zunft verliehenes „Amt" betrachtet, die Zunftgenossen haben daher ihr „Amt" zu führen, wie die Zunftartikel vorschreiben, „to nutticheid unde vromen der gemenen borger, tho der stad beste".

Dem Solidaritätsgeist der Zünfte entsprach es, daß die Zunftgenossen auch in Tagen des Mißgeschicks, bei Alter und Krankheit nach Zunftgrundsätzen füreinander eintraten. Die Einrichtung von Zunftbüchsen und die Bildung eines Zunftvermögens dienten zur Unterstützung in Not geratener Meister. Mit dieser genossenschaftlichen, nach Berufsgruppen getrennten Krankenversorgung der Zünfte fand die Idee der wechselseitigen Hilfe in Krankheitsfallen ihre erste praktische Verwirklichung in Deutschland. Erst die „Zunftbüchsen" können als Organisation vorbeugender Maßnahmen im Sinne der beabsichtigten gegenseitigen Deckung eines zukünftigen Bedarfs auf der Basis materieller Schädigung infolge Krankheit angesehen werden, der für jedes an diese Krankenhilfe angeschlossene Mitglied gleichmäßig eintreten konnte. Schon hinsichtlich dieses wesentlichen Charakteristikums, des Rechtsanspruchs auf gegenseitige Hilfe, erworben durch die statutenmäßige Leistung von Beiträgen und durch die Beteiligung an Umlagen, kann diese Einrichtung als die primitive Urform der Krankenversicherung, wie sie sich aus der rein caritativen Krankenunterstützung ohne Leistungsanspruch weiterentwickelt hat, gewertet werden. Diese genossenschaftliche Einrichtung näherte sich schon einer Gegenseitigkeitsversicherung, allerdings nicht in dem ausgeprägten Sinne, den wir heute damit verbinden.

Wohl war die Gewährung von Unterstützungen in Krankheitsfällen aus den gemeinsamen Mitteln der „Zunftbüchse" noch an die Voraussetzung gebunden, daß der kranke Zunftgenosse aus seinen eigenen Mitteln seine Notlage nicht abwehren konnte und auch hier wurde der je nach der Stadt verschieden hoch festgesetzte Unterstützungsbetrag nur als vorläufiges Darlehen betrachtet, das der Rückzahlung nach Wiedererlangung der Arbeitsfähigkeit, also damit der Arbeitsmöglichkeit, unterlag, während reine Naturalleistungen, wie z. B. die Unterbringung in einem Vertragsspital aus dem Zunftvermögen entrichtet wurde. Es finden sich also hier hinsichtlich des Rückzahlungsmodus schon ähnliche Auffassungen, wie sie in heutiger Zeit bei der Gewährung von Unterstützungen durch die staatliche Wohlfahrtsfürsorge üblich sind.

Die für die Versorgung erkrankter Mitglieder notwendigen Beträge wurden durch regelmäßige Monats- und Jahresbeiträge beschafft, neben denen noch Eintrittstaxen erhoben wurden; vermehrt wurden die Einnahmen durch Bußen und Gefälle, welche für besondere Zunfthandlungen zu entrichten waren. Die für Krankheitsfälle[1] benötigten Gelder wurden manchmal nur gegen Pfand (und dann wurde die Summe in einzelnen Fällen bis zur Höhe des Pfandwertes bemessen) ausgeliehen, in anderen Fällen wurden die ersten Unterstützungen auf Treu und Glauben, weitere nur gegen Pfand gegeben. Was in bezug auf die Krankenhilfe für die Meister galt, fand seine analoge Anwendung auf die Knechte, die in dem Organismus der Zunft die Stellung von passiven Mitgliedern einnahmen. Zur Beitragsleistung verpflichtet, ließ ihnen die Zunft in Krankheitsfällen die gleiche Unterstützung angedeihen, wie den Meistern. Bei dem patriarchalischen Verhältnis, demzufolge der Geselle in Kost und Wohnung bei dem Meister stand, auch dessen Zucht innerhalb und außerhalb der Arbeit unterworfen war, wird die Inanspruchnahme der Zunftbüchse nur in schweren Fällen erforderlich gewesen sein, da, unter Verzicht auf den durch Arbeitsunfähigkeit verwirkten Geldlohn die Naturalbezüge weiter gewährt wurden. Für den Ausfall an Arbeitsverdienst erhielt der Geselle ein Darlehen aus der Zunftbüchse zur Bestreitung der Kosten für Arzt, Medikamente und kleinere Bedürfnisse. Bei langwieriger Krankheit genoß er, ebenso wie der Meister, Spitalspflege.

Über die Krankenversorgung der Knechte, oder wie sie sich später mit einem verfeinerten Ausdruck bezeichneten, der „Gesellen", finden sich in dieser Periode des Zunftwesens in allen Zunftrollen Bestimmungen, die auch den Beweis für die oben angeführte Unterstützung gegen Pfand liefern, vor, von denen hier einige wiedergegeben werden sollen:

So bestimmten die Bender in Frankfurt a. M.[2] in ihrer Ordnung von 1355: „Auch wurde der Knechte egner sych, so lyhen wir ime dry schillinge alse lange bis sin achtzehen schillinge worden."

Die Ordnung der Wollweber in Konstanz[3] von 1386 sah vor: „Item ist, daz ain knecht krank wirt, so sont ihm die maister liehen üss der Buchs 5 schillinge uff sine pfand, hett er nit pfand, so sont si sin truw (Handgelübde) von im nemen, daz er nit von der stat varen, e er si bezahlt; wirt aber dies siehtag (Krankheit) als langwirig, so mugent si im aber 5 schillinge liehen in der selben mass."

In Hamburg stifteten 1452 die Bartscherer mit ihren Knechten eine Brüderschaft, in deren Stiftungsurkunde es heißt: „Item offt jemant von unsen knechten hir to Hamborgh krank worde unde nit hadde to vorterende und de meistere unde de knapen ene kanden vor enen bedderven knecht unde dat he syn gelt nit vordobelt (verspielt) noch unnutliken tobrocht hadde, dem schal men geven 4 schillinge to der weken uth der bussen."

Bei dem Gewerk der Kesselflicker bestand noch im Jahre 1545, also zu einer Zeit, wo sich die Gesellenschaft bereits in fast allen Gewerben und allerorten von den Meistern getrennt hatte, eine gemeinsame Armenbüchse, in welche Knechte und Meister steuern mußten.

---

[1] Bedingung für die Leistungspflicht ist neben der ausgesprochenen Bedürftigkeit, daß die Krankheit nicht durch eigene Schuld entstanden war; so wurden vor allem von der Leistung äußere Verletzungen ausgeschlossen.

[2] Böhmer: „Codex diplomaticus Moenofrancfurtanus", S. 648. Frankfurt a. M. 1836. Den gleichen Text gibt Schanz: „Zur Geschichte der deutschen Gesellenverbände", für die Satzung der Bender in Straßburg an (ref. nach Schirbel: „Geschichte der sozialen Krankenversorgung vom Altertum bis zur Gegenwart".).

[3] Mone: „Die Weberei und ihr Beigewerbe in Baden, Elsaß, Bayern, Rheinpreußen vom 14.—16. Jahrhundert". Z. Gesch. Oberrheins 1858, Bd. IX, S. 143.

In der Straßburger Ordnung der Steinmetzen aus dem Jahre 1459 heißt es: „Wer es auch, daß ein Meister oder ein Geselle in Krankheit fiele — und jme an seiner zerunge und notpfrunden abginge, dem sol ein jeder Meister, der dann der Ordenunge Büchse hinder Ime hett, Hülff und bystand tun mit lyhen us der Büchse."

In der Zunftrolle der Kistenmacher in Lübeck aus dem 14. Jahrhundert stand zu lesen: „Item weret so gelegen, dat eyn man offte fruwe dusses amtes so sere verarmet were und begehrde der almissen der schal men geven tor weken twe schillinge uthe deme ampte."

Mit der Forderung der vorangehenden Leistung eines jeden Mitglieds vor Verwirklichung (damit aber auch Sicherung) seines Rechtsanspruchs erfüllt sich ein weiteres Charakteristikum der modernen Krankenversicherung. Da der Beitrag zu den Zünften, bei bestehendem Zunftzwang und Zunftbann, fast überall obligatorisch war, wird man sie hinsichtlich der vorstehend geschilderten Leistungen wohl als „Zwangskassen" betrachten dürfen, insbesondere, da sie gegenüber ihren Vertragsspitälern[1] besondere Bedingungen und Vorschriften aufstellten, die sich nicht nur auf die Zeit der Krankheit, sondern auch auf die der Rekonvaleszenz bezogen (z. B. saubere Wäsche, ausreichende Verpflegung, genaue Krankenüberwachung u. ä.). In späteren Zeiten schufen die Bruderschaften und Zünfte an einigen Orten auch eigene Spitäler und Verpflegungshäuser, in denen sie besondere Ärzte anstellten (so z. B. die Tuchscherer in Florenz 1470). Man könnte versucht sein, in dieser Ausweitung der Organisation durch Regiebetriebe die Vorläufer der heutigen „kasseneigenen" Institute zu sehen.

Die im Zuge der Entwicklung des Handwerks in den mittelalterlichen Städten geschaffene handwerkliche Ordnung, die „Zunftregel", trägt von Anfang an den Charakter einer die Ganzheit des beruflichen und öffentlichen Lebens der Innungsmitglieder umfassenden Vorschrift, bestimmte sie doch Auftreten und Einsatz des Handwerks im wirtschaftlichen und kulturellen Leben der Stadt und in der Öffentlichkeit, seine Teilnahme am städtischen Wehrdienst, an der Verwaltung und am kirchlichen Leben; in Tracht, Symbol und Brauch trat sie ebenso, auf den jeweiligen Zunft- und Gewerbezweig abgestellt, in Erscheinung, wie sie die Lehrlingsordnung, Gesellenwesen und Ordnung wirtschaftlicher Fragen regelte.

Wenngleich einer rückschauenden Betrachtung, der das Zunftwesen nichts anderes bedeuten wollte, als ein einseitiges Arbeitgeberkartell, für die noch unten zu besprechende spätere Zeit der Entartung des Zunftwesens (zum Teil wohl auch im Zusammenhang mit der zunehmenden Versippung in den einzelnen Handwerkergruppen), eine gewisse Berechtigung nicht abgesprochen werden kann, so stellte doch das Zunftwesen, zum mindesten in seiner Glanzzeit, die Gemeinsamkeit, sei es des Berufs, der Lebensziele und -umstände oder nachbarlicher Verbundenheit unstreitig in den Vordergrund. Die Zunftregeln als Wunsch und Ausdruck einer beruflichen Zuchtwahl im Wege einer straffen Überwachung durch Steuerung der Berufsauslese, der Berufsausbildung, durch Kontrolle der Berufsgebräuche und der persönlichen Verhältnisse der Zunftangehörigen konnten letzten Endes nichts anderes bedeuten, als die Totalität einer handwerklichen Lebensordnung, die im wirtschaftlich Tätigen zugleich den Träger sozialer Aufgaben und Verpflichtungen, Hüter des Leistungsgedankens und nicht zuletzt auch den

---

[1] Hospitäler, an die sie, um die Aufnahme kranker Mitglieder zu sichern, jährliche Beiträge, oder auch einmalige Zuwendungen leisteten.

sozial Verpflichteten als Wahrer seiner eigenen Leistungsfähigkeit, wie der seiner Mitarbeiter sah.

Diese Anschauung, die in der Berufsgemeinschaft zugleich das Fundament einer sozialen Selbstverwaltung auf Grund einer unabdingbaren Verpflichtung zu wechselseitiger Hilfe und, auf dem Grundsatz enger Verbindung des Berufs mit sozialer Verantwortlichkeit, ein Mittel zur Pflege der sozialen Berufsehre sah, stellte das Handwerk zwangsläufig in einen weltanschaulichen Gegensatz zur Sozialpolitik der Kirche, die, obwohl noch Vormacht ihrer Zeit, die Entwicklung einer solchen auf sozialpolitischem Gebiet anderen Zielen zusteuernden Bewegung nicht hindern konnte.

In einer späteren liberalistischen Epoche hat man sich angewöhnt, den Begriff „sozial" ausschließlich auf Notstände und deren Behebung bzw. Verhinderung anzuwenden. Der soziale Gedanke sollte als Aushelfer erst dort ansetzen, wo die Wirtschaft versagt oder Schaden angerichtet hatte. Aus diesem Gesichtswinkel betrachtet, bezieht sich die soziale Tendenz der Zunftordnung nicht primär, sondern erst sekundär auf solche Notstände: Die Innungsmitglieder kamen nicht erst zur Innung, wenn sie in Not waren, sondern sie waren ebenso vor Eintritt dieses Notstands, wie auch nach dessen Überwindung Teile ihrer Zunft und damit tätige Glieder ihrer beruflich-sozialen Gemeinschaft, meist vom Tage des Beginns ihrer Lehre an bis zu ihrem Ableben. Sie erhielten auch nicht, wie oben dargelegt, Almosen als Bettler, sondern in Notfällen ein Darlehen als Unterstützung aus der gemeinsamen Kasse, zu dessen Rückzahlung sie verpflichtet waren. Hier unterstützte also der soziale den wirtschaftlichen Aufbau von Anfang an mit dem Ziel der Erreichung eines bestimmten wirtschaftlichen Standards. Die Not war ein vorübergehender Zwischenfall, bleibend war die soziale Ordnung: Sie verlangte als positives Ideal auch positive Maßnahmen, die immerwährende gemeinschaftliche Verpflichtung, aber auch das Bewußtsein der Geborgenheit in der Gemeinschaft.

Anders die Sozialpolitik der Kirche: Sie verfolgte mit dem Begriff der „Gleichheit vor Gott" Nivellierungstendenzen und vertrat mit der Lobpreisung der Armut und der Armenpflege, in Wirklichkeit der Almosenpflege, eine Auffassung, die vom irdisch ausgerichteten Ideal des mit beiden Beinen im Wirtschaftsleben stehenden Handwerksmeisters sich stark unterschied.

Aus dieser Divergenz sozialpolitischer Weltanschauungen ergaben sich für die Folge zwei verschiedene Entwicklungstendenzen sozialen Einsatzes: Die eine führte aus der kirchlich-philosophischen Ideologie und Praxis zur humanitären Sozialpolitik, zur Loslösung der Sozialpolitik von der wirtschaftlichen Tätigkeit und zur reinen Armenpflege, letztlich auch zur Gleichheitslehre der französischen Revolution, Gedankengänge, auf denen späterhin auch das marxistische Ideal einer allgemeinen Volksversorgung aufbauen konnte. Kirchlicher und marxistischer Sozialpolitik war eines gemeinsam: Die Loslösung des sozialen Gedankens aus dem Prinzip der völkischen Gemeinschaft, denn beiden war die soziale Hilfeleistung nur Mittel zu einem übergeordneten Zweck, zum Gott wohlgefälligen Werk einerseits oder zur klassenkämpferischen Zweckhandlung, d. h. zum Aufbau eines politischen Herrschaftssystems andererseits. Beide brauchen dazu das aus greifbaren irdischen Bindungen losgelöste abstrakte Individuum, neben und über dem eine soziale Körperschaft nicht anerkannt zu werden braucht.

Die wechselseitige Hilfe der Zünfte aber basiert auf dem Grundsatz enger Verbundenheit wirtschaftlicher Tätigkeit mit sozialer Verantwortung, ausgehend vom Bewußtsein der Gemeinschaft, mit dem Ziele der Verwendung sozialer Hilfe zur Sicherung und Besserung des Daseins der Betreuten durch die Gemeinschaft. Sie führt geraden Wegs zur *gegenseitigen* Hilfsverpflichtung, eine Anschauung, wie sie auch in den modernen sozialen Gesetzen des Dritten Reichs, ich erinnere z. B. an das Arbeitsordnungsgesetz, ihren eindeutigen Niederschlag gefunden hat. Der Gedanke der sozialwirtschaftlichen *Gesamt*auffassung und -haltung führte in der neuen Ära so nicht nur die gewerbliche Wirtschaft zum Leistungsgriff und zum Begriff der sozialen Ehre, sondern auch, im Bewußtsein der wirtschaftlich-sozialen *Einheit* zu einer Wirtschaft, in der das Soziale ebenso starken Anteil hat, wie das rein Wirtschaftliche (vgl. dazu die Vorschriften über Bezüge und Gewinnbeteiligung des Vorstandes und Aufsichtsrats im Aktiengesetz vom 30. Januar 1937). So gesehen, gewinnt die mittelalterliche Zunftordnung mit den sich dort anschaulich und rein widerspiegelnden Gedankengängen eines sozialen Berufsethos denkbar gegenwartsnahe Bedeutung.

Bei dem harten Gesellenleben, der fast unbeschränkten Arbeitszeit, der kümmerlichen Entlohnung, der, wohl zu mannigfachen Beschwerden Veranlassung gebenden Kost und Unterkunft, vor allem aber bei der durch die Untertänigkeit unter den Herrenwillen des Meisters bedingten Gebundenheit in der persönlichen Lebensführung des Gesellen, war die Krankenversorgung wohl der einzige wirtschaftliche Vorteil, den der Geselle aus den mittelalterlichen Zunfteinrichtungen zog. Selbstverständlich konnte ein solcher Zustand der Abhängigkeit der Gesellen von den Zunftbüchsen ihrer Meister sich nur solange ohne unerträgliche Spannungen halten, als eine schnelle Aufstiegsmöglichkeit im Handwerk gewährleistet und die Voraussetzung des patriarchalischen Verhältnisses zwischen Meister und Gesellen, die ihre letzte Begründung im häuslichen Zusammenleben fand, nicht durchbrochen war. Beim Anwachsen bestehender und der Bildung neuer Städte war Arbeit und Brot noch für alle Handwerksmeister vorhanden und die Zunft noch für jeden offen, der sich, soweit er nur ehrlichen Herkommens war, nach zurückgelegter Gesellenzeit als Meister niederlassen wollte. Wer wegen Überbesetzung der Meisterstellen in einer Stadt nicht in die Zunft aufgenommen wurde, wanderte nach einer anderen, mit seinem Handwerk noch nicht übersetzten Stadt. Allmählich fand jedoch durch den Zudrang zur Meisterschaft überall eine Überfüllung der Zunft statt, so daß die auf den einzelnen Meister entfallende Arbeit eine Einschränkung der Verdienstmöglichkeiten erwarten ließ. Gleichzeitig fanden es auch die Meister lohnender, einen Überschuß von Aufträgen durch Einstellung weiterer Gesellen und Lehrlinge selbst auszuführen, als durch Zulassung weiterer Meisterstellen ihren Gewinn zu schmälern. Die Zünfte begannen den Zugang zum Meisteramt auf alle mögliche Art zu erschweren, soweit es sich nicht um Meistersöhne oder in die Zunft eingeheiratete Gesellen, handelte. Die Lehr- und Gesellenjahre wurden ausgedehnt, eine mehrjährige Wanderschaft zur Bedingung gemacht, vielfach der Besitz eines Hauses, hohe Einstandsgebühren für das Meisterwerden, oder das ebenfalls nur mit hohen Gebühren zu erkaufende Stadtbürgerrecht gefordert, in dessen Genuß der Geselle sich bereits mehrere Jahre vor Erlangung der Meisterwürde befunden haben mußte. Selbst, wer diesen schwer zu erfüllenden Voraussetzungen entsprach, konnte immer noch nicht auf die Aufnahme als Zunftmeister rechnen, da die Zünfte die Ablegung eines Meisterstücks vorgeschrieben hatten, dessen Begutachtung den „Schaumeistern" vorbehalten blieb, deren wohl nicht immer objektives Urteil für die Aufnahme in die Zunft ausschlaggebend war.

**Bruderschaften, Gesellenverbände.** Die zunehmende Überfüllung im Gewerbe, die durch diese Zurückweisung vieler Gesellen vom Meisteramt noch weiter verschärft wurde, ließ aber allmählich Spannungen und Gegensätze entstehen, die sich naturgemäß auch auf dem Gebiete der gewerklichen Krankenversorgung stark auswirken mußten. Der Berufsstand der Gesellen war bald nicht mehr die längere oder kürzere Vorstufe zum Meister, sondern entwickelte sich zum eigentlichen und selbständigen Lebensberuf, den bald auch ältere Gesellen ausübten, die verständlicherweise der Bevormundung durch den Meister die eigene Gestaltung ihres Lebensschicksals vorzogen und sich daher zu eigenen Bruderschaften und später zu Gesellenschaften zusammenschlossen, insbesondere, da mit der Einstellungsmöglichkeit von Gesellen in größerer Zahl zu billigen Bedingungen eine vermehrte Betonung des sozialen Abstandes von seiten der Meister einherging.

Der Bildung besonderer Gesellenverbände war auch die Geistlichkeit nicht abgeneigt, in der Hoffnung, die Gesellen durch die Überlassung von Begräbnisstätten, Altären und Kapellen noch enger an die Kirche zu fesseln und durch den Hinzutritt neuer Korporationen kirchlichen Festtagen vermehrten Glanz und Pomp zu verschaffen. Dem Zusammenschluß der Gesellen standen auch die Patrizier freundlich gegenüber, da sie in diesen Verbänden ein Gegengewicht gegen die Anmaßung der Zünfte im Stadtregiment erblickten; die Städte wiederum waren den neuen Genossenschaften aus wehrhaften Mannen zur Stadtverteidigung nicht abhold, nachdem die an Wohlleben gewöhnten Zunftmeister von der Waffenführung abgekommen waren. Auch die Meisterschaft stand in der ersten Zeit den entstehenden Gesellen- und Bruderschaften nicht feindlich gegenüber, konnten sie sich doch damit der Krankenhilfe für die Gesellen, unter Vermeidung einer erhöhten Lohnzahlung, entledigen.

Die ersten geschichtlich erwähnten Gesellenverbindungen sind die nach Brauch und Handwerkszweigen streng getrennten und in kirchlichem Geiste geformten Bruderschaften. Ihre Hauptaufgabe war neben der Repräsentation der Genossenschaft in der Kirche[1] die Fürsorge für arme und kranke Berufskameraden[2]. Kein Geselle des Handwerks durfte sich von seiner Bruderschaft ausschließen; es geschah sogar manchmal, daß auch Meister sich in sie aufnehmen ließen. Durch Verträge mit Hospitälern auf Überlassung von Freibetten oder auch durch Errichtung eigener Spitäler gewährte die Bruderschaft eine wirksame Krankenhilfe. Die Auszahlung eines regelmäßigen Krankengeldes war bei der Bruderschaft nicht üblich; bei eintretendem Geldbedürfnis eines erkrankten Mitgliedes wurde in der gleichen Weise, wie bei den Meisterkassen, ein Darlehen, meist gegen Pfand, gegeben. Hatte der Kranke kein Pfand anzubieten, so erhielt er ein, der Höhe nach in den Statuten festgelegtes Darlehen, das wahrscheinlich im Verhältnis seinem Geldlohn angepaßt war.

Über das Darlehen vermitteln die alten Statuten interessante Einblicke; so bestimmt die Bruderschaft der Schmiedeknechte zu *Duderstadt* um 1337: „Welk smedeknecht de broderschop der smedeknechte hedde, worde derjemigh krank, deme scholde me doyn acht ein pennige ut der bussen. Deydes aber öme nod, so scholde me öme aver acht ein pennige lygen. Weret dat he upqueme ut der krankheit so scholde he dat wedergewen von syme erste lone, dat he ummer verdende, weret aver dat he storfe, so schall he geven eyn helf phunt wasses und dat ghelt weder von deme synen, dat he leth; hefft he aver des nicht, so schall man öme des geldes und wasses los laten umme goddes willen."

Die Ordnung der Kürschnerknechte in *Straßburg* um 1404 führt aus: „Wer ez ouch daz ein knecht sieche oder wunt würde oder yme sus libes not dete daz küntlich were, dem sol man lihen uz der bühsse uf sine pfande so vil also die pfande getin und getragen mögen, also daz er sie verspreche zu losen, de zu eynem bescheiden zil, und dete er ze nüt, daz man dann die pfande möge angreifen und verkoufen und daz gelde wiederumb in die bühsse entwürten;

---

[1] In Verbindung mit einer Kirche oder einem Kloster stehend, unterhielten sie manchmal eine eigene Kapelle, oder stifteten für einen bestimmten Altar ihre Kerzen; bei den Prozessionen war den Bruderschaften ein bestimmter Platz angewiesen, wo sie geschlossen unter Entfaltung ihrer Fahne oder sonstiger Embleme marschierten.

[2] Vgl. dazu WISSEL: „Des alten Handwerks Recht und Gewohnheit", Bd. I, S. 400—411. Berlin 1929.

hette er aver kein Pfant, so soll man yme doch liehen drige schillinge Pfennige, und sol er die geloben wider zu gebende zu eyme zil. Geschehe daz nüt, so sol in donoch kein meister vürbar me setzen, noch kein knecht by ime werken hie noch anderwo, unz daz er daz gelt wiederumbe git in die bühsse."

Die Zurückzahlung des Darlehens war für den Gesellen Ehrensache; einem zahlungsunwilligen Knecht durfte kein Meister Arbeit geben, kein anderer Geselle mit ihm zusammenarbeiten. Die Ausgaben der Bruderschaft wurden durch regelmäßige Beiträge der Gesellen aufgebracht; jeder, der sich der Beitragszahlung entziehen wollte, wurde mit Aussperrung bedroht[1].

Je mehr die Bruderschaften ihrem ursprünglich vorwiegend kirchlichen Betätigungsfeld entwuchsen und, gedrängt durch die wirtschaftlichen Verhältnisse die gewerkschaftlichen Tendenzen stärker betonten, entstanden, teils aus ihnen, teils neben ihnen die „Gesellenschaften", als ausgesprochenes Gegenstück zur Meisterschaft. Erst diese ausgesprochenen Nur-Gesellenverbände, die sich mit den sozialen und ökonomischen Belangen des Gesellen, mit Fragen der Arbeitsvermittlung, Lohnfragen, Problemen der Gesellengerichtsbarkeit und der Einschränkung des Einflusses der Meister in der Erziehung, Leitung und Überwachung der Gesellen beschäftigten, konnten, da ohne Beziehungen zur Kirche, die Standesangelegenheiten der Gesellen, in bewußtem Gegensatz zu den Meisterrechten, auch in Verhandlungen mit den Zünften, wahrnehmen.

Durch die Gesellenverbände erfuhr auch die genossenschaftliche Krankenversicherung eine nicht unwesentliche Verbesserung und Erweiterung. Neben freie ärztliche und arzneiliche Behandlung auf Kosten der „Gesellen- oder Bruderlade" trat hier ein fortlaufendes wöchentliches Krankengeld, aufgebaut auf einem statutenmäßig festgelegten Bruchteil der geldwerten Arbeitsbezüge, mit denen auch andererseits der zu leistende Beitrag gekoppelt war. Die von der Lade zu gewährenden Leistungen konnten allerdings wahlweise auch durch einen kostenlosen Aufenthalt im Hospital abgegolten werden[2]. Der Rechtsanspruch freilich ließ sich auf die Dauer nicht durchgehend erhalten, wahrscheinlich, weil Anspruch und verfügbare Mittel nicht immer in einem tragbaren Verhältnis zueinander standen.

Die Entscheidung über die zu gewährende Krankenunterstützung erfolgte durch Stimmenmehrheit bei der Abstimmung der zur „Auflage" („Ladentag",

---

[1] Über die Beitragshöhe zur Büchse einige Beispiele aus den Bruderschaftsanordnungen des 15. Jahrhunderts: So zahlte bei den Kürschnern in Stendal jeder Knecht vierteljährlich 2 Pfennige, bei den Schlossern in Straßburg alle vierzehn Tage 1 Pfennig, bei den Schmieden in Schaffhausen beim Eintritt einen Wochenlohn, sonst alle Sonntage 1 Pfennig, Müller und Bäcker in Speier zahlen wöchentlich 1 Pfennig. Als Durchschnitt der Beitragsleistung bei den Gewerken insgesamt kann man jährlich etwa 3½ Tagelöhne rechnen.

[2] Der Altgeselle überbrachte dem Patienten das Krankengeld, dessen Zahlungsdauer selten fixiert war, sondern solange gezahlt wurde, als Geld in der Lade vorhanden war. In späteren Zeiten ließen eine Reihe von Gesellschaften die Kranken von eigens angestellten Ärzten behandeln. Trotz der sozialen Hebung des Gesellenstandes, der, aus dem patriarchalischen Knechtsverhältnis zum Meister, fortschreitend mehr in ein privatrechtliches Verhältnis getreten war, wurde meist die Krankenhausbehandlung bevorzugt, da die Mehrzahl der Kranken unverheiratet war, oder beim Meister logierte, zum Teil also die notwendige Pflege entbehrte. Sowohl mit städtischen Krankenhäusern als mit Ordensspitälern bestanden Vereinbarungen über die Aufnahme der Mitglieder gegen Entrichtung einer jährlichen Pauschalgebühr bis zur Heilung oder bis zu dem Zeitpunkt, in dem die Unmöglichkeit einer Heilung festgestellt war.

„Gebot"), d. h. zur Bewilligung und Bestimmung der Beiträge zur Bruder- oder Gesellenlade (der früheren Büchse) entsprechend dem vorliegenden Ausgabenbedarf, erschienenen Gesellen. Bei zu großer Gesellenzahl handelten für sie Abstimmungsausschüsse. Durch dieses Umlageverfahren wurde naturgemäß in die Gesellenkassen ein Moment der Unsicherheit hineingetragen, welches eine wirtschaftliche Vorsorge gegen Mehrbeanspruchung (Epidemien, Katastrophen) nicht berücksichtigen konnte und das die Krankenversicherung noch lange Zeit durchzog, insbesondere, da die zur Lade einzuzahlenden Beträge nicht bloß zur Krankenunterstützung, sondern ebenso und noch mehr zur Unterhaltung der Gesellenherberge, zur Unterstützung arbeitsloser Wanderburschen und zu festlichen Veranstaltungen der Gesellen ihre Verwendung fanden. Daß die Gesellenstatuten über die Geldgebarung sich im allgemeinen ausschweigen, hat seinen Grund darin, daß damit vermieden werden sollte, die Aufmerksamkeit der Obrigkeit auf die anderweitige Verwendung, (oder auch Verschwendung) von Geldmitteln hinzulenken, die eigentlich rein sozialen Zwecken hätten zugute kommen sollen.

Der Übergang zur Neuzeit brachte zunächst keine wesentlichen und einschneidenden Veränderungen in den Zunftverhältnissen, wenn auch, insbesondere in den protestantischen Ländern, im Zusammenhang mit der Reformation, eine deutliche Auflockerung, teilweise Auflösung, oder ein Aufgehen der früheren Bruderschaften in die Gesellenschaften eintrat. Dadurch waren aber diese rein weltlichen Meister- und Gesellenverbände gezwungen, die seither von den Bruderschaften erfüllten caritativen und sozialen Pflichten selbst zu übernehmen, was natürlich das Schwergewicht ihrer Vormachtstellung stark zu ihren Gunsten verschob.

Die fortschreitende Entwicklung und Verbreitung der Geldwirtschaft bedingte veränderte volkswirtschaftliche und politische Zustände, die ein Sinken des Einkommens der Meister zur Folge hatte. Der Blüte des Zunftwesens im 15. und auch zu Anfang des 16. Jahrhunderts folgten mit dem Ende der Stadtwirtschaft und im Zusammenhang mit der Umstellung der Handelsbeziehungen auf weite Räume, der Zeit des sog. „Merkantilismus", Zerfall und allmähliche Auflösung des bisher streng durchgeführten Ab- und Zusammenschlusses der einzelnen Handwerke und Gewerbe. Mit sinkendem Einkommen schwand Zunftehre der Meister und Redlichkeit im Handwerk. Mit der Entartung der Zünfte, in der Neuzeit allgemeiner „Innungen" benannt, geht ein Abstieg der Gesellenschaft parallel. War die Erlangung des Meisteramtes für die Mehrzahl der Gesellen ohnehin bei den Abwehrmaßregeln gegen die Zulassung eine Unmöglichkeit geworden, so war die beispielgebende eigensüchtige Einstellung der Meister wenig ermunternd für die Gesellen. An die Stelle von Gewerbefleiß und Ehrbarkeit der Sitten trat Auflehnung und eigenmächtige Festsetzung von arbeitsfreien Wochentagen, deren Nichtbeachtung von den Gesellenschaften bestraft wurde. Das 17. und 18. Jahrhundert brachte Widersetzlichkeiten, Ausstände und selbst wirkliche Gesellenaufstände, zu deren Unterdrückung Waffengewalt erforderlich war. Die von den Gesellen verhängte Sperre über eine Stadt diente dazu, die Meister gefügig zu machen. MASCHER[1] verzeichnet eine Gesellenschmähschrift im Zusammenhang mit dem Aufstand in Augsburg vom Jahre 1726, in der es heißt:

---

[1] MASCHER: „Das deutsche Gewerbewesen von der frühesten Zeit bis auf die Gegenwart".

Wir haben einen Aufstand machen müssen, mit diesen, daß wir unsere alte Gerechtigkeit behaupten, und berichten Euch, daß keiner nach Augsburg reisen thut, was ein braver Kerl ist, oder gehet er hin, und arbeitet in Augsburg, so wird er seinen verdienten Lohn empfangen, was aber, das wird er schon erfahren.

Eine solche Entwicklung räumte selbstverständlich als Folge auch mit der privilegierten Stellung der Zünfte und Gesellenschaften auf. Soweit sie sich zwar als Genossenschaften erhalten konnten, erhielten sie sich damit auch den Bestand ihrer Lade und die Organisation gegenseitiger Krankenhilfe, Einrichtungen, die durch die im Anfang des 18. Jahrhunderts aufkommende polizeiliche Überwachung und Beaufsichtigung weitergehend gesichert wurden.

Das Prinzip der *werktätigen*, und nicht nur geldlichen Krankenhilfe konnte sich bis in die Gegenwart durchsetzen. Die noch heute geltenden *Satzungen des Krankenunterstützungsvereins für Gärtner zu Frankfurt a. M.-Oberrad* in der Fassung vom 26. April 1902 (berichtigt auf Verlangen der Aufsichtsbehörde am 30. September 1905) weisen darüber folgende Bestimmungen auf:

Art der Unterstützung.

§ 15. Jedes begüterte Mitglied hat das Recht, insofern nicht die im § 14 enthaltenen Ausnahmen eintreten, bei allen Krankheiten, durch welche es an der Verrichtung seiner Berufsgeschäfte verhindert ist, in der Zeit vom 1. Februar und 30. November jeden Jahres an Stelle der Geldunterstützung eine Unterstützung in seiner Arbeit und zwar für jede Woche an drei Arbeitstagen zu fordern.

In der Zeit vom 1. Dezember bis 28. Februar jeden Jahres erhalten die Mitglieder eine wöchentliche Unterstützung von 5 RM bar, und zwar von Beginn der Krankheit ab.

Diese in Geld und Arbeitsleistung bestehende volle Unterstützung wird auf die Dauer von 26 Wochen gewährt. Sollten begüterte Mitglieder während der dreitägigen Arbeitsunterstützung nicht genügend zu tun haben, so hat der Vorstand die Vollmacht, denselben aus der Vereinskasse an Geld soviel zu verabreichen, daß sie den übrigen hinsichtlich des Unterstützungsbetrages gleichstehen.

Mitglieder, welche schon 1/2 Jahr krank sind, erhalten die Begüterten wöchentlich 1 Arbeitstag oder, wenn Arbeitsunterstützung nicht gewährt wird, gleich wie die Unbegüterten, wöchentlich 2 RM bis zur Dauer eines Jahres. Dauert die Krankheit länger als 1 Jahr, so wird von da ab die letztbezeichnete Unterstützung auf die Hälfte herabgesetzt.

Rückständige Beiträge werden von der Geldunterstützung in Abzug gebracht.

Unterstützungspflicht der Mitglieder.

§ 16. Die Mitglieder haben die arbeitsunfähig gewordenen Begüterten in folgendem zu unterstützen:

1. Die Arbeitsleistungen an den drei Unterstützungstagen wöchentlich erfolgen durch sechs Mitglieder und zwar für je 1 Mitglied 1/2 Tag.

2. Die Namen der Unterstützungspflichtigen bestimmt der Vorsteher (§ 21 Nr. 4).

3. Jedes Mitglied ist verpflichtet, die Arbeitsleistung selbst zu bewirken und erfolgt dieselbe von je drei Mann Dienstags und Freitags nachmittags.

4. Sollte ein Mitglied an dem bestimmten Arbeitstag selbst arbeitsunfähig sein, so ist es verpflichtet, einen selbständigen Ersatzmann auf seine Kosten zu stellen.

5. Während der Dienstzeit beim Militär (auch während einer 14 tägigen Übung) oder während der längeren Erkrankung der Ehefrau eines Mitgliedes ist das betreffende Mitglied nach der 3. Woche bei vorhergegangener Meldung beim Präsidenten von der Arbeitsunterstützung befreit.

Ein Nachtrag zu diesem Statut unter dem 31. Dezember 1926 bestimmt:

Art der Unterstützung.

§ 15. Jedes Mitglied hat das Recht, insofern die in § 14 enthaltenen Ausnahmen nicht eintreten, bei allen Krankheiten, durch welches es von der Verrichtung seiner Berufsgeschäfte verhindert ist, in der Zeit vom 1. Februar bis 30. November jeden Jahres eine Unterstützung in seiner Arbeit und zwar in jeder Woche an drei Arbeitstagen zu fordern.

In der Zeit vom 1. Dezember bis 31. Januar jeden Jahres erhalten die Mitglieder eine wöchentliche Unterstützung von 5 RM bar, und zwar von Beginn der Krankheit ab. Witwen erhalten nur Geldunterstützung und zwar wöchentlich 5 RM. Diese in Geld oder Arbeitsleistung bestehende volle Unterstützung wird auf die Dauer von 26 Wochen gewährt. Mitglieder, die schon ein halbes Jahr krank sind, erhalten wöchentlich einen Arbeitstag oder, wenn Arbeitsunterstützung nicht gewährt wird, wöchentlich 2 RM bis zur Dauer eines Jahres. Dauert die Krankheit länger als ein Jahr, so wird von da ab die zuletzt bezeichnete Unterstützung auf die Hälfte herabgesetzt. Rückständige Beiträge werden von der Geldunterstützung in Abzug gebracht.

Unterstützungspflicht der Mitglieder.

§ 16. Die Mitglieder haben die arbeitsunfähig gewordenen in folgendem zu unterstützen:

1. Die Arbeitsleistung in den drei Unterstützungstagen wöchentlich erfolgt durch sechs Mitglieder und zwar für ein Mitglied ½ Tag.

2. Die Namen der Unterstützungspflichtigen bestimmt der Vorsteher (§ 21 Nr. 4).

3. Jedes Mitglied ist verpflichtet, die Arbeitsleistung selbst zu bewirken und erfolgt dieselbe von je drei Mann Dienstag und Freitag Nachmittag.

4. Witwen sind von der Teilnahme an der Arbeitsleistung befreit.

5. Sollte ein Mitglied an dem bestimmten Arbeitstag selbst arbeitsunfähig sein, so ist es verpflichtet, einen selbständigen Ersatzmann auf seine Kosten zu stellen.

6. Während der Dienstzeit beim Militär, auch während einer 14 tägigen Übung, oder einer längeren Krankheit der Ehefrau eines Mitgliedes, ist das betreffende Mitglied nach der dritten Woche bei vorhergegangener Meldung beim Präsidenten von der Arbeitsunterstützung befreit.

Die lebendige Weiterbildung der genossenschaftlichen Krankenversicherung über ihren damaligen Stand hinaus mußte allerdings unter diesen Umständen vernachlässigt werden. Meister wie Gesellen verloren sich in Einzelheiten der Arbeitsorganisation und in übertriebenen Spezialisierungstendenzen. Der Kampf ging vor allem um Erhaltung bzw. Wiedererlangung der einst bevorrechtigten Stellung; es wurde daher auch kein Mittel gescheut, um sich wieder in den Besitz einstiger Vorrechte zu setzen. Mit der fortschreitenden Entartung des Konkurrenzkampfes nahm die Sittenverrohung solche Formen an, daß dadurch das „ehrbare Handwerk" berechtigt in Verruf kommen mußte. Die Unterdrückung der Gesellen durch die Meister und die als Reaktion dagegen entstandenen Mißstände wuchsen sich in allen Teilen Deutschlands zum öffentlichen Ärgernis aus, an dem auch die schwerfällige Gesetzgebung nicht mehr vorbeigehen konnte. Klagen von allen Seiten, auch beim Kaiser, besonders über die Verrohung der Gesellenverbände, bewirkten ein Einschreiten durch ein Reichsgesetz. Dieses, der Reichsschluß[1] vom 16. August 1739, beseitigte die Autonomie der Zünfte und schuf Normen für die Gesellenschaften, die die von den Gesellen eigenmächtig in Anspruch genommenen Vorrechte wieder aufhoben und jene ausschließlich auf die Verwaltung der Einrichtungen der Krankenhilfe beschränkten. Allerdings hatte diese Gesetzgebung insofern nur einen begrenzten Wert, als mit dem Erlaß eines Gesetzes das Reich nicht auch gleichzeitig über die Exekutivgewalt verfügte. Erst das Erstarken der Polizeigewalt, im Verein mit dem Aufkommen einer für jedermann

---

[1] Im alten deutschen Reich verhandelte die Versammlung der Reichsstände, der Reichstag, seit 1663 beständig zu Regensburg versammelt, mit dem Kaiser oder dessen Principal Commissarius, unter Leitung von Kurmainz als Reichskanzler, die von der Entscheidung des Kaisers und Reichs abhängenden Angelegenheiten. Die Verhandlungen geschahen in drei Reichskollegien, deren Beschlüsse nach erfolgter Übereinstimmung als Reichsgutachten dem Kaiser übergeben wurden. Nach ihrer Bestätigung erhielten diese Gesetzeskraft und wurden damit zum Reichsschluß (Reichsconclusum).

verständlichen Gesetzgebung um die Wende des 18. Jahrhunderts brachte, bei gleichzeitiger Unterstellung der einzelnen Gesellenladen unter die Polizeigewalt, die Möglichkeit, grundlegend Wandel zu schaffen. In Wirklichkeit begnügte sich diese polizeiliche Beaufsichtigung jedoch mit der laufenden Kontrolle, womit allerdings den Gesellen das Recht genommen war, willkürlich mit den Kassengeldern zu verfahren.

Bis zum Ende des 18. Jahrhunderts war das Krankenunterstützungswesen der Gesellenschaften von der Zeit der Reformation an in seinen Grundzügen unverändert geblieben und arbeitete, nachdem es Jahrhunderte überdauert hatte, noch beim Eintritt in das 19. Jahrhundert in Organisationsformen und teilweise nach Methoden, die im Zeitalter der Gewerbefreiheit und der fortschreitenden sozialen Umwertung zweifellos als überaltert und überholt angesehen werden mußten. Trotz alledem haben die Gesellenschaften unstreitig das Verdienst, durch ihren korporativen Zusammenschluß und durch die Errichtung einer sozialen Krankenversorgung nach dem Gegenseitigkeitsprinzip die Grundlage geschaffen zu haben, auf der sich die Hilfskassen des 19. Jahrhunderts aufbauten und aus denen sich wieder die berufsständischen Krankenkassen der modernen Sozialversicherung entwickelten.

**Knappschaftskassen.** Dem hochorganisierten Gemeinschaftsleben der mittelalterlichen Städte stand keine ähnliche Einrichtung für die Kranken in der Landwirtschaft gegenüber, jedoch bestand an anderer Stelle noch eine ausgeprägte Form korporativer Fürsorge, die auch für das spätere Krankenkassenwesen Vorbild und Schrittmacher sein konnte, nämlich die *Knappschaftskassen* (Gnadengroschenkassen, Bruderladen) der Bergarbeiter. Es war kein Zufall, daß sich gerade die in dem gefährlichen Beruf des Bergbauarbeiters Tätigen schon im frühen Mittelalter zu engen Gefahrengemeinschaften zusammengeschlossen und eine weitgehende Fürsorge nicht nur für die Kranken, sondern auch für die invaliden oder durch Unfälle geschädigten Knappen ins Leben gerufen hatten. Auch bei dieser Einrichtung zeigt sich eine ähnliche Entwicklung, wie sie im städtischen Handwerk zu beobachten war. Aus den bergbaulichen Bruderschaften entstanden die Knappschaften, die ihrerseits die ihnen angeschlossenen Bruderladen zu den Knappschaftskassen weiter entwickelten, auf deren Schultern als Unterbau wiederum die Reichsknappschaft als Sonderzweig der heutigen Sozialversicherung steht. Aus diesem geschichtlichen Werdegang erklärt sich mühelos die Sonderstellung der Reichsknappschaft innerhalb der modernen Sozialversicherung als nachhaltiger Erfolg der ebenso umfassenden, als erfolgreichen Fürsorgetätigkeit der bergbaulichen Bruderladen.

Die Bestimmungen über Krankenhilfeleistungen bei diesen Knappschaftskassen waren nicht einheitlich: Während die einen nur ausliehen, gaben andere Unterstützungen ohne Rückzahlungsverpflichtung und zwar entweder zeitlich begrenzt oder nach der Höhe des Betrages beschränkt; wieder andere übernahmen auch die Fürsorge für die durch Alter arbeitsunfähig gewordenen Mitglieder. Später wurden diese Bestimmungen über Krankenversorgung in den behördlich erlassenen Bergordnungen verankert, die noch heute interessante und aufschlußreiche Einblicke in die Organisation dieser werktätigen Unterstützungsvereinigungen gewähren: So schreibt z. B. die Bergordnung von *Rammelsdorf im Harz* aus dem Jahre 1746 vor, daß jeder nach Empfang seines Wochenlohnes „seinen scherf in die büchsen lege". Ausführlicher gibt die Zinnbergwerkordnung der Städte *Schlaggenwald, Schönfelden* und *Lauterbach* aus dem Jahre 1850 solche Beitragsbestimmungen wieder: „es soll ein jeglicher schichtmeister oder steiger einem jeden arbeiter die wochen einen pfennig an seinem Lohn abziehen und am sonnabend in die büchsen antworten. So ein Gesell aus der Knappschaft krank würde, so soll man ihm aus der Büchsen leihen, doch daß der kranke so viel möglich zutun, solches wiederum zu erlegen, einen Vorstand habe." An manchen Stellen ist die Höhe der Beträge an die Dienst- oder Mitgliedsjahre gekoppelt.

Auf den weiteren Ausbau und die Entwicklung der Knappschaftskassen kann hier, so interessant sie auch sein mag, da zu weit führend, nicht näher eingegangen werden.

## 5. Die staatliche Förderung der Krankenversicherung im 19. Jahrhundert.

Die patriarchalischen Zustände des früheren Ständestaates und des absolutistischen Staatsgefüges, welche den arbeitenden Ständen eine, wenn auch in ihren Auswirkungen kümmerliche, so doch immerhin einigermaßen sichere Unterstützung in Krankheitsfällen gewährleisteten, erlitten durch die große französische Revolution von 1789 einen fühlbaren Schlag, von dem ausgehend, langsam aber sicher, eine weitgehende Auflockerung der Zünfte- und Gildenverfassung, des stärksten Pfeilers, auf dem das damalige Unterstützungswesen beruhte, einsetzte. Bewirkte einerseits das übernommene Gedankengut der französischen Revolution einen gewissen Abbau des vielhundertjährigen Solidaritätsgefühls der Innungs- und Gildegenossen, so waren zum anderen die französische Revolution und die ihr nachfolgenden napoleonischen Kriege in vielen Fällen die Ursache, daß die alte Seßhaftigkeit unter den dienenden Klassen zum Teil verloren ging. Damit wurden aber auch gleichzeitig die Bande, die den Einzelnen an Familie und Heimat knüpften, wo er in Krankheitsfällen notdürftig Hilfe fand, zerrissen.

Gleichzeitig hatten das Ende des 18. Jahrhunderts und die ersten Jahrzehnte des 19. Jahrhunderts Erfindungen von so durchschlagender Bedeutung und in solchem Umfange gezeitigt, daß durch ihre praktischen Auswirkungen das gesamte Wirtschafts- und Staatsleben der damaligen Staaten zu tiefst berührt wurde. Der Ausbau der Dampfmaschine und der elektrischen Kraft hatte zur Folge, daß die Handarbeit weitgehend durch Maschinenbetrieb ersetzt wurde. Hatte das Aufkommen dieses Maschinenbetriebs auf der einen Seite unstreitig große Vorteile, so brachte die dadurch bedingte teilweise überstürzte wirtschaftliche Umstellung eine Reihe einschneidender Härten für den Einzelnen mit sich. Die Betriebe mit Maschinenkraft waren der Handarbeit aus erklärlichen Gründen stark überlegen. Es blieb daher in vielen Fällen den damaligen Handwerksmeistern keine andere Wahl, als — eine bittere Notwendigkeit zur Erhaltung ihrer Existenz — unter Aufgabe ihrer Selbständigkeit in die neugegründeten Fabriken zu gehen. In verhältnismäßig kurzer Zeit wurden immer größere Teile der Bevölkerung gezwungen, Fabrikarbeit zu leisten. Andererseits mußten durch den maschinellen Betrieb Tüchtigkeit, Gewandtheit, handwerkliche Fertigkeit und besondere Fähigkeiten oft stark an Bedeutung verlieren. Da zur Bedienung der Maschinen in vielen Fällen schwache Kräfte ausreichten, wurden Frauen und selbst Kinder als billigste, und deshalb vom Unternehmer bevorzugte Arbeitskräfte, in Massen angestellt. Die Folgen eines solchen Raubbaus konnten naturgemäß nicht ausbleiben und bald zeigten sich die Schwächen und Schäden einer solchen Entwicklung. Die Fabrikarbeiter, insbesondere die Frauen und Kinder, wurden durch die lange Arbeitszeit ihrer Arbeitskraft mehr oder minder schnell, auf alle Fälle jedoch vorzeitig beraubt; beschleunigt wurde ein solcher Vorgang noch durch die übermäßige Herabdrückung des Arbeitslohns. Auf der anderen Seite fehlten auch zweckentsprechende Vorkehrungen zum Schutz vor Gefahren der Maschinenarbeit oder, wo solche ganz vereinzelt schon vorhanden waren, bestand dieser Unfallschutz nur in primitiver, praktisch mangelhafter Weise. Bei eintretender Invalidität oder Krankheit bestand völlige Mittellosigkeit. Hatte in früheren Zeiten auch der Tagelöhner noch einen gewissen Rückhalt gegenüber den Wechselfällen des Lebens an seinem kleinen Grundbesitz (Häuschen, Acker, Garten), der ihm wenigstens den primitivsten Lebensunterhalt gewährleistete, so trieb er jetzt als unbekanntes Opfer der Umwandlung des Agrar- in den Industriestaat, losgelöst von seiner Scholle und angewiesen auf einen ungenügenden Geldlohn in der Industrie, bei Krankheit hilflos in den Städten dahin. Bei dem dürftigen Verdienst war es ihm unmöglich, aus eigenen Mitteln Krankheitskosten und Verdienstausfall zu decken; die Folge war, daß er bald der öffentlichen Armenpflege zur Last fiel.

Die aus allen diesen Gründen immer deutlicher in Erscheinung tretenden Mißstände drängten zwangsläufig den Gedanken an eine Hebung dieses Berufsstandes auf. Bei der seitherigen Entwicklung wäre nun der nächstliegende Weg der der Selbsthilfe gewesen, jedoch darf die geschichtliche Tatsache nicht vergessen werden, daß in damaliger Zeit in fast allen Ländern die Organisation der Arbeiter, wenn nicht direkt verboten, so doch zum mindesten stark unerwünscht war. Es blieb also nur die Hilfe der Caritas und der wohltätigen Vereine, deren Erfolgsmöglichkeiten, im Verhältnis zu den großen Massen, deren Schutz und Versorgung sie damit zu übernehmen hatten, keinesfalls durchgreifende sein konnten. Auch die früher erwähnten, aus dem Mittelalter her schon vorhandenen Zusammenschlüsse genossenschaftlicher Art zur gegenseitigen Unterstützung konnten hier keine nennenswerte Hilfe bringen.

Auf der anderen Seite hatte sich, getragen durch die politischen Ereignisse, das Selbstgefühl der arbeitenden Klassen stark gehoben, sodaß die Regierungen der deutschen Länder, die sich außerdem dem Eindruck der revolutionären Welle aus Frankreich auf die Dauer nicht verschließen konnten, sich veranlaßt sahen, dem Gedanken des Arbeiterschutzes, wenn auch nur zögernd und in beschränktem Umfange, näher zu treten. Lange Zeit hatte man staatlicherseits der Entwicklung rein abwartend zugesehen. Während in England 1802 das erste Fabrikgesetz entstand, setzten in Deutschland gesetzgeberische Maßnahmen erst später ein. Die Begründung für dieses verzögerte Eingreifen des Staates mag nicht zum mindesten in der „*Manchester-Lehre*" zu finden sein, die jede Betätigung des Staates auf dem Gebiete des Arbeiterschutzes und der Arbeiterversicherung bekämpfte, damit also gegen jede staatliche Sozialpolitik eingestellt war. Die immer brennender werdende Arbeiterfrage nötigte jedoch bei der fortschreitenden Industrialisierung den Staat zu einer grundsätzlichen Abkehr von dieser liberalistischen volkswirtschaftlichen Richtung.

Wohl versuchte schon zu Anfang des 19. Jahrhunderts z. B. das preußische Kultusministerium die Arbeitsverhältnisse im Rheinland, wo in den Fabriken in größerer Zahl Kinder beschäftigt wurden, zu bessern; auch König FRIEDRICH WILHELM III. forderte im Jahre 1828 Maßregeln gegen diese Mißstände. Die Schaffung des Kinderschutzes durch Einführung der Zwölf-Jahresgrenze (1855), sowie die allgemeinen Arbeiterschutzbestimmungen und die Aufhebung der Hörigkeit bäuerlicher Besitzer und ländlichen Gesindes waren bedeutsame Richtpunkte auf diesem Wege. Eine Gesetzgebung zugunsten der Arbeiter auf dem Wege der staatlichen Versicherung wurde aber einstweilen abgelehnt. Bis zu den grundlegenden Gesetzen BISMARCKS, die später die Krönung der sozialen Versicherung brachten, half man sich schlecht und recht durch Gründung und Ausgestaltung von Versicherungsvereinen und Hilfskassen, die z. B., wie die noch einige Jahrzehnte bestehend bleibenden Gesellenladen, an Stelle der seitherigen Observanzen, Privilegien und Vorrechte aus Lokalgebräuchen eine allgemeingesetzgeberische Sanktion des Staates erhielten. War noch in der ersten Hälfte des 19. Jahrhunderts die Einstellung der Sozialpolitik, je nach der politischen Richtung des herrschenden Regierungssystems eine gänzlich verschiedene, so ließ allerdings die Entwicklung der Arbeiterfrage in der zweiten Hälfte des Jahrhunderts die von Anfang an sozialen Ideen und Tendenzen bewußter in den Vordergrund treten.

Ungeachtet der Tatsache, daß sich aus diesen Gründen das Krankenversicherungswesen in wachsendem Maße der sozialen Methode zuwandte, blühte auch das Versicherungsgewerbe nach der individualen Methode immer mehr auf. Die privatrechtliche Organisationsform der Krankenversicherung blieb vorherrschend und wurde erst gegen Ende des Jahrhunderts unter sozialistischem Einfluß zugunsten der öffentlich-rechtlichen Genossenschaft zurückgedrängt.

Wie schon oben ausgeführt, unterstand die soziale Krankenhilfegesetzgebung der Zuständigkeit der einzelnen Länder; Preußen beschäftigte sich als erstes Land mit der gesetzlichen Regelung der Krankenversicherung für die minderbemittelten Kreise gelegentlich der Codifikation seiner Gesetze im „Allgemeinen Landrecht" für die preußischen Staaten. Diese richtungweisende preußische Gesetzgebung, und damit die des späteren Norddeutschen Bundes, übernahm das Kaiserreich und baute auf deren Schultern das Sozialversicherungsrecht des Deutschen Reiches auf.

Bereits Teil II, Titel 8 des Allgemeinen Landrechts von 1794 enthält, allerdings nur die Zunftgesellen betreffende Vorschriften über Krankenversorgung: Es sieht neben der Fortsetzung der Gesellenladen als wichtigste Bestimmung auch eine Neueinrichtung eigener Gesellenkassen unter Rechnungsführung eines Altgesellen vor, (dem auch die Feststellung der Krankheit oblag), aus deren Mitteln gemeinschaftliche Bedürfnisse, so auch Schäden durch Krankheit gedeckt werden sollten.

Mit dieser Bestimmung war also nicht nur der Bestand der seitherigen Gesellenladen gesichert, sondern auch die Möglichkeit der Gründung neuer Krankenkassen geschaffen, deren Errichtung allerdings der privaten Initiative überlassen blieb. Die Krankenversorgung der Zunftgesellen in der ersten Hälfte des 19. Jahrhunderts war demnach auf den, zwar mit den Innungen verbundenen, doch immerhin freiwilligen Einrichtungen der Gesellen begründet. Über deren Organisation, sowie Art und Umfang der Unterstützung oder Aufbringung der dazu notwendigen Mittel enthielt sich allerdings das Allgemeine Landrecht jeglicher Vorschrift. Von einer Krankenversicherung für Fabrikarbeiter ist aber z. B. im Allgemeinen Landrecht überhaupt noch nicht die Rede. Sie blieb einer späteren Gesetzgebung vorbehalten: Schon der Umstand, daß diese Gesellenkassen nicht obligatorisch waren, und weiterhin die geringe Mitgliederzahl der einzelnen bei den vielen Innungen eines Ortes angesetzten Gesellenkassen mit oft kaum mehr als einem Dutzend Mitglieder verhinderten eine sachgemäße Fortbildung des auf dem Gemeinschaftsgefühl aufgebauten Versicherungsgedankens. Umfang und Art der Leistungen unterlagen größter Mannigfaltigkeit, selbst Statuten waren nicht immer vorhanden, Beiträge und Leistungen wurden bei den Gesellenversammlungen nachträglich auf Grund der zu leistenden Aufwendungen des letzten Vierteljahrs bestimmt. Dies bedingte, daß die Wartezeit der Erkrankten auf die Leistungen sich oft bis zu dieser Beschlußfassung ausdehnte. Die Ansammlung von Reserven aus den Beiträgen für ungewöhnliche Inanspruchnahme war noch unbekannt. Der Brauch, aus den, den Zwecken der Krankenunterstützung dienenden Geldern auch die Kosten für gemeinsame Vergnügungen zu entnehmen, wurde in einer Reihe von Erlassen der damaligen königlichen Regierungen in Preußen, auf Grund zahlreich eingegangener Beschwerden gerügt. Die Ortsobrigkeiten sollen, so heißt es in dem etwas schwülstigen Amtsdeutsch jener Tage, „sothane Fälle geflissentlich eruieren, nötigenfalls reprimieren und anhero genau berichten, was sie occasionieret hätten".

Eine gewisse Vereinheitlichung und damit Förderung fanden die Bestrebungen auf dem Gebiete der Krankenversicherung, als Folge der fortschreitenden Industrialisierung Deutschlands, durch die gesetzliche Regelung in der Allgemeinen Gewerbeordnung vom 17. Januar 1845. § 144 dieser Gewerbeordnung gestattete die Beibehaltung der zur gegenseitigen Hilfe schon vorhandenen Kassen, sah aber ihre gesetzliche Abänderung und Ergänzung vor. Die Schaffung weiterer derartiger Einrichtungen wurde abhängig gemacht von der Genehmigung der Regierung und der Annahme von Normativbestimmungen. Als wichtigste Neuerung aber erschien das Verbot, einen Gesellen wegen Nichtzugehörigkeit zur Innung von der Beitrittsmöglichkeit zu seiner (Gewerks)hilfskasse auszuschließen. Das bedeutet nichts anderes, als die bewußte Durchbrechung des zünftigen bzw. gewerklichen Prinzips. In § 169 derselben Vorschrift findet sich die Bestimmung, daß durch Ortsstatut für alle in dem Orte beschäftigten Gesellen und Gehilfen die Verpflichtung festgesetzt werden konnte, den obigen, in § 144 erwähnten Verbindungen und Kassen zur gegenseitigen Unterstützung beizutreten. Damit konnten neben der Möglichkeit der Reformation und Neugründung solcher Kassen, auch Fabrikarbeiter zu diesen Institutionen zugelassen werden, wenngleich die Gemeinden durch Ortsstatut nur den Beitritt der Gesellen, nicht aber den der Fabrikarbeiter, erzwingen konnten. Alles Einzelne, die Organisation der Kassen, Umfang und Ausdehnung der Unterstützung und Aufbringung der Beiträge, blieb nach wie vor fakultativ, also letzten Endes abhängig von dem guten Willen der Beteiligten. Wohl war die Gleichstellung der Fabrikarbeiter mit den Zunftgesellen ausgesprochen, solange jedoch die Neubildung von Kassen durch Ortsstatut eine reine *Kann*vorschrift blieb, nicht aber zwingendes Recht war, wurde in der Praxis Wesentliches an den bestehenden Verhältnissen nicht geändert.

Einen weiteren Anstoß zum Ausbau der Krankenversicherung brachte die preußische Verordnung vom 9. Februar 1849, die sich auf die Krankenversicherung der gewerblichen Arbeiter bezog. Sie bestimmte in § 57, daß durch Ortsstatut die Errichtung von Krankenkassen gleicher oder verwandter Gewerbe angeordnet werden kann. Gleichzeitig gab diese Verordnung den Gemeinden das Recht, Gewerbetreibende und Fabrikbesitzer zu Vereinigungen zu veranlassen, die mit Zuschüssen bis zur Hälfte der Arbeitnehmerbeiträge diese Kassen unterstützen sollten (§ 57). Durch Ortsstatut konnte fernerhin für alle selbständigen Gewerbetreibenden, sofern im Ort für dieses Gewerbe eine Innung bestand, mit Zustimmung dieser Innung die Beitrittsverpflichtung zu den Unterstützungskassen der Innungsgenossen festgesetzt werden (§ 56). § 58 der Verordnung setzte außerdem ausdrücklich Fabrikherren und Fabrikarbeiter hinsichtlich der Unterstützungskassen den Innungsangehörigen gleich.

Man wird nicht fehlgehen, in dieser Einrichtung von Meisterkassen den Anfang der Betriebskrankenkassen zu sehen. Diese Maßnahme konnte im Grundsatz nur die Einführung der obligatorischen Krankenversicherung bedeuten, obligatorisch nach zwei Richtungen, nämlich hinsichtlich der Kassenpflicht, wie auch hinsichtlich des Errichtungszwanges. Richtiger und besser wäre sicher an Stelle der *Kassen*pflicht, d. h. der Verpflichtung, der für einzelne Arbeiterkategorien bestimmten Kassen beizutreten, die Einführung der allgemeinen *Versicherungs*pflicht gewesen, da sonst bei den immer komplizierter werdenden Wirtschaftsverhältnissen fortwährend neue Beschäftigungsarten auftraten, die so von der Versorgung ausfielen. Auch bei dieser Verordnung blieben die diesbezüglichen Vorschriften vorerst ebenfalls nur dispositiv, also ohne zwingenden Charakter. Die Gemeindekörperschaften „konnten", aber sie „mußten nicht" den Anregungen des Gesetzes Folge leisten; infolgedessen ließen sie sich mit der Errichtung solcher Ortsstatute möglichst viel Zeit. Bis zum Gesetz vom 3. April 1854, betreffend die gewerblichen Unterstützungskassen, wurde daher von der Möglichkeit der Errichtung eines Ortsstatuts wenig Gebrauch gemacht. Obwohl dieses Gesetz auf Grund des Versagens der Ortsbehörden den höheren Verwaltungsbehörden, d. h. der Regierung die Gründung solcher Kassen im Sinne des § 169 der Allgemeinen Gewerbeordnung und auch der §§ 56—58 der Verordnung vom 9. Februar 1849 als Zwangsauflage ermöglichte, schien auch eine solche Maßnahme nicht den gewünschten Erfolg zu zeitigen. Bemerkenswert ist jedoch, daß die durch Ortsstatut gegründeten Krankenkassen ihre spätere Eingliederung als Orts- oder Gemeindekrankenkassen in die Arbeiterkrankenversicherung im Jahre 1883 erlebten.

Ließen die ersten Ortsstatuten noch manche Wünsche hinsichtlich Erfassung von Personenkreisen offen, so waren z. B. die Fabrikarbeiterinnen nicht versicherungsberechtigt, so entdeckt man bei fortschreitender Einführung doch schon Anklänge an das spätere Krankenversicherungsgesetz. Nicht nur die Versicherungspflicht, der Meldezwang, die Beitreibung der Beiträge beim Arbeitgeber im Verwaltungszwangsverfahren, sondern auch feststehende obligatorische Kassenleistungen, die sachgemäße Feststellung der Arbeitsunfähigkeit durch den Arzt, die festgelegte Dauer der Krankenunterstützung bei Unterbrechung der Beitragszahlung während der Erkrankung, treten immer mehr in Geltung, wenngleich hinsichtlich der Leistungen bzw. ihrer Ausschlüsse noch eine bunte Verschiedenheit bestand.

Verhältnismäßig wenig ausgebildet war überall die ärztliche Versorgung der Kranken. In der Regel verpflichteten sich die Kassen, selbst in großen Städten, jede für sich, nur einen einzigen bestimmten Arzt, daneben höchstens noch einen Chirurgen als festbezahlten Kassenarzt. Abgesehen von Weg und Zeitverlust, die bei diesem Verfahren Arzt und Patienten zugemutet werden mußten, konnte eine Überlastung des Kassenarztes, die oft eine gewissenhafte Behandlung nicht ermöglichte, nicht ausbleiben, ganz abgesehen davon, daß der Allgemeinkassenarzt nicht für alle Krankheiten der fachlich beste Berater sein konnte. Zur Anstellung mehrerer Ärzte reichten meistens die Kasseneinnahmen nicht aus. Verhältnismäßig spät erst verfiel man auf den Gedanken, für die sämtlichen Kassen eines Ortes gemeinsam eine größere Anzahl von Kassenärzten, verteilt auf die einzelnen Ortsbezirke, anzustellen und ihnen Spezialärzte für bestimmte Erkrankungen beizugeben. Die Kosten einer solchen Ärztegemeinschaft wurden von den Kassen gemeinsam, unter Berücksichtigung ihrer Mitgliederzahl, aufgebracht. Mit solchen Kassenvereinigungen, welche sich nach und nach zu festgefügten größeren Gemeinwesen durchsetzten, konnte ein Teil der Unzuträglichkeiten des Einarztsystems behoben werden. In diesem Sinne wurde in *Berlin* unter dem 10. Oktober 1851 unter dem Namen „*Gewerks-Kranken-Verein*" auf Grund des Ortsstatuts vom 1. November 1850 eine Kassen- und Ärztegemeinschaft gegründet, der auf Anordnung des Magistrats jede Berliner Kasse beizutreten hatte. Diese Vereinigung gegenseitiger Hilfskassen für Gesellen, Gehilfen,

Fabrikarbeiter und Fabrikarbeiterinnen verfolgte den Zweck, ärztliche Hilfe, Medikamente und Heilmittel mit vereinigten Mitteln wohlfeil zu beschaffen. Dieser Verein, der sich im Jahre 1853 mit dem 1849 gegründeten „Gesundheitspflegeverein" vereinigte, zählte schon zu Beginn seines Bestehens etwa 10 000 Mitglieder und verfügte über sechs besoldete Ärzte.

Was einer organischen Entwicklung des Krankenversicherungswesens im Wege stand, war die Vielzahl von Krankenkassen kleinen und kleinsten Formates an jedem Ort. Wohl waren die Behörden um die Zusammenlegung von Zwergbetrieben bemüht, ein Verfahren, das bei den Eifersüchteleien zwischen den Innungen auf große Schwierigkeiten stieß, doch blieben trotzdem die Kassen noch so zahlreich und klein, daß von ihnen schlechterdings ein Weiterstreben nicht erwartet werden konnte, insbesondere, da sie teilweise in internen Streitigkeiten zwischen Gesellen, Meistern und Magistrat sich erschöpften. Aus diesen Gründen warteten oft größere und einsichtsvolle Fabrikbesitzer nicht erst auf den Erlaß eines Ortsstatuts, sondern zogen es aus freiem Entschluß vor, besser als die handwerklichen Arbeitgeber ihr eigenes Interesse an der Versicherung der Arbeiter erkennend, eigene Fabrikkrankenkassen zu errichten.

Vollzog sich auch im Laufe der Jahre eine Angleichung und Nivellierung unter den gehobenen Kassen, so blieb daneben die Fülle der zurückgebliebenen Kassen, die wenig Neigung zur Vervollkommnung besaßen; so sind z. B. für die Mitte des Jahrhunderts folgende Kassenarten festzustellen:

1. die auf Grund eines gemeindlichen Ortsstatuts modernisierten Gesellenkassen,

2. die Bruderladen, die erst nach verschiedenem Eingreifen der Ortsbehörde und der Regierungsinstanz sich nach und nach halbwegs den Erfordernissen eines geregelten Versicherungswesens anpaßten,

3. die nach näherer Vorschrift der Obrigkeit an einzelnen Orten neugegründeten Kassen für Gewerbebetriebe, die entweder der Innung nicht angehörten oder deren Innung am Platze bislang einer Gesellenvereinigung zur gegenseitigen Unterstützung entbehrte,

4. neugegründete gemischte Kassen für Handwerker und Fabrikarbeiter,

5. Fabrikkassen für einzelne Fabriken und

6. Fabrikkassen für einen ganzen Industriezweig oder für sämtliche Fabriken in der Gemeinde.

Die bestehenden Kassen umfaßten aber erst einen relativ kleinen Teil der krankenversorgungsbedürftigen Arbeiter und ähnlicher Berufe, noch nicht aber z. B. den Handlungsgehilfen oder den Handelshilfsarbeiter. Zu einem korporativen Zusammenschluß der Handlungsgehilfen und damit auch einer gegenseitigen Unterstützung bei Arbeitsunfähigkeit und Krankheit bestand deshalb keine Notwendigkeit, weil Handlungsgehilfen und Prinzipale sich als ein einheitliches Glied der Gilde betrachteten. Aus dem Gehilfen wurde in der Regel nicht zu spät der Geschäftsherr; er begründete seinen Hausstand deshalb nicht eher, als bis er eine wirtschaftliche Selbständigkeit erlangt hatte oder eine, auf längerem Vertrag beruhende, auskömmliche Stellung einnahm. Meist stammte der Handlungsgehilfe aus nicht vermögenslosen Kreisen, er hatte daher im Erkrankungsfalle Rückhalt an seiner Familie, soweit er nicht noch außerdem in die Hausgemeinschaft des Prinzipals aufgenommen war. Erst die Umstellung auf die rein individualistische,

d. h. nur auf Gewinn abgestellte Wirtschaftsweise machte das Fehlen gesetzlicher Vorschriften über die Krankenversorgung der Handlungsgehilfen fühlbar. Die in dieser Wirtschaftsform begründete Aufhebung der freiwilligen Solidarität zwischen Geschäftsherrn und Gehilfen führte zur Vernachlässigung der moralischen Verpflichtungen gegenüber dem Gehilfen und trug, bei veränderten wirtschaftlichen Verhältnissen, zum sozialen Abstieg der Gehilfenschaft bei. Die Gründung kleiner Wohltätigkeitsvereine, die aus freiwilligen Gaben und Sammlungen bei der Kaufmannschaft, in Not geratene Kaufmannsgehilfen zu unterstützen bemüht waren, konnte auf die Dauer nicht als Ersatz einer planmäßigen Fürsorge ausreichen. In Erkenntnis dieser Lage entstanden in der Folgezeit Hilfsvereine der Handlungsgehilfen, welche vorerst neben anderen im Vordergrund stehenden Zwecken (z. B. Stellenvermittlung, geselliges Vereinsleben) nach Beschluß des Vereinsvorstandes im Einzelfalle Geldunterstützungen gewähren konnten. Verhältnismäßig erst spät, als im Laufe der 60er Jahre des vorigen Jahrhunderts die „freien" Hilfskassen der Arbeitergewerkschaften sich bildeten, errichteten auch die kaufmännischen Hilfsvereine für ihre Mitglieder Unterstützungskassen nach dem Gegenseitigkeitsprinzip, die nach der späteren Umwandlung in „eingeschriebene" Hilfskassen den Handlungsgehilfen noch lange einen Ersatz für die mangelnde Einbeziehung ihres Berufsstandes in die allgemeine Krankenversicherung bieten mußten.

Die Gesamtheit des auf gegenseitiger Fürsorge aufgebauten Kassenwesens der damaligen Zeit, bestand aus unter behördlicher Aufsicht stehenden, obrigkeitlich genehmigten oder angeordneten Krankenkassen, sei es, daß sie aus früheren Bruderladen hervorgegangen, nach gesetzlicher Vorschrift von den Behörden angeordnet, oder auf Initiative von Arbeitern oder Dienstberechtigten mit Unterstützung der Behörde errichtet waren. Immerhin standen sie bei einer Aufsichtsbehörde in Überwachung. Da diese Kassen jedoch zahlreiche Arbeiterkategorien außerhalb des Kassenzwangs beließen, erhielt auch die private Initiative zur Errichtung neuer Krankenkassen wieder neuen Auftrieb, diese Lücke durch Neugründungen freier Krankenkassenvereine für die unteren Volksklassen mehr oder weniger auszufüllen. Praktisch führte diese Idee zur Errichtung „wilder" Krankenkassen, die, unter Umgehung der Genehmigungspflicht, sich ihren Mitgliederstand in den Kreisen der Arbeiter, wie auch der kleinen Handwerker, Angestellten und Beamten zusammensuchten. Vielfach legten sich auch Geselligkeitsvereine eine solche Kasse zu, aus deren Mitgliedschaft in der Regel weder Rechte noch Verbindlichkeiten abgeleitet werden konnten. Ihre Entstehung verdankten diese freien Krankenkassen meist der Unternehmungslust einzelner Privatpersonen. Da die Versicherungsnehmer mangels jeglicher staatlicher Beaufsichtigung bei diesen Kassen als privatwirtschaftlichen Gründungen, denen jedes juristische Fundament fehlte, der willkürlichen Ausbeutung von seiten der oft mit einem abenteuerlichen Erwerbssinn ausgestalteten Gründer ausgeliefert waren, konnte der Rückschlag nicht ausbleiben. Der Typ nicht einwandfreier Unternehmungen, die mehr zum Nutzen einzelner Personen sich auswirkten, die sich solcher Einrichtungen rein als Erwerbsquelle bedienen wollten und als Kassengründer es verstanden, sich an der Spitze der Verwaltung erhaltend, die Leitung willkürlich zu handhaben, hat noch bis in die Nachkriegsjahre seine Fortsetzung erlebt. Noch in diesem Zeitpunkt mußte von seiten der größeren Organisationen in der privaten Krankenversicherung beim Reichsaufsichtsamt Beschwerde eingelegt werden gegen eine Reihe unbeaufsichtigter und zum Geschäftsbetrieb nicht zugelassener Krankenversicherungsunternehmen, die selbst noch in der Nachkriegszeit Unterstützung ohne Rechtsanspruch gewährten und sich so unter Berufung auf § 1, Abs. 2 VAG der Konzessionspflicht entzogen.

Wenn auch die oben beschriebenen, von Privatpersonen geschaffenen Einrichtungen unzweifelhaft den Charakter eines Erwerbsgeschäftes trugen, so trieben sie dieses Geschäft, unbeschwert von bewußten sozialen Tendenzen der Gründer, dennoch als Ausfluß der Sozialversicherungsidee und suchten — jedenfalls, soweit ihr Programm auswies — die Kollektivbedürfnisse notleidender Arbeitnehmer zu befriedigen. Von den Behörden wurden sie nicht ganz grundlos mit Argwohn betrachtet, weil viele von ihnen sich nach kurzer Zeit auflösten, ohne ihren Verbindlichkeiten zu genügen. Nur wenige der Kassen wurden ehrlich genug verwaltet, um sich einen längeren Zeitraum hindurch zu erhalten.

Ein weiteres und nachhaltigeres Mittel zur Befriedigung des Krankenversorgungsbedürfnisses für die von den Zwangskassen nicht erfaßten Arbeiter bildete die Einrichtung von sog. freien Kassen für Angehörige des gleichen Gewerks, die dem Kassenzwang des Ortsstatuts selbst dann nicht unterlagen, wenn das betreffende Handwerk bereits nach dem Reichsschluß von 1731 oder durch späteres Aufkommen unzünftig war. Da nicht alle kleingewerblichen Betriebe den für die Zünfte getroffenen Einrichtungen unterstanden, waren die Gesellen und Gehilfen zwar vom Kassenzwang befreit, entbehrten aber damit auch jeglicher Krankenhilfe. Der Gedanke der Errichtung einer eigenen Kasse zur genossenschaftlichen Krankenhilfe lag also nahe. Oft allerdings wurden hinter der Vereinigung von Gesellen und Arbeitern, selbst zu einem gegenseitigen Unterstützungsbunde, unerwünschte politische und sozialpolitische Bestrebungen vermutet, die zur zwangsläufigen Auflösung der Vereinigung führen konnten.

Als Beispiel einer solchen auf rein fachlicher Grundlage aufgebauten Krankenkasse, die sich jeweils den veränderten Verhältnissen in geeigneter Form anzupassen verstand und dadurch ein längeres Leben erreichte, sei die „*Kranken- und Viatikumkasse der Berliner Buchdrucker*" angeführt. Sie wurde um die Wende des 18. Jahrhunderts von den Buchdruckergehilfen gegründet und blieb bis zum Jahre 1855 als freie Kasse bestehen, bis sie, nach dem Gesetz vom 3. April 1854 in eine Zwangskrankenkasse für das Berliner Buchdruckgewerbe umgewandelt, den gesetzlichen Bestimmungen unterworfen wurde.

Auch in Hamburg konnte sich eine Kasse dieser Art bis in die heutige Zeit erhalten. Es handelt sich um die aus der Krankenkasse des Krameramtes hervorgegangene „Hanseatische Ersatzkasse von 1826", aus deren interessanten Statuten einige Proben angeführt werden sollen.

Die unter dem 30. September 1827 herausgegebenen Satzungen ermöglichen interessante Einblicke in die damalige Auffassung über Krankenversicherung. Diese „*Artickel der Kranken-Casse der Commis des löblichen Kramer-Amts in Hamburg. Gestiftet Ostern 1826*", umreißen deren Zweckbestimmung in der Einleitung, wie folgt:

„Da es die Erfahrung gelehrt hat, wie wünschenswerth es für jeden, und vorzüglich für den auswärtigen hier in Condition getretenen Commis unseres Geschäftes ist, bei etwaigen Krankheits-Fällen eine Unterstützung genießen zu können, die ihm die zweckmäßigste Sorge für seine baldige Wiederherstellung leicht macht, dem langwierig Erkrankten jede Ängstlichkeit hinsichtlich seiner äußeren Lage durch die thätige, fortgesetzte Hülfe seiner Collegen fast ganz benimmt, und selbst den Angehörigen oft die bestmöglichste Verpflegung des Kranken gar sehr erleichtern hilft: so haben sich mehrere der jetzigen Interessenten im Jahre 1826 vereinigt, eine Kranken-Casse zu errichten, und ist von Ostern 1826, als von welcher Zeit diese Casse als errichtet zu betrachten ist, beschlossen, nachfolgende Artickel zur Grundlage festzusetzen."

Über den „Eintritt und die Verpflichtungen des Interessenten" wird in § I b folgendes ausgeführt:

> „Er muß von unbescholtenem Charakter und gesund seyn. Hat derselbe einen innerlichen oder äußerlichen, vielleicht unheilbaren Schaden, der nicht gleich bemerkbar ist, z. B. Bruchschaden, Epilepsie, oder ähnliche Krankheiten, welche zwar nicht gefährlich sind, wodurch derselbe aber oft in den Fall gerathen kann, für einige Zeit auf Krankengeld Anspruch zu machen, muß solches vorher angezeigt werden; falls dieses aber verschwiegen und erst später bekannt wurde, hat derselbe keinen Anspruch auf Krankengeld zu machen."

Es ist also auch schon hier deutlich die Geltendmachung des Begriffs vom „alten Leiden" zu bemerken, ein Begriff, auf den an anderer Stelle noch eingegangen werden soll. Der Familienversicherung steht die Kasse nicht sehr freundlich gegenüber, denn sie bestimmt in § I f:

> „Es werden nur Unverheyrathete in diese Kranken-Casse aufgenommen, weshalb auch keiner Mitglied bleiben kann, sobald er sich in späteren Jahren verheyrathet."

Die Kassen kannte den Begriff der Nachschußpflicht und führt darüber in § I h folgendes aus:

> „Sollten wieder Vermuthen mehrere der Interessenten zugleich Krankengelder benöthigt seyn, und daher der wöchentliche Beitrag von zwei Schilling von jedem nichtkranken Interessenten nicht zureichen, so werden dieselben es sich gefallen lassen, nach vorher darübergehaltener Deliberation, auch einige Zeit einen nach Maßgabe größeren Beitrag zu leisten, damit die Krankengelder regelmäßig ausbezahlt werden können, auch die Casse nicht in Rückstand gerathe; jedoch soll der mehrgezahlte Beitrag bey wenigeren Krankheitsfällen den Interessenten durch nachherigen geringen Beitrag, sobald es möglich ist, wieder zugute kommen."

Für Krankheiten, welche durch Selbstverschulden entstanden sind, wird auch hier kein Krankengeld bezahlt (§ 4).

Es ließen sich aus den interessanten Satzungen noch andere Einzelheiten anführen, die in eindrucksvoller Weise zeigen, wie die damaligen Kassen wechselseitig und sich überschneidend Grundbegriffe der heutigen Sozialversicherung und der heutigen privaten Krankenversicherung in Aufbau und Betrieb enthalten, Auffassungen, die heute als unterscheidendes Kriterium der beiden Versicherungsarten gewertet werden. Da wegen Platzmangel darauf verzichtet werden muß, wird auf die im Jahre 1926 erschienene Festschrift der beim hamburgischen Krameramt gegründeten Kasse verwiesen.

**Katholische Gesellenunterstützungskassen.** Nicht unerwähnt bleiben dürfen in diesem Zusammenhang die mit den katholischen Gesellenvereinen verbundenen Unterstützungskassen, wie sie, wenn auch klein, so doch in allen katholischen Gegenden Deutschlands an zahlreichen Orten vorhanden waren und den Anhängern der katholischen Kirche in Krankheitsfällen eine Stütze boten. Der katholische Gesellenverein für Deutschland, der sich aus einer großen Anzahl von Lokalvereinen zusammensetzte, die über alle deutschen Länder verstreut waren, war im Jahre 1849 von dem Domvikar KOLPING gegründet worden, um ledigen katholischen Handwerksgesellen eine gemeinsame Pflegestätte von Sitte und ehrbarer Handwerksart zu schaffen und sich gleichzeitig als Bildungsverein zu betätigen. Die Lokalverbände, geleitet von einem katholischen Priester als Präses, lehnten sich in ihrem lockeren Zusammenschluß im Grundsatz dem Verwaltungsaufbau der katholischen Kirche an, ohne damit, hinsichtlich der Höhe der Beiträge und des Krankengeldes, sowie Art und Umfang der Unterstützungen eine örtliche Ungleichheit überwinden zu können.

Auch die sonstigen im Laufe des 18. Jahrhunderts gegründeten Einrichtungen der nichtobrigkeitlich bestimmten Krankenversorgungseinrichtungen zeigen in ihrer Gestaltung immer deutlicher die Züge der heutigen Sozialkrankenkassen und der modernen privaten Krankenversicherung. Will man zu dem ersteren Typ die Einrichtung rechnen, die der Komthur der Deutschordens-Kommende *Freiherr* VON LEHRBACH 1738 in Karpfenberg schuf, nach der den herrschaftlichen Dienern monatlich drei Kreuzer von ihrem Lohn abgezogen wurden, wofür der herrschaftliche Arzt jährlich 25 Gulden aus der „Trysolei" (Schatzkammer) gegen die Verpflichtung erhielt, den Dienern „taxfrei die ärztliche Hülf und Rath angedeihen zu lassen", so wird man die im Jahre 1771 in Mannheim gegründete „Wohltätige Krankengesellschaft" zur letzteren Art rechnen müssen, da jedermann ihr beitreten konnte, der den monatlichen Beitrag von 8 Kreuzern bezahlte. Als Gegenleistung erhielt dort das Mitglied im Falle der Arbeitsunfähigkeit oder bei Bettlägerigkeit, sofern dies durch ärztliches Zeugnis nachgewiesen war, bis zur Genesung wöchentlich einen Reichstaler.

Das Bild der reinen Versicherungseinrichtung bieten auch die sog. „Geburtskassen", die 1777 im Bistum Münster und in Hessen-Kassel gegründet wurden und im Falle einer Geburt kostenlose Hilfe boten.

1786 entstand in Würzburg das „Kranke-Gesellen-Institut" und 1801 das „Institut für kranke Dienstleute", Institutionen, die deswegen besonders bemerkenswert erscheinen, weil hier sowohl Arbeitgeber wie Arbeiter beitragspflichtig waren und die ersteren überdies für den Beitritt eines jeden Arbeitnehmers zur Kasse die Haftung zu tragen hatten.

Den erwähnten Einrichtungen schlossen sich in der Folgezeit noch eine Reihe gleich oder ähnlich organisierter an, die zum Teil rein caritativ zum Zwecke der Armenfürsorge, zum Teil auf dem Kassenprinzip, zum Teil auch auf den Anschauungen der heutigen privaten Krankenversicherung aufgebaut waren. Einige wenige von ihnen sollen als Beispiel angeführt werden:

1785 in Karlsruhe die „Armen-Krankenkasse", im Zusammenhang mit dem dort bestehenden Krankenwärter-Institut, ferner die „Patriotische Krankenkasse" in Mannheim 1787, die Lippe-Detmoldsche „Medicinalkasse" 1789, das „Kranken-Dienstbothen-Institut" in Bamberg 1790, das „Institut zur Verpflegung kranker Dienstboten" in Karlsruhe 1794 und ebenda das „Institut für die Kur und Verpflegung erkrankender Handwerksgesellen" 1801.

Bei allen diesen, aus genossenschaftlicher Selbsthilfe entstandenen freien oder mit gewissen Zwangsbefugnissen ausgestatteten Kassen steht der Charakter der lokalen Beschränkung im Vordergrund. Über größere politische Bezirke, wie Provinzen, ein ganzes Land, oder gar über den Umfang des deutschen Staatenbundes sich erstreckende Krankenkassen konnten sich nicht bilden, da über ein größeres Territorium sich erstreckende Vereinsverbände nicht vorhanden waren. Außerdem war die Polizei etwaigen über die Grenzen eines Gemeindebezirks hinausreichenden Personenverbänden mit vielen Mitgliedern an sich schon wegen der Gefahr politischer Umtriebe wenig gewogen, insbesondere, wenn solche Verbände sich aus Angehörigen der arbeitenden Klassen zusammensetzten, mochten sie auch nur Unterstützungs- oder Fortbildungszwecken dienen. Nur zu leicht wurden solche Verbände als Zusammenrottungen zwecks Übertretung des Koalitionsverbotes der Arbeiter angesehen, gegründet zum Zweck der Erzwingung besserer Löhne und Arbeitsbedingungen. Unter diesen Voraussetzungen wären freie Kassen mit großer räumlicher Ausdehnung noch weit eher unterbunden worden als die schon sowieso gefährdeten Lokalkassen.

Versuche zur Gründung gewerklicher Fachverbände mit einem sich über das ganze Land erstreckenden Wirkungskreis kamen erst zusammen mit der sozialistischen Bewegung in den 60er Jahren des verflossenen Jahrhunderts auf. Die schon früher existierenden zentralisierten Verbände, wie z. B. der „Unterstützungsverein deutscher Buchdrucker", vermieden ängstlich, gewerkschaftliche Fragen anzuschneiden. Ohne das Fundament zentralisierter Fachverbände mit gewerkschaftlicher Tendenz waren aber auch freie Krankenkassen von weiträumiger Ausdehnung nicht bestandsfähig. So mußte auch LASSALLE seinen Plan, eine deutsche Arbeiterversicherungsgesellschaft zu gründen, wieder aufgeben, da die Bildung zentraler Facharbeiterverbände in den Anfängen steckengeblieben war. Erst die Konstituierung der deutschen Gewerkvereine am 28. September 1868 durch Dr. HIRSCH[1] und den fortschrittlichen Abgeordneten FRANZ DUNCKER[2] (daher auch Hirsch-Dunckersche Gewerkvereine genannt), nach dem Vorbilde der von dem ersteren studierten zentralistisch organisierten englischen Facharbeiterverbände (Trade-Unions) mit ihrem ebenfalls zentralistisch organisierten Unterstützungswesen ermöglichte die Einrichtung zentralisierter Hilfskassen und schuf damit das Vorbild der modernen berufsgenossenschaftlichen Krankenversicherung. Zunächst waren allerdings die Zwergkassen der Vereine, die dem Spitzenverband, dem „Verband der deutschen Gewerkvereine" angegliedert waren, noch ohne große Bedeutung. Ihre Blütezeit kam erst, als im späteren Deutschen Reich durch das Gesetz vom 7. April 1876 über die eingeschriebenen Hilfskassen den freien Kassen eine unbeschränkte Entwicklungsmöglichkeit gewährleistet war.

Die HIRSCH-DUNCKERsche Agitation arbeitete besonders mit den Schlagworten, der deutsche Arbeiter müsse es mit Recht als Verletzung seines Selbstbewußtseins und seiner Selbständigkeit empfinden, im Gegensatz zum Kapitalisten, der ebenfalls unter ungünstigen Umständen der öffentlichen Armenpflege zur Last fallen könne und dem der Staat doch auch keine Krankenversicherung aufzwinge, in ein Zwangskassensystem gepreßt zu werden. Bedenkt man die grundlegende Änderung der sozialen Stellung des, früher rechtlich als der Untergebene seines Meisters geltenden Gesellen, der nunmehr unter dem kapitalistischen Wirtschaftssystem formaljuristisch gleichberechtigter Vertragspartner geworden war, dessen Arbeits-

---

[1] HIRSCH, M.: Politiker und Volkswirt, 1832—1905, Mitbegründer der Gewerkvereine, Herausgeber des Organs „Der Gewerkverein", 1869 Mitglied des Norddeutschen Bundes, 1877—1884 und 1890—1893 Mitglied des Deutschen Reichstags (Fortschrittspartei), Verfasser mehrerer Schriften über Gewerkvereine und Arbeiterversicherung.

[2] DUNCKER, FRANZ, Verlagsbuchhändler, 1822—1888, Besitzer der „Volkszeitung"; fortschrittlicher Abgeordneter; Mitglied des Preußischen Landtags und Deutschen Reichstags bis 1877.

verhältnis sich aus dem polizeilich reglementierten Dienstverhältnis zum modernen zweiseitigen Arbeitsvertrag entwickelt hatte, so schien diese Beweisführung durchschlagend zu sein. War der Geselle in seinem Erwerbsleben frei und konnte er sich damit sein Glück nach besten Kräften selbst schmieden, so sollte er, wie die herrschende Lehre des Kapitalismus und Wirtschaftsliberalismus und ihrer wissenschaftlichen Verfechter auf volkswirtschaftlichen Lehrstühlen gebot, auch selbst Vorsorge treffen für Tage der Krankheit und des Siechtums. Mit dieser Argumentation versuchte aber Duncker im Grunde die bis dahin völlig unpolitische Krankenversicherung auf das parteipolitische Geleise zu schieben. In manchesterlichen Gedankengängen befangen, empfand er es als „ungesunde Anschauungen", wenn der Staat glaube, sich in wirtschaftliche Verhältnisse einmischen zu können. Er redete, gegen die angebliche Unfreiheit und Rückständigkeit des Zwangskassensystems ankämpfend, den englischen Musterkassen das Wort, deren Nachahmung er den Deutschen empfahl. Auch die Presse, soweit sie sich in den Dienst der Agitation für ein freies zentralisiertes Hilfskassenwesen, für welches allerdings in Deutschland noch alle gewerkschaftlichen Grundlagen fehlten, stellte, vertrat die Meinung, daß die Krankenversorgung ureigenste Angelegenheit der Arbeiter sei, zu welcher der Staat höchstens durch Erlaß von Rahmengesetzen und Normativbestimmungen, innerhalb deren die Arbeiterschaft ihre Hilfskassen frei gründen und verwalten könne, beizutragen habe. Es konnte nicht ausbleiben, daß in der Propaganda dieser Methoden zu leicht die Fehler des englischen Systems der „Friendly societies" verschwiegen und angebliche Erfolge weniger englischer Spitzenunternehmungen der trade-unions als allgemein gültige Durchschnittsleistung unterstellt wurden; eine eingehende Nachprüfung solcher Angaben fand, da Originalberichte nur in fremder Sprache zur Verfügung standen, wohl in den seltensten Fällen statt, so daß auch im Reichstag kaum jemand über den Gegenstand aus eigenem Wissen unterrichtet war. Auch die Beschränkung der Freizügigkeit des Arbeiters, der, wegen Fortzugs ausgeschieden aus seiner bisherigen Kasse, bei der neuen Kasse einer erneuten Karenzzeit bis zur Erlangung der Unterstützungsberechtigung sich unterwerfen müsse, vielleicht auch dort höhere Beiträge zu entrichten habe, wurde als wichtiges Argument ins Feld geführt, ein Nachteil, der bei den freien, aus der Initiative der Arbeiterschaft entstandenen und über das ganze Staatsgebiet sich ausdehnenden Kassen, wie sie vom Hirsch-Dunkerschen Verband beabsichtigt seien, entfiele. Unterlassen wurde allerdings eine Auskunft darüber, wo die freien Kassen zu finden waren, die die Versicherung der Arbeitnehmer bei Aufhebung der Zwangskassen hätten übernehmen können: die früheren freien Kassen mit größerer Mitgliederzahl — viele davon gab es ohnehin in Deutschland nicht — hatten sich polizeilicher Schikanen wegen im Laufe der Jahre aufgelöst oder sich als Anhangsgebilde zur Auszahlung eines Kranken- oder Sterbegeldes an Turn-, Militär-, Geselligkeits-, Bildungs-, Konsum- u. ä. Vereine für die Vereinsmitglieder angegliedert; die freien Kassen der Hirsch-Dunkerschen Gewerkvereine aber waren erst im Entstehen begriffen und nahmen nur Mitglieder dieser Gewerkvereine auf; andere Gewerkschaften in größerem Umfange existierten noch nicht.

Infolge der Absicht, mit Hilfe der nationalen Gewerkvereine den Einfluß der Sozialdemokratie von innen heraus durch den Arbeiter selbst zu brechen, fand die

Bewegung auch die Unterstützung volkswirtschaftlicher Gelehrter, wie BRENTANO[1], der nationale Gewerkschaften mit wirklichen sozialen Einrichtungen als den zweckmäßigen Gegenpol zu der volksfremden Lehre des marxistischen Klassenkampfes erkannte, allerdings verwarf er ebenso eindeutig die künstliche Schaffung von Gewerkschaften durch dem Arbeitertum fremde Politiker (gemeint ist der Rechtsanwalt Dr. HIRSCH), die letzten Endes nur aus politischem und persönlichem Eigennutz handeln.

Im parlamentarischen Kampf wurden die Gründer der Gewerkvereine besonders von dem Fraktionskollegen DUNCKERS, dem fortschrittlichen Abgeordneten SCHULZE-DELITSCH[2] in ihrem Begehren nach Aufhebung der durch Ortsstatut errichteten Zwangskassen unterstützt, wenngleich dieser nicht so weit ging, deren vollständige Aufhebung zu fordern, sondern vorschlug, die Zwangskassen allmählich in freie Kassen überzuführen, bei denen er ein größeres Verantwortungsgefühl voraussetzen zu können glaubte.

Ein Zustandsbild buntester Mannigfaltigkeit des Krankenversorgungswesens, das notwendigerweise auf die Dauer als untragbar empfunden werden mußte, lag vor, als nach Beendigung des deutsch-österreichischen Krieges der Norddeutsche Bund entstand, dessen verbündete Regierungen mit dem Versuch einer Angleichung der Gewerbegesetzgebung auch die sozialpolitische Führung übernehmen sollten. Er fand außer den durch Erlaß eines Ortsstatuts eingerichteten Zwangskassen nebeneinander wilde Kassen, freie Kassen jeglicher Schattierung, katholische Unterstützungskassen und zentralisierte Unterstützungskassen als Träger der Krankenversicherung vor.

Bei dem machtvollen Aufschwung, den Handel und Industrie erlebten, kamen fortwährend neue Industriezweige und Beschäftigungsarten auf, für welche keine nach obrigkeitlicher Vorschrift eingerichteten und der behördlichen Aufsicht unterstellten Kassen vorhanden waren, auch die Errichtung von Fabrikkassen machte nur sehr langsame Fortschritte, den freien Kassen, von denen es verhältnismäßig nur wenige gab, fehlte oft der Rechtsboden, so daß, nach wie vor, wachsende Massen gewerblich beschäftigter Arbeiter außerhalb der Krankenhilfe blieben, der öffentlichen Armenfürsorge zur Last fielen und damit auch der Gefahr der Proletarisierung vermehrt ausgesetzt waren. Auch dort, wo Zwangskassen schon errichtet waren, schien man nicht restlos befriedigt. Klagte der Arbeitgeber über die Beisteuern zu den Beiträgen der Gesellen und Arbeiter, Ausgaben, deren Nutzen von ihm als fraglich erachtet wurde, sowie über allerhand lästige Vorschriften im Anmeldewesen und hinsichtlich der Einziehung der Beiträge von den Arbeitnehmern, bei denen ein Rückgriff oft nicht möglich war, so ließ andererseits ebenso auch das Unterstützungswesen der Zwangskassen bei der Verschiedenheit von Art und Dauer der Unterstützung, Höhe des Kranken- und Sterbegeldes, verschieden sogar am gleichen Orte, und letzten Endes oft

---

[1] BRENTANO, LUJO, Nationalökonom, Professor der Staatswissenschaften, geb. 1844, schrieb u. a. über „Die Arbeitergilden der Gegenwart", „Die Arbeiterversicherung".

[2] SCHULZE-DELITZSCH, Politiker und Volkswirt, 1808—1883, Gründer des ersten Vorschußvereins und damit Schöpfer der deutschen Erwerbs- und Wirtschaftsgenossenschaften, deren Anwalt er war. Seit 1861 Mitglied des Abgeordnetenhauses, seit 1867 auch des Reichstags. Er schrieb über „Vorschuß- und Kreditvereine als Volksbanken".

auch die Unzulänglichkeit der Kassenleistungen, gesehen aus dem Gesichtswinkel des Arbeitnehmers, viel zu wünschen übrig. Aus diesen Gründen ist der Widerhall, den Vorstöße und neue Anregungen zu einer einheitlichen Regelung der Materie finden mußten, besonders verständlich.

Damit ist aber auch die Enttäuschung berechtigter Erwartungen erklärlich, die die Gewerbeordnung vom 21. Juni 1869, eine Folge der Ausdehnung der Preußischen Gewerbeordnung auf den Norddeutschen Staatenbund, auslöste. Sie, die mit den Titeln I, II und IV bis X am 1. Oktober 1869, mit Titel III am 1. Januar 1870 in Kraft trat und die in Titel VIII die Organisation der Unterstützungskassen, sowie das gewerbliche Hilfskassenwesen der Innungsverbände regelte, vermochte zu einer endgültigen Lösung nichts Wesentliches beizutragen. Im Gegenteil sah sich der Gesetzgeber im Sinne der damaligen liberalistischen Zeitströmungen gezwungen, die für die selbständigen Gewerbetreibenden bestehende landesgesetzliche Beitrittspflicht zu einer, durch Ortsstatut errichteten, einer Innung angeschlossenen oder auch außerhalb derselben bestehenden Krankenkasse im § 140 dieses Gesetzes wieder aufzuheben.

Auf der anderen Seite mag es rückschauend als glücklicher Umstand gewertet werden, daß die weitergehenden Anträge der oben genannten fortschrittlichen Abgeordneten, insbesondere unter der Gegnerschaft des Abgeordneten STUMM[1] und infolge der ausdrücklichen Warnung des Präsidenten des Bundeskanzleramtes DELBRÜCK[2] vor der Annahme dieser Anträge, der Ablehnung durch das Plenum verfielen. Eine völlige Desorganisation des Kassenwesens, die unter den vorliegenden Umständen wohl unvermeidlich gewesen wäre, ist so vermieden worden. Als Ergebnis der Beratungen ließ der Reichstag den in den einzelnen Bundesstaaten geltenden Rechtszustand bestehen und faßte den § 141 der Gewerbeordnung, in Übereinstimmung mit dem Bundesrat, wie folgt:

> „Bis zum Erlaß eines Bundesgesetzes bleiben die Anordnungen der Landesgesetze über die Kranken-, Hilfs- und Sterbekassen für Gesellen, Gehilfen und Fabrikarbeiter in Kraft.
>
> Die durch Ortsstatut oder Anordnung der Verwaltungsbehörde begründete Verpflichtung der Gesellen, Gehilfen, Lehrlinge und Fabrikarbeiter, einer bestimmten Kranken-, Hilfs- oder Sterbekasse beizutreten, wird indes für diejenigen aufgehoben, welche nachweisen, daß sie einer anderen Kranken-, Hilfs- oder Sterbekasse angehören.“

Angeschlossen wurde noch eine Resolution LASKER, die den Bundeskanzler aufforderte, in der nächsten Session im Reichstag einen Gesetzesentwurf einzubringen, in welchem Normativbestimmungen für die Errichtung von Kranken-, Hilfs- und Sterbekassen für die oben erwähnten Berufskategorien aufgestellt, des weiteren die Beitrags- und Beitrittspflicht der unselbständigen Arbeitnehmer, sowie die Beitragspflicht der Arbeitgeber geregelt werden sollten.

Dieser erste Versuch einer einheitlichen gesetzlichen Regelung der Arbeiter-

---

[1] STUMM, K. F., Freiherr von, 1836—1901, Eisenhüttenwerksbesitzer im Saarrevier. 1867—1881 und seit 1889 Mitglied des Reichstags (Deutsche Reichspartei), seit 1882 des Preußischen Herrenhauses, Vertreter der Schutzzölle, 1890 Staatsrat. Seine gründliche praktische Erfahrung über die Knappschaftsverhältnisse ließ ihn für die Notwendigkeit der Errichtung von Zwangskassen eintreten.

[2] DELBRÜCK, R. VON, 1817—1903, 1867—1876 Präsident des Bundes-, dann des Reichskanzleramtes, seit 1868 auch Preußischer Staatsminister, 1879—1881 Mitglied des Reichstags.

krankenversorgung in allen Bundesstaaten war nach allem ein unverkennbarer Mißerfolg; nicht nur, daß der Mitgliederbestand der durch Ortsstatut oder die höhere Verwaltungsbehörde errichteten Zwangskassen durch Herausnahme der selbständigen Gewerbetreibenden zum eindeutigen Nachteil des Kassenbestandes gelockert wurde, setzte man die Leistungsfähigkeit dieser Organisationen noch weiterhin dadurch herab, daß sich der kassenverpflichtete Arbeiter durch den Nachweis, er gehöre einer „anderen" Kasse an, von der Zugehörigkeit zu seiner Zwangskasse befreien konnte. Welchen Voraussetzungen diese „andere" Kasse — also eine freie Kasse — zu genügen hatte, um befreiend zu wirken, war im Gesetz nicht ausgeführt; ebenso wenig war über die Art des Nachweises und, wem gegenüber dieser Nachweis zu führen war, gesagt. Auch darüber, was zu geschehen hatte, wenn der Arbeiter aus der „anderen" Kasse wieder austrat, oder auch ausgeschlossen wurde, und damit im Erkrankungsfalle der Armenpflege zur Last fiel, bestanden keine ausgearbeiteten Verfahrensvorschriften. Unstreitig bestand dadurch für Grenz- und Streitfälle eine weitgehende Rechtsunsicherheit, die in der Rechtsungleichheit der auf den Einzelfall abgestellten und eine klare Linie nicht aufzeichnenden Entscheidungen begründet lag.

## 6. Die reichsgesetzliche Regelung der Krankenversicherung im Kaiserreich bis zum Weltkriege.

Der deutsch-französische Krieg des Jahres 1870/71 ließ, wie man es auch später im Anfang des Weltkrieges wieder beobachten konnte, die sozialen Probleme zunächst in den Hintergrund treten. Der durch den siegreichen Krieg sich über die deutsche Wirtschaft ergießende Geldsegen brachte für das inzwischen aufgerichtete deutsche Kaiserreich einen solchen Wohlstand, daß sich selbst in den Kreisen der Arbeiterschaft durch die überreiche Arbeitsgelegenheit und hohe Löhne das Fehlen einer gesicherten Krankenversorgung nicht in gleichem Maße wie früher bemerkbar machte. Der Zustand wirtschaftlicher Prosperität, in sich übersteigert durch wildeste Spekulation, hatte aber den Keim der Rückschläge schon in sich: Dem kurzen Rausch der „Gründerjahre" folgte der „Krach". Die wie Pilze gewucherten gewerblichen Unternehmungen, vielfach auf unsicherer Grundlage beruhend, gerieten in Vermögensverfall; wirtschaftliche Hochspannung, Krise und Depression wechselten in Handel und Industrie ab, Verhältnisse, die lebhaft an den Ausgang der Inflation und die Deflation des letzten Jahrzehnts erinnern. Absinken der Löhne, zahlreiche Arbeiterentlassungen und Wiedereinkehr der Not unter den Massen waren die unausbleibliche Folge dieser Entwicklung. Die Belastung der Gemeinden mit beträchtlichen Armen- und Krankenunterstützungen ließen die während der Gründerjahre zurückgestellte Diskussion der Krankenversicherungsprobleme in zunehmender Schärfe wieder aufleben.

In der Zwischenzeit hatte sich die Arbeiterschaft auch politisch schon deutlich als „Klasse" abgesetzt und organisiert. Einen besonderen Antrieb dazu erhielt sie unzweifelhaft in dem von KARL MARX im Jahre 1847 zusammen mit ENGELS verfaßten „kommunistischen Manifest". Im Sinne dieser Systemlehre versuchten auch Männer, wie LASSALLE, WILHELM LIEBKNECHT, AUGUST BEBEL u. a. m. die sozialpolitische Entwicklung der Arbeiterschaft zu beeinflussen. Neben der fortschreitenden Zuspitzung der wirtschaftlichen und weltanschaulichen Gegensätze zwischen den beiden Gruppen der Arbeiter und der Unternehmer lagen die Gründe, die zur Herbeiführung einer sozialpolitischen Gesetzgebung führten, auch auf rein politischem Gebiet. Die sozialdemokratische Partei, in der sich damals in der überwiegenden Mehrzahl die Arbeiter zusammengeschlossen hatten, zählte bereits 1877 eine Million Stimmen, da die jüdisch-sozialistische Führung keine Gelegenheit vorbeigehen ließ, die Lage der Arbeiterschaft zur Ausdehnung ihres Einflusses zu benützen. Durch scheinbar höhere Entlohnung als Industriearbeiter immer mehr unter ihre Botmäßigkeit gezwungen, gab der Arbeiter seine Stimme jener Partei, die nach deren eigener Angabe zu seinem Wohle geschaffen war. Er gab sie ihr sogar auch dann, wenn sie Gesetze ablehnte, die vom Staate zur Hebung seines Berufsstandes gedacht waren.

Die marxistische Bewegung hatte in den siebziger und achtziger Jahren des vorigen Jahrhunderts die Hilfskassen in ihre politische Organisation einbezogen, da sie in ihnen wertvolle Hilfseinrichtungen ihrer politischen Propaganda sah. Waren die ihrer Lehre fernstehenden, oder sie gar ablehnenden Schichten der Arbeiter erst einmal für die Hilfskassen gewonnen, so konnten sie als deren Mitglieder auch leichter politisch beeinflußt werden. Überdies waren die Hilfskassen in der Zeit nach dem Sozialistengesetz zur Tarnung verbotener Organisationen besonders geeignet; sie nahmen daher in den achtziger Jahren unter marxistischer Förderung einen erheblichen Aufschwung. Auch die öffentliche Propaganda der Sozialdemokratie richtete sich, wie dies besonders in einer damals weitverbreiteten Broschüre BEBELs zum Ausdruck kommt, gegen die reichsgesetzlichen Krankenkassen und agitierte zugunsten der Hilfskassen.

Diese Einstellung der marxistischen Führung zu den Hilfskassen änderte sich allerdings, nachdem es den sozialdemokratischen Gewerkschaften gelungen war, sich die Führung in den allgemeinen Ortskrankenkassen zu erobern und sie zu besonderen Hochburgen ihrer Einflußnahme auszubauen. Die Ortskrankenkassen boten aus mancherlei Gründen ein besseres Feld zur Schulung von Funktionären und zur Beeinflussung der werktätigen Massen. Unter diesen Voraussetzungen schienen in der Folge die Hilfskassen den sozialdemokratischen Führern nicht nur überflüssig, sondern darüber hinaus auch unerwünscht: Es begann ein bewußter Kampf zur Verschmelzung dieser Einrichtungen mit den Ortskrankenkassen, eine Tendenz, der sich allerdings insbesondere die nichtpolitischen Hilfskassen, unter ihnen vor allem die Angestelltenkassen, energisch widersetzten. Dieser, den Hilfskassen feindliche Einfluß der Marxisten machte sich in der Vorbereitung der Reichsversicherungsordnung besonders bemerkbar. Wenn sie auch ein gesetzliches Verbot nicht erreichten, so gelang es ihnen doch, durch eine Reihe von Bestimmungen den Hilfskassen Dasein und Ausbreitung wesentlich zu erschweren; so wurde z. B. für die Hilfskassen, die durch eine besondere, an Bedingungen geknüpfte behördliche Bescheinigung den Charakter einer „Ersatz"kasse erwarben, als schwerwiegende Bestimmung festgelegt, daß ihre Mitglieder grundsätzlich auch weiterhin als Mitglieder der zuständigen Ortskasse zu gelten hatten, damit also lediglich ein Ruhen der Mitgliedschaft, bzw. der Beitragspflicht beantragen konnten, ohne, daß in dieser Befreiung von der Beitragspflicht der Anteil des zuständigen Arbeitgebers eingeschlossen gewesen wäre. Die Ersatzkassen hatten damit also mit zwei Dritteln des ortsüblichen Beitrags [1] die gleichen Leistungen zu erfüllen, wie die zuständigen Ortskassen, mindestens aber die reichsgesetzlichen Regelleistungen zu gewähren. Bei diesen und anderen einschneidenden Bestimmungen konnte mit Recht vermutet werden, daß sich durch sie ein ausgesprochenes Verbot des Fortbestehens der

---

[1] Heute hat die Ersatzkasse gemäß § 520, Abs. I RVO für die von der Mitgliedschaft bei einer Krankenkasse befreiten versicherungspflichtigen Ersatzkassenmitglieder „Anspruch auf den vollen Beitragsteil, den der Arbeitgeber an die Krankenkasse abzuführen hätte, bei der der Beschäftigte ohne die Mitgliedschaft bei der Ersatzkasse versichert sein würde. Der Arbeitgeber hat den Beitragsteil unmittelbar an den Versicherten bei der Lohn- oder Gehaltszahlung abzuführen" (vgl. Art. VIII Nr. 6 der VO vom 27. September 1923    RGBl. I, S. 908).

Ersatzkassen erübrige. Die Entwicklung der Ersatzkassen in den nächsten Jahren schien dieser Vermutung auch Recht zu geben: Die Zahl ihrer Mitglieder schrumpfte von über 900 000 im Jahre 1911 auf weniger als 400 000 im Jahre 1914 zusammen. Gleichzeitig veränderte sich die Zusammensetzung des Mitgliederbestandes grundlegend; überwogen vor 1900 die Arbeiter, und zwar vor allem die marxistisch organisierten, so gingen nach 1911 die zu ihrer Erfassung gegründeten Kassen beinahe restlos in den marxistischen Ortskrankenkassen auf, soweit sie nicht, nach Überführung des Mitgliederbestandes in die reichsgesetzliche Krankenversicherung zu reinen Zuschußkassen wurden. Die restlichen Ersatzkassen, die sich großenteils an unpolitische kaufmännische Vereine oder an die in den neunziger Jahren entstandenen Angestelltengewerkschaften anlehnten, umfaßten weiterhin vorwiegend Angestellte.

Wie am Niedergang des Ersatzkassenwesens, so waren politische Faktoren auch an seinem Wiederaufstieg zu der heutigen beachtlichen Stellung mitbeteiligt: Die Ersatzkassen besaßen zwar keinen derartig ausgesprochen politischen Charakter, wie die seinerzeitigen Hilfskassen der marxistischen Gewerkschaften in den neunziger Jahren, jedoch wurden sie allmählich nach 1918 und in den folgenden Nachkriegsjahren mehr und mehr Sammelbecken derjenigen Angestellten und gehobenen Arbeiter, die, in Ablehnung einer marxistisch beherrschten Krankenversicherung, es vorzogen, sich diesen Einrichtungen der Krankenfürsorge anzuschließen. Dadurch gerieten die Ersatzkassen bald in eine mehr oder weniger grundsätzliche Opposition zum herrschenden System. Neben diesem politischen Gegensatz als Haupttriebkraft des inneren Widerstandes, der durch die angestelltenfeindliche Haltung der sozialdemokratischen Machthaber und den Kampf mit den ihnen nicht geneigten öffentlichen Gewalten noch verstärkt wurde, waren freilich noch andere Gründe für die Bevorzugung der Ersatzkassen durch die gehobene werktätige Bevölkerung maßgebend. Die Ortskrankenkassen waren in den Nachkriegsjahren immer mehr zu Mammutgebilden angewachsen, ihr Betrieb auf unpersönliche Massenabfertigung abgestellt und die „Abfertigung" der Versicherten zu einer rein bürokratischen Angelegenheit geworden; die zunehmende Einrichtung von Ambulatorien, Zahnkliniken und kasseneigenen Behandlungsinstituten aller Art als „sozial-medizinische" Fortschritte lösten das Gegenteil des von den Kassen Erhofften, nämlich eine Abneigung des Versicherten gegen diese Schemabetriebe und Masseneinrichtungen aus: Er stand auf dem Standpunkt, die Organisation der Krankenversicherung sei um seinetwillen, nicht aber er um der Organisation willen da.

So mußten dieselben Kräfte, die seinerzeit auf die Zerschlagung des Ersatzkassenwesens hingearbeitet hatten, ungewollt an seiner Regeneration mithelfen.

So ist auch die, von der Regierung als bewußtes Gegenstück zum Sozialistengesetz von 1878 in der Absicht der Schaffung eines positiven Ausgleichs sozialer Schäden[1] entworfene Sozialversicherung, gegen den Willen der Sozialdemokratie, die mit diesem sozialen Befriedungsversuch ihre Fälle wegschwimmen sah, Gesetz geworden.

Auch außerhalb der Arbeiterschaft erhoben sich Forderungen nach sozialpolitischen Maßnahmen, so von seiten der Wissenschaft, die, sich mit der Lage der arbeitenden Klassen befassend, für die Abstellung der immer mehr hervortretenden

---

[1] In der Begründung des ersten Entwurfs eines Sozialversicherungsgesetzes heißt es: „Bei der Beratung des Gesetzes vom 21. Oktober 1878, betr. die gemeingefährlichen Bestrebungen der Sozialdemokratie, ist die Notwendigkeit anerkannt worden, die bedenklichen Erscheinungen, welche den Anlaß dieses Gesetzes notwendig gemacht haben, auch durch positive, auf die Verbesserung der Lage der Arbeiter abzielende Maßnahmen zu bekämpfen ..."
In gleicher Weise kommt diese Absicht in der von BISMARCK verfaßten, als „Kaiserliche Botschaft" geschichtlich gewordenen Thronrede Kaiser Wilhelms I. vom 17. November 1881 — der „magna charta" der Sozialpolitik des Deutschen Reiches — zum Ausdruck. Dort heißt es: „Schon im Februar dieses Jahres haben Wir Unsere Überzeugung aussprechen lassen, daß die Heilung der sozialen Schäden nicht ausschließlich im Wege der Repression sozialdemokratischer Ausschreitungen, sondern gleichmäßig auf dem der positiven Förderung des Wohles der Arbeiter zu suchen sein werde ..."

Mißstände eintrat. Neben RODBERTUS[1], HUBER[2] und WICHERN[3], die zu Beginn der zweiten Hälfte des vorigen Jahrhunderts auf die ungünstigen Verhältnisse der Arbeiterschaft hingewiesen hatten, beeindruckten besonders die sozialpolitischen Arbeiten von BÜCHER[4], BRENTANO[5] u. a. nicht ohne Erfolg die öffentliche Meinung. Diese Beeinflussung von seiten der Wissenschaft, Presse und Öffentlichkeit mußte sich auf die Dauer als Druckmittel auch in der Politik fühlbar machen. Abgesehen von der aus wirtschaftlichen Ursachen veranlaßten Dringlichkeit, die Krankenversicherung auszubauen, und abgesehen von der Tatsache, daß die etwas summarische Regelung der Krankenversicherung in Titel VIII der Gewerbeordnung des Norddeutschen Bundes nur ein ausgesprochenes Provisorium darstellen sollte, (vgl. Resolution LASKER[6]) ist es zweifellos diesen Faktoren mit zuzuschreiben, wenn ein grundsätzliches Eingreifen des Staates in die Fortentwicklung der Krankenversicherung auf die Dauer nicht ausbleiben konnte. Die prinzipielle Gegnerschaft zwischen den Verfechtern eines möglichst weitgespannten patriarchalisch-konservativen Staatssozialismus in Fragen der Krankenversicherung der werktätigen Bevölkerung und den ebenso fanatischen Anhängern eines von staatlichen Bindungen möglichst freien Wirtschaftsliberalismus hatte in der Zwischenzeit an Stärke nicht verloren, so daß bei einem erneuten Aufgreifen dieser Fragen auch mit erneuten heftigen Kämpfen gerechnet werden mußte.

Mit dem Inkrafttreten des Titels VIII der Gewerbeordnung und der in dieser Gesetzbestimmung liegenden Ungewißheit über die künftige Ausgestaltung des Kassenwesens war die Tatkraft der zuständigen Behörden, neue Kassen ins Leben zu rufen, zunächst gelähmt. Selbst bei den, einer mehr oder minder geregelten behördlichen Aufsicht unterstehenden Kassen in den einzelnen Teilen Deutschlands war die weitgehende Verschiedenheit in bezug auf die Anmeldepflicht, die Beteiligung der Arbeitgeber an der Beitragszahlung, den Versicherungszwang und nicht zuletzt die Art und Dauer der Unterstützung nicht dazu angetan, die Unzulänglichkeit des deutschen Kassenwesens zu verbergen.

Trotzdem kommt den Bestimmungen der Gewerbeordnung von 1869/71 der verbündeten Regierungen des Norddeutschen Bundes nach einer anderen Richtung eine besondere Bedeutung zu: Nachdem die selbständigen Gewerbetreibenden nicht mehr verpflichtet sein sollten, einer durch Ortsstatut eingerichteten, mit einer Innung oder einer ähnlichen Institution verbundenen Hilfskasse für selbständige Gewerbetreibende beizutreten, umfaßt die Kassenpflicht nur mehr die

---

[1] RODBERTUS, KARL, Nationalökonom, 1805—1875, Begründer des wissenschaftlichen Sozialismus in Deutschland. 1848 Mitglied der Preußischen Nationalversammlung. Er schrieb u. a. „Zur Beleuchtung der sozialen Frage.“

[2] HUBER, V. A. H., 1800—1869, Verfasser mehrerer konservativ-politischer und sozialer Schriften.

[3] WICHERN, I. H., 1808—1881, Begründer der inneren Mission in Deutschland. 1857—1872 Oberkonsistorialrat und Preußischer Ministerialrat für das Gefängnis- und Armenwesen. Er gründete 1833 das „Rauhe Haus“ in Hamburg, ein Erziehungsinstitut nach modernen pädagogischen Grundsätzen.

[4] BÜCHER, KARL, Nationalökonom, geb. 1847, Universitätsprofessor, Verfasser mehrerer geschichtlicher Arbeiten und des Buches „Entstehung der Volkswirtschaft“.

[5] BRENTANO: Vgl. S. 54 Fußnote 1.

[6] Vgl. S. 55.

reinen Arbeitnehmer. Damit mußte zwangsläufig die soziale Tendenz noch stärker hervortreten und sich die gesetzliche Krankenversicherung zum typischen Beispiel und Vorbild der Sozialversicherung als solcher entwickeln, insbesondere, da die Gewerbeordnung die Erhaltung der vorhandenen Zwangskassen und die Bildung neuer Kassen mit Beitrittspflicht für die im Gemeindebezirk beschäftigten Gehilfen, Gesellen und Fabrikarbeiter vorsah.

Von ebenso großer Bedeutung ist andererseits die Herausnahme der gewerblichen Unternehmer aus dem Kreis der Versicherungspflichtigen für die Entwicklung der in unserem Zusammenhang interessierenden freien Krankenversicherung, deren Grundlage durch § 141, Abs. 2 der Gewerbeordnung in einem, damals noch nicht zu übersehendem Ausmaße gestützt wurde. Den an die Versicherung und ihre Segnungen gewöhnten Gewerbetreibenden mußte es wünschenswert erscheinen, in anderer Form, aber zum gleichen Zweck, einen ähnlichen Zusammenschluß zu finden. Die Einführung der Gewerbeordnung von 1869 gab damit den Unterstützungskassen einen neuen Auftrieb, da durch sie deren selbständige Fortführung als Verein freigestellt wurde.

Bei den vom Reichskanzleramt eingebrachten beiden Gesetzesentwürfen, dem Hilfskassengesetz und dem Gesetz zur Abänderung des VIII. Titels der deutschen Gewerbeordnung war es bei der Vielgestaltigkeit (und damit oft auch Unzulänglichkeit) des deutschen Kassenwesens notwendig, zwei Aufgaben mit Vordringlichkeit herauszustellen: Einmal den Erlaß von Normativbestimmungen als Basis für die Errichtung solcher freien Kassen, die auf Grund der Annahme dieser Normativbestimmungen gewisse Rechte und damit einen ungehinderten Geschäftsbetrieb erwirken konnten, zum anderen, dem stagnierenden Zwangskassensystem mit seinen behördlichen Verfahrensvorschriften eine weitere Verbreitung zu verschaffen. Allerdings sollten auch, landesgesetzlichen Vorschriften genügende, freie Kassen bestehen bleiben, die sich nicht diesen Normativbestimmungen zu unterwerfen brauchten; sie konnten allerdings dann nicht in den Genuß der Vorrechte gelangen, die den, im Gesetzentwurf als „gegenseitige Hilfskassen" bezeichneten, privilegierten freien Kassen zugestanden wurden. Insbesondere ermangelten sie des Vorzugs, daß ihre Mitglieder von der Zugehörigkeit zu einer Zwangskasse befreit blieben. Beide Gesetzesvorlagen gingen trotz der Opposition der Hirsch-Dunckerschen Gewerkvereine nach eingehender Kommissionsberatung mit wenigen Änderungen, nach Annahme durch den Bundesrat, an den Reichstag.

Der Inhalt des Gesetzentwurfs zur Abänderung des VIII. Titels der deutschen Gewerbeordnung behielt, in großen Zügen referiert, das bestehende Zwangskassensystem in seiner bisherigen Form mit den seitherigen Rechten und Pflichten vorläufig bei, bestimmte aber die Anpassung der Pflichten der Arbeitgeber und Arbeitnehmer hinsichtlich der Anmeldung, Beitragszahlung usw., soweit diese Pflichten bei der einzelnen Kasse nicht schon vorher weitergehend waren, an die entsprechenden Vorschriften des neuen Rechts, wie es in den §§ 141—141e des Entwurfs zur Abänderung der Gewerbeordnung vorgezeichnet war. Den Gemeindebehörden, oder, bei ihrem Versagen, den höheren Verwaltungsbehörden wurde das Recht zuerkannt, unter Einhaltung der Normativbestimmungen die Bildung neuer gegenseitiger Hilfskassen anzuordnen, sowie die Organisation und Verwaltung dieser Kassen hinsichtlich der Erfordernisse der Normativbestimmungen zu überwachen. Weiterhin sollten Arbeiter, welche ihre Mitgliedschaft zu einer freien, den Normativbestimmungen des Gesetzes über die gegenseitigen Hilfskassen genügenden Kasse nachwiesen, von der Zugehörigkeit zu der für sie zuständigen Zwangskasse rechtsgültig befreit bleiben.

Erwartungsgemäß setzten die Kämpfe der Opposition gegen das Zwangskassensystem sofort mit voller Schärfe ein. Neben den schon bekannten politischen Einwendungen wurde nicht verabsäumt, auch auf die ethischen Nachteile hinzuweisen, die der Versicherungszwang notwendigerweise auf die sittliche Haltung der Arbeiter ausüben müsse. Im Gegensatz zur freiheitlichen und verantwortungsbewußten Erziehung, sowie der wirtschaftlichen Hebung durch gesunde genossenschaftliche Eigenschöpfungen drücke das Zwangskassensystem die versicherungspflichtigen Massen zu verantwortungsloser Indolenz herab. Trotz dieser zum Teil sicherlich nicht ganz unzutreffenden Einwände wurde die Vorlage mit einigen wesentlichen Abänderungen angenommen und als Gesetz vom 8. April 1876 veröffentlicht. Letzten Endes mag für die Annahme mitbestimmend gewesen sein, daß eine bessere Lösung der Kassenfrage bei der Dringlichkeit der Probleme und unter den vorliegenden Zeitumständen nicht zu finden war: Ein freies, auf leistungsfähiger Kassenbasis durchzuführendes Versicherungswesen mußte schon daran scheitern, daß starke gewerkschaftliche Organisationen fehlten, an die sich solche freie Kassen hätten angliedern können.

Neben kassentechnischen Änderungen gegenüber dem Entwurf bestimmte das endgültige Gesetz an grundsätzlich wichtigen Änderungen, neben der Ausschaltung der Lehrlinge aus der Reihe der Versicherungspflichtigen, daß — ein besonderes Vorrecht — diejenigen freien Kassen, welche bei Erlaß des Gesetzes auf Grund landesbehördlicher Genehmigung im Besitze der Rechte einer juristischen Person sich befanden, ohne Unterwerfung unter die Normativbestimmungen, den gegenseitigen, oder, wie das Gesetz sie bezeichnet, den „eingeschriebenen" Hilfskassen gleichgeachtet werden sollten; damit konnten also ihre Mitglieder die Befreiung von der Zugehörigkeit zu einer Zwangskasse beantragen.

Während sonst, im Grunde genommen, alles beim alten blieb, bestand das grundsätzlich Neue, und damit besonders Wertvolle des neuen Gesetzes darin, daß sich neuzugründende Kassen einheitlich in der Leistung der Unterstützungen, in ihren Rechten und Pflichten, sowie in ihrer Verfassung den Vorschriften des gleichzeitig erlassenen Gesetzes über die eingeschriebenen Hilfskassen anzupassen hatten, das ja mit der Novelle zur Abänderung des VIII. Titels der Gewerbeordnung in einem engen und ergänzenden Zusammenhang stand.

Während die weiteren Bestimmungen der Gewerbeordnung für die Krankenkassen keine eingreifenden Änderungen brachten, regelte das „Gesetz vom 7. April 1876 über die eingeschriebenen Hilfskassen" (RGBl. 1876, S. 134) das Hilfskassenwesen. Aus diesen eingeschriebenen Hilfskassen gehen nicht nur die heutigen Ersatzkassen der RVO im weiteren Sinne hervor, sie bilden ebenso auch eine Wurzel der privaten Krankenversicherung. Da das Hilfskassengesetz nur die Unterstützung von Mitgliedern in *Krankheits*fällen vorsah, ist es damit auch als erste *reichs*rechtliche Regelung der deutschen *Kranken*versicherung anzusehen.

Der wegen seiner Zusammengehörigkeit mit dem Abänderungsgesetz zu dem VIII. Titel der Gewerbeordnung gleichzeitig mit dem letzteren im Reichstag eingebrachte Entwurf eines Gesetzes betr. die gegenseitigen Hilfskassen wurde mit einigen Abschwächungen unter dem 7. April 1876 als „Gesetz über die eingeschriebenen Hilfskassen" verabschiedet. Es bestanden damit für zwei Kassenarten, die Zwangshilfskassen und die freien eingeschriebenen Hilfskassen, gültige Normativbestimmungen, wenngleich die Mannigfaltigkeit der diesen Kategorien zuzurechnenden Kassen damit noch keineswegs normiert oder auch nur eingeschränkt worden wäre. So bestanden damals noch folgende Kassenarten:

1. die *alten*, vor Erlaß des Gesetzes bereits bestehenden *Zwangskassen*,

2. die nach Dafürhalten einer Gemeinde oder eines weiteren Kommunalverbandes mit *Zwangs*befugnissen ausgestatteten und auf Grund eines Ortsstatuts unter behördlicher Mitwirkung errichteten *neuen* Kassen, welche, da sie dem Hilfskassengesetz genügten, als *eingeschriebene Hilfskassen mit Beitrittszwang* bezeichnet wurden,

3. *freie*, aus privater Initiative entstandene *eingeschriebene Hilfskassen ohne Beitrittszwang*,

4. *freie*, von Privatpersonen gegründete *Hilfskassen ohne Beitrittszwang*, die von früher her die Rechte einer juristischen Person besaßen, den Vorschriften des Hilfskassengesetzes sich jedoch nicht zu unterwerfen brauchten.

5. Neben diesen hauptsächlichen vier Kassenarten mit gesicherter Rechtsnatur, existierte nach wie vor eine Vielzahl kleiner freier, von Personen oder Interessenvereinigungen gegründeter Kassen, denen die Rechtsfähigkeit fehlte und die den Inhalt ihrer Statuten, — soweit solche überhaupt vorhanden waren — sowie ihr Beitrags- und Unterstützungswesen nach eigenem Belieben ordnen konnten. Die Zugehörigkeit zu diesen Kassen befreite, wenngleich sonst ihrem Weiterbestehen keine Schwierigkeiten entgegengesetzt wurden, die dem Kassenzwang unterliegenden Mitglieder allerdings nicht von der Zugehörigkeit zur örtlichen Zwangskasse.

Während die Kassen zu 2. und 3. nur Kranken- und Sterbegeld gewähren durften, war es den Kassen zu 1. und 4. erlaubt, auch andere, von früher her in ihrem Statut bestehende Unterstützungsarten verschiedenen Umfangs und mit verschiedener Leistungsdauer in die Versicherung einzubeziehen. Die Zugehörigkeit zu den Kassen nach 3. und 4. befreite von der Zwangszugehörigkeit zu den Kassen zu 1. und 2. Die Umwandlung der alten Zwangskassen endlich, die alle möglichen Versicherungseinrichtungen aufzeigten, in Zwangskassen nach Art der zu 2. erwähnten eingeschriebenen Hilfskassen war erst für einen späteren Zeitpunkt in Aussicht genommen.

Das Hilfskassengesetz kannte nur „eingeschriebene" Hilfskassen, deren Begriffsbestimmung in § 1 des Gesetzes nach zwei Richtungen festgelegt wird[1]. Zum Erfordernis einer eingeschriebenen Hilfskasse gehörte, daß durch sie die gegenseitige Unterstützung der Mitglieder für den Fall der Krankheit bezweckt, und sie außerdem vom Staate als eingeschriebene Hilfskasse zugelassen war (Konzessionssystem).

---

[1] § 1 des Gesetzes über die eingeschriebenen Hilfskassen vom 7. April 1876 bestimmt: „Kassen, welche die gegenseitige Unterstützung ihrer Mitglieder für den Fall der Krankheit bezwecken, erhalten die Rechte einer eingeschriebenen Hilfskasse unter den nachstehend angegebenen Bedingungen."

Eine eingeschriebene Hilfskasse war demnach letztlich unzweifelhaft ein Krankenversicherungsverein und zwar materiell ein Versicherungsverein auf Gegenseitigkeit. Da eine besondere gesetzliche Vorschrift nicht bestand, würden diese Kassen demnach seit dem 12. Mai 1901 ohne weiteres unter das Gesetz über die privaten Versicherungsunternehmungen (RGBl. 1900, S. 139) fallen, welches im 3. Abschnitt (§§ 15—53) die Rechtsverhältnisse der Versicherungsvereine auf Gegenseitigkeit regelt. Auf sie findet jedoch nach § 122 dieses Gesetzes diese Gesetzesbestimmung nicht ohne weiteres Anwendung.

Das Hilfskassengesetz stellte die Kassenzugehörigkeit insoweit in das freie Ermessen des Sozialversicherten, als es die Befreiung vom Zugehörigkeitszwang zu einer Ortskasse durch Zugehörigkeit zu einer der vorgenannten eingeschriebenen Hilfskassen vorsah. Weiterhin machte das Gesetz die zu erlangende Rechtsfähigkeit der Kassen von der Annahme gewisser Normativbestimmungen abhängig. Die neue Fassung der Gewerbeordnung vom 8. April 1876 gab den Ortsgemeinden das Recht, durch Statut die Bildung solcher Hilfskassen, die den Normativbestimmungen genügten, anzuordnen. Allen über 16 Jahren alten Personen, soweit sie Fabrikarbeiter, Gesellen und Gehilfen waren, wurde die Pflicht auferlegt, diesen Kassen beizutreten, sofern sie nicht schon einer anderen „eingeschriebenen" Hilfskasse angehörten und diese, ihre Mitgliedschaft nachweisen konnten[1].

Nach der Einführung des Hilfskassengesetzes nahmen zwar die vorhandenen Kassen an Umfang zu, die erhoffte Vermehrung dieser Einrichtung trat jedoch nicht, oder jedenfalls nur sehr spärlich ein. Selbst die Möglichkeit der Errichtung von Krankenkassen durch Ortsstatut (Gesetz vom 8. April 1876) trieb die Neuerrichtung nicht sichtbar vorwärts. Den geforderten normativen Voraussetzungen war außerdem nur ein verhältnismäßig kleiner Teil der bestehenden Einrichtungen nachgekommen. Im ganzen wurden in Preußen 559 Kassen eingeschrieben, darunter nur 112 Neueinrichtungen; der Rest erstreckte sich auf solche Kassen, die schon früher bestanden hatten und nur, in Auswirkung des Gesetzes, in eingeschriebene Hilfskassen umgewandelt worden waren. Die Zahl der nichteingeschriebenen Hilfskassen betrug aber noch bei der Verkündung des Gesetzes, soweit sie überhaupt erfaßt werden konnten, 5239, eine Zahl, die allerdings nach vier Jahren bereits auf 4342 zurückgegangen war. Neben diesen Hilfskassen waren bis zum „Gesetz betr. die Krankenversicherung der Arbeiter vom 15. Juni 1883" in Preußen erst 278 Zwangskassen durch Ortsstatut im Sinne des Gesetzes vom 8. April 1876 errichtet. Es steht zu vermuten, daß die mangelnde Aktivität der Gemeindeorgane bei der Errichtung von Zwangskassen zum Teil in dem Einfluß von Interessenten begründet war, die aus eigensüchtigen Motiven den Kassenzwang ablehnten, weil er nämlich für sie eine Heranziehung zu Zahlungen bedeutete. Anders verlief die Entwicklung der *freien* eingeschriebenen Hilfskassen, deren Anzahl sich in den folgenden Jahren vermehrte, ohne daß ihre Gesamtmitgliederzahl damit im entferntesten die Zahl der den Zwangskassen angeschlossenen Mitglieder erreicht hätte. Außerdem standen noch Millionen von Arbeitnehmern außerhalb der Krankenversicherung. Noch waren die einzelnen Kassen verhältnismäßig klein und regionär begrenzt; nationale, d. h. über ein ganzes Staats- oder

---

[1] Durch die Schaffung des Reichsgesetzes betr. die Krankenversicherung der Arbeiter vom 15. Juni 1883 (RGBl. 1883, S. 73) wurde diese Bestimmung in § 87 allerdings später wieder aufgehoben.

etwa das Reichsgebiet sich erstreckende Kassen bestanden, soweit man von den in ihrer Mitgliederzahl langsam zunehmenden Hirsch-Dunckerschen Kassen absehen will, kaum. Anfänge eines gewerkschaftlichen Zusammenschlusses der Arbeiter in größeren Verbänden, die ein grundsätzliches Interesse für die Notwendigkeit einer Krankenversicherung und für die Gründung eingeschriebener Verbandshilfskassen hätten wecken können, wurden durch das im Oktober 1878 in Kraft getretene „Gesetz gegen die gemeingefährlichen Bestrebungen der Sozialdemokratie" (kurz Sozialistengesetz genannt), im Keim zerstört: Ein Teil der bestehenden Hilfskassen wurde von der Polizei als politische Vereine erklärt und damit auf dem Verwaltungswege aufgelöst, andere Kassen gaben, um der Beschlagnahme ihres Vermögens zu entgehen, freiwillig ihre Existenz auf und verwandelten sich in einfache Unterstützungsvereine ohne Rechte und Pflichten für die Mitglieder. Selbstredend konnte die in den Arbeiterkreisen in den ersten Zeiten des Sozialistengesetzes eingerissene Unsicherheit keinen Anreiz für die Errichtung neuer freier Kassen aus eigenem Antrieb abgeben.

Die Ermächtigung der Gemeindebehörden und des weiteren Kommunalverbandes zur Errichtung von Zwangshilfskassen war so in ihrer Wirkung vorwiegend theoretisch-steril geblieben; auch die Gründung *freier* eingeschriebener Hilfskassen, entstanden aus der eigenen Tatkraft der Arbeiterschaft, hatte wegen der Indolenz der gewerkschaftlich noch nicht geschulten Massen und der Repressalien des Sozialistengesetzes nicht den anfänglich erhofften Aufschwung genommen. Dessen ungeachtet gebot aber die Dringlichkeit eine durchgreifende Revision der Krankenversicherung, welche ja unabhängig von dem jeweiligen guten Willen der kommunalen Körperschaften und jenseits einseitiger politischer Einflüsse ihre sozialen Aufgaben zu erfüllen hatte.

Trotz der schon bisher die Übersichtlichkeit über das Krankenversicherungswesen verwirrenden Mannigfaltigkeit der Organisationsformen der bestehenden Kassen schaffte inzwischen das Gesetz vom 18. Juli 1881 noch eine weitere Stilart in Gestalt der Innungskrankenkassen. Durch die neuere Gesetzgebung waren die Befugnisse der einst mächtigen Innungen nach und nach soweit zurückgedrängt worden, daß ihnen nach der Gewerbeordnung von 1869 lediglich die Stellung einer Vereinigung selbständiger Gewerbetreibender zur Pflege des Gemeingeistes und überlieferten handwerklichen Brauchtums, sowie zur Aufrechterhaltung der Standesehre verblieb. Aufbauende Aufgaben, die zu einem lebendigen Zusammenschluß der Gewerbetreibenden in den Innungen hätten Veranlassung geben können, blieben ihnen vorerst verschlossen. Erst das genannte Gesetz vom 18. Juli 1881 zur Abänderung der §§ 97 bis 104 der Gewerbeordnung wies ihnen, zur Abstellung dieses offenbaren Übelstandes, gleichzeitig aber wohl auch, um der Agitation zur Wiedererlangung der durch die Gewerbefreiheit verlorengegangenen Innungsprivilegien damit ein grundlegendes Argument zu entziehen, wesentliche Aufgaben und, in deren Verfolgung, auch Rechte zu. Zu solchen Rechten gehörte u. a. nach § 97a, Abs. I, Ziff. 5 auch die Befugnis, Kassen einzurichten, die die Unterstützung der Innungsmitglieder und ihrer Angehörigen, ihrer Gesellen und Lehrlinge bei Krankheit, Tod, Arbeitsunfähigkeit oder sonstiger Bedürftigkeit bezweckten. Ein von der höheren Verwaltungsbehörde zu genehmigendes Nebenstatut hatte als Kassensatzung in seinen Bestimmungen Beiträge und Leistungen zu regeln. Die der Innung angegliederten Kassen waren damit noch keine Zwangskassen im Sinne des § 141 der Gewerbeordnung; sie befreiten demnach nicht ohne weiteres von der Zugehörigkeit einer durch Ortsstatut errichteten Kasse und auch dann nur insoweit, als sie den Vorschriften des Gesetzes über die eingeschriebenen Hilfskassen vom 7. April 1876 genügten. In Erfüllung dieser Voraussetzungen allerdings konnten sie an die Stelle einer Zwangskasse treten; der Geselle konnte sich von ihrer Zugehörigkeit dann nur insofern befreien, als er bereits einer sonstigen eingeschriebenen Hilfskasse angehörte.

Gewiß war die bestehende Vielheit und Unterschiedlichkeit der Kassenarten, sowie ihrer Leistungen, ebenso auch die mangelnde Tatkraft der Gemeindebehörden im Erlaß von Ortsstatuten der Ausbreitung einer zweckentsprechenden und zureichenden Krankenversorgung der Werktätigen hinderlich, aber selbst die Beseitigung dieser Fehler hätte noch nicht ausreichen können, dem fühlbaren qualitativen Mangel dieser Einrichtungen abzuhelfen. Abhilfe schien nur möglich durch einen grundlegenden Neubau des Versicherungswesens auf einer, der Willkür entgegengesetzter Interessen möglichst entzogenen Grundlage.

Eine solche Grundlage konnte nur dadurch geschaffen werden, daß man den Kassenzwang, dessen Einführung zu sehr in das Belieben unterer oder höherer Behörden gestellt war, nunmehr durch den allgemeinen Versicherungszwang ersetzte. Im einzelnen waren dazu zweifellos, neben der Organisation des Anmeldewesens und der Beseitigung einer unbilligen Karenzzeit, die Einführung normierter Mindestleistungen bei allen Kassen, sowie die Verpflichtung aller Kassen auf Gewährung freier ärztlicher Behandlung und Medikation Voraussetzung. Auf der anderen Seite war für eine lückenlose Erfassung auch der aus den freien Hilfskassen ausgeschiedenen oder ausgeschlossenen Arbeitnehmer Sorge zu tragen. Mit der Erfüllung dieser Forderungen mußte jedoch auch der Opposition, welche mit Recht die Unbilligkeiten beim Kassenwechsel gerügt hatte, ein hauptsächliches Argument entzogen sein.

Nachdem im Jahre 1880 der Reichskanzler Fürst Bismarck neben seinen sonstigen Ämtern die Leitung des preußischen Handelsministeriums, dem zur Hauptsache die Bearbeitung und Schaffung sozialpolitischer Gesetze oblag, übernommen hatte, nahm die Fortentwicklung der staatlichen Krankenversicherung, entsprechend dem ausdrücklichen Wunsche Kaiser Wilhelms I.[1], aktivere Formen

---

[1] Die von einem hohen sittlichen Ernst und Verantwortungsbewußtsein getragenen Ausführungen der „Botschaft" des greisen Kaisers vom 17. November 1881 an den, erstmals eine oppositionelle Mehrheit aufweisenden Reichstag, lauteten:

„Schon im Februar dieses Jahres haben Wir Unsere Überzeugung aussprechen lassen, daß die Heilung der sozialen Schäden nicht ausschließlich im Wege der Repression sozialdemokratischer Ausschreitungen, sondern gleichmäßig auf dem der positiven Förderung des Wohles der Arbeiter zu suchen sein werde. Wir halten es für Unsere Kaiserliche Pflicht, dem Reichstage diese Aufgabe von neuem ans Herz zu legen, und würden Wir mit um so größerer Befriedigung auf alle Erfolge, mit denen Gott Unsere Regierung sichtlich gesegnet hat, zurückblicken, wenn es Uns gelänge, dereinst das Bewußtsein mitzunehmen, dem Vaterlande neue und dauernde Bürgschaften seines inneren Friedens und den Hilfsbedürftigen größere Sicherheit und Ergiebigkeit des Beistandes, auf den sie Anspruch haben, zu hinterlassen. In Unseren darauf gerichteten Bestrebungen sind Wir der Zustimmung aller verbündeten Regierungen gewiß und vertrauen auf die Unterstützung des Reichstags ohne Unterschied der Parteistellungen."

In einer zweiten Kaiserlichen Botschaft vom 14. April 1883, in der der Reichstag zur Eile gemahnt wird, werden diese Ausführungen noch unterstrichen. In bezug auf die beschleunigte Schaffung wirksamer Reformen auf sozialpolitischem Gebiet heißt es dort:

„Die dazu erforderliche Zeit ist eine lange für die Empfindungen, mit welcher Wir in Unserem Lebensalter auf die Größe der Aufgaben blicken, welche zu lösen sind, ehe Unsere in der Botschaft vom 17. November 1881 ausgesprochenen Intentionen eine praktische Bestätigung auch nur soweit erhalten, daß sie bei den Beteiligten volles Verständnis und infolgedessen auch volles Vertrauen finden.

Unsere Kaiserlichen Pflichten gebieten Uns aber, kein in unserer Macht stehendes Mittel zu versäumen, um die Besserung der Lage der Arbeiter und den Frieden der Berufsklassen untereinander zu fördern, solange Gott Uns Frist gibt zu wirken."

an. Neben dem Motiv, den durch das Sozialistengesetz in ihrer staatsbürgerlichen Freiheit beschränkten Arbeitermassen ein Kompensationsobjekt in einem ausreichenden staatlichen Gesundheits-, Unfall- und Invalidenschutzgesetz zu geben, spielte auch die Erwägung eine Rolle, daß durch die zur gleichen Zeit erfolgte Abkehr der Gesetzgebung vom Freihandel und ihren Übergang zum Schutzzoll eine Verteuerung des Lebensstandards der Arbeiter zu befürchten war, die sich durch Lohnerhöhungen, in Rücksicht auf die tiefstehende Wirtschaftslage, nicht ohne weiteres ausgleichen ließ[1].

Diesem drängenden Bedürfnis nach einem einheitlichen Versicherungsschutz gegen Krankheits- und Sterbeschäden entsprach das Krankenversicherungsgesetz vom 15. Juni 1883, das eine weitgehende Klärung der in mancher Beziehung verworrenen und unzulänglichen Verhältnisse bringen sollte. Es knüpfte nicht mehr an die Gewerbeordnungen der einzelnen Länder an, sondern entstand in der Form eines eigenen, für das ganze Reich einheitlich geltenden Krankenversicherungsrechts, das nicht nur überlebte Einrichtungen der seitherigen sozialen Krankenversorgung beseitigte, sondern auch ein zweckentsprechender Wegweiser für die weitere Entfaltung der staatlichen Krankenversicherung sein konnte.

Allerdings brachte das Gesetz eine nicht vorhergesehene Nebenwirkung: War bis dahin die Neugründung freier Hilfskassen nur langsam und zögernd erfolgt, so ließ sich, nach Einführung der obligatorischen Zwangsversicherung und der auf ihr sich aufbauenden Errichtung zahlreicher Zwangskassen, feststellen, daß, entgegen der vorherigen Befürchtung einer drohenden übermächtigen und erdrückenden Konkurrenz, die freien Kassen im Gegenteil aus der Vermehrung der Zwangskassen ebenfalls einen unerwarteten Vorteil zogen. Nicht allein die Neuerrichtung von freien, im Anschluß an größere Fachverbände entstandenen Hilfskassen, sondern auch der ungeheure Mitgliederzuwachs bei diesen nahm, insbesondere an industriereichen Orten, derartige Ausmaße an, daß durch ihn sogar vorübergehend die Bestandsfähigkeit der am Orte errichteten Zwangskassen in Frage gestellt war: Die Elite der Arbeiter lehnte es ab, den Zwangskassen oder, ihrer Meinung nach besser gesagt, den „Polizeikassen" beizutreten: die Arbeiter zogen es vor, den freien Hilfskassen in Massen zuzuströmen.

Das Krankenversicherungsgesetz vom 15. Juni 1883 zog sachlich einen deutlichen Trennungsstrich zwischen den sozialen Fürsorgeeinrichtungen der staatlichen Zwangskrankenversicherung und der privaten Krankenversicherung auf der Basis eines freiwillig eingegangenen Versicherungsverhältnisses, wenngleich in der Folgezeit Ausdehnungsbestrebungen in Grenzgebiete (freiwillige Mitgliedschaft bei den Zwangskrankenkassen, Gemeinschaftsversicherung durch Unternehmungen der privaten Krankenversicherung) die klare Linie öfters zu verwischen drohten. Die grundsätzliche Andersartigkeit der beiden Einrichtungen

---

[1] Die bisherige Geschichte der Entwicklung der Krankenhilfe bis zum Erlaß der „Kaiserlichen Botschaft", von der ab sich die Wege der beiden Einrichtungen auch äußerlich deutlich trennen, wird auch von der sozialen Krankenversicherung als die ihre für sich in Anspruch genommen. Soweit daraus die gemeinsame Entstehung aus einer Wurzel und die innere Verbundenheit aus jahrhundertelanger gemeinsamer Entwicklung dokumentiert werden soll, wird man beipflichten können. Ein ausschließliches Reservat auf Grund eines etwa vorherrschenden Anteils, sei es der „privaten", sei es der „sozialen" Komponente dürfte sich auch retrospektiv aus der bisherigen Geschichte für beide Sparten nicht herleiten lassen.

findet aber auch schon in der verschiedenartigen Rechtsnorm (Reichsversicherungsordnung für die Sozialkassen, Versicherungsvertragsgesetz für die freien Versicherungsunternehmungen) ihren Ausdruck. An anderer Stelle soll darauf noch näher eingegangen werden.

Mit dem 1. Dezember 1884 trat das Krankenversicherungsgesetz (KVG) in Kraft, nach welchem der ortsstatutarische Kassenzwang (auf Grund des Gesetzes vom 8. April 1876) aufgehoben wurde. Auf alle vorhandenen Kassen mit Beitrittszwang fanden in Zukunft nur noch die Bestimmungen dieses Krankenversicherungsgesetzes Anwendung.

Nach dem Ergänzungsgesetz vom 1. Juni 1884 (RGBl. 1884, S. 54) konnten als eingeschriebene Hilfskassen nur solche weiter bestehen, die freiwillige Versicherungsverhältnisse eingingen; erfüllten sie die Mindestleistungen der am Orte errichteten gesetzlichen Krankenkassen, so konnte die Mitgliedschaft bei ihnen vom Beitrittszwang zur zuständigen gesetzlichen Krankenkasse entbinden (§ 75 KVG). Die eingeschriebenen Hilfskassen mit Beitrittszwang wurden dagegen in gesetzliche Krankenkassen übergeleitet. In der Novelle vom 10. April 1892 zum KVG (RGBl. 1892, S. 379) erfuhr der oben genannte § 75 der KVG insoweit eine umgestaltende Ergänzung, als eine Bescheinigung darüber eingeführt wurde, daß die genannten Hilfskassen den gesetzlichen Erfordernissen entsprachen. Auf diese Weise ließ sich die Frage der Befreiung am einwandfreiesten übersehen. Weitere Verbesserungen, wie z. B. die Verlängerung der Unterstützungsdauer von 13 auf 26 Wochen, wie sie durch die Vorschriften des Gesetzes vom 25. Mai 1903 (RGBl. 1903, S. 233) eingeführt wurden, sollen hier nicht weiter berücksichtigt werden.

Gründe verschiedenster Art, nicht zuletzt die Errichtung zahlreicher „Schwindelkassen" mit der aus ihnen sich herleitenden empfindlichen Schädigung der Mitglieder, ließen nach und nach die Aufhebung des Hilfskassengesetzes und die zeitgemäße Revision der Versicherungsverhältnisse zweckmäßig erscheinen, insbesondere, da die staatliche Beaufsichtigung nur eine sehr begrenzte und lückenhafte war. Diese Beaufsichtigung erstreckte sich nämlich nur auf die reine und buchstabenmäßige Befolgung der Gesetze. Die Prüfung der Zweckmäßigkeit und der Billigkeit entzog sich aber der behördlichen Aufsicht. Damit waren auch die eingetretenen Mißstände (Übervorteilung der Mitglieder, Zusammenbruch von Kassen infolge schwindelhafter Manöver, auffälliges Mißverhältnis zwischen Beiträgen und Leistungen u. ä.) dem behördlichen Zugriff entzogen. Das Gesetz betr. die Aufhebung des Hilfskassengesetzes vom 20. Dezember 1911 (RGBl. 1911, S. 985) hebt in § 1 das „Gesetz über die eingeschriebenen Hilfskassen" vom 7. April 1876 in der Fassung des Gesetzes vom 1. Juni 1884 auf[1] und unterstellt, unter Umänderung dieser freien Hilfskassen in Krankenversicherungsvereine auf Gegenseitigkeit, diese dem „Reichsgesetz über die privaten Versicherungsunternehmungen" vom 12. Mai 1901 (RGBl. 1901, S. 139) (kurz Versicherungsaufsichtsgesetz [VAG] genannt[2]). Die Sonderstellung der eingeschriebenen freien Hilfskassen war damit

---

[1] § 1 des Gesetzes vom 20. Dezember 1911 lautet:
„Das Gesetz über die eingeschriebenen Hilfskassen (RGBl. 1876, S. 125; 1884, S. 54) wird aufgehoben."

[2] Das „Reichsgesetz über die privaten Versicherungsunternehmungen" vom 12. Mai 1901 (Versicherungs-Aufsichtsgesetz, VAG) trat am 1. Januar 1902 in Kraft. Es stellt grundsätzlich die staatliche Beaufsichtigung der Versicherungsunternehmungen fest, die, bei Beschrän-

beseitigt. Gleichzeitig unterstellte das Gesetz die nichteingeschriebenen Hilfskassen, wie auch die künftig zu errichtenden dem „Gesetz über die privaten Versicherungsunternehmungen". Auf Grund landesrechtlicher Vorschrift errichtete
Hilfskassen konnten auf Anordnung der Landesregierung dem neuen Recht und
damit der Staatsaufsicht ebenfalls unterstellt werden; es darf allerdings nicht
übersehen werden, daß auf Grund des § 1, Abs. 2 des genannten Versicherungsaufsichtsgesetzes[1] sich nach wie vor eine unverhältnismäßige Zahl dieser Kassen
der Beaufsichtigung durch den Staat weiterhin entziehen konnte.

Die Weiterentwicklung der sozialen Krankenversicherung und der Ausbau der
Rechtsnorm reichsgesetzlicher Krankenkassen zu der am 1. Januar 1902 in Kraft
getretenen Reichsversicherungsordnung[2] (RVO) kann in diesem Zusammenhang

---

kung des Geschäftsbetriebs auf das Gebiet eines Landes, in der Regel von den Landesbehörden,
andernfalls durch das Reichsaufsichtsamt für Privatversicherung ausgeübt wird. Die ein-
schneidenden Aufsichtsbefugnisse wurden durch das Gesetz vom 30. März 1931 (RGBl. I,
S. 102) wesentlich verschärft. Der Betrieb eines Versicherungsunternehmens erfolgt durch
Konzession. Die Aufsichtsbehörde entscheidet allein und mit bindender Wirkung auch für
Behörden und Gerichte, ob eine Versicherungsunternehmung aufsichtspflichtig ist. Sie schafft
Garantien zur Sicherung der Ansprüche der Versicherungsnehmer durch Überwachung der
Anlage und Aufbewahrung eines Prämienreservefonds, durch Möglichkeit der Bestellung
eines von ihr zu bestimmenden Prüfers und durch Verbotsmöglichkeit der Beteiligung des
Unternehmens an versicherungsfremden Unternehmungen. Die Aufsichtsbehörde hat Straf-
befugnis gegen Mitglieder des Vorstandes und des Aufsichtsrats. Das Abänderungsgesetz vom
19. Juli 1923 mit Wirkung vom 26. Juli 1923 ermöglichte die Anpassung an die durch die
Nachkriegszeit hervorgerufene Umstellung des Wirtschaftslebens. Das VAG in seinem damaligen
Wortlaut wurde unter dem 6. Juni 1931 (RGBl. Teil I S. 315) unter dem neuen Titel „Gesetz über
die Beaufsichtigung der privaten Versicherungsunternehmungen und Bausparkassen" neu bekannt gemacht. Auf die, durch die neue staatliche Auffassung einer nationalen Wirtschaft bedingten, inzwischen vorgenommenen Abänderungen des VAG, wie sie sich aus dem neuen Aktiengesetz vom 30. Januar 1937 bzw. dessen 2. DurchfVO vom 19. November 1937 und dem Gesetz
zur Änderung des VAG vom 30. Januar 1937 ergeben, soll unten noch kurz eingegangen werden.
Eng verbunden mit ihm ist „das Reichsgesetz über den Versicherungsvertrag" (Versiche-
rungs-Vertragsgesetz, [VVG]) vom 30. Mai 1908, mit Wirkung vom 1. Januar 1910, das insbesondere die Arten der Versicherung (Schadens- oder Personenversicherung) herausstellt und
die Leistungspflicht des Versicherers mit dem Eintritt des Versicherungsfalls festgelegt, unter
der Voraussetzung der Erfüllung gewisser dem Versicherungsnehmer auferlegter Obliegen-
heiten. Der zweite, besondere Teil des Gesetzes beschäftigt sich mit den unterschiedlichen
Arten der Versicherung und gibt dazu Richtlinien und Normen. Unter dem 2. Dezember 1924
erging eine ergänzende Verordnung zur Änderung des VVG. Über beide Gesetze wird an
anderer Stelle noch ausführlich zu sprechen sein.

[1] § 1, Abs. 2 VAG bestimmt: „Nicht als Versicherungsunternehmungen anzusehen sind
Personenvereinigungen, die ihren Mitgliedern, ohne daß diese einen Rechtsanspruch haben,
Unterstützungen gewähren, besonders die Unterstützungseinrichtungen und Unterstützungs-
vereine der Berufsverbände."

[2] Die Reichsversicherungsordnung vom 19. November 1911 steht an Umfang und Bedeutung nicht weit hinter dem BGB zurück. Dem sozialversicherten Volksgenossen ist sie, ganz
im Gegensatz zu ihrer volksnahen Zweckbestimmung, im Grunde fremd geblieben; selbst den
Allgemeinjuristen pflegt die RVO kein vertrautes Wissensgebiet zu sein. Die ursprünglich
einheitlich gute Gliederung des Werks lockerte sich allerdings durch apokryphe Anbauten,
Ausbauten, Einreißungen und Umbauten und ließ so die vielleicht ohnehin schwierige Übersicht oft verloren gehen. In der Neufassung vom 15. Dezember 1924 (RGBl. I, S. 779), die
zahlreiche Änderungen brachte, denen sich inzwischen umfassende weitere anschlossen, so
z. B. durch die Verordnung vom 23. Dezember 1936 (RGBl. I, S. 1128 ff.), enthält das II. Buch
in den §§ 165—356 die Krankenversicherung betreffenden Vorschriften.

bei der Erörterung der Entwicklung der privaten Krankenversicherung außer Ansatz bleiben, soweit nicht die verschiedenen Erweiterungen der Versicherungspflichtgrenze auf die individuelle Krankenversicherung noch von maßgeblichem Einfluß sein mußten.

Die Geschichte der *sozialen* Krankenversicherung zeigt durchgehend von der mittelalterlichen Krankenversorgung bis in die neueste Zeit, bei, wenn auch wechselnden Organisationsformen und wechselnden Arten des Zusammenschlusses und des Versichertenkreises, doch immer unter dem Bestreben der gegenseitigen Hilfe, vor allem das Eintreten des wirtschaftlich Bessergestellten für den Bedürftigen als untrügliches Kriterium auf.

Anders bei der privaten Krankenversicherung, die aus zwei Wurzeln entsprungen ist, die erst in unserer Zeit sich verbanden. Die Gewerbeordnung von 1869/71 schloß die selbständigen Gewerbetreibenden von dem Versicherungszwang aus. Abs. 2 ihres § 140 sah aber bereits die Errichtung neuer Kassen für die gewerblichen Unternehmer vor, denen durch die Genehmigung der höheren Verwaltungsbehörden der rechtliche Charakter einer juristischen Person verliehen werden konnte. Damit bestand auch für die selbständigen Gewerbetreibenden die Möglichkeit eines Zusammenschlusses zur gegenseitigen Unterstützung in Krankheitsfällen, ohne, wie bisher, durch das *Mehr*risiko der minderbemittelten Arbeitnehmer belastet zu sein. Die Vorbedingung zur Errichtung von „Mittelstandskrankenkassen" war damit gegeben. So wies z. B. auch der „7. Deutsche Handwerks- und Gewerbekammertag" 1906 zu Nürnberg auf dem Gebiete der berufsständisch zusammengeschlossenen Unternehmungen auf die Notwendigkeit der Gründung von Selbsthilfeeinrichtungen des Handels und Gewerbes hin; dieser Hinweis führte zu berufsständisch gebundenen Neugründungen oder zur Belebung schon bestehender Einrichtungen (sog. „Handwerkerkassen").

Es wurde in diesem Sinne folgende Entschließung gefaßt:

> „Der 7. Deutsche Handwerks- und Gewerbekammertag erkennt die Wichtigkeit der Kranken- und Unterstützungskassen für den selbständigen Handwerksmeister zur Linderung von Not und Sorgen an. Er empfiehlt den Handwerks- und Gewerbekammern, soweit sie mit der Errichtung derartiger Kassen noch nicht vorgegangen sind und ein Bedürfnis dafür vorliegt, und soweit ihre Existenzfähigkeit voraussichtlich gesichert erscheint, ihre Bildung vorzunehmen."

Auch die nichteingeschriebenen Hilfskassen verloren mit fortschreitendem Ausbau der Sozialversicherung größtenteils ihre unselbständigen Mitglieder, die, abgesehen von den weniger zahlreichen besser bezahlten Angestellten von der gesetzlichen Krankenversicherung erfaßt wurden. Allerdings hatte sich, wie schon oben ausgeführt, die anfängliche Furcht vor der Konkurrenz der reichsgesetzlichen Krankenversicherung für die Hilfskassen nicht in dem befürchteten Maße bewahrheitet. Die Arbeiter, soweit sie es irgend konnten, zogen es vor, besonders unter der HIRSCH-DUNCKERschen Agitation, ihren Hilfskassen treu zu bleiben, bzw. sich neu in sie aufnehmen zu lassen und sich nicht den reichsgesetzlichen „Polizei"krankenkassen anzuschließen, sodaß die Hilfskassen im Anfang eher noch eine Zunahme erfuhren. Auf die Dauer jedoch ließ sich die zielbewußte Entwicklung der Sozialversicherung nicht aufhalten. Die Hilfskassen waren dadurch gezwungen, soweit sie nicht liquidieren mußten, ihren Mitgliederbestand aus anderen Kreisen, vornehmlich denen des Kleinbürgertums zu ergänzen, bei dem allein in Vorkriegszeiten noch der Wunsch nach Unterstützung in Krankheitsfällen bestand oder aber sie wurden zu reinen Zuschußkassen, die den Sozialversicherten, neben den gesetzlichen, noch zusätzliche Leistungen, so insbesondere ein höheres Sterbegeld, auskehrten. Dieser Typ kleinbürgerlicher Unterstützungskrankenkassen hat sich bis heute erhalten, ohne allerdings eine wesentliche Bedeutung erlangt zu haben. Ihrer Anzahl nach sind diese „Versicherungsträger", die sich meist an Vereine, Korporationen oder sonstige lokale Zusammenschlüsse angliedern, bedeutend. Neumanns Jahrbuch[1] führt bereits einige Hundert dieser kleinen Vereine auf, wobei nicht vergessen werden darf, daß in dieser Zahl nur diejenigen enthalten sind, die unter Reichs- bzw. Landsaufsicht stehen; die Zahl derer, die sich mangels Rechtsanspruchs auf Unterstützung jeglicher Aufsicht entziehen, läßt sich nicht zuverlässig schätzen. Aber auch aus diesen, an und für sich bedeutungslosen Kassen, die im modernen Versicherungsleben als echte Versicherungsträger kaum angesprochen werden können, konnte sich ein Unternehmen im Laufe der Zeit zu beachtlichem Ausmaß entwickeln. Es ist dies die älteste Mittelstandskrankenversicherung, die von der „Schutzgemeinschaft für Handel und Gewerbe" zu Leipzig als Gewerbekrankenkasse gegründete und 1904 zum Geschäftsbetrieb zugelassene „Leipziger Fürsorge".

Die private Krankenversicherung ist aber nicht nur durch die *nicht*eingeschriebenen Hilfskassen des 19. Jahrhunderts mit der Entwicklung der Sozialversicherung innig verbunden, auch die eingeschriebenen Hilfskassen, also die späteren Ersatzkrankenkassen haben zur Entwicklung der privaten Krankenversicherung ihr Teil beigetragen.

Die Berufskrankenkassen (Ersatzkassen) hatten den Wunsch, auch den nichtversicherungspflichtigen Mitgliedern der Verbände, an die sie sich anlehnten, Versicherungsschutz zu gewähren. Zwar waren auch die gehobenen Angestellten überwiegend nach der RVO versicherungs*berechtigt* und hatten somit die Möglichkeit, an den Leistungen der sozialen Krankenversicherung teilzunehmen. Der Wunsch aber nach einer Krankenversicherung, die von den unangenehmen Begleiterscheinungen der Sozialversicherung frei war, der Wunsch insbesondere nach einer Krankenversicherung, die die Wahl des zuzuziehenden Arztes in das freie Ermessen des Mitgliedes stellte, trieb zur Schaffung eines freieren Versicherungstarifes neben den RVO-Bedingungen.

Nach den gesetzlichen Bestimmungen konnten die Ersatzkassen aber nur einen festumrissenen Bevölkerungsteil aufnehmen, sodaß sie Versicherungen nach diesem individual-methodischen Tarif nicht auf breiter Basis unternehmen konnten. Das Streben nach einer solchen Geschäftserweiterung, und insbesondere die mit diesem Sondertarif gemachten günstigen Erfahrungen bezweckten, durch Gründung von neuen Tochtergesellschaften, diese Möglichkeiten auch für einen größeren Personenkreis, insbesondere für den selbständigen Mittelstand, zu verwerten. Solche Gedanken führten z. B. nach dem Kriege zur Gründung der „Barmenia" durch die „Barmer Ersatzkasse", oder des „Deutscher Ring Krankenversicherung, VaG" auf den Schultern des „Deutschnationalen Handlungs-

---

[1] Neumanns Jahrbuch der privaten und öffentlich-rechtlichen Versicherungen in Deutschland 1936.

gehilfen-Verbands" (DHV) und seiner Krankenhilfeorganisation, der „Deutschnationalen Krankenkasse". Andere Vereinigungen auf derselben Basis schlossen sich dem Vorgehen der Genannten im Laufe der Zeit an.

Alle diese Neugründungen erhielten sich jedoch einen typischen Wesenszug, das Gegenseitigkeitsprinzip, dessen Wurzel schon in den ältesten Zusammenschlüssen zwecks gegenseitiger Hilfe in Krankheitsfällen begründet ist.

Zum überwiegenden Teil haben daher auch die Träger dieser Versicherungsart die gemeinnützige Organisationsform des „Versicherungsvereins auf Gegenseitigkeit" gewählt.

Die allgemeine Versicherungswirtschaft nahm zunächst in ihrer Entwicklung im 17. und 18. Jahrhundert, wie auch in ihrer weiteren Ausbreitung im 19. Jahrhundert an der Krankenversicherung keinen Anteil, sodaß weder die von den großen Versicherungsunternehmungen gemachten versicherungstechnischen und organisatorischen Erfahrungen der Krankenversicherung als Unterlage dienen konnten, noch fand das reine Erwerbsprinzip bei den Trägern der Krankenversicherung Eingang. Es erklärt sich dies daraus, daß es sowohl an einheitlichen gesetzlichen Vorschriften über Gründung und Geschäftsbetrieb von Krankenversicherungsunternehmungen fehlte, vor allem aber auch aus der für die Krankenversicherung typischen Schadenshäufigkeit und der daraus resultierenden Unberechenbarkeit und Unübersichtlichkeit eines, darüber hinausgehend noch subjektiv beeinflußbaren Risikos, für dessen Übernahme durch das Versicherungsgewerbe beim Vorliegen lukrativerer Sparten wenig Anreiz bestand.

Alle diese Momente wären jedoch auch früher in den Hintergrund getreten, wenn das Bedürfnis nach Versicherungsschutz in Krankheitsfällen auch schon damals in einem erheblichen Ausmaße vorhanden gewesen wäre. In Wirklichkeit wurde aber dieser Bedarf für die Arbeitnehmer durch die Sozialversicherung, für den Kleingewerbetreibenden von den vielen kleinen und kleinsten Hilfskassen gedeckt und war im gehobenen Mittelstand überhaupt nicht oder nur verschwindend vorhanden. Trotz alledem wurde die private Krankenversicherung auch bereits vor dem Kriege, wenn auch in ganz unbedeutendem Umfange, von Versicherungsgesellschaften betrieben, freilich weder in Art noch Umfang der heutigen privaten Krankenversicherung vergleichbar: Entweder bestand sie als Zusatz- oder Ergänzungsversicherung zu den üblichen Leistungen der Sozialversicherung oder aber sie bot das Bild einer reinen Krankentagegeldversicherung ohne Rücksicht auf die entstandene Höhe der Krankheitskosten, bot also das Bild einer reinen Personenversicherung. Eine solche private Krankenversicherung war zu diesem Zeitpunkt stets auch nur das Anhangsgebilde eines anderen bedeutenderen Zweiges, meist der Lebensversicherung. Soweit unter ihrem Einfluß Versuche, das Krankheitsrisiko versicherungstechnisch zu umreißen, unternommen wurden, konnten diese zu keinem verwertbaren Ergebnis führen.

Erst das Jahr 1913 brachte, bezeichnenderweise also erst in diesem späten Entwicklungsstadium, die erste, und bis nach dem Krieg auch einzige Aktiengesellschaft, die ausschließlich private Krankenversicherung betrieb, während sich bisher nur Versicherungsvereine auf Gegenseitigkeit diesem Sonderzweig ausschließlich zugewandt hatten.

## B. Die private Krankenversicherung nach dem Weltkriege und ihre Entwicklung bis zum gegenwärtigen Stand.

Die im Prinzip langsame, stetig-ruhige Weiterentwicklung der privaten Krankenversicherung wurde durch den Weltkrieg unterbrochen, dessen verheerende Folgen das seitherige Bild von Grund auf änderten. Hatte der Feldzug und das durch ihn bedingte Gemeinschaftsleben mit seiner Fürsorge von Amts wegen und seiner obligatorischen Gesundheitsführung den geistigen Boden für die Propagierung des Krankenversicherungsgedankens günstig vorbereitet, so schuf die Inflation die materiellen Voraussetzungen für die außerordentliche Nachkriegsentwicklung. Die Verarmung des Mittelstandes bis zum Existenzminimum und das Schwinden der finanziellen Rücklagen des Einzelnen ließen das Bedürfnis nach einer Krankenversicherung auch in anderen, insbesondere in den früher als „gehobener" Mittelstand bezeichneten Bevölkerungsschichten allgemein und brennend werden. Früher hatten diese Kreise solche Krankheitskosten leicht aus Einkommen oder Vermögensbeständen tragen können, nun aber bedeutete für den früher gutsituierten und jetzt verarmten Bürgerstand selbst eine leichtere Erkrankung eine einschneidende materielle Schädigung, schwerere und anhaltendere Krankheitsfälle konnten für den Einzelnen gegebenenfalls sogar eine wirtschaftliche Katastrophe herbeiführen.

Als die Festigung der Währung im Jahre 1924 auch der privaten Krankenversicherung wieder die Grundlage zum Neuaufbau bot, fand die inzwischen eingetretene geistige und wirtschaftliche Umwertung in der Gründung zahlreicher neuer Versicherungsunternehmungen, darunter mehrerer Aktiengesellschaften, ihren Ausdruck, während gleichzeitig die bisherigen Gesellschaften ihren Geschäftsbereich stark erweitern konnten. Damit trat die individuale Krankenversicherung in ein neues, stürmisches Stadium ihrer Weiterentwicklung, das auch heute noch nicht als vollständig abgeschlossen erachtet werden kann und das sie an die zweite Stelle im deutschen Versicherungswesen treten ließ. Während z. B. die private Krankenversicherung in das Jahr 1924 mit einem Gesamtversichertenbestand von etwa 500 000 bis 600 000 Versicherten eintrat, konnte sie schon zu Beginn des Jahres 1925 einen Gesamtversichertenbestand von über zwei Millionen ausweisen und auch jedes folgende Jahr einen beachtlichen Neuzuwachs buchen. Diese stürmische Entwicklung im Zeitraum weniger Jahre und das Fehlen wegweisender statistischer Erhebungen ließen eine Reihe von Problemen auftauchen, deren endgültige Lösung bis heute noch nicht restlos gelungen ist. Bei dem Bestreben, die Tarife und Bedingungen dem wirklichen Bedarf anzupassen, konnten ja auch nicht ohne weiteres die Erfahrungen der Sozialversicherung zur Verwertung mit herangezogen werden, unterschieden sich doch Methodik und Leistung der beiden Versicherungsarten grundlegend voneinander. Bei dem Zuwachs an teilweise ganz neuen Bevölkerungsgruppen war auch die Verwertung der Erfahrungen der früheren Unterstützungskassen, die nebenbei im Verhältnis zu den Großunternehmungen doch nur Zwergbetriebe waren, also aus diesem Grunde auch gänzlich verschiedene Betriebsmethoden erforderten, nur in sehr geringem Umfange möglich. Die Erfolge der einzelnen Gesellschaften in den ersten Jahren der wiederbefestigten Währung hingen also mehr oder weniger lediglich von der intuitiven Fähigkeit und dem Geschäftsgeist der einzelnen Gesellschaften und ihrer Leiter ab. Grundsätzlich festgehalten wurde jedoch auch weiterhin an der Tendenz, den seitherigen bewährten Versicherungsgedanken nicht durch das Fürsorgeprinzip zu ersetzen.

Der notwendige innere Aufbau dieser Entwicklungsphase, der sich sachlich und organisatorisch in einem Tempo vollzog, das Erinnerungen an die „Gründerzeit" wachrief, wurde unstreitig erschwert durch die Stellung der privaten Krankenversicherung gegenüber dem Träger der Sozialversicherung. Beiderseitige Expansionsbestrebungen, so von seiten der Sozialversicherung die Absicht, durch wesentliche Erweiterung des Kreises der Pflichtversicherten das Bedürfnis nach Versicherung zu befriedigen, bedingten einen Kampf um Grenzgebiete, der wertvolle Energieen band, die voraussichtlich sonst der inneren Organisation hätten zugute kommen können. Diese Ausdehnungsversuche der Sozialversicherungsträger fanden erst im Jahre 1935[1], nachdem schon frühere Bemühungen am Widerstand der Reichsregierung gescheitert waren, ihren Abschluß, als der neue Staat auch auf diesem Arbeitsgebiet eine klare Abgrenzung der Befugnisse und der Aufgabenbereiche herausstellte. Trotz all dieser Schwierigkeiten sind die privaten Krankenversicherungsunternehmungen — mit einer Ausnahme, der „Selbsthilfe" — von Zusammenbrüchen verschont geblieben. Aber selbst aus dem Zusammenbruch dieses Einzelunternehmens konnten andere Versicherungsträger, wenn auch nur im Sinne einer begründeten Warnung, nutzbringende Erfahrungen gewinnen. Das Bestreben der Gesellschaften, sich auf Grund des mathematischen Gesetzes der „großen Zahl" zunächst eine möglichst breite, und damit theoretisch um so tragfähigere Basis zu schaffen, läßt es als selbstverständlich erscheinen, daß darunter die Risikoauslese schwer leiden mußte. Es ist einerseits zu berücksichtigen, daß, insbesondere beim Zustrom neuer Bevölkerungsschichten mit anders gearteten Bedürfnissen und Ansprüchen, nicht nur die statistischen Erfahrungen für die richtige Einschätzung des Versicherungswagnisses fehlten und gleichlaufende Erfahrungen anderer Versicherungsträger nicht oder nur beschränkt zur Verfügung standen; andererseits schien außerdem das Heer der Vermittlungsagenten und Gelegenheitswerber, denen, zum mindesten in der liberalistischen Epoche, ein übergeordnetes Interesse im Sinne einer Gemeinschaftsarbeit in den meisten Fällen abzugehen pflegte, kaum geeignet, eine verständige Risikoeinschränkung zu unterstützen.

In den Jahren 1927 bis 1930 zeigen sich die ersten Anfänge einer Umstellung auf versicherungstechnische Grundlagen, eine Methode, die allerdings erst in der letzten Zeit ihren grundlegenden und umfassenden Ausbau erfuhr. Die damit einhergehende Bereinigung und Konsolidierung der Versichertenbestände stieß besonders bei den Gegenseitigkeitsvereinen, denen wegen freiwilligen Verzichts auf das Kündigungsrecht, nur der Rücktritt vom Vertrag auf Grund eines absichtlichen oder unabsichtlichen Verschweigens gefahrerheblicher Umstände im Aufnahmeantrag übrig blieb, immer wieder auf die Verständnislosigkeit nicht nur des Publikums, sondern auch der Gerichte. Diese machten sich häufig die Auffassung zu eigen, auf seiten des geldstrotzenden anonymen Versicherungsunternehmens sei mangelnder Erfüllungswille gegenüber dem „wirt-

---

[1] 12. Verordnung zum Aufbau der Sozialversicherung vom 24. Dezember 1935.

schaftlich Schwächeren" als ausschlaggebender Faktor anzusprechen. So konnte die Rechtsprechung, wie an anderer Stelle noch gezeigt werden soll, ganz allgemein keine einheitliche Linie finden, eine Tatsache, die im Fehlen einer die Begriffe in der privaten Krankenversicherung eindeutig definierenden Gesetzgebung ihre Erklärung findet.

Dieser Mangel an gesetzlichen Begriffsbestimmungen für grundlegende Begriffe, wie Krankheit, Krankheitsfall, Versicherungsfall, Krankheitsbeginn u. ä., sowie die Uneinheitlichkeit und teilweise Unübersichtlichkeit der Versicherungsbedingungen forderte die öffentliche Kritik heraus, die, aus politischen Motiven und auch von seiten der sich in ihrem Bestande gefährdet fühlenden Sozialversicherung mit Material versorgt, den Kampf durch tendenziöse Veröffentlichungen verschärfte.

Gleichzeitig mit dem Nachlassen des ungehemmten Neuzugangs an Versicherten nach der ersten Entwicklungsphase der „Mitgliedergewinnung um jeden Preis" stieg auch der Prozentsatz der anspruchsberechtigten Versicherten, die nach Ablauf ihrer Wartezeit die Ausgabenseite der Versicherung belasteten. Fehlten, wie oben ausgeführt, die notwendigen Erfahrungen, um die Höhe der zu erwartenden Leistungen richtig abzuschätzen, so wuchs auf der anderen Seite auch die Begehrlichkeit der Versicherten, teilweise mit aktiver oder passiver Unterstützung durch einzelne Ärzte, die der privaten Krankenversicherung nicht freundlich gegenüber standen.

Selbstverständlich spielte auch die zunehmende Überalterung des Versichertenbestandes und die dadurch bedingte vermehrte Anfälligkeit gegenüber Krankheiten bei dem Fehlen eines zahlenmäßig und qualitativ ausgleichenden Nachwuchses an jüngeren Versicherten in den gesündesten Lebensjahren eine nicht zu unterschätzende Rolle. Die natürliche Folge mußte eine schleichende Finanzkrise sein, die nur durch Erhöhung der Prämien auf der einen Seite oder Beschneidung der Leistungen auf der anderen Seite, vielleicht auch durch beides gleichzeitig, bekämpft werden konnte. Gelang dies zwar auch insoweit, als, wie schon erwähnt, mit einer Ausnahme Konkurse vermieden wurden, so konnte dieser Krisenzustand im eigentlichen nur allmählich, vielleicht bis heute noch nicht vollständig und endgültig behoben worden.

Die Schwierigkeit in der Errechnung des Wagnisses der privaten Krankenversicherung liegt darin, daß dieses ja nicht wie in anderen Versicherungssparten nur durch den Eintritt eines objektiven Schadensereignisses bestimmt wird, sondern weit mehr noch vom subjektiven Risiko, insoweit, als die „Krankheitsbereitschaft" des Versicherten eine ausschlaggebende Rolle spielt und auch die Behebung des Schadensfalles, hinsichtlich Intensität und Zweckmäßigkeit der Behandlung, von einem außenstehenden Faktor, dem Arzt, beeinflußt werden kann. Somit erscheint es nicht erstaunlich, daß die bisherigen Versuche, durch grundlegende und zweckmäßige Haushaltsberechnung Einnahmen und Ausgaben in Einklang zu bringen, bisher ein auf längere Dauer übersehbares endgültiges Ergebnis noch nicht zeitigen konnten. Das schließt nicht aus, daß die private Krankenversicherung mit einem gewissen Stolz auf ihre Leistungen, wie sie besonders der Katastrophenwinter 1928/29 von ihr forderte, hinweisen kann.

Bei der starken Zersplitterung der rechtlichen Zuständigkeiten im Versicherungswesen vor 1931 bedeutete es schon einen wesentlichen Fortschritt, daß in der Neufassung des Versicherungsaufsichtsgesetzes vom 6. Juni 1931 die Entscheidung darüber, ob ein Unternehmen aufsichtspflichtig ist, allein den zuständigen Aufsichtsbehörden zugewiesen wurde (§ 2 VAG). Die abweichende Stellungnahme eines Gerichts oder einer anderen Verwaltungsbehörde wurde damit irrelevant. Eine weitergehende Vereinheitlichung der Aufsichtsbehörden konnte sich aber aus diesem Gesetz noch nicht ergeben, dessen Begründung selbst ausführt, mehr als das hier Erreichte „sei kaum durchsetzbar", sodaß noch heute eine Spaltung der Aufsicht in sachlicher und räumlicher Beziehung besteht. *Sachlich* teilt sich die Aufsicht in Aufsichtsbehörden über private Versicherungsunternehmungen und in solche über öffentlich-rechtliche Anstalten, *räumlich* in Reichs- und Landesbehörden, von denen die letzteren diejenigen Unternehmungen beaufsichtigen, deren Geschäftsbetrieb nach Satzung oder Geschäftsplan auf ihr Land beschränkt ist, während die anderen privaten Versicherungsgesellschaften dem Reichsaufsichtsamt für Privatversicherung unterstellt sind. Allerdings können sich, bei Antrag des Landes und Anordnung des Reichswirtschaftsministers, auch landesbeaufsichtigte Unternehmen unter Reichsaufsicht stellen, wie dies z. B. schon früher für die bayrischen und badischen privaten Versicherungsunternehmungen, nicht dagegen für die preußischen geschah (vgl. RGBl. 1925, I, S. 31 und 1934, I, S. 823); der Reichswirtschaftsminister kann seinerseits die Mitwirkung der Landesbehörden bei der Aufsicht anordnen. Nachdem durch den Umbruch die oft empfundene „Zwiespältigkeit" zwischen Reichs- und Landesbehörden durch eine straffe, einheitlich ausgerichtete Führung ersetzt wurde, ist für die Zukunft fraglos mit einer weiteren Vereinheitlichung zu rechnen. In diesem Sinne bezeichnete auch der seinerzeitige Reichswirtschaftsminister Dr. Schacht im Jahre 1935, anläßlich der Amtseinführung des Aufsichtsamtspräsidenten, die Unterstellung der sämtlichen privaten Versicherungsunternehmen unter das Reichsaufsichtsamt als das Ziel der Regierung.

§ 1, Abs. 2 VAG hat zwar den Begriff der aufsichtspflichtigen Unternehmungen auf solche „mit Rechtsanspruch" begrenzt. Rechtsprechung und Praxis der Aufsichtsbehörden haben aber das Vorliegen eines Rechtsanspruchs bei Unterstützungseinrichtungen nicht lediglich davon abhängig gemacht, daß die Satzung einen solchen Rechtsanspruch auch tatsächlich expressis verbis vorsieht. Es wird vielmehr in der Praxis vornehmlich darauf abgestellt, ob dem Leistungsberechtigten nach der Gepflogenheit der Unterstützungseinrichtung *praktisch* ein Anspruch auf Leistung zusteht; damit ist es möglich, daß eine Einrichtung den Charakter einer Versicherungsunternehmung aufweist, damit also aufsichtspflichtig ist, auch, wenn die Satzung rein buchstabengemäß einen Rechtsanspruch ausschließt (vgl. dazu z. B. VA 1933, 178; auch Min.Erl. vom 24. April 1937).

Von einschneidender Bedeutung, auch für die Belange der privaten Krankenversicherung, wurden die Vorschriften des Gesetzes über den Aufbau der Sozialversicherung vom 5. Juli 1934 (RGBl. 1934, I, S. 577) und dessen Ausführungsbestimmungen. Hatte der Kreis der Ersatzkassen durch das Gesetz vom Juli 1927 durch Zulassung neuer Berufskrankenkassen eine Erweiterung erfahren, so verfügte die „Zwölfte Verordnung zum Aufbau der Sozialversicherung" vom 24. Dezember 1935 in § 4, Abs. 1 (RGBl. 1935, I, S. 1537) neben der Forderung einer reinlichen Trennung der Ersatzkassen in Angestellten-Krankenkassen und Arbeiter-Krankenkassen das Ausscheiden der *sozialversicherungsfremden* Mitglieder

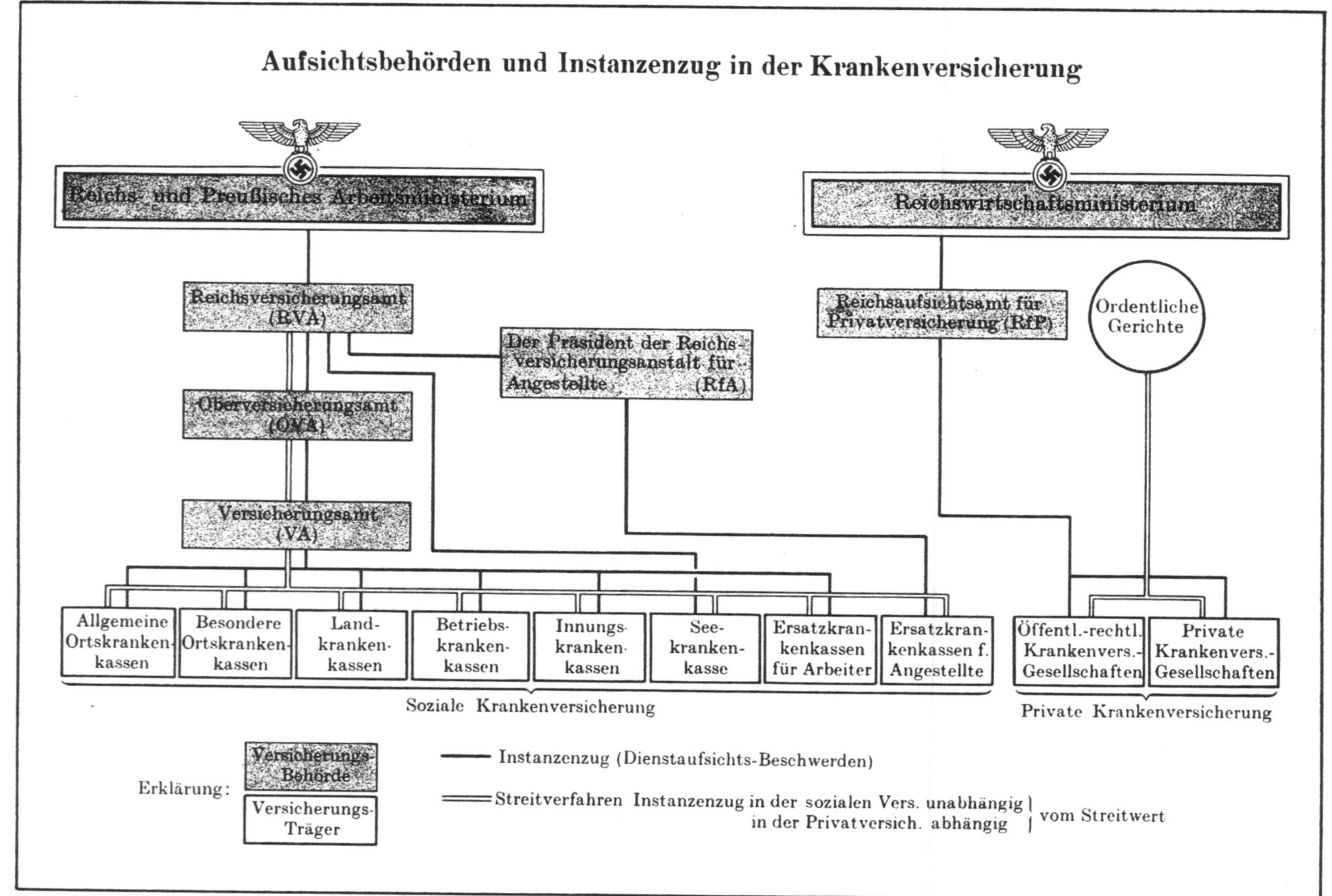

Aufsichtsbehörden und Instanzenzug in der Krankenversicherung
Reichs- und Preußisches Arbeitsministerium
Reichswirtschaftsministerium
Reichsversicherungsamt (RVA)
Der Präsident der Reichsversicherungsanstalt für Angestellte (RfA)
Reichsaufsichtsamt für Privatversicherung (RfP)
Ordentliche Gerichte
Oberversicherungsamt (OVA)
Versicherungsamt (VA)
Allgemeine Ortskrankenkassen
Besondere Ortskrankenkassen
Landkrankenkassen
Betriebskrankenkassen
Innungskrankenkassen
Seekrankenkasse
Ersatzkrankenkassen für Arbeiter
Ersatzkrankenkassen f. Angestellte
Öffentl.-rechtl. Krankenvers.-Gesellschaften
Private Krankenvers.-Gesellschaften
Soziale Krankenversicherung
Private Krankenversicherung
Erklärung:
Versicherungs-Behörde
Versicherungs-Träger
Instanzenzug (Dienstaufsichts-Beschwerden)
Streitverfahren Instanzenzug in der sozialen Vers. unabhängig
in der Privatversich. abhängig
vom Streitwert

aus den Ersatzkassen. Ihr Wunsch nach Krankenversicherung sollte in Zukunft durch das private Versicherungsgewerbe befriedigt werden. Diese Vorschrift führte — soweit nicht einzelne Ersatzkassen grundsätzlich ihre entsprechenden Versicherten an schon bestehende Krankenversicherungsgesellschaften freigaben, zu engen Arbeitsgemeinschaften mit Versicherungsvereinen auf Gegenseitigkeit, so z. B. „Hanseatische Ersatzkasse 1826" mit „Hanseatische Krankenversicherung von 1875 a. G." oder zur Bildung neuer Versicherungsvereine als sog. „Nachfolgevereine", d. h. Neugründungen, die erst kurz vor oder nach dem Inkrafttreten der Zwölften Verordnung von der Ersatzkasse, mit der dann eine Arbeitsgemeinschaft eingegangen wurde, zur Versicherung von Personen gegründet worden waren, die künftig für die Versicherung in einer Ersatzkasse nicht mehr in Betracht kamen, so z. B. „Hanse Krankenschutz, VVaG" als Nachfolgeverein für die „Berufskrankenkassen der Kaufmannsgehilfen" und die „Berufskrankenkasse der weiblichen Angestellten"[1]. Solche Nachfolgevereine wurden für die Zukunft der Aufsicht des Reichsaufsichtsamts für Privatversicherung (RfP) unterstellt. Die in den Ersatzkassen verbliebenen Mitglieder mußten in besonderen Abteilungen, nach Pflicht- und Mehrleistung getrennt, geführt werden. Gleichzeitig verfügte das Gesetz die Ausgliederung der Ersatzkassen der Krankenversicherung aus dem Zuständigkeitsbereich des Reichsaufsichtsamts für Privatversicherung, dem sie ja bisher als Versicherungsvereine auf Gegenseitigkeit unterstanden hatten. Die reinen Ersatzkassen wurden durch diese Verordnung Träger der reichsgesetzlichen Sozialversicherung und damit der Aufsicht und Rechtsprechung der Sozialversicherungsbehörden unterstellt.

Die „Fünfzehnte Verordnung zum Aufbau der Sozialversicherung" vom 1. April 1937 (RGBl. 1937, I, S. 439) stellte weiterhin fest, daß, nachdem den Ersatzkassen die Eigenschaft einer Körperschaft des öffentlichen Rechts zuerkannt worden war, sich auch eine verwaltungsmäßige Verbindung mit privaten Versicherungsgesellschaften grundsätzlich nicht mehr verträgt. Dies bedeutete auch für die Nachfolgevereine grundsätzliche Lösung der Verwaltungsgemeinschaft oder anderer Verbindungen mit einer Ersatzkasse zu einem kurzfristigen Termin, wobei jedoch die Möglichkeit offen blieb, den Übergang, den sachlichen Bedürfnissen entsprechend, für einen angemessenen, jedoch nicht zu langen Zeitraum zu verlängern. Diese grundsätzliche Trennung bewirkte als Folge ebenfalls eine reinliche Scheidung im Instanzenzug für Dienstaufsicht, Beschwerde- und Streitverfahren, wie das Schema auf S. 76 im einzelnen aufzeigt.

Für das deutsche Privatversicherungsrecht bedeutete das Jahr 1937 einen fast ebenso einschneidenden Abschnitt, wie das Jahr 1931: hatte jenes die Neufassung des VAG gebracht, brachte 1937 das „Gesetz zur Änderung des VAG" vom 5. März 1937 (RGBl. 1937, I, S. 269), sowie das neue Aktiengesetz vom 30. Januar 1937 (RGBl. 1937, I, S. 107), dessen zweite Durchführungsverordnung vom 19. November 1937 (veröffentlicht im RGBl. unter dem 29. November 1937

---

[1] Hier liegt der einzigartige Fall vor, daß zwei verschiedene Ersatzkassen eine gemeinschaftliche Aufnahmeorganisation für die Weiterversicherung ihrer ausscheidenden, nicht mehr versicherungsberechtigten Mitglieder schaffen. Obwohl zwischen den beiden Gründerkassen eine enge Arbeitsgemeinschaft besteht, müssen sie doch als verschiedene bezeichnet werden, da ihre Arbeitsgemeinschaft juristisch nicht als Rechtsperson anzusprechen ist.

mit Wirkung vom 30. November 1937), sich insbesondere mit den Versicherungs-unternehmungen befaßt.

Man muß sich erinnern, daß es für den VVaG bis zum 1. Januar 1902, dem Zeitpunkt, an dem die Neufassung des VAG vom 12. Mai 1901 in Kraft trat, in Deutschland kaum eine bindende gesetzliche Vorschrift, sondern nur von Recht-sprechung und Wissenschaft aufgestellte Grundsätze gab. Erst das genannte Gesetz schuf einheitliche Rechtsgrundlagen für die private Gegenseitigkeitsver-sicherung und schuf gleichzeitig den Unterschied zwischen dem großen und dem kleineren VVaG. Der große VVaG tritt im geschäftlichen Leben gemeinhin wie eine Handelsgesellschaft auf, ein Grund, warum viele Vorschriften des HGB auf ihn übertragen wurden, obwohl er keine Erwerbsgesellschaft (man denke z. B. an charitative Einrichtungen) und deshalb im Gegensatz zur A.-G. auch kein Vollkaufmann ist (§ 16 VAG). Der kleinere Verein dagegen wendet sich nicht an die große Öffentlichkeit, da er „bestimmungsgemäß einen sachlich, örtlich oder dem Personenkreis nach engbegrenzten Wirkungskreis" (§ 53 VAG) hat. Er untersteht daher nicht dem Handels- und Aktienrecht, sondern unter Befreiung von manchen Vorschriften des VAG dem bürgerlichen und Genossenschaftsrecht. Die Entscheidung, ob ein VVaG „kleinerer" Verein im Sinne des VAG ist, obliegt ausschließlich der Aufsichtsbehörde (§ 53, Abs. 4 VAG).

Die 2. DurchfVO vom 19. November 1937 zum Aktiengesetz vom 30. Januar 1937 (RGBl. 1937, I, S. 107) bringt nunmehr eine grundsätzliche Scheidung zwi-schen großem und kleinerem VVaG durch Angleichung des Rechts des großen VVaG an das Aktiengesetz. Außerdem gleicht sie einige auch für die Versiche-rungs-A.-G. geltende Vorschriften des VAG dem neuen Aktienrecht an.

Diese, wie gesagt, nur auf den großen VVaG anwendbaren aktienrechtlichen Vorschriften interessieren den Arzt vor allem durch die Bestimmungen über die Organe der Versicherungsgesellschaft. Als das VAG diese auf den VVaG über-trug, sanktionierte es damit nur einen Zustand, der sich im Rechts- und Wirt-schaftsleben praktisch schon längere Zeit herausgebildet hatte: Die großen VVaG hatten sich überwiegend eine Organisation zugelegt, die sich mehr und mehr der Verfassung der A.-G. anpaßte und in ihren Satzungen nach dem Vorbilde der A.-G. drei Organe geschaffen, deren Zuständigkeit, soweit als möglich, nach dem Vor-bild der A.-G., zugeschnitten war, nämlich den Vorstand, den Aufsichtsrat und die Mitgliederversammlung bzw. Mitgliedervertretung als oberstes Organ. Des-halb sind auch diese für beide Arten der juristischen Organisation gleichartigen Einrichtungen der Ausgangspunkt für Betrachtungen zu der Frage, wie sich das neue Aktiengesetz vom 30. Januar 1937 auf den VVaG auswirken wird. Sie sind auch für den Arzt und seine Einstellung zur privaten Krankenversicherung nicht uninteressant, schon insofern, als das neue Gesetz auch dem Nichtfachmann rein und anschaulich die Verarbeitung nationalsozialistischen Gedankengutes in wirt-schaftlichen Vorschriften widerspiegelt. Neben der Ausschaltung der Anonymität ist vor allem, dem Führerprinzip folgend, im Recht der Gesellschaftsorgane (von der Erörterung kaufmännischer, finanz- und verwaltungstechnischer Änderungen wird, da dem Arzt fernliegend, abgesehen), eine grundlegende Verschiebung in den Machtverhältnissen zwischen Vorstand, Aufsichtsrat und Hauptversammlung eingetreten, in der Erwägung, daß die Mitglieder der Hauptversammlung meist nicht den genügenden Einblick in den umfangreichen Geschäftsbetrieb ihrer Gesellschaft haben können. Auf Einzelheiten des Gesetzes soll in diesem Zusammenhang, da später deren Besprechung erforderlich sein wird, nicht eingegangen werden.

Die Notwendigkeit der Wahrung eigener Interessen in diesen Entwicklungs- und Kampfzeiten, der Wunsch, durch Austausch von Erfahrungen sich gegenseitig zu helfen und sich in der gemeinsamen Lösung anfallender Probleme zu unterstützen, führte schon bald zu Zusammenschlüssen, Interessengemeinschaften und Verbänden. Die freiarbeitenden unabhängigen Unternehmungen, deren Gründung mit wenigen Ausnahmen erst in die Jahre nach 1924 fällt, und die sämtlichen Aktiengesellschaften schlossen sich am 3. Februar 1926 zu dem ,,Verband privater Krankenversicherungsunternehmungen Deutschlands (Sitz Leipzig)'' zusammen[1], der durch den großen Umfang seiner Mitgliedsgesellschaften und die Art seiner Aufgabenstellung nach außen stärker in Erscheinung trat, als die schon früher (1906) unter der Führung der Handwerker- und Gewerbekammern errichteten Institutionen auf Gegenseitigkeit, die sich zunächst als Versicherungsanstalten des deutschen Handwerks und Gewerbes im Jahre 1914 (als ,,Dresdner Verband'') organisiert hatten und im Jahre 1924 sich als ,,Verband der Versicherungsanstalten für selbständige Handwerker und Gewerbetreibende Deutschlands e. V.'' mit hauptamtlicher Geschäftsführung zusammenschlossen. Außer diesen beiden genannten Interessenverbänden gingen ebenso die Krankenversicherungsunternehmungen der Beamten und der Landwirte Bindungen zu Arbeitsgemeinschaften ein.

Diesen Interessengemeinschaften, von deren Aufbau und Aufgabenbereich noch in anderem Zusammenhang die Rede sein wird, standen die öffentlich-rechtlichen Körperschaften, soweit sie Krankenversicherung betrieben, im ,,Verband öffentlicher Lebensversicherungsanstalten in Deutschland, gemeinnützige Körperschaft des öffentlichen Rechts'' gegenüber, während die Vertretung der kaufmännischen Ersatzkassen der RVO, von denen einige größere z. T. nach individualmethodischem Tarif arbeiteten, im ,,Verband kaufmännischer Berufskrankenkassen (Ersatzkassen)''[2] organisiert waren.

Der Vollständigkeit halber sei noch der ,,Verband freier Krankenkassen e. V. (Sitz Berlin)'' erwähnt. Er zählte einen Bruchteil, nämlich rund ein Viertelhundert aus der Vielheit der kleinen, sämtlich personell oder örtlich stark beschränkten Versicherungsunternehmungen zu seinen Mitgliedern.

Im Jahre 1928 kam es auf Veranlassung des Leipziger Verbandes zu einer losen Arbeitsgemeinschaft mit dem ,,Verband der Versicherungsanstalten der Handwerker und Gewerbetreibenden'' und dem ,,Verband öffentlicher Lebensversicherungsanstalten'', die zweifelsohne eine nicht unwesentliche Stärkung der Front der Individual-Krankenversicherer den Vertretern der Sozialversicherung gegenüber bedeutete.

Daß diese Zusammenschlüsse für die Belange ihrer Mitglieder wichtige Auf-

---

[1] Mit Ausnahme des eng an den DHV angegliederten ,,Deutschen Rings'', der erst am 27. April 1927 dem Verband beitrat.

[2] Durch Angliederung anderweitiger, d. h. nicht rein kaufmännischer Berufskrankenkassen (wie die der Techniker, Werkmeister, sowie die der Behörden- und Büroangestellten) wurde der ,,Verband kaufmännischer Berufskrankenkassen'' (V.k.B) vor einiger Zeit erweitert zum ,,Verband der Angestellten-Krankenkassen'' (V.d.A.K.).

gaben zu erfüllen hatten, zeigt sich aus der Tatsache, daß sie anläßlich der Erhöhung der Versicherungsgrenze für Angestellte mit den Verwaltungs- und Sozialversicherungsbehörden zur Wahrung ihres Lebensraumes in Verbindung traten und auch sonst, z. B. bei der Errichtung der Seekrankenkasse ihre Stellungnahme dem Reichsaufsichtsamt unterbreiteten.

Die vier hauptsächlichen Verbände, nämlich der „Verband privater Krankenversicherungsunternehmungen Deutschlands e. V., Leipzig", „Verband der Versicherungsanstalten für Handwerk, Handel und Gewerbe e. V., Berlin", „Verband deutscher Beamtenkrankenkassen, Koblenz/Rh.", „Reichsverband bäuerlicher Krankenkassen Deutschlands, Frankfurt/M.", dazu der inzwischen wieder ausgeschiedene „Nationale Reichsverband deutscher Privat-Krankenversicherungsvereine a. G., Berlin" traten im November 1934 zusammen, um zur Behebung der seitherigen Zersplitterung und zugunsten einer größeren Stoßkraft im Wege freier Übereinkunft einen Einheitsverband zu gründen. Nach Errichtung dieses, des heutigen „Reichsverband der privaten Krankenversicherung e. V.", betrachteten die Gründer ihre Aufgabe als erledigt und gaben, indem sie sich auflösten, ihr Eigenleben zum Nutzen eines größeren Ganzen auf. Mit der Errichtung dieses Spitzenverbandes fand eine Periode freiwilliger Bindung und interessengebundener Kartellbildung ihren vorläufigen Abschluß, um sich, im Rahmen ihrer Aufgaben, in das große Aufbauwerk des geeinten deutschen Volkes einzureihen.

# IV. Aufbau und heutiger Stand der privaten Krankenversicherung.

Selbst unter Berücksichtigung der Tatsache, daß die private Krankenversicherung, die heute in der Fachgruppe 790 [1] (vergleichsweise 1937: 683; 1936: 515; 1935: 457) Krankenversicherungsgesellschaften des Altreichs umfaßt mit 8,06 (1937: 7,4; 1936: 6,7; 1935: 5,89) Millionen Versicherten und einem jährlichen Beitragsaufkommen von 344,57 (1936: 281,19; 1935: 245,1) Millionen RM bei einer Versicherungsleistung von 254,84 (1936: 206,4; 1935: 184,0) Millionen RM, schon zur Zeit des Umbruchs einen volkswirtschaftlich bedeutenden Faktor darstellte, ist es einleuchtend, daß ein autoritär regierter Staat sich zur Erfüllung seiner Aufgaben nicht eines freiwillig organisierten privatwirtschaftlichen Interessenverbandes bedienen konnte, wie dies der „Reichsverband der privaten Krankenversicherung" war, dessen Beschlüsse für die Mitgliedsgesellschaften nur fakultative Wirkung, d. h. keinen zwingenden Charakter haben konnten.

Die Voraussetzung zur Schaffung einer autoritären und damit der Staatsführung auch verantwortlichen Spitzenorganisation und Standesvertretung bot das „Gesetz zur Vorbereitung des organischen Aufbaues der deutschen Wirtschaft" vom 27. Februar 1934 (RGBl. 1934, I, S. 185). Die Folge dieses Gesetzes war die Errichtung der Reichsgruppe XI „Versicherungen", die sich in die beiden Wirtschaftsgruppen „Öffentlich-rechtliche Versicherung" und „Privatversicherung" gliedert. Entsprechend ihrer fachlichen Gliederung teilt sich die Krankenversicherung in zwei Fachgruppen, in die „Öffentlich-rechtliche Krankenversicherung" und die „Private Krankenversicherung". Um eine möglichst einheitliche Leitung dieser beiden Fachgruppen zu gewährleisten, wurde für beide ein gemeinsamer Leiter bestellt, der satzungsgemäß gleichzeitig auch Vorsitzender des bisher nicht aufgelösten „Reichsverbandes der privaten Krankenversicherung" sein muß. Über die Einordnung der Fachgruppe in den ständischen Aufbau der deutschen Wirtschaft mag am eindrucksvollsten das Schema auf S. 82 unterrichten.

Die Abgrenzung des Tätigkeitsbereichs, die besondere Aufgabenstellung für den Fachgruppenleiter und damit eigentlich erst die Arbeitsfähigkeit der Fach-

---

[1] In diesen und den folgenden Zahlen nach dem Stand vom 31. Dezember 1938 sind die der öffentlich-rechtlichen Versicherungsunternehmungen nicht enthalten, bei deren Hinzunahme die Zahl der Versicherten mit rund 10,2 Millionen und einem Beitragsaufkommen von rund 410 Millionen RM angesetzt werden kann. Die wiedergegebenen Zahlen umfassen jedoch auch die Leistungen und Beitragseinnahmen der von der Fachgruppe im Laufe des Jahres 1938 neuerfaßten 107 kleinsten Vereinigungen. Hinzu kommen ferner noch vier Unternehmungen der Ostmark mit annähernd 5 193 000 RM jährlichen Beitragsaufkommen. Zwei von diesen sind inzwischen mit Gesellschaften des Altreichs verschmolzen worden.

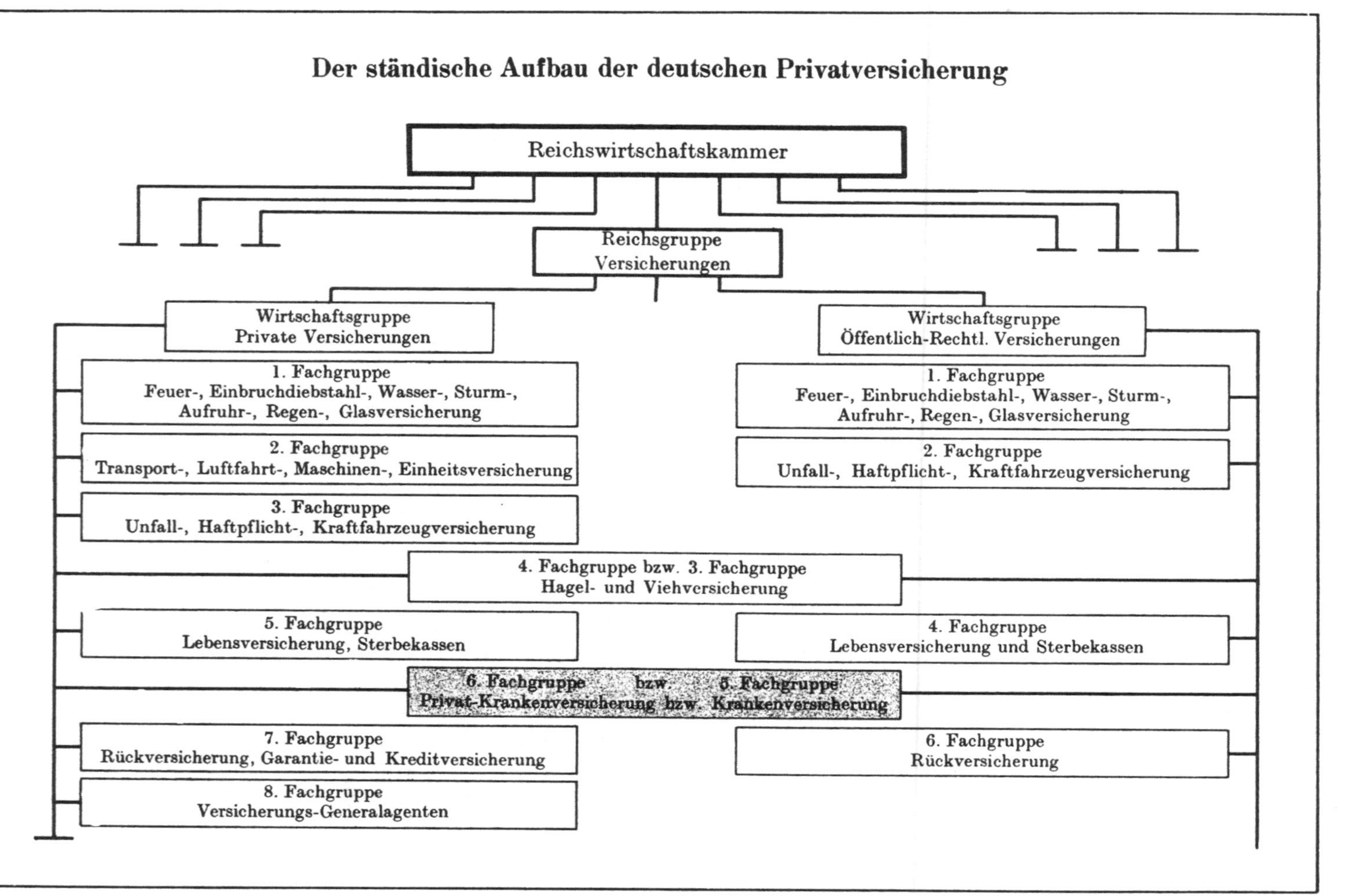

Der ständische Aufbau der deutschen Privatversicherung
Reichswirtschaftskammer
Reichsgruppe Versicherungen
Wirtschaftsgruppe Private Versicherungen
Wirtschaftsgruppe Öffentlich-Rechtl. Versicherungen
1. Fachgruppe Feuer-, Einbruchdiebstahl-, Wasser-, Sturm-, Aufruhr-, Regen-, Glasversicherung
2. Fachgruppe Transport-, Luftfahrt-, Maschinen-, Einheitsversicherung
3. Fachgruppe Unfall-, Haftpflicht-, Kraftfahrzeugversicherung
1. Fachgruppe Feuer-, Einbruchdiebstahl-, Wasser-, Sturm-, Aufruhr-, Regen-, Glasversicherung
2. Fachgruppe Unfall-, Haftpflicht-, Kraftfahrzeugversicherung
4. Fachgruppe bzw. 3. Fachgruppe Hagel- und Viehversicherung
5. Fachgruppe Lebensversicherung, Sterbekassen
4. Fachgruppe Lebensversicherung und Sterbekassen
6. Fachgruppe bzw. 5. Fachgruppe Privat-Krankenversicherung bzw. Krankenversicherung
7. Fachgruppe Rückversicherung, Garantie- und Kreditversicherung
6. Fachgruppe Rückversicherung
8. Fachgruppe Versicherungs-Generalagenten

gruppe, wurde durch die „Erste Durchführungsverordnung zum Gesetz zur Vorbereitung des organischen Aufbaues der deutschen Wirtschaft" vom 27. November 1934 (RGBl. 1934, I, S. 1194) geklärt. Neben der Beratung, Betreuung und Unterrichtung ihrer Mitglieder über die fachlichen Fragen wirtschaftlicher, juristischer und statistischer Art, der Förderung des Versicherungsgedankens (auch durch Aufklärung der Volksgemeinschaft über Beruf, Aufgaben und Bedeutung der privaten Krankenversicherung unter Berücksichtigung der Belange des Gemeinwohles und der Gesamtwirtschaft), obliegt ihr vor allem die fachliche Unterstützung der Behörden und die Heranbildung und Erziehung des versicherungsgewerblichen Nachwuchses.

Die Frage der Existenzberechtigung des seitherigen „Reichsverbandes" nach dem erfolgten Einbau der privaten Krankenversicherung in die ständische deutsche Wirtschaft ist umstritten[1], da die Krankenversicherungsunternehmungen politisch und nach außen hin durch die Fachgruppe vertreten werden. Bis zur grundsätzlichen Klärung dieser Fragen ist bisher dem Verband im Innenverhältnis die Bearbeitung technischer Sonderaufgaben zugewiesen.

Daß auch heute brennende Gegenwartsprobleme von großer Tragweite im Vordergrunde des Interesses der privaten Krankenversicherung stehen, von denen ich nur einige herausgreife, wie die Mitarbeit an übergeordneten Gemeinschaftsaufgaben, vor allem der Schadensverhütung und den bevölkerungspolitischen Zielen der Reichsregierung, das Verhältnis zur Ärzteschaft, die Eindämmung des subjektiven Risikos, die Frage der Prämienrückgewähr bei Nichtinanspruchnahme der Versicherung oder auch die gerechte Tarifgestaltung im allgemeinen, ist für den Kenner ohne weiteres einleuchtend. Die angedeuteten Probleme sollen an anderer Stelle näher besprochen werden.

Es würde ein Unterlassen bedeuten, das Bild des geschichtlichen Werdegangs der deutschen privaten Krankenversicherung nicht durch eine kurze Schilderung des jetzigen Standes einer Organisation abzurunden, deren enorme volkswirtschaftliche ·Bedeutung kaum ernstlich bestritten werden kann.

Die geschichtliche Entwicklung zeigte, wie die private Krankenversicherung sich einerseits aus den genossenschaftlichen Krankenkassen entwickelte, wie aber andererseits, von dieser Entwicklung vollständig getrennt, diese Versicherungssparte bereits vor dem Krieg auch durch Aktiengesellschaften (seit 1913) betrieben wurde. Beide Unternehmungsformen sind auch heute in der modernen privaten Krankenversicherung vertreten, allerdings ist die genossenschaftliche Vereinigung im „Kleineren Versicherungsverein auf Gegenseitigkeit", der, wie seine mittelalterlichen Vorläufer, ausschließlich seine Mitglieder versichert, die weitaus vorherrschende Form, sodaß dort die Gesamtheit der Versicherungsnehmer, allerdings nicht nach juristischen Begriffsbestimmungen, im Prinzip gleichzeitig den Versicherungsträger darstellt. Von den in der Fachgruppe zusammengeschlossenen 790 (515)[2] Versicherungsunternehmungen des Altreichs haben, nach dem Stand vom 31. Dezember 1938, sich 782 (506) die Form des Gegenseitigkeits-

---

[1] BRASS: „Haben Standesorganisationen und Verbände noch eine Existenzberechtigung?" Vortrag im Vers.wiss.Verein, Hamburg, im Mai 1937. Ref. Neumann's Z.Vers.Wes. 1937, Nr. 22 vom 26. Mai 1937; DVZ 1937/11 vom 5. Juni 1937.

[2] Die eingeklammerten Zahlen beziehen sich auf den Stand vom 31. Dezember 1936.

vereins erhalten, denen im ganzen nur 8 (9) Aktiengesellschaften gegenüberstehen. Bei den großen Gesellschaften (wozu hier nur solche mit über 1 Million RM jährlichen Beitragsaufkommens gezählt werden sollen), stehen 40 (31) Gegenseitigkeitsvereine neben 6 (7) Aktiengesellschaften. Außer in diesen privatrechtlichen Unternehmungen wird Krankenversicherung als Nebensparte noch in 8 (7) öffentlich-rechtlichen Versicherungsanstalten, also Körperschaften des öffentlichen Rechts betrieben, (davon 3 mit einem Beitragsaufkommen von über 1 Million RM); ferner sind den schon genannten Krankenversicherungsunternehmungen noch 34 Wohlfahrtseinrichtungen der Deutschen Reichsbahn und der Deutschen Reichspost zuzuzählen, die den angeschlossenen Beamten Krankenversicherungsschutz nach den Methoden der privaten Krankenversicherung vermitteln. Die übrigen mehr oder minder unbedeutenden kleineren Versicherungsunternehmungen entsprechen in ihrer Organisationsform dem „kleineren Versicherungsverein auf Gegenseitigkeit", also einer Form, wie sie schon für die Rechtsnachfolger der alten Hilfskassen obligatorisch war.

Von dem Beitragsaufkommen in Höhe von rund 344,6 (281,2) Millionen RM der mit rund 8,1 (6,7) Millionen [1] in den 790 (515) Gesellschaften der Fachgruppe, „Private Krankenversicherung" im Altreich[2], der zweitgrößten Sparte des deutschen Versicherungswesens, versicherten Personen entfallen rund 254,8 (206,5) Millionen RM auf Versicherungsleistungen (Stand vom 31. Dezember 1938). Von diesen rund 254,8 (206,4) Millionen RM Versicherungsleistungen entfällt der Hauptteil mit über 105,3 (88) Millionen RM auf die Kosten der ärztlichen Behandlung. In weitem Abstand folgt der Betrag für Krankenhauskosten mit 35,6 (27,2) Millionen RM, der annähernd durch den Leistungsbetrag für Zahnbehandlungen und Zahnersatz mit 27,2 (23,7) Millionen RM und den Posten für Arzneivergütung mit 27,1 (21,7) Millionen RM erreicht wird. Zu diesen Beträgen gesellen sich noch 8,6 (7,4) Millionen RM für Sterbegeld und 8,8 (5,7) Millionen RM für Wochen- und Geburtshilfe. An Krankengeld, das von einzelnen Gesellschaften der privaten Krankenversicherung gewährt wird, kommen über 18,6 (12) Millionen RM zur Auszahlung, der Rest der Ausgabenbeträge mit etwa 23,6 (20,5) Millionen RM entfällt auf sonstige Leistungen einschließlich der Heilmittel. Aus dieser Zahlengegenüberstellung erhellt eindeutig, wie nicht nur die private Krankenversicherung vom Arzt und seiner Leistung abhängig ist, sondern ergibt sich ebenso die innige wirtschaftliche Interessenverbundenheit des in der freien Praxis stehenden Arztes mit den Gesellschaften der privaten Krankenversicherung.

---

[1] Die eingeklammerten Zahlen weisen den Vergleichsstand vom 31. Dezember 1936 aus.

[2] Unter Berücksichtigung der privaten Krankenversicherungsunternehmungen der Ostmark wird man mit einem Bestand von rund 8,32 Millionen Versicherter, unter Hinzuzählung der Zahlen der öffentlich-rechtlichen Krankenversicherung mit einem Gesamtversichertenbestand von rund 10,2 Millionen, bei einem schätzungsweisen Beitragsaufkommen von 410 Millionen RM rechnen können.

# V. Aufbau, Unterscheidungsmerkmale und Methoden der einzelnen privaten Krankenversicherungsgesellschaft.

Der Aufbau der einzelnen privaten Krankenversicherungsgesellschaft wird sich infolge seiner Zweckbedingtheit von dem Aufbau allgemein-kaufmännischer Unternehmungen unterscheiden müssen:

I. Die Betriebsführung und die ihr direkt angegliederten Abteilungen werden sich vornehmlich mit Ausbau und Überwachung des Betriebs, kurz, mit Fragestellungen der betrieblichen Innen- und Außenorganisation im weitesten Sinne zu befassen haben; Spezialisten eines Gebietes (z. B. der Gesellschaftsarzt) werden daher im Zweifelsfalle der Führung direkt unterstehen.

II. Die Aufgabenbereiche der rein versicherungsbedingten Abteilungen werden sich grundsätzlich nach zwei Hauptgeschäftsgebieten und -richtungen unterteilen lassen, nämlich

A. Bestandsverwaltung und Bestandsveränderung.

B. Schadensabteilung.

Zu I. Die Vertretung und Führung der Gesellschaft obliegt dem, in seinen Arbeiten durch ein Sekretariat unterstützten Vorstand, der, seinerseits überwacht und beraten durch den ihn auch bestellenden Aufsichtsrat, der obersten Vertretung (bei der Aktiengesellschaft entsprechend der Generalversammlung der Aktionäre) verantwortlich ist. Neben der Betriebsorganisation und der Personalabteilung, sowie den Abteilungen für Rechnungswesen und Vermögensverwaltung (z. B. Buchhaltung, Steuerwesen usw.) pflegen seiner direkten Leitung die Abteilung für Werbung, Statistik und Erfolgsrechnung, sowie das Zeitungswesen unterstellt zu sein. Auch die Rechtsabteilung, soweit sie sich mit dem Vertragswesen, dem Wettbewerb (Tarifvergleichung, Überwachung der Ausspannung) und grundsätzlichen Rechtsangelegenheiten befaßt, pflegt der Leitung direkt angeschlossen zu sein; ebenso wird das Revisionswesen der direkten Initiative des Vorstandes unterstehen. Die medizinische Beratung der Gesellschaft (Gesellschaftsarzt) wird ebenfalls der Betriebsführung nur direkt verantwortlich sein können, eine Notwendigkeit, die sich sowohl aus dem Grundsatz der fortlaufenden medizinischen Überwachung des Krankenversicherungsgeschäftes und daraus wieder der fachlich begründeten Beratung ergibt, als auch darin ihre Erklärung findet, daß der Gesellschaftsarzt gleichermaßen den Abteilungen der Bestandspflege- und -veränderung zur medizinischen Beurteilung eines zu übernehmenden Wagnisses, wie auch der Schadensabteilung bei der Klärung medizinischer Zweifelsfragen mit seinen Fachkenntnissen zur Vorfügung stchcn muß.

Zu II A. Die Arbeiten der Bestandsverwaltung und -veränderung werden sich nicht nur auf das Meldewesen, also die Führung der Mitgliederbestandskartei, bei der die Stammrolle nach Name oder Nummer oder nach beidem eingerichtet sein kann, erstrecken; auch in der Prüfung der Neuanträge, den technischen Aufnahmeformalitäten, desgleichen der Bearbeitung der Tarifübergänge und etwaiger Nachversicherungen, sowie in der Streichung (Storno) und Rückwerbung wird diese Abteilung einen weitbegrenzten Aufgabenbereich vorfinden. Die Beitragsabteilung, das Mahn- und Aktivklagewesen kann bei der Überschneidung des Arbeitsgebietes diesem Zweig der Gesellschaft angegliedert sein.

Zu II B. Auf der anderen Seite steht die Schadensabteilung, die die aus den Schadensfällen abzuleitenden vertraglichen Leistungen, a) die Krankenhilfe und gegebenenfalls b) die Auszahlung des Sterbegeldes zu bearbeiten hat.

Selbstverständlich wird ein solches grundsätzliches Übersichtsschema bei der Möglichkeit einer mehr oder weniger durchgeführten Detachierung einzelner Aufgabenbereiche an die einzelnen Geschäftsstellen nicht irgendwie verbindlich sein können; es können jedoch, wie unten noch gezeigt werden wird, aus der Art des betrieblichen Aufbaus wichtige Unterscheidungsmerkmale der einzelnen Gesellschaften hergeleitet werden. Eine solche Feststellung von Merkmalen, die eine Unterscheidung einzelner Gesellschaften der privaten Krankenversicherung gegeneinander ermöglichen, wird man nach verschiedenen Gesichtspunkten treffen können.

I. *Nach der betrieblichen Organisation.* Während einzelne Krankenversicherungsgesellschaften prinzipiell nur einen zentralen Beitragseinzug und ebenso eine zentrale Schadensregelung kennen, ist bei anderen Gesellschaften entweder der Beitragseinzug, oder die Schadensregelung, oder auch beides stark dezentralisiert. Beide Verfahren haben ihre Vor- und Nachteile, die hier nur angedeutet werden können.

Bei der Beitragseinziehung wird eine Dezentralisation eventuell einen größeren Stab von Geschäftsstellen und Incassoagenten notwendig machen, deren geeignete Überwachung ein Mehr an Organisation erfordert. Auf der anderen Seite wird die persönliche Fühlungnahme mit den Versicherten, ihrer Eigenart und ihren Nöten eine engere, damit aber auch die Einwirkung im Sinne des Gemeinschaftsgedankens eine wirkungsvollere sein können, als dies durch die Zentrale einer fernabliegenden Gesellschaft geschehen kann.

In der Schadensregelung werden ähnliche Gesichtspunkte angeführt werden können: Auf der einen Seite gewährleistet die zentrale Schadensregelung das positive Einhalten einer einheitlichen Linie, insbesondere, da medizinisch vorgebildetes Personal, bei dem eine Übersicht über die medizinisch einwandfreie Abwicklung der Schadensfälle vorausgesetzt werden kann, nur in den seltensten Fällen in genügender Zahl bei den einzelnen Geschäftsstellen zur Verfügung stehen wird, auf der anderen Seite wird die zentrale Schadensregelung die notwendige individuelle Fühlungnahme mit dem Versicherten, eine grundsätzliche Einwirkung auf die Verantwortlichkeit des einzelnen in der Gefahrengemeinschaft, und nicht zuletzt die Aufdeckung und Klärung betrügerischer Inanspruchnahme der Mittel der Versicherung oftmals vermissen lassen; nicht selten wird auch, sofern nicht eine besonders straffe Organisation vorliegt, die Abwicklung der Schadensfälle eine längere Zeit beanspruchen als die Abrechnung der Leistungen in den einzelnen Geschäftsstellen.

II. *Nach der Tendenz ihrer Methoden.* Richtung und Zukunft der in ihrer heutigen Großentwicklung noch jugendlichen privaten Krankenversicherung scheinen, nach dem Schrifttum zu urteilen, noch in keiner Weise programmatisch endgültig festgelegt zu sein. Einem Teil der Versicherungsgesellschaften, vornehmlich solchen, die sich ihrem Herkommen nach aus dem Handwerkerstande ableiten und die in ihrem Aufbau ein mehr oder weniger der Sozialversicherung angelehntes Bild widerspiegeln, stehen andere Gesellschaften gegenüber, die diese, der Sozialversicherung abgelauschte Einstellung mit Vertrauensarztsystem, übertriebener Genehmigungspflicht u. ä. mit dem Charakter einer Versicherungsgesellschaft schlechthin nicht für vereinbar halten und daher das Versicherungsverhältnis von allen Einschränkungen, wie sie die Sozialversicherung kennt, möglichst frei sehen wollen. Zwischen beiden grundsätzlichen Richtungen hat sich praktisch im Laufe der Zeit eine gewisse Annäherung vollzogen, da die, der Tendenz der einschränkungsfreien Versicherung anhängenden Gesellschaften einsehen mußten, daß dieser Idealzustand sich bei der nicht selten hemmungslosen Inanspruchnahme der zur Verfügung stehenden Mittel und dem oft fehlenden Verantwortungsbewußtsein der Versicherten nur schwer in die Wirklichkeit übersetzen läßt; die entgegengesetzte Richtung aber mußte von einer zu nahen Anlehnung an Methoden der Sozialversicherung einen weitgehenden Schwund der darüber verärgerten Mitglieder befürchten. Praktisch wird die Grundtendenz der einzelnen Gesellschaft noch am ehesten in der Ausgestaltung ihrer Leistungsbedingungen zum Ausdruck kommen. Während die mehr nach dem Sozialversicherungsgedanken orientierten Gesellschaften insbesondere für Kleinschäden eine weitgehende Leistung übernehmen und daher bei Großschäden oft versagen müssen, pflegen die anderen Gesellschaften, bei ihrem allerdings meist aus anderen Gesellschaftskreisen sich zusammensetzenden Mitgliederbestand, eine Regulierung der Kleinschäden nur ungern vorzunehmen, da sie auf dem Standpunkt stehen, daß die Behebung solcher Bagatellschäden dem Charakter einer privaten Krankenversicherung widerspricht; sie sehen ihre Aufgabe vielmehr darin, in Katastrophenfällen, die hinsichtlich der Kostenübernahme die Zahlungsfähigkeit des einzelnen mit Notwendigkeit übersteigen müssen, tatkräftige Hilfe zu leisten.

III. *Nach dem juristischen Aufbau.* Die Unterschiede im juristischen Aufbau der Versicherungsgesellschaften pflegen dem Arzt meist zuerst in die Augen zu springen. Nach dem Rechtscharakter werden gemeinhin unterschieden:

A. Versicherungsaktiengesellschaften.

B. Versicherungsvereine auf Gegenseitigkeit (§§ 15—33 VAG),

    a) großer (auch gewöhnlicher) Versicherungsverein,

    b) kleinerer Versicherungsverein gemäß § 53 VAG,

    c) „gemischter" Gegenseitigkeitsverein.

C. Vereine mit Krankenversicherung ohne Rechtsanspruch [1].

An und für sich können auch Einzelunternehmer oder Personenvereinigungen (Vereine, Handelsgesellschaften und Genossenschaften) das Versicherungsgewerbe betreiben. Für den Betrieb der Lebensversicherung allerdings und der ihr laut § 7, Abs. 3 VAG gleichgesetzten Sparten, wie der Unfall-, Haftpflicht-, Feuer-

---

[1] Nicht eigentliche Versicherungsunternehmungen (§ 1, Abs. 2 VAG), jedoch wegen der Art ihres Geschäftsbetriebes hierher gehörig.

und Hagelversicherung, sind nach dem „Gesetz über die privaten Versicherungsunternehmungen" vom 12. Mai 1901 (RGBl. 1901, S. 139ff), bzw. in der Fassung
vom 6. Juni 1931, dem „Reichsgesetz über die Beaufsichtigung der privaten
Versicherungsunternehmungen und Bausparkassen" (RGBl. 1931, I, S. 315ff),
nur die Aktiengesellschaft und der Versicherungsverein auf Gegenseitigkeit zugelassen (§ 7, Abs. 2 VAG). Daß das VAG den Betrieb der obengenannten Versicherungszweige nur auf den VVaG und die A.-G. beschränkt hat, mag vornehmlich in der allgemeinen Verbreitung dieser Versicherungszweige, den verhältnismäßig hohen Versicherungssummen und den langfristigen Risiken begründet
sein [1]. Für die private Krankenversicherung ist keine Rechtsform bindend vorgeschrieben, jedoch hat sich der Aufbau der privaten Krankenversicherungsgesellschaften bisher ebenfalls auf die herkömmlichen beiden Arten (VVaG und
A.-G.) beschränkt. Für Personenvereinigungen, die die Versicherung ihrer Mitglieder nach dem Grundsatz der Gegenseitigkeit betreiben wollen, ist allerdings
im Gesetz die Form des VVaG bindend vorgeschrieben (§ 7, Abs. 1 VAG). Dies
gilt auch, wenn die Mitglieder nur Versicherungsnehmer und nicht zugleich Versicherte sind [2].

Im Gegensatz zur Gegenseitigkeitsversicherung galt bis in die letzten Jahre
die Versicherungs-A.-G. als der ausgesprochene Typ der Unternehmer- und vor
allem Erwerbsversicherung. Wird beim Gegenseitigkeitsverein das Risiko von
den Versicherten getragen, so geht es bei der A.-G. zu Lasten des Unternehmers.
Demzufolge kommt auch ein Gewinn aus dem Versicherungsbetrieb beim Gegenseitigkeitsverein den Versicherten zugute, während er bei der A.-G., soweit er
nicht zur Gewinnbeteiligung der Versicherten verwendet wird, dem Unternehmer
zusteht. In gleicher Weise trifft allerdings bei der A.-G. auch ein Verlust den
Unternehmer, während er im VVaG auf die Versicherten selbst entfällt.

Die in die Augen springenden Unterschiede zwischen diesen beiden Arten der
Versicherungsgesellschaften, Gegenseitigkeitsverein und Versicherungsaktien-
gesellschaft, haben sich allerdings im Laufe der Jahre beträchtlich vermindert
und zum Teil praktisch ausgeglichen. Die Erwerbsunternehmungen, die die
Prämienversicherung betrieben, mußten aus Konkurrenzgründen dazu übergehen,
ihren Versicherten einen wesentlichen Teil der Gewinne in Form sog. „Dividenden" zukommen zu lassen, wodurch ganz von selbst eine gewisse Annäherung an
Tendenzen des Gegenseitigkeitsvereins herbeigeführt wurde. Auch der Gegenseitigkeitsverein hat seinerseits im Laufe der Jahre eine gewisse Annäherung an
die Aktiengesellschaft erfahren: Ursprünglich war bei der Interessenlage des Mitglieds eines VVaG die Verbundenheit mit dem Unternehmen zweifelsohne enger
als bei einer Erwerbsunternehmung (so auch KISCH). In dieser Tatsache liegt ein
ethischer und sozialer Vorteil des VVaG, der mit den grundsätzlichen Anschauungen des heutigen Deutschland gleichläuft. Diese Anschauung in ihrer Reinkultur
wird sich aber nur bei Vereinen bescheidenen Umfangs finden lassen, in denen
gegenseitiges Sichkennen die Möglichkeit auch gegenseitiger Überwachung ver-

---

[1] So BERLINER-FROMM: „Versicherungs- und Bausparkassenaufsichtsgesetz", München
1932, S. 124.

[2] So auch BERLINER-FROMM: „Versicherungs- und Bausparkassenaufsichtsgesetz",
München 1932, S. 242.

bürgt. Die moderne Entwicklung der privaten Krankenversicherung hat diese Möglichkeiten überholt; auf der anderen Seite kann aber auch der Gedanke der Solidarität bei der heutigen Einstellung des neuen Deutschland nicht mehr als allein für den VVaG eigentümlich bezeichnet werden, er ist Kennzeichen der Versicherung als solcher geworden. Je mehr aber das Unternehmen eines Vereins auf Gegenseitigkeit und damit die Möglichkeit eines rationellen und gutfundierten Versicherungsbetriebs sich entwickelte, um so stärker mußte sich das Gefühl enger Verbundenheit des Versicherten mit dem Verein lockern und desto eher der Gesichtspunkt der Mitgliedschaft hinter dem der Versicherung zurücktreten. Die Entwicklung großer Vereine ließ sie allmählich ihren Vereinscharakter verlieren. Seit die Erwerbsunternehmen den Versicherten einen wesentlichen Teil ihres Betriebsgewinns in Form sog. Dividenden zuweisen, kann auch der für den VVaG charakteristische Vorzug der Gewinnbeteiligung praktisch nicht mehr entscheidend ins Gewicht fallen. Nach außen hin unterscheidet sich der Betrieb des Unternehmens eines Gegenseitigkeitsvereins in vielem nicht von der Erwerbsversicherung (z. B. Prämienverfahren, Hereinnahme von Versicherungen und Inkasso der Beiträge durch Agenten, Wortlaut der Verträge, Höhe der Provisionen).

Auch ein weiteres oft betontes Unterscheidungsmerkmal der beiden Unternehmensarten, die Nachschußpflicht beim VVaG, spielt, abgesehen von rein örtlich oder persönlich begrenzten Vereinen, auch, wenn sie satzungsgemäß nicht ausgeschlossen ist, praktisch keine einschneidende Rolle [1] und zwar nicht nur deswegen, weil deren restloser Eingang fraglich erscheinen muß, sondern vor allem aus dem Grunde, weil bei einer solchen Maßnahme ein so starker Mitgliederverlust zu befürchten wäre, daß damit der Bestand der Gesellschaft ernstlich gefährdet erschiene. Aus diesen Gesichtspunkten und aus Gründen der Konkurrenz mit der A.-G. haben die Gegenseitigkeitsvereine daher zur Vermeidung von Nachschüssen ihre Prämien ausgiebiger bemessen, insbesondere, da Krisenjahre in der Krankenversicherung die Berechtigung einer solchen Notwendigkeit erklären.

Eine grundsätzliche, und damit auch die bisher einschneidendste und sinnfälligste Annäherung zwischen Versicherungs-A.-G. und VVaG brachte das Gesetz zur Änderung des VAG vom 5. März 1937 in Verbindung mit dem neuen Aktiengesetz vom 30. Januar 1937 und insbesondere dessen zweiter DurchfVO vom 19. November 1937. Durch diese Gesetze wird der große VVaG nach den Vorschriften des neuen Aktienrechts ausgerichtet und wesentliche Bestimmungen des HGB, die bisher für den großen VVaG galten, außer Kraft gesetzt; die Vorschriften des VAG jedoch, und die auf Grund dessen erlassenen aufsichtsbehördlichen Anordnungen, werden dadurch nicht berührt. Die vornehmlich das Interesse des Arztes beanspruchenden Bestimmungen betreffen die handelnden Organe der Unternehmungen (Vorstand, Aufsichtsrat und oberste Vertretung), auf die unten noch zurückgekommen werden soll.

Nach diesen Ausführungen mag es nicht so abwegig erscheinen, wenn man die Versicherungs-A.-G. als „halben" Versicherungsverein auf Gegenseitigkeit, die

---

[1] So KISCH: „Nachschußpflicht des Gegenseitigkeitsvereins", JRPV 1930, S. 69/70.

großen Versicherungsvereine a. G. als „halbe" Erwerbsversicherungsgesellschaften bezeichnen will, da beide Betriebsformen sich trotz verschiedenen Aufbaus in der Praxis nicht wesentlich voneinander unterscheiden [1]. Die Vereinigung beider Formen in einer Unternehmungsart ist aber [2] mit dem Wesen der Gegenseitigkeit trotzdem nicht verträglich.

Die allgemeine Definition des VVaG pflegt darauf abzustellen, daß der Versicherte zugleich Versicherer sei [3]. Anderer Auffassung sind KISCH und BERLINER-FROMM. Nach ihnen ist eine solche Begriffsbestimmung nur insoweit möglich, als damit wirtschaftliche Verhältnisse der Versicherung angedeutet werden sollen. Juristisch sei diese Definition nicht korrekt, da auch der Gegenseitigkeitsverein infolge seiner Ausstattung mit Rechtsfähigkeit, von seinen Mitgliedern, den Versicherten, zu unterscheiden sei. Das Einzelmitglied nehme die Versicherung nicht bei den übrigen und damit zum Teil bei sich selbst, sondern beim Verein als einem besonderen Rechtssubjekt. Folgt man dieser Feststellung, dann fallen aber Versicherer und Versicherte ebenso auseinander, wie bei den Erwerbsunternehmungen, woraus sich eine weitere Verwischung der Unterscheidungsmerkmale und auch hier eine gewisse Verwandtschaft mit der A.-G. ergibt.

Bei dieser praktischen Annäherung und damit Verwischung der oben ausgeführten begrifflichen Unterscheidungsmerkmale zwischen den einzelnen Arten von Krankenversicherungsgesellschaften, der A.-G. und dem VVaG, läßt sich die von manchen Ärzten geübte prinzipiell unterschiedliche Bereitwilligkeit zur Auskunftserteilung, in Abstellung auf die Frage, ob es sich bei der anfragenden Gesellschaft um ein „Erwerbsunternehmen" handle oder nicht, auf die Dauer sachlich nicht halten.

Die Organe der beiden Gesellschaftsformen sind dieselben, nämlich Vorstand, Aufsichtsrat und Oberste Vertretung. Ist bei der Aktiengesellschaft Oberste Vertretung die Generalversammlung, so entspricht ihr beim Gegenseitigkeitsverein nach § 29 VAG als Oberste Vertretung (früher Oberstes Organ) die Mitgliederversammlung, die hier allerdings auch durch die Versammlung der Mitgliedervertreter ersetzt werden kann. Diese Zusatzbestimmung ist eine unterscheidende Besonderheit des Rechts der Gegenseitigkeitsvereine.

Das neue Aktiengesetz und seine 2. DurchfVO, das in Verbindung mit dem Gesetz zur Änderung des VAG vom 5. März 1937 auf die Verhältnisse der großen VVaG, ebenso wie der A.-G., seine Anwendung findet, hat vor allem mit der Anonymität der großen Gesellschaften

---

[1] Vgl. BERLINER-FROMM: „Versicherungs- und Bausparkassenaufsichtsgesetz", München 1932, S. 291, 342. — KISCH: „Nachschußpflicht des Gegenseitigkeitsvereins" JRPV 1930, S. 70.

[2] Nach HAGEN.

[3] So MOLDENHAUER; auch KÖNIGE-PETERSEN in „Privatversicherungsgesetz", S. 285. Berlin/Leipzig 1927. — EHRENBERG: Versicherungsrecht, S. 103, § 11, Anm. 2.
Zu demselben Ergebnis gelangt auch ein Urteil des Finanzgerichts Berlin vom 9. Dezember 1936 (AV 1938, 149). Das Gericht stellt als besonderen Charakter des VVaG fest: „Bei ihm sind die Versicherer gleichzeitig auch die Versicherten. Er verfolgt keinen Selbstzweck und will mit den Prämien letzten Endes nur die Unkosten in tatsächlicher Höhe gedeckt wissen. Nur dem Umstand, daß sich diese Unkosten nicht im voraus bestimmen lassen, ist es zuzuschreiben, daß er dennoch einen scheinbaren Überschuß ausweisen kann. Dieser aus der zu hohen Bemessung der Prämien erzielte Überschuß steht nach dem für Gegenseitigkeitsvereine geltenden Sonderrecht des VAG den Mitgliedern zu."

gebrochen; so muß auf jedem Briefbogen Vorstand und Vorsitzer des Aufsichtsrats namentlich genannt sein, damit dem Versicherten jederzeit die Möglichkeit gegeben ist, zu überblicken, wem er seine wirtschaftlichen Werte vertrauensvoll in die Hände gelegt hat. Das Gesetz hat weiterhin in die bisherigen Machtverhältnisse der einzelnen Gesellschaftsorgane eingegriffen und grundlegende Änderungen geschaffen, vor allem aber auch soviel an nationalsozialistischem Gedankengut in diese wirtschaftlichen Bestimmungen verwoben, daß es auch für den Arzt von Interesse sein muß, wenigstens kurz und stichwortartig mit seinen wesentlichsten Grundsätzen bekanntgemacht zu werden.

Wie bisher kann der *Vorstand* aus einer oder mehreren Personen bestehen; im letzteren Falle fungiert eine derselben als Vorsitzer des Vorstands. Er ist nach außen hin der alleinige gesetzliche Vertreter der Gesellschaft, also das Organ, durch welches die Gesellschaft Dritten gegenüber handelt; im Innenverhältnis führt er die Geschäfte der Gesellschaft und hat alle geschäftlichen Maßnahmen zu treffen, soweit sie nicht der Hauptversammlung vorbehalten sind. Dies bedeutet in weitgehender Weise die Einführung des nationalsozialistischen Führerprinzips.

Er hat „unter eigener Verantwortung", wie § 70 als Leitsatz herausstellt, die Gesellschaft so zu leiten, wie das Wohl des Betriebes und seiner Gefolgschaft, sowie der gemeine Nutzen von Volk und Reich es erfordert. In dieser Bestimmung kommt, neben der Machtverlagerung von der obersten Vertretung zum Vorstand die wichtigste Änderung des Aktienrechts zum Ausdruck, entsprechend der neuen Wirtschaftsauffassung unserer Zeit, die nicht mehr das alleinige Interesse des Unternehmers, sondern das des Betriebs und der Allgemeinheit in den Vordergrund stellt; in der Versicherung umfaßt diese Fürsorgepflicht natürlich neben den Aktionären auch die Versicherten.

Der größeren Machtbefugnis des Vorstandes steht eine erhöhte Verantwortlichkeit und Haftung gegenüber, auf deren Auswirkung im einzelnen hier nicht eingegangen werden soll; es darf nur kurz darauf hingewiesen werden, daß das Gesetz insbesondere ein „Handeln zum Schaden der Gesellschaft zur Erlangung gesellschaftsfremder Vorteile" ahndet. Der Vorstand ist gegenüber früher wesentlich unabhängiger vom Aufsichtsrat und unterliegt nicht mehr dessen Weisungen, wenngleich die übliche Berichterstattungspflicht (gegenüber dem Vorsitzer oder Stellvertreter des Vorsitzers im Aufsichtsrat, nicht mehr gegenüber dem Gesamtaufsichtsrat) geblieben ist.

Bestellt wird der Vorstand nicht mehr von der Hauptversammlung, oder gar durch eine gesellschaftsfremde Stelle, sondern vom Aufsichtsrat. Eine Bestellung auf unbegrenzte Zeit ist unzulässig: Die Vorstandsmitglieder dürfen höchstens auf 5 Jahre bestellt werden; Wiederbestellung ist möglich. Eine Abberufung des Vorstandes ist nach neuem Recht nur noch aus wichtigem Grunde möglich (grobe Pflichtverletzung, nachgewiesene Unfähigkeit, Verlangen der Aufsichtsbehörde). Dadurch wird eine zu starke Abhängigkeit vom Aufsichtsrat verhindert. Als wichtiger Grund gilt auch die Entziehung des Vertrauens durch die Hauptversammlung.

Für die Bezüge (Gehalt, Gewinnbeteiligung usw.) des Vorstandes stellt das Gesetz der heutigen Volksauffassung entsprechende Grundsätze und Richtlinien auf: Die Bezüge müssen in angemessenem Verhältnis stehen zu den Aufgaben des einzelnen Vorstandsmitglieds und zur Lage der Gesellschaft. Eine etwaige Gewinnbeteiligung (der VVaG kennt ja keine „Gewinne", sondern nur „Überschüsse" aus den Beiträgen) muß in angemessenem Verhältnis stehen zu den freiwilligen sozialen Leistungen zugunsten der Gefolgschaft und den gemeinnützigen Einrichtungen. Die Befolgung dieser Vorschrift kann die Staatsanwaltschaft erzwingen (§ 77, Abs. 3 Akt.Ges.); es ist dazu kein eigentliches Klageverfahren erforderlich; sondern ein Spruchverfahren mit drei Rechtszügen (LG, OLG, RG) vorgesehen. Bei wesentlicher Verschlechterung in der Lage der Gesellschaft kann der Aufsichtsrat die Bezüge des Vorstands herabsetzen; in diesem Falle ist dem Vorstandsmitglied eine kurzfristige Kündigungsmöglichkeit gegeben.

Der im Interesse seiner Arbeitsfähigkeit möglichst klein zu haltende *Aufsichtsrat* hat die Geschäftsführung des Vorstandes lediglich zu überwachen und ihn zu beraten; Maßnahmen der Geschäftsführung kann er nicht mehr selbst treffen, jedoch sind gewisse Arten von Geschäften an seine Zustimmung gebunden. Wahl und Abberufung des Aufsichtsrats liegt bei der Hauptversammlung. Die Vergütung der Aufsichtsratsmitglieder erfolgt ebenso, wie beim Vorstand, unter Berücksichtigung der Aufgaben des einzelnen Aufsichtsratsmitglieds im Einklang mit der Lage des Unternehmens. Gewinnanteile müssen ebenso in angemessenem Verhältnis zu den freiwilligen sozialen Aufwendungen des Unternehmens stehen (§ 98 Akt.Ges.). Die Verantwortlichkeit ist in gleicher Weise verschärft, wie beim Vorstand. Nicht zum Aufsichtsratsmitglied kann gewählt werden, wer bereits zehn A.-G. oder Kommanditgesellschaften a. A. als Aufsichtsratsmitglied angehört.

Während früher die *Hauptversammlung* (bei der A.-G. Generalversammlung, beim VVaG Mitglieder- bzw. Mitgliedervertreterversammlung gemäß § 29 VAG) in allen Fragen des wirtschaftlichen Lebens der Gesellschaft die letztlich entscheidende Stelle war, ist ihre Zuständigkeit nunmehr auf die in Gesetz und Satzung ausdrücklich bestimmten Fälle beschränkt. In Fragen der Geschäftsführung hat sie nur noch in Einzelfällen auf ausdrückliches Verlangen des Vorstandes, nicht aber allgemein auf Grund einer Ermächtigung durch die Satzung, zu entscheiden. Der Vorstand hat damit die Möglichkeit einer wirksamen Rückendeckung. Der Wirkungskreis der Hauptversammlung beschränkt sich vornehmlich auf den wirtschaftlichen und rechtlichen Aufbau der Gesellschaft und die damit zusammenhängenden Fragen (z. B. Satzungsänderung, Bestellung und Abberufung des Aufsichtsrats, Entlastung von Vorstand und Aufsichtsrat). Als einzige geschäftsführende Maßnahme, die der obersten Vertretung kraft Gesetzes zusteht (§ 126, Abs. 1 Akt.Ges.) ist die Verteilung des Reingewinns zu nennen.

Im Gegensatz zur A.-G., die auf Grund von gesetzlichen Voraussetzungen die Rechtsfähigkeit erlangt, erhält der VVaG seine Rechtsfähigkeit auf Grund der Erlaubnis der Aufsichtsbehörde zum Geschäftsbetrieb (§ 15 VAG); bis dahin ist der VVAG ein nichtrechtsfähiger Verein im Sinne des § 54 BGB [1]. Die Erlaubnis der Aufsichtsbehörde zum Geschäftsbetrieb (Konzession) hat somit ohne weiteres die Rechtsfähigkeit zur Folge und die Eintragung in das Handelsregister im Gegensatz zum Recht der A.-G. keine konstitutive Bedeutung. Die Aufsichtsbehörde ist damit also für den VVaG zugleich Behörde der freiwilligen Gerichtsbarkeit, wie der Registerrichter für die A.-G. [2]

Die deutsche Staatsaufsicht verfährt, wie ausgeführt, nach dem sog. Konzessionssystem, d. h. die Aufnahme des Geschäftsbetriebs ist von der staatlichen Zulassung abhängig. Vor einer solchen prüfte bislang die Behörde in rechtlicher Hinsicht Satzung und AVB, in wirtschaftlicher Hinsicht die finanzielle Basis, teilweise auch den Geschäftsplan. Das neue Gesetz zur Änderung des VAG vom 5. März 1937 hat nunmehr weitere Gesichtspunkte herausgestellt und zwar müssen einerseits die Gesellschaftsleiter charakterlich und fachlich zur Führung eines Versicherungsunternehmens geeignet sein (§ 9, Abs. 1, Ziff. 1), andererseits muß die Zulassung unter Berücksichtigung der örtlichen und gesamtwirtschaftlichen Belange gerechtfertigt erscheinen (§ 8, Abs. 1, Ziff. 3). Dem von der Fachgruppe „Krankenversicherung" erstrebten grundsätzlichen Verbot von Neuzulassungen ist damit die Verwirklichung versagt geblieben. Als unvereinbar mit dem Interesse der Gesamtwirtschaft gilt z. B. „die Errichtung von Unternehmungen, deren Wirkungsweise auf einen Berufsstand oder einen Zweig desselben oder auf einen konfessionell oder sonstwie begrenzten Bevölkerungsteil beschränkt werden soll". Grundsätzlich aber, und dies ist sicher zu begrüßen, wird ein Bedürfnis für die Zulassung anerkannt u. a. bei der Umwandlung von Unternehmungen *ohne* in solche *mit* Rechtsanspruch.

Beim Gegenseitigkeitsverein unterscheidet man zwischen großen, (auch „gewöhnlichen" genannten), handelsgerichtlich eingetragenen (§ 30ff VAG) und „kleineren", verschiedenen gesetzlichen Vorschriften nicht unterworfenen Ver-

---

[1] Der VVaG ist im Gegensatz zur öffentlichen Anstalt, zur Genossenschaft, zur Gesellschaft und zum idealen Verein (§ 21 BGB) ein privater wirtschaftlicher Verein von nicht geschlossener Mitgliederzahl (§ 22 BGB).

Über Begriffsbestimmungen des VVaG im einzelnen siehe auch KÖNIGE-PETERSEN: „Privatversicherungsgesetz", III. Aufl. 1927, Anm. I zu § 53; desgl. über Zulassung, Rechtsverhältnisse, Sitz und Satzung des Vereins daselbst Anm. II bis V.

[2] So BERLINER-FROMM: „Versicherungs- und Bausparkassenaufsichtsgesetz", München 1932, S. 245.

einen. Daneben besteht der sog. „gemischte" Gegenseitigkeitsverein, der auch, in Angleichung an die A.-G., die Versicherung von Nichtmitgliedern betreibt. Die Voraussetzung eines solchen „gemischten" Vereins liegt z. B. vor, wenn ein Versicherungsverein neben der ihm üblichen Krankenversicherung seiner Mitglieder z. B. die Versicherung einer Schule, einer Veranstaltung, einer Tagung u. ä.[1] gegen Krankheitsfälle übernimmt.

Bei der einfachsten Form des VVaG werden die Schadensleistungen von Fall zu Fall oder zum Jahresende auf die Mitglieder umgelegt[2]. Da diese primitive Regelung sich für den Großbetrieb als undurchführbar erwies, gingen die größeren Gegenseitigkeitsvereine durchweg zum Prämienverfahren über. Bei der Entwicklung zum Großbetrieb entfiel ein Vorteil der kleineren Vereine, der unstreitig in der gegenseitigen Kontrolle der Mitglieder, vielfach unter Wahrung des Vereinscharakters, und den geringen Kosten der Verwaltung bestand, da diese zum Teil ehrenamtlich durchgeführt wurde; auf der anderen Seite vermied aber der Großbetrieb auch die in der schwachen finanziellen Sicherheit begründeten Nachteile des kleineren Vereins, denn bei Erhebung fester Prämien verlangt das Gesetz Bestimmungen über Deckung von Verlusten (Inanspruchnahme freier Reserven, Nachschüsse, Kürzung der Versicherungsleistungen) sofern keine Rückversicherung besteht.

Das Begriffsmerkmal des Gegenseitigkeitsvereins verlangt das Vorliegen wirklicher Versicherungen und planmäßigen, auf die Dauer berechneten und auf den fortlaufenden Abschluß einer unbestimmten Zahl von Versicherungsverträgen gerichteten Betrieb (KISCH). Damit ist nicht gesagt, daß die Versicherung der einzige Zweck des Vereins zu sein braucht, er kann auch wirtschaftliche oder ideelle Förderung, sei es seiner Mitglieder, sei es der Allgemeinheit, betreiben. Diese Zwecke können sowohl gleichgeordnet als auch untergeordnet sein. Nach § 20 VAG, der die Rechtsnatur des auf Gegenseitigkeit beruhenden Versicherungsverhältnisses umreißt, ergibt sich eindeutig, daß die Versicherungsrechte und -pflichten nur als Ausfluß der Mitgliedschaft gewertet werden können[3].

Mitglied des Vereins kann nach § 20 VAG nur werden, wer ein Versicherungsverhältnis mit dem Verein begründet: Jedes Mitglied ist damit zugleich Versicherungsnehmer, das Versicherungsrecht also hier Vereins- und nicht Vertragsrecht. Daß das Mitglied, der Versicherungsnehmer, zugleich auch Versicherter sein muß, ist im Gesetz nicht bestimmt. Man kann bei einem VVaG Versicherungsnehmer werden, ohne Mitglied zu sein[4], man kann aber nicht Mitglied werden, ohne Versicherungsnehmer zu sein. Die zum Teil neben der Satzung des

---

[1] Theoretisch kann der „gemischte" Verein auch Einzelpersonen als Versicherungsnehmer aufnehmen, ohne, daß diese damit zugleich Mitglieder zu werden brauchen. Es ergibt sich diese ausdrücklich dem größeren Verein vorbehaltene Ermächtigung aus der Vorschrift des § 53, Abs. 1, Satz 2 VAG, welche ausdrücklich für den kleineren Verein bestimmt: „Versicherungen gegen festes Entgelt, ohne, daß der Versicherungsnehmer Mitglied ist, dürfen nicht übernommen werden." Praktisch dürfte allerdings von einer solchen Ermächtigung wohl in den seltensten Fällen Gebrauch gemacht werden.

[2] Das Umlageverfahren wird vom RfP bei Vereinen mit steigendem Risiko (so Krankenversicherung) nur zugelassen, wenn regelmäßiger Zugang jüngerer Mitglieder sichergestellt und dadurch allzu starkes Schwanken der Ausgaben vermieden wird.

[3] Vgl. dazu neuerdings auch: KISCH: „Beiträge zum Gegenseitigkeitsverein", S. 49 ff (mit Schrifttum). JRPV 1938, Nr. 4.

[4] So beim gemischten Verein.

Vereins bestehenden Versicherungsbedingungen haben für die Mitglieder materiell die rechtliche Natur der Satzung. Für das Entstehen des Versicherungsverhältnisses ist nach § 20 VAG der Erwerb der Mitgliedschaft eine Folge, gleichzeitig aber auch ist die Versicherung die Voraussetzung der Mitgliedschaft [1]. Für die Beendigung der Mitgliedschaft ist das Aufhören des Versicherungsverhältnisses die Ursache.

Für die privaten Gegenseitigkeitsvereine galten anfänglich nur polizeiliche Überwachungsvorschriften. Mit der Rechtsform befaßte sich nur das sächsische Gesetz vom 15. Juni 1868 betr. die juristischen Personen, laut welchem die Versicherungsvereine den Genossenschaftsvorschriften unterstanden. Dieses Gesetz zeigt in vielen Punkten eine Übereinstimmung mit dem VAG, bis zu dessen Erlaß für alle VVaG allgemein-rechtliche Grundsätze maßgebend waren [2].

Das die privaten, nicht aber die öffentlichen Versicherungsbetriebe betreffende Versicherungsaufsichtsgesetz vom 12. Mai 1901/6. Juni 1931 hat dem VVaG erst die einheitliche Rechtsgrundlage gegeben. Die Vorschriften über den privatrechtlichen VVaG sind im wesentlichen in den §§ 15—53 zusammengefaßt. Nach diesen ist der VVaG ein rechtsfähiger Verein im Sinne des BGB, also juristische Person. Zwischen großem und kleinerem Verein besteht kein Unterschied im Rechtscharakter. Der für kleinere Vereine aufgestellte Grundsatz der Anwendung bürgerlichen Rechts gilt gleichermaßen für alle Gegenseitigkeitsvereine. Nach WÖRNER besteht folgende Reihenfolge der für den Gegenseitigkeitsverein geltenden Rechtsnormen:

Zwingende Vorschriften des VAG und BGB.

Nachgiebige Bestimmungen des VAG und BGB.

Auch vor Inkrafttreten des VAG vom 12. Mai 1901 ist der VVaG in der Rechtsprechung als juristische Person angesehen worden [3]. Im VAG ist dies besonders angeordnet (§ 15 VAG); aus diesem Grunde scheidet § 22 BGB aus.

Seiner Struktur nach ist der VVaG keine Erwerbsgesellschaft. Ein Gewinn soll, dem Charakter des Gegenseitigkeitsvereins entsprechend, möglichst vermieden werden. Werden trotzdem Überschüsse erzielt, so stehen diese, soweit sie nicht der Verlustrücklage oder anderen satzungsgemäßen Rücklagen zugeführt, zur Verteilung von Vergütungen (sog. Dividenden) verwandt oder auf das nächste Geschäftsjahr vorgetragen werden, den in der Satzung bestimmten Mitgliedern zur Verteilung zu (§ 38 VAG). Die rechtliche Gestaltung des VVaG berührt an verschiedenen Punkten die der A.-G. und die der Genossenschaft. Da der Gegenseitigkeitsverein kein Erwerbsunternehmen ist, kann er auch nicht Kaufmann im Sinne des HGB sein [4]. Trotzdem finden nach § 16 VAG die Vorschriften des ersten und dritten Buches des HGB über Kaufleute (allerdings mit Ausnahme der §§ 1—7) auf den VVaG Anwendung, soweit entgegenstehende Vorschriften des VAG im einzelnen nicht anders bestimmen. Wie bei den rechtsfähigen Vereinen des BGB gehört das Vermögen des VVaG dem Verein und nicht seinen Mitglie-

---

[1] So KISCH: JRPV 1929, S. 52.

[2] NIETHAMMER: „Der Versicherungsverein auf Gegenseitigkeit im deutschen Steuerrecht". Hans. Verl.-Anst. Hamburg.

[3] So WÖRNER: „Allgemeine Versicherungslehre" 3. Aufl. 1924, S. 19.

[4] Nach BERLINER-FROMM: „Versicherungs- und Bausparkassenaufsichtsgesetz". München 1932, S. 249 wird der Versicherungsverein auf Gegenseitigkeit in dem Augenblick Kaufmann, in welchem er Versicherungen gegen feste Prämie abschließt.

dern; er ist also Träger aller Rechte und Pflichten und damit ein von der Gesamtheit der Mitglieder zu unterscheidendes Rechtssubjekt. Das ausscheidende Mitglied hat damit kein Recht auf Anteil am Vereinsvermögen, da dieses dem Verein als solchem gehört [1]. Es dient zur Befriedigung etwaiger Rechtsansprüche der jeweils vorhandenen Mitglieder.

Der Grundsatz der Gegenseitigkeit kommt insbesondere durch § 21 VAG zum Ausdruck, nach welchem Mitgliederbeiträge und Vereinsleistungen an Mitglieder bei gleichen Voraussetzungen nach gleichen Grundsätzen bemessen sein sollen. Die Versicherung gegen feste Prämie (gemischter Verein) soll nur soweit betrieben werden, als diese in der Satzung ausdrücklich gestattet ist (§ 21, Abs. 2 VAG). Nach § 53 VAG gilt die Bestimmung des § 21, Abs. 2 VAG, die die Möglichkeit bietet, Versicherung gegen feste Prämie von Nichtmitgliedern anzunehmen, nicht für die sog. kleineren Vereine. Eine Ausnahme von dieser Einschränkung besteht für diejenigen kleineren Vereine, die schon vor dem 1. Januar 1902, dem Tag des Inkrafttretens des VAG, bestanden.

Nach § 24 VAG muß die Satzung des Vereins Bestimmungen darüber enthalten, ob die Vereinsausgaben durch einmalige oder laufende Beiträge (Erhebung im voraus) oder durch Umlagen gedeckt werden sollen. Finden Vorauserhebungen statt, so machen sie eine Bestimmung in der Satzung erforderlich, ob Nachschüsse vorbehalten bleiben oder ausgeschlossen werden. Werden Nachschüsse ausgeschlossen, macht dies eine nähere Bestimmung über die unter Umständen in Frage kommende Kürzung von Versicherungsansprüchen der Mitglieder erforderlich. Unbeschränkte Nachschußpflicht entspricht dem eigentlichen Charakter des Gegenseitigkeitsvereins. Sie liegt vor, „wenn die Satzung schweigt"[1]. Bei Ausschluß der Nachschußpflicht verbleibt nach § 24 VAG nur die anteilige Kürzung der Versicherungssummen nach Maßgabe der verfügbaren Mittel, sofern nicht eine Vereinbarung über die Auszahlung der Versicherungssumme in späteren, günstigeren Geschäftsjahren vereinbart wird[2].

„Vereine, die bestimmungsgemäß einen sachlich, örtlich oder dem Personenkreis nach engbegrenzten Wirkungskreis haben", gelten nach § 53 VAG als kleinere Vereine. Auf sie sind nicht alle Vorschriften des Vollkaufmanns, die für große Vereine gelten, so vor allem auch nicht die Vorschriften aus dem Aktiengesetz, anwendbar. Für sie, die von der Aufsichtsbehörde ausdrücklich als „kleinerer Verein" anerkannt sein müssen, trifft mehr das Vereinsrecht, als das dem Aktienrecht angepaßte VAG, zu. Der kleinere Verein hat nur einen Namen, aus dem der Sitz des Vereins nicht hervorzugehen braucht. Nicht erforderlich ist für ihn auch die Bezeichnung „auf Gegenseitigkeit". Der kleinere Verein muß im Gegensatz zum großen Gegenseitigkeitsverein nicht im Handelsregister eingetragen werden; er wird jedoch auch nicht in das Vereinsregister eingetragen, da er wirtschaftliche Zwecke verfolgt (§ 22 BGB). Die Bestimmung, ob und wann der kleinere Verein zum großen erklärt wird, ist nach Erfüllung der Voraussetzungen (Höhe der Mitgliederzahl, Geschäftsbetrieb über mehrere Länder oder das ganze Reich) in das Ermessen der Aufsichtsbehörden gestellt (§ 2 VAG). Aufsichts-

---

[1] Vgl. KISCH: JRPV 1929, S. 41.

[2] So BERLINER-FROMM: „Versicherungs- und Bausparkassenaufsichtsgesetz". München 1932, S. 289.

[3] Die Besprechung der Vorschrift über Rücklagen (§ 27 VAG) zur Deckung außergewöhnlicher Verluste aus dem Geschäftsbetrieb, der Vorschriften über die Schadensreserve, die zur Deckung am Bilanzstichtag bereits eingetretener, nach Bestand und Höhe im einzelnen noch nicht bekannter Schäden dient, würde hier zu weit führen.

behörde für den kleineren, örtlich beschränkten Verein sind die Länder (§ 3 VAG); sie können ihre Aufsichtsbefugnis jedoch auf das Reich übertragen (§ 4 VAG)[1].

Ist der Rechtsanspruch auf die Leistung ausgeschlossen oder werden nur Unterstützungen gewährt, bzw. Einlagen nach bestimmter Zeit mit einem Aufschlag zurückgezahlt (also Spargesellschaften), so liegt überhaupt kein VVaG vor (§ 1 Abs. 2 VAG)[2]. Der formelle Ausschluß des Rechtsanspruchs auf die Leistung in der Satzung allein genügt aber nicht, um den Verein von der Aufsichtspflicht zu befreien. Wenn z. B. die Mitglieder eines Vereins in den Glauben versetzt werden, auf die Gegenleistungen einen rechtlich erzwingbaren Anspruch zu haben, also der Gesamtinhalt der Satzungen oder aber der Charakter des Unternehmens für einen aufsichtspflichtigen Versicherungsbetrieb spricht, so liegt nach der geltenden Rechtsanschauung ein VVaG vor. Es handelt sich demnach um einen VVaG, wenn die Beiträge nach bestimmten Maßstäben wie in der Lebensversicherung (z. B. Alter, Höhe des Wagnisses), abgestuft sind, oder wenn die Aufnahme in den Verein, wie dies bei der privaten Krankenversicherung zutrifft, von bestimmten Voraussetzungen (z. B. Zugehörigkeit zu einem gewissen Beruf, Erreichung eines bestimmten Lebensalters, Nachweis der Gesundheit, Beantwortung formularmäßiger Fragen) abhängig gemacht wird. Das RfP hat bislang bei der Nachprüfung der Frage, ob solche Vereine als aufsichtspflichtig zu gelten haben, die in ihrer Satzung wegen des Anspruchs auf Auszahlung der Leistungen eine sog. „Kann"bestimmung haben, insbesondere daraufhin geprüft, ob der Verein sich selbst aufgeben müßte, sobald er den Versuch macht, seinen Mitgliedern gegenüber diese Kannvorschrift anzuwenden. Kam das Reichsaufsichtsamt (RfP) zu der Überzeugung, daß ein solcher Fall vorlag, so unterwarf es den Verein der Aufsicht und verlangte seine Umwandlung vom nichtrechtsfähigen oder vielfach auch eingeschriebenen Verein (e. V.) in einen Versicherungsverein auf Gegenseitigkeit oder, falls hierfür nicht alle erforderlichen rechtlichen, finanziellen und wirtschaftlichen Voraussetzungen bestanden, seine Auflösung bzw. die Aufgabe des Versicherungsgeschäftes, gegebenenfalls auch die Übertragung des Versichertenbestandes auf anderweitig bestehende Gegenseitigkeitsvereine. Mit dieser vielfach ausgeübten Praxis hat das Reichsaufsichtsamt Unternehmungen, die in ihrem Auftreten wie Versicherungsgesellschaften arbeiteten, sich aber durch formellen Ausschluß des Rechtsanspruchs auf Leistung der Aufsicht zu entziehen suchten, einer ordnungsgemäßen Verwaltung und Überwachung zugeführt.

---

[1] Von dieser Möglichkeit der Übertragung der Landesaufsicht auf das Reichsaufsichtsamt haben bisher Hessen, Bremen, Schaumburg-Lippe und Lippe-Detmold, Bayern und das frühere Mecklenburg-Strelitz, sowie nach dem Umbruch Baden Gebrauch gemacht, während Preußen, Sachsen, Württemberg, Hamburg und andere deutsche Länder an ihrem Überwachungsrecht bisher festhielten. Es ist zu erwähnen, daß im Jahre 1935 der damalige Reichswirtschaftsminister Dr. SCHACHT bei Einführung des neuen Reichsaufsichtsamtspräsidenten die Unterstellung aller privaten Versicherungsunternehmungen unter die Aufsicht des Reichsaufsichtsamtes als Ziel der Reichsregierung bezeichnet hat.

[2] So BERLINER-FROMM: „Versicherungs- und Bausparkassenaufsichtsgesetz". München 1932, S. 391.

# VI. Rechtsquellen, Rechtsnormen und medizinische Begriffsbestimmungen in der privaten Krankenversicherung.

Die Rechtsquelle der privaten Krankenversicherung bilden nicht, wie noch vielfach fälschlich angenommen wird, die für die Sozialversicherung maßgeblichen Vorschriften der Reichsversicherungsordnung (RVO). Diese sind auf den Bedarf der privaten Krankenversicherung nicht anwendbar, wenn auch verschiedentlich, m. E. zu Unrecht, mangels gesetzlich präzise umrissener Vorschriften der Versuch gemacht wurde, in Einzelfragen, insbesondere solchen medizinischer Natur, die entsprechenden Rechtsgrundsätze und Begriffe der RVO auf die private Krankenversicherung zu übertragen[1]; mit ihnen kann aber die private Krankenversicherung nach Wesensart, Aufbau und Zweckbestimmung nichts zu tun haben[2].

Während Aufbau, Wirkungskreis und Wirkungsart der Sozialversicherung in der Reichsversicherungsordnung bindend umrissen und festgelegt sind, entbehrt die private Krankenversicherung der im Gesetz besonders verankerten und auf sie eigens abgestellten Rechtsgrundlage. Sie stützt sich in ihren Rechtsbeziehungen zum Versicherten vor allem auf das „Reichsgesetz über den Versicherungsvertrag" vom 30. Mai 1908 (VVG)[3] als gesetzliche Grundlage und für den rechtlichen und technischen Versicherungsbetrieb auf das „Reichsgesetz über die Beaufsichtigung der privaten Versicherungsunternehmungen und Bausparkassen" vom 6. Juni 1931 (VAG)[4], z. T. modifiziert durch das Aktiengesetz vom 30. Januar 1937 nebst 2. DurchfVO vom 30. November 1937 in Verbindung mit dem Gesetz zur Änderung des VAG vom 5. März 1937; neben diesen Spezialgesetzen kommen selbstverständlich das Bürgerliche Gesetzbuch (BGB), z. T. das HGB, und gegebenenfalls die Zivilprozeßordnung (ZPO) als leges generales zur Anwendung.

In dem vor allen Dingen in Frage kommenden Versicherungsvertragsgesetz (VVG) finden sich nur wenig sinngemäße, auf die private Krankenversicherung direkt anwendbare Richtlinien, denn gerade sie weicht in so vielen Belangen von den anderen Versicherungssparten ab, daß sie sich nicht ohne weiteres in den Rahmen der vorhandenen Gesetze einfügen läßt: So ist in der geltenden Fassung des VVG kein Paragraph enthalten, der auf den speziellen Bedarf und die be-

---

[1] So OLG Köln, 31. Dezember 1927; JRPV 1928, S. 64; VA 1929, S. 23 Nr. 1804; 7. März 1928 VA 1929, S. 222 Nr. 1876; JRPV 1929, S. 158, OLG Hamm 11. Juli 1929; JRPV 1929, S. 372; OLG Karlsruhe 19. Februar 1930; JRPV 1930, S. 189.

[2] So OLG Frankfurt 19. Juni 1929; JW 1929, S. 2289; JRPV 1929, S. 334 u. a. Anders HEINEMANN, S. 617.

[3] RGBl. 1908, S. 263.

[4] RGBl. 1931, S. 315.

sonders gelagerten Verhältnisse der privaten Krankenversicherung, die doch auf diesem Gesetz basiert, eigens abgestellt ist, da z. Zt. der Schaffung dieses Gesetzes (30. Mai 1908) eine nennenswerte private Krankenversicherung im heutigen Sinne in Deutschland noch nicht bestand.

Der Leistungsumfang der privaten Krankenversicherung ist, wie an anderer Stelle ausgeführt, keineswegs streng einheitlich ausgerichtet. Wohl gewährt die private Krankenversicherung in der Hauptsache nachträglich anteiligen Ersatz für einen zukünftigen ungewissen Bedarf (Krankheitskosten), sie gibt aber auch z. B. auf der anderen Seite tarifliche Beihilfen für Gesundheitsschäden, deren Eintritt kaum noch als ungewiß oder zufällig bezeichnet werden kann (z. B. Kosten für Behandlung von Zahnschäden), letzten Endes außerdem auch feste, im Vorwege vereinbarte Sätze für besondere Fälle, die an und für sich nicht unter den Krankheitsbegriff der privaten Krankenversicherung fallen (Wochenhilfe, Sterbegeld). Diese Ausgestaltung des Versicherungsschutzes nach den verschiedensten Leistungsmöglichkeiten, entsprechend den heterogenen Bedürfnissen, läßt nicht zu Unrecht die grundsätzliche Frage nach der, mangels präziser gesetzlicher Vorschriften schwierig zu entscheidenden Rechtsnatur des privaten Krankenversicherungsvertrags aufwerfen.

Das Versicherungsvertragsgesetz (VVG) scheidet die Versicherungszweige, der historischen Entwicklung der Versicherung folgend, in die grundsätzlichen Hauptgruppen der ,,Schadenversicherung'' und der ,,Personenversicherung''. Bei der ersteren ist der *durch den Eintritt* des Versicherungsfalls *verursachte* Vermögens*schaden* nach Maßgabe des Vertrags zu *ersetzen*, während bei der letzteren dem Versicherer die Verpflichtung auferlegt ist, *nach dem Eintritt* des Versicherungsfalls die *im voraus vereinbarte feste Leistung* zu *bewirken* (§ 1, Abs. 1 VVG). Diese wird z. B. in einer Kapital- oder Rentenzahlung bestehen können.

Nach dem Leistungs*umfang* kann praktisch aber auch eine andere Unterteilung vorgenommen werden. Ist bei der *Schadenversicherung* der Leistungsumfang *von der Höhe des* erlittenen *Schadens abhängig* und andererseits auch durch sie begrenzt (konkrete Bedarfsdeckung), so ist er bei der *Personenversicherung in seiner Höhe* von vornherein eindeutig *festgelegt* (abstrakte Bedarfsdeckung).

Unter dem Gesichtswinkel der Möglichkeit, im Falle der *Sachversicherung* auf die durch den Eintritt des Versicherungsfalles verursachten *Folgen* abzustellen, in der *Personenversicherung* aber im Gegensatz dazu auf die *feststehende Risikosumme*, wurde auch die unterscheidende Bezeichnung ,,Schadenversicherung'' einerseits und ,,Summenversicherung'' andererseits geprägt, denn bei der Schadenversicherung ist, worüber kein Zweifel bestehen kann, eine Sache, oder, juristisch besser, eine ,,Beziehung'' versichert.

Die *gesetzliche* Einteilung geht also im Prinzip darauf hinaus, daß bei der *Sach*versicherung oder Schadenversicherung der konkret entstandene Schaden ganz oder teilweise zu ersetzen ist (konkrete Bedarfsdeckung), an dessen Stelle bei der *Personen*versicherung oder Summenversicherung die schon im voraus durch Vereinbarung eindeutig festgelegte Leistung zu bewirken ist (abstrakte Bedarfsdeckung).

Es erscheint naheliegend, die Krankenversicherung insgesamt[1] zu der Personen-

---

[1] Die Krankentagegeld-Versicherung zählt als Summenversicherung ohnehin zu dieser Sparte.

versicherung zu rechnen, da zweifelsohne Gegenstand der Versicherung natürliche Personen sind, mit anderen Worten, das Risiko in einer Person läuft[1]. Für eine solche Auffassung spricht insbesondere der Umstand, daß die Krankenversicherung ebensowenig auf einen Dritten übertragbar[2] ist, wie die Lebens-, Renten- oder Unfallversicherung, während im Gegensatz dazu jede Schadensversicherung prinzipiell mit dem Eigentum an der Sache oder mit dem versicherten Interesse ausnahmslos übertragen werden kann.

Auf der anderen Seite ist der Einwand nicht von der Hand zu weisen, daß die private Krankenversicherung Leistungen gewährt, deren Ausmaß durch den Vermögensschaden bedingt und begrenzt werden, den der Eintritt des Versicherungsfalls verursacht hat. Sie erfüllt damit ein eindeutiges Kriterium der Schadenversicherung, in die sie unter diesem Gesichtswinkel unstreitig eingereiht werden muß.

Schon ZILLESSEN[3] hat sich als Arzt mit dieser „Zwiespältigkeit" der privaten Krankenversicherung auseinanderzusetzen versucht und vorgeschlagen[4], die private Krankenversicherung als eine an die Person geknüpfte Sachversicherung zu bezeichnen, da sie teils nach dem System der abstrakten Bedarfsdeckung (Wochenhilfe und Sterbegeld), teils nach dem System der konkreten Bedarfsdeckung (Heilkostenersatz) ihre Leistungen regelt. Auch aus der versicherungsjuristischen Praxis wurde bei der bestehenden Unklarheit auf die Notwendigkeit der Gestaltung eines auf die Bedürfnisse der privaten Krankenversicherung zugeschnittenen Vertragsrechts aufmerksam gemacht[5].

In neuerer Zeit hat sich die „Akademie für Deutsches Recht" mit den juristischen Problemen der privaten Krankenversicherung und der Wichtigkeit ihrer Klärung unter besonderer Berücksichtigung der nationalsozialistischen Rechtsauffassung eingehend befaßt. Der Ausschuß für Versicherungswesen der Akademie hat im Zuge dieser Arbeiten eine für die Praxis wichtige Klärung herbeigeführt durch die Bestimmung, „die Krankenversicherung gehört nach dem Entwurf[6] zur Personenversicherung, da sie auf eine Person genommen wird". Er führt in der Begründung dazu aus: „Damit ist eine lebhaft umstrittene Grundfrage entschieden, die sich aus den verschiedenen Leistungsarten der Krankenversicherung ergab. Diese wurde vielfach zur Schadenversicherung gezählt, da die Aufgabe der Krankenversicherung in Deutschland ganz überwiegend im Ersatze der Heil-

---

[1] Vgl. MÖLLER „Deutsche Versicherungswirtschaft" III 1, 1 S. 25.

[2] So auch RGZ VI vom 12. März 1936 (JW 1936, S. 2793), nach dem die Krankenversicherung Personenversicherung und daher ein Übergang der Ersatzansprüche gemäß § 67 VVG ausgeschlossen ist.

[3] ZILLESSEN: „Die private Krankenversicherung und ihre Beziehungen zum Arzt." München 1930.

[4] Anders MÖLLER: Deutsche Versicherungswirtschaft. III 1, 1, S. 25.

[5] Vgl. TEICHMANN: „Ist eine gesetzliche Regelung der privaten Krankenversicherung im VVG notwendig?" Neumann's Zeitschr.f.Vers.Wes. 1934, Nr. 50, S. 1137/38.

[6] Es handelt sich um den Entwurf eines auf die Bedürfnisse der privaten Krankenversicherung abgestellten Zusatzgesetzes zum VVG, dessen Einfügung als neuer Abschnitt „Krankenversicherung" hinter Abschn. III des VVG vom 30. Mai 1908 (RGBl. 1908, S. 263) vorgesehen ist. In der im Laufe des Jahres 1939 herauskommenden Neufassung des VVG haben diese Reformvorschläge noch keine Berücksichtigung gefunden.

behandlungskosten besteht. Die sich zwangsläufig daraus ergebenden Angleichungen an gewisse Grundsätze der Schadenversicherung sind im Entwurf
durchgeführt[1]."

Dieser bislang doppelte, oder zum mindesten uneinheitliche Charakter der
Rechtsnatur des privaten Krankenversicherungsvertrags entzieht damit naturgemäß auch zahlreichen Einzelproblemen die einheitliche rechtliche Grundlage, die
ihrerseits wieder allein eine eindeutige sinnfällige Lösung erlaubt. Es ist einleuchtend, daß sich aus dieser Tatsache mit Notwendigkeit für die Praxis Schwierigkeiten in der Anwendung mancher Bestimmungen ergeben müssen. Ein Beispiel
möge dies erläutern: § 59 VVG regelt die Frage der Doppelversicherung. Es wird
dort in Abs. 1 ausgeführt:

„Ist ein Interesse gegen dieselbe Gefahr bei mehreren Versicherern versichert und übersteigen die Versicherungssummen zusammen den Versicherungswert (Doppelversicherung), so sind die Versicherer in der Weise als Gesamtschuldner verpflichtet, daß dem Versicherungsnehmer jeder Versicherer für den Betrag haftet, dessen Zahlung ihm nach seinem Vertrag obliegt, der Versicherungsnehmer aber im ganzen nicht mehr als den Betrag des Schadens verlangen kann."

Es ist einleuchtend, daß in diesem Zusammenhang die klare Bestimmung der
Begriffe „Versicherungssumme" und „Versicherungswert" für den Bedarf der
privaten Krankenversicherung auf große, kaum befriedigend zu lösende Schwierigkeiten stoßen muß.

Als Beweis dafür, wie die von der „Akademie für Deutsches Recht" geplante, auf die Zwecke der privaten Krankenversicherung abgestellte Neufassung des VVG sich um eine bessere Verständlichkeit und Klarheit des Gesetzestextes bemüht, möge als Gegenstück zum obigen Abs. 1 der neue Wortlaut des im Entwurf vorgeschlagenen Abs. 1 hier Platz finden:

„Sind dem Bezugsberechtigten die Aufwendungen für die Behandlung derselben Krankheit von mehreren Versicherern zu ersetzen, so sind die Versicherer in der Weise als Gesamtschuldner verpflichtet, daß dem Bezugsberechtigten jeder Versicherer für die Beträge haftet, deren Zahlung ihm nach seinem Vertrag obliegt, der Bezugsberechtigte aber im ganzen nicht mehr als den Betrag der Aufwendung verlangen kann."

Für den Arzt praktisch ungleich wichtiger erscheint mir Abs. 3, Satz 1 des
genannten Paragraphen, der bestimmt:

Hat der Versicherungsnehmer eine Doppelversicherung in der Absicht genommen, sich dadurch einen rechtswidrigen Vermögensvorteil zu verschaffen, so ist jeder in dieser Absicht geschlossene Vertrag nichtig.

Nicht so ganz selten wird an den Arzt vom Patienten das Ansinnen gestellt,
neben der Rechnung für die Krankenversicherung eine Zweitrechnung für eine
weitere Versicherungsgesellschaft oder für eine Notstandsbeihilfe (besonders bei
Beamtenorganisationen) auszufertigen[2]. Zur Unterbindung der Möglichkeit, aus
der überstandenen Krankheit dadurch Kapital zu schlagen, daß der Versicherte
sich von beiden Seiten die eingereichten Liquidationen des Arztes vergüten läßt
und so eine Vergütung über den entstandenen Schaden hinaus erhält, sollte daher streng darauf gesehen werden, daß jede weitere Rechnung den Vermerk

---

[1] ULLRICH: „Die gesetzliche Regelung der privaten Krankenversicherung." Bericht des
Ausschusses für Versicherungswesen in der Akademie für Deutsches Recht. (Teil III, Begründung, S. 18) Berlin 1938.

[2] Vgl. dazu auch GÖBBELS: „Erstattungspflicht der Krankenversicherungsgesellschaften
bei Doppelversicherung." Med.Welt 1938, Nr. 33.

„Duplikat", „Zweitrechnung" u. ä. erhält; besonders findige Versicherte könnten auch diese Forderung dadurch zu umgehen versuchen, daß sie die erste Rechnung als „nicht angekommen" bezeichnen, um so die zweite Rechnung für ihre besonderen Zwecke verwerten zu können. Auch hier wird es sich prinzipiell empfehlen, weiterhin ausgestellte Rechnungen mit dem Vermerk „Zweitrechnung" oder „Mahnung" zu versehen, um nicht der Möglichkeit betrügerischen Vergehens unbewußt Vorschub und ungewollt Beihilfe zu leisten[1].

Die rein rechtliche Lücke, die das VVG als gesetzliche Grundlage der privaten Krankenversicherung dadurch aufweist, daß in ihm die Verhältnisse der privaten Krankenversicherung nicht besonders geregelt sind, ist zum Teil durch das „Gesetz betr. die Aufhebung des Hilfskassengesetzes" vom 20. Dezember 1911[2] ausgefüllt. Dieses Gesetz bestimmt in Abs. 2 seines § 10, daß auf Versicherungsvereine auf Gegenseitigkeit, soweit sie Krankenversicherung betreiben, nur die §§ 1—22, 31—48, 164, 188, 189, 194 VVG Anwendung finden, für Vereine, die ein Sterbegeld von mehr als 300 RM gewähren, außerdem auch die §§ 159, 173—178 VVG. Obwohl diese Vorschrift eigentlich ausdrücklich nur für Gegenseitigkeitsvereine gedacht ist, wird die Rechtslage gegenüber Versicherungsaktiengesellschaften keine grundsätzlich andere sein können.

Es gelten demnach aus dem VVG die „Vorschriften für sämtliche Versicherungszweige" (§§ 1—48 VVG) mit Ausnahme der Vorschriften über die Gefahrerhöhung (§§ 23—29 VVG) und über die Kollektivversicherung (§ 30 VVG).

Da die private Krankenversicherung nicht zu den Versicherungszweigen gehört, bei denen die Beschränkungen der Vertragsfreiheit ausdrücklich entfallen (§§ 187, 188 VVG), kann das Versicherungsverhältnis bei freiem Vertrag nicht ungünstiger für den Versicherungsnehmer gestaltet werden, als wenn es allein auf den gesetzlichen Vorschriften aufgebaut wäre. Mit Genehmigung der Aufsichtsbehörde kann allerdings in den AVB von den Vorschriften der §§ 38, 39, 42 VVG über die nicht rechtzeitige Zahlung einer Prämie, oder gleichbedeutend eines „Beitrags" bei Versicherungsunternehmungen auf Gegenseitigkeit (§ 1, Abs. 2, Satz 2 VVG), abgewichen werden, soweit es sich bei dem Versicherer um einen „kleineren Versicherungsverein auf Gegenseitigkeit" (§ 53 VAG) handelt.

Es gelten weiter aus dem Abschnitt der „Lebensversicherung" (§§ 159—178 VVG) die Sondervorschrift über die Gefahrerhöhung (§ 164 VVG) und aus den „Schlußvorschriften" (§§ 186—194 VVG) die Bestimmungen über Zuständigkeit des Reichsgerichts als oberste Instanz für Versicherungsstreitigkeiten.

Gewährt eine Krankenversicherung ein Sterbegeld von mehr als 300 RM, so gelten weiterhin die Bestimmungen des § 159 VVG (Versicherung für den Fall des Todes eines anderen) und die Vorschriften über Rückkauf und Umwandlung der Versicherung in eine prämien- (beitrags-) freie Versicherung (§§ 173—178 VVG).

Diese Vorschriften bedingen aber so vorwiegend nur rein juristisches und fachliches Interesse, daß deren eingehende Besprechung hier entfallen kann.

Das Versicherungsaufsichtsgesetz (VAG), das in obigem Zusammenhang ebenfalls angezogen wurde, befaßt sich hauptsächlich mit den Versicherungsunternehmungen als solchen, ihrer Rechtsform und den Buchführungs- und Reservenbildungsvorschriften dieser Unternehmungen. Hier dürfte den Arzt als Berater seines Patienten vielleicht der § 26 interessieren, wonach der Versicherte beim VVaG gegen eine Forderung des Versicherers nicht aufrechnen kann. Er kann auch kein Zurückbehaltungsrecht geltend machen.

Von den Vorschriften des Bürgerlichen Gesetzbuches (BGB) pflegen in Streitfällen der privaten Krankenversicherung am häufigsten der § 123 (Anfechtung

---

[1] Das Zusammentreffen von Versicherungsleistung und Notstandsbeihilfe begründet keine Doppelversicherung im Sinne des Versicherungsvertragsgesetzes.

[2] RGBl. 1911, S. 985.

wegen arglistiger Täuschung) und § 133 in Verbindung mit § 157 (Auslegung der Verträge nach Treu und Glauben mit Rücksicht auf die Verkehrssitte) in Erscheinung zu treten.

Aus der Zivilprozeßordnung (ZPO) muß hier den Arzt besonders der § 850, Ziff. 4, interessieren. Nach diesem sind der Pfändung nicht unterworfen die Hebungen aus Kranken-, Hilfs- und Sterbekassen[1]. Unwidersprochen wurden ihnen bisher die Leistungen aus der privaten Krankenversicherung gleichgesetzt. In den Allgemeinen Versicherungsbedingungen (AVB) wird außerdem meistens auch noch eine Bestimmung aufgeführt, derzufolge Ansprüche auf Versicherungsleistungen weder verpfändet noch abgetreten werden können.

Eine solche Vereinbarung hat natürlich nur insoweit Wert, als nicht überhaupt Unpfändbarkeit vorliegt.

Neben den Rahmenvorschriften des VVG, des VAG und des BGB treten noch andere praktisch wichtige Vorschriften ergänzend als Rechtsnorm in Erscheinung. Hier sind in erster Linie die „Allgemeinen Versicherungsbedingungen" der Gesellschaften (AVB) zu nennen, die den Umfang des Krankenversicherungsvertrages in den Einzelheiten bindend umreißen, weiterhin die Tarife, die die geldlichen Leistungen des Versicherungsnehmers festlegen und die entsprechenden Versicherungsleistungen als Gegenwert aufzeigen, außerdem beim Versicherungsverein auf Gegenseitigkeit (VVaG) die Satzungen, die gewissermaßen die Verfassung des Unternehmens darstellen.

Durch die Vielgestaltigkeit der AVB der einzelnen Gesellschaften stellte sich im Laufe der Jahre bei den einzelnen Verbänden selbst das Bedürfnis heraus, diese bisher stark voneinander abweichenden Bestimmungen der Einzelgesellschaften möglichst einheitlich zu regeln und, soweit als möglich, für den praktischen Gebrauch einander anzugleichen. Dies ist größtenteils in den Normativbedingungen (NoB) geschehen[2], wenngleich die Vorbemerkungen zu den Normativbedingungen ausdrücklich festliegen:

„Grundsätzlich wird zur Festlegung von Normativbedingungen zum Ausdruck gebracht, daß keine Gesellschaft gezwungen sein soll, die Normativbedingungen unbedingt als Gesamtheit einzuführen, sondern, daß die Gesellschaften in der Fassung bestimmter Paragraphen frei sind, wenn sich der Inhalt der in Frage kommenden Bestimmung mit der Auffassung oder dem Zweck der Gesellschaft nicht deckt. Durch die Normativbedingungen soll versucht werden, eine allgemeine Angleichung der Versicherungsbedingungen der einzelnen Gesellschaften zu erreichen und so infolge längeren Gebrauchs Abweichungen nach und nach zu beseitigen.

Zwar soll die Zustimmung des Reichsaufsichtsamtes zu den zu beschließenden Normativbedingungen herbeigeführt werden, jedoch nicht in der Richtung, daß das Reichsaufsichtsamt sie für verbindlich erklärt (Beschluß vom 16. Mai 1928)."

Die Gesellschaften sind also, da die Normativbedingungen ausdrücklich kein zwingendes Recht darstellen sollen, in der Schaffung ihrer AVB vollständig souverän; bei starken Abweichungen kann allerdings das Reichsaufsichtsamt für Privatversicherung die Zustimmung versagen. Diese Tendenz dürfte besonders hinsichtlich neuzuschaffender abweichender AVB zu unterstellen sein. Bis zur Verabschiedung des oben genannten, im Entwurf schon beratenen und auf die

---

[1] Vgl. dazu LG Dortmund vom 22. September 1936 (JW 1936, S. 3204).

[2] Normativbedingungen für Gegenseitigkeitsvereine (VA 1933, S. 151). Normativbedingungen für Krankenversicherungs-Aktiengesellschaften (VA 1934, S. 218).

private Krankenversicherung abgestellten Zusatzgesetzes zum VVG, können bisher lediglich diese Normativbedingungen als allgemein gültige spezielle Krankenversicherungsvertragsnorm angesehen werden.

Die Genehmigungspflicht für die Allgemeinen und Besonderen Versicherungsbedingungen durch die Aufsichtsbehörde ergibt sich aus § 5, Abs. 3, Ziffer 2, VAG, hinsichtlich späterer Änderungen aus § 13, Satz 1, VAG. Für Zuwiderhandlungen sehen die §§ 81, 87, Abs. 1, VAG Bestrafungsmöglichkeiten durch die Aufsichtsbehörde vor. Durch die Genehmigung entfällt jedoch keinesfalls für die Gerichte die Möglichkeit einer Überprüfung, ob nicht die AVB von den zwingenden Bestimmungen des VVG zum Nachteil des Versicherten abweichen. Versicherungsverträge, die sich auf nicht genehmigten AVB aufbauen, brauchen jedoch trotz ihrer mangelnden Genehmigung nicht Rechtsunwirksamkeit nach sich zu ziehen, da ein Verstoß gegen ein polizeiliches Ge- oder Verbot nicht die Nichtigkeit bürgerlich-rechtlicher Verträge zur Folge hat (§ 134 BGB). Zu einer, Gerichte und Parteien bindenden Auslegung der AVB ist die Aufsichtsbehörde nicht befugt. Da die AVB die Rechtslage zwischen den Parteien möglichst eindeutig regeln sollen, wiederholen sie teilweise gesetzliche Bestimmungen, wenn auch nicht immer expressis verbis, oder verweisen auf solche[1].

Hat sich ein Antragsteller durch Unterschrift unter den Versicherungsantrag den AVB unterworfen, so gelten diese auch ohne seine Kenntnisnahme, wenn er es fahrlässigerweise unterläßt, sich mit deren Inhalt vertraut zu machen[2].

Neben oder an Stelle der AVB, bzw. eigentlich richtiger gesagt, über diese hinaus, da sie ja generelle Abmachungen in spezielle abwandeln, ist die Einschaltung besonderer, auf den Einzelfall abgestellter Versicherungsbedingungen im Versicherungsvertrag möglich. Ihre Zulassung ist allerdings keine unbeschränkte. Abgesehen von besonderen Vorschriften (so ist z. B. der gänzliche oder teilweise Erlaß der Wartezeiten nur noch in besonderen und vom Reichsaufsichtsamt eigens bezeichneten Fällen zulässig[3]), sind bis zum Vertragsabschluß Vereinbarungen, die den Versicherungsnehmer im Vergleich zu den AVB besser stellen, gestattet. Im umgekehrten Fall müssen immerhin die Voraussetzungen des § 10, Abs. 3, VAG erfüllt sein. Nach getätigtem Vertragsabschluß allerdings ist eine Änderung der AVB oder auch der „Besonderen Versicherungsbedingungen" nur im Falle ausdrücklicher oder auch stillschweigender Willensübereinkunft der Vertragspartner möglich.

Die Auslegung der Versicherungsbedingungen hat, wie schon oben ausgeführt, nach Treu und Glauben mit Rücksicht auf die Verkehrssitte zu erfolgen (§§ 133, 157 BGB). Die AVB richten sich an den Nichtfachmann, an die Allgemeinheit, mithin dürfen sie nicht anders verstanden werden, als sie vom gewissenhaften Laien und

---

[1] Z. B. NoB § 4, Ziffer 2 = § 10 VVG; § 5 A, Ziffer 2, Satz 1, 3 = § 5 VVG; § 8, Ziffer 1, Abs. 1, Satz 1 = §§ 16—22 VVG; § 8, Ziffer 4 = § 22 VVG; § 10 = § 39 VVG; § 12, Ziffer 1 = § 12, Abs. 2 VVG; § 12, Ziffer 2 = § 12, Abs. 1 VVG.

[2] So OLG Köln 12. Dezember 1930; VA 1931, 241, Nr. 2199; KG 28. Oktober 1931; VA 1932, 258, Nr. 2322.

[3] Rundschr. R 21 des Reichsaufsichtsamtes Nr. A I 1892 vom 2. März 1935. Eine Zuwiderhandlung gegen die Anordnung der Aufsichtsbehörde würde allerdings nicht die zivilrechtliche Ungültigkeit des abgeschlossenen Vertrags nach sich ziehen.

nach den Regeln des täglichen Verkehrs allgemein zu verstehen sind [1]. Der Versicherer kann die für ihn günstigere Auslegung nicht durch das Vorbringen erzwingen, diese sei von ihm bei Abfassung der Bedingungen beabsichtigt gewesen. Die in den Versicherungsbedingungen verwendeten gesetzlichen Begriffe erlauben selbstverständlich keine andere Ausdeutung, als in den Gesetzen selbst, da nur so eine übereinstimmende Auslegung und Anwendung sichergestellt und gewährleistet erscheint.

Zur Frage der Abgrenzung zwischen gesetzlichen Bestimmungen und vertraglichen Vereinbarungen in der Versicherung führt das OLG Naumburg unter dem 9. Dezember 1938 (JRPV 1939, S. 75) aus: „Auch im Versicherungsrecht bilden die gesetzlichen Bestimmungen stets die Ergänzung der vertraglichen Vereinbarungen, sofern die Bedingungen nicht eindeutig erkennen lassen, daß sie erschöpfend sein oder das Gesetz abwandeln wollen."

Da die Entwicklung der privaten Krankenversicherung bislang keineswegs zur Ruhe gekommen ist und auch die einzelnen Problemstellungen der privaten Krankenversicherung im Fluß der Entwicklung andere werden oder laufend ihre Gestalt ändern können, ergibt es sich von selbst, daß auch die Normativbedingungen von Zeit zu Zeit überprüft und den neuen Erkenntnissen angepaßt werden müssen.

Soweit die geltenden Normativbedingungen allerdings medizinische Voraussetzungen berühren, können diese vom Juristen verfaßten und daher aus rein juristischem Gesichtswinkel und ohne die sachverständige Mitarbeit des Versicherungsmediziners aufgestellten Begriffsbestimmungen in der jetzigen Form den billigen Anforderungen des in der Praxis stehenden Arztes nicht gerecht werden.

Da mangelnde Klarheit leicht zu unnötigen Mißverständnissen und unerwünschten Reibungen Anlaß geben kann, erscheint es nicht müßig, im nachfolgenden zu einigen medizinischen Formulierungen und Fragestellungen der Normativbedingungen vom Standpunkte des Arztes aus kurz kritisch Stellung zu nehmen.

Die Beschäftigung der privaten Krankenversicherung mit Krankheiten und Krankheitskosten erforderte schon zwangsläufig eine Auseinandersetzung mit den Begriffsbestimmungen ihres Versicherungsgegenstandes.

---

[1] So z. B. JRPV 1930, S. 54. Auch in neuerlichen Urteilen wird diese Forderung unterstrichen. So betont das KG in einem Urteil vom 8. Januar 1938 (JRPV 1938, S. 109): Der Versicherer muß „allgemeingültige Regeln geben und sich dazu allgemeingültiger und anerkannter Begriffe bedienen. Aus diesem Grunde müssen die Allgemeinen Versicherungsbedingungen auf allgemeine Erscheinungen und allgemeingültige Regeln und Erfahrungen abgestellt werden". In ähnlicher Weise stellt das LG Hamburg in einem Urteil vom 30. Oktober 1936 (JRPV 1936, S. 383) fest, daß die Auslegung der Bedingungen nach dem Sprachgebrauch des täglichen Lebens zu erfolgen habe, nicht aber nach der medizinisch- oder allgemeinwissenschaftlichen Bedeutung der verwendeten Begriffe. Es weist in diesem Zusammenhang auf die Unmaßgeblichkeit der großen Konversationslexica für die Auslegungsmöglichkeit von Versicherungsbedingungen hin: So ist z. B. Alkohol kein „Rauschgift" im Sinne der Ausschlußklauseln der Versicherungsbedingungen.

Nach einem Urteil des RG, VII. Ziv.Sen. vom 11. Februar 1938 (RGZ 157, S. 67; JW 1938, S. 1113; JRPV 1938, S. 101) liegt aber keine Unklarheit der Bedingungen vor, wenn sich nach Sinn und Zweck der einzelnen Vertragsabrede und aus den sonstigen, nach Treu und Glauben zu berücksichtigenden Begleitumständen ein bestimmter Vertragsinhalt feststellen läßt.

Gemeinhin wird in der Praxis gleichlaufend mit mehreren Krankheitsbegriffen gearbeitet, die, je nach dem Gesichtswinkel des Beurteilenden, den gegebenen Erfordernissen und dem beabsichtigten Zweck praktisch einer gewissen Abwandlung unterworfen zu sein pflegen und so aus sich selbst zu ganz verschiedenen Ergebnissen führen können, ja müssen. Es blieb der privaten Krankenversicherung daher nichts übrig, als auch ihrerseits diese Begriffe, auf ihre eigenen Bedürfnisse abgestellt, wenn auch nicht neu zu formulieren, so doch sie in einer ihr adäquaten Form zu umreißen und festzulegen.

Genügt beispielsweise dem in der Praxis stehenden Arzt für seine medizinischen Zwecke die rein naturwissenschaftliche Umreißung des Begriffs der Krankheit als Manifestation eines Vorganges, der die Integrität der normalen Lebensfunktionen gefährdet oder herabsetzt (oder sich zum mindesten in einer geringeren Reaktionsbreite gegen Einflüsse der Außenwelt kundtut), so erfordert diese Definition für den Gebrauch und als Voraussetzung in der Sozialversicherung schon eine zusätzliche Erweiterung dahingehend, daß dieser Zustand sich in der Notwendigkeit ärztlicher Behandlung, evtl. Arznei- oder Heilmittelbedürftigkeit und/oder im Vorliegen von Arbeitsunfähigkeit nach außen hin kenntlich machen muß [1]. („Ob ein solcher Zustand besteht, bestimmt sich nach objektiven, von Sachverständigen festzustellenden Merkmalen, nicht nach Ansicht oder Handlungsweise des Kassenmitgliedes. Unerheblich ist, ob von dem letzteren ärztliche Behandlung als notwendig erachtet und in Anspruch genommen wird oder nicht“ [2]).

Für die Anwendung in der privaten Krankenversicherung, die die Sicherung gegen materielle Schäden auf der Basis künftiger Krankheiten im Wege des nachträglichen Auslagenersatzes bezweckt, sind beide Begriffsbestimmungen noch nicht ausreichend. Wer eine Privatversicherung gegen Krankheit abschließen will, denkt hierbei im allgemeinen nicht daran, aus dieser vertraglichen Bindung eine Entschädigung für die im Zusammenhang mit künftiger Krankheit zu gewärtigenden Schmerzen und Unbilden zu erlangen, er bezweckt auch nicht, damit ein Äquivalent für den Ausfall seiner Arbeitskraft im Falle einer Erkrankung oder für den Entgang eines in diese Zeit der Erkrankung fallenden Geschäftes sich zu verschaffen, sondern seine stillschweigende Absicht wird dahingehend zu verstehen sein, sich gegen eine durch künftige Krankheiten ihm erwachsende positive materielle Vermögensschädigung (entstanden durch Auslagen für Behandlung, Medikamente, Krankenhauskosten, Operationskosten usw.) zu sichern [3].

Es darf natürlich nicht übersehen werden, daß es allerdings auch im Mittelstand, besonders unter den kleinen Gewerbetreibenden und Handwerkern minderbemittelte Volksgenossen gibt, die, in wirtschaftlicher Beziehung dem unselbständigen Arbeiter gleichstehend, unmittelbar auf ihrer Hände Arbeit angewiesen, aus der Hand in den Mund leben, deshalb also nicht auf eine nachträgliche Entschädigung warten können, sondern schon von Beginn der Krankheit an auf Fürsorge, Krankengeld und eventuell auch Unterstützung der Familie (Hausgeld)

---

[1] Bekanntlich enthält ja die RVO keine Definition des Begriffs Krankheit; diese Lücke wird vielmehr ausgefüllt durch die von HOFFMANN in seinem Kommentar zu § 182 RVO gegebene und von den Spruchbehörden und Gerichten anerkannte Begriffsbestimmung.

[2] Entsch. des Preuß. OVG Bd. 18, S. 356.

[3] Die Versicherungsleistung umfaßt also nicht etwa auch Entschädigungen für entgangenen Gewinn usw.

dringend angewiesen sind. Diese Personenkreise haben sich aber zum weitaus überwiegenden Teil als freiwillige Mitglieder den Zwangskrankenkassen angeschlossen, auch fallen ihre speziellen wirtschaftlichen Belange so aus dem Rahmen der eigentlichen Aufgaben der privaten Krankenversicherung, daß ihre Rolle bei der Besprechung der privaten Krankenversicherung kaum erheblich ins Gewicht fallen kann.

Die Tatsache, daß die Sozialversicherung im Zuge ihrer Entwicklung zur wirtschaftlichen Fürsorgeeinrichtung wurde, während die private Krankenversicherung ihren ursprünglichen Versicherungscharakter bis heute bewahren konnte, schuf Voraussetzungen, aus denen sich wesentliche Folgen ergaben, die nicht nur die Vertragsgrundlage zwischen Versicherungsträger und Versicherungsnehmer beeinflußten, sondern auch die Voraussetzungen für den aufzunehmenden Personenkreis grundlegend beeindruckten. Aus diesem Gesichtswinkel heraus findet auch der oben angeführte Unterschied in der Bestimmung des Krankheitsbegriffs dieser beiden Arten der Krankenversicherung seine Erklärung: Der Behandlungsbedürftigkeit und der Erwerbsunfähigkeit mußte in der Sozialversicherung eine Bedeutung zugewiesen werden, die ihr in der privaten Krankenversicherung nicht zukommt. Läßt auf der anderen Seite die Koppelung der Sozialversicherung an das Arbeitsverhältnis es unerheblich erscheinen, ob (unter der Voraussetzung einer, wenn auch beschränkten Arbeitsfähigkeit) der Versicherungsnehmer beim Eintritt in die versicherungspflichtige Beschäftigung mit einem Leiden behaftet war, so ist bei der privaten Krankenversicherung wegen der Bewertung des objektiven Risikos die Frage nach dem vorvertraglichen Beginn der Erkrankung von grundsätzlicher Bedeutung. Das Schwergewicht liegt also hier letzten Endes auf dem Unterschied zwischen Krankheiten schlechthin und Krankheiten, die eine Entschädigungspflicht bedingen.

Die Normativbedingungen bestimmen (§ 11 NoB):

„Krankheit im Sinne der Versicherungsbedingungen ist ein nach ärztlichem [1] Urteil anormaler körperlicher oder geistiger Zustand."

Ohne Beschränkung der natürlichen Lebensfunktionen einen von der Norm abweichenden Zustand schlankweg als „Krankheit" zu bezeichnen, erscheint bedenklich; als logische Folge müßten sonst jede anormale Gelenkigkeit, abnorme Größenverhältnisse, ja sogar abnorme geistige Begabung und Fähigkeiten ohne weiteres als Krankheit gewertet werden, was sicherlich nicht im ursprünglichen Sinne dieses Krankheitsbegriffs gedacht ist. Aber selbst dann, wenn die Voraussetzungen dieser Begriffsbestimmung nur auf krankhaftes Geschehen im ärztlichen Sinne angewendet werden sollen, muß eine reine Verbalinterpretation dieser Definition in ihren Folgerungen zu einer starken und unerwünschten Überspitzung im Sinne der objektiven Theorie des Krankheitsbegriffs, über die nähere Ausführungen nachstehend noch folgen, führen.

---

[1] In einer Neufassung der NoB wurde der eindeutige Ausdruck „nach ärztlichem Urteil" ersetzt durch die Fassung „nach sachverständigem Urteil". Die mangelnde Kommentierung des Begriffs „sachverständig" könnte in der Praxis eine gewisse Unklarheit zur Folge haben: Der reine Wortlaut schließt nicht aus, daß z. B. auch der Schadenbearbeiter oder ein sonstiger Experte der Versicherungsgesellschaft als Sachverständiger angesehen werden könnte. — In Wirklichkeit bedeutet diese weitergehende Fassung jedoch nichts anderes, als eine Verbeugung vor dem Heilpraktikerstand, dessen Angehörige schon längere Zeit vor seiner staatlichen Anerkennung (mit allerdings gewissen verminderten Erstattungsleistungen) zur Behandlung der Mitglieder der privaten Krankenversicherungsgesellschaften zugelassen waren.

Eine nicht eindeutige Umreißung des Krankheitsbegriffs bedingt automatisch die Auswirkung dieser Unsicherheit auch auf den damit gekoppelten Begriff des Krankheitsbeginns und somit des „alten Leidens". In der Praxis hat diese Beobachtung zur Einführung weitherziger Gewohnheitsregeln geführt; so wird, um ein Beispiel herauszugreifen, ein Steinleiden praktisch erst von dem Zeitpunkt des Auftretens manifester Beschwerden ab als Krankheit gewertet. Die versicherungsmedizinische Bewertung des Leistenbruchs geschieht vom Moment der ersten merklichen Vorwölbung aus dem Leistenkanal an. Auch bei Tumoren ist die Bewertung des pathologisch-anatomischen Befundes allein, unter Vernachlässigung des klinischen Bildes und der Frage nach funktionellen Beschwerden, als Überspitzung der objektiven Theorie abzulehnen, insbesondere, da neue medizinische Erkenntnisse und moderne Testprüfungen vielfach die Verlegung des Zeitpunktes des Krankheitsbeginns nach weit rückwärts erforderlich machen werden. Auf diese Fragen soll an anderer Stelle noch näher eingegangen werden.

Es stünde mit Recht zu erwarten, daß bei der engen versicherungstechnischen und begrifflichen Verwandtschaft der Definitionen „Krankheit", „Krankheitsbeginn" und „altes Leiden", und bei ihrer unbestreitbaren logischen Abhängigkeit untereinander, die notwendige einheitliche Begriffsgrundlage vorauszusetzen wäre, die allein erlaubte, schlüssige Rechtsgrundsätze darauf aufzubauen. Dies ist in Wirklichkeit nicht der Fall.

Ganz abgesehen von der Verschiedenartigkeit der Gesichtswinkel, wie sie sich vor allem in der Anerkennung der subjektiven und der objektiven Theorie des Krankheitsbegriffs, als den beiden grundsätzlichen Auffassungen scheidet, sind auch die Ansichten innerhalb dieser einzelnen Hauptgruppen in ihrer Fassung noch weit divergierend.

In der heutigen Rechtsprechung, wie auch in der maßgebenden juristischen Literatur ist der Standpunkt der objektiven Theorie vorherrschend, derzufolge als Krankheit ein „regelwidriger, objektiv vorhandener und festzustellender Körperzustand" anzusehen ist, „ohne Rücksicht darauf, ob der Patient Kenntnis von dem krankhaften Zustand oder ein Gefühl des Krankseins hat" [1].

Innerhalb dieser objektiven Theorie lassen sich wiederum zwei Auffassungen unterscheiden, von denen die eine unter dem Begriff der Krankheit schlechthin jedweden Zustand versteht, in dem Lebensäußerungen des Organismus eine Abweichung vom normalen Typ aufzeigen, während die andere Auffassung den Begriff der Krankheit nur dann als vorliegend auffaßt, wenn bei dem Versicherten objektiv ein anormaler körperlicher oder geistiger Zustand vorliegt, der, wenn er erkannt worden wäre, eine ärztliche Behandlung erforderlich gemacht haben würde [2].

Damit sind jedoch die Schwierigkeiten noch in keiner Weise erschöpft, denn

---

[1] So OLG Köln, JW 1928, S. 1755; 1931, S. 1503; 1932, S. 3368; OLG Karlsruhe vom 19. Februar 1930 und vom 31. März 1932, JW 1932, S. 3367; OLG Breslau, JW 1932, S. 3364; RG 134, S. 148.

[2] So auch z. B. OLG Köln, JW 1932, S. 3668. Vgl. zur Rechtsprechung besonders noch Kammergerichtsurteil vom 21. Mai 1932, JRPV 1932, S. 260 und HAGEN: Übersicht über die Privatversicherungs-Rechtsprechung in Zeitschr. f. d. ges. Vers. Wiss. 1930, S. 77—108; 1931, S. 309—322, 407—432; 1932, S. 157—188; 1933, S. 153—192; 1934, S. 161—198; 1935, S. 160—172, 244—268; 1936, S. 189—200, 294—322; 1937, S. 141—179; Narjes, JRPV 1932, S. 291 ff.

selbst innerhalb dieser Gruppenauffassungen ergeben sich nämlich noch weitgehende und erhebliche Unterschiede der Definitionen in den einzelnen Urteilen[1].

Einige Formulierungen aus den reichhaltigen Bestimmungsmöglichkeiten des gleichen Begriffs zur Erläuterung. So ist:

„Krankheit Störung der Normalfunktion des menschlichen Organismus"[2].

„Krankheit jede Störung im normalen Lebensbetrieb des Organismus"[3].

„Krankheit das objektive Vorhandensein von Merkmalen einer körperlichen Unregelmäßigkeit"[4].

„Krankheit ein objektiv anormaler körperlicher oder geistiger Zustand[5]".

„Krankheit derselbe Begriff wie in der ärztlichen Wissenschaft"[6].

„Nicht jede körperliche Besonderheit, nicht jede Abweichung von einem Normaltypus ist als Krankheit anzusehen, zumal sich ein Normaltypus bei der Verschiedenheit der gegenwärtig in Deutschland lebenden Menschen kaum aufstellen läßt ... Körperliche Eigentümlichkeiten, welche Beschwerden nicht verursachen und die Funktion des Körpers und seiner Organe nicht stören, können aber nicht als Krankheit angesehen werden"[7].

„Der Begriff Krankheit ist objektiv dahin zu bestimmen, daß Krankheit ein nach dem gegenwärtigen Stande der ärztlichen Wissenschaft als anormal zu bezeichnender Zustand ist, der funktionelle Störungen hervorzurufen geeignet ist"[8].

„Der Eintritt der Krankheit im Sinne der Versicherungsbedingungen ist schon dann gegeben, wenn objektiv ein anormaler körperlicher oder geistiger Zustand vorliegt, der, wenn er erkannt worden wäre, die Zuziehung eines Arztes und eine Behandlung erforderlich gemacht hätte ... Ein bloßer Krankheitskeim ist noch keine Krankheit"[9].

„Krankheit im Sinne der AVB liegt erst dann vor, wenn die Veränderung des körperlichen oder geistigen Zustandes in die Erscheinung getreten ist, sei es, daß der Arzt die Veränderung feststellt, sei es, daß der Versicherte selbst die Veränderung merkt ... Krankheit ist auch dann vorhanden, ohne, daß der Versicherte sich krank fühlt oder, ohne daß ihm das Vorhandensein von Krankheit bekannt ist"[10].

Die Zahl der angezogenen Urteile als Querschnitt der Rechtsprechung zu den versicherungsmedizinischen Begriffen „Krankheit" und „Krankheitsbeginn" ließe sich mühelos vervielfachen. Gleich bleibt die Verschiedenheit in der juristischen Auslegung derselben medizinischen Tatbestandsmerkmale abseiten der einzelnen erkennenden Gerichte. Darin ist auch bis in die allerneueste Zeit eine Wandlung im Sinne einer vermehrten Angleichung nicht eingetreten. So führt

---

[1] Überblick dazu bei RICHERT in der D.Allg.Ztg. vom 10. Januar 1935, Beil. „Wirtschaft — Steuer — Recht" und KOPSCH: „Der prognostische Risikobegriff in der Vertrags-Krankenversicherung." JRPV 1931, S. 365—68.

[2] MANES, „zum Krankheitsbegriff".

[3] OLG Düsseldorf 4. Juni 1928, JRPV 1928, S. 261.

[4] KG 29. Juni 1929, JRPV 1929, S. 299, ebenso BRUCK: Privatvers.-Recht, S. 646.

[5] BRAUNSBERGER: JRPV vom 1. November 1929.

[6] KG 22. Oktober 1930, 24 U 6163/30, JRPV 1930, S. 429.

[7] KG 18. Oktober 1930.

[8] OLG Frankfurt 11. Dezember 1930, 3. U 140/30, JRPV 1930, Nr. 3.

[9] OLG Köln 26. November 1930 und 3. Januar 1931; 2 Urteile.

[10] OLG München 15. November 1929, Berufungsreg. L. 832/29/II.

z. B. das OLG Düsseldorf in einem Urteil vom 6. Januar 1937 [1] aus, das Auftreten einer Krankheit im Sinne der Versicherungsbedingungen könne nur dann angenommen werden, wenn die objektiven Anzeichen der Erkrankung so stark in die Erscheinung getreten sind, daß der Erkrankte sie als solche bemerkt hat, diese Anzeichen also subjektiv dem Erkrankten erkennbar geworden sind.

Nach einem anderen Urteil des OLG Hamm vom 27. August 1937 [2] sind für den Begriff der Krankheit nur objektive Gesichtspunkte maßgebend. Für die Regelung der Beweislast hinsichtlich des „Auftretens" ist aber die Wahrnehmung einer durch den Arzt behandlungsbedürftigen Veränderung des Gesundheitszustandes oder die Erkenntnis einer durch Krankheit bedingten Beeinträchtigung der Arbeitsfähigkeit oder des Wohlbefindens entscheidend.

Wohl haben alle diese Definitionen *objektive* Merkmale des Krankheitsbegriffs als Grundlage und doch lassen sich aus diesen und anderen Definitionen die verschiedensten, voneinander abweichenden Versionen ableiten: So ist

*Krankheit*

1. schon vorhanden bei dem Beginn des anormalen Zustandes, also z. B. mit dem Eindringen des die späteren Krankheitserscheinungen hervorrufenden Krankheitskeimes bei der Infektion;

2. der anormale Zustand, wenn er Störungen hervorzurufen geeignet ist;

3. erst die Störung selbst;

4. Krankheit setzt objektives Vorhandensein von Merkmalen voraus, müßte also erkennbar sein bzw. gewesen sein;

5. Krankheit liegt erst vor, wenn die Veränderung tatsächlich festgestellt ist oder bemerkt wird;

6. der normale körperliche oder geistige Zustand im Sinne der Krankheit müßte, wenn erkannt, Behandlung erforderlich machen.

Neben und in einem gewissen Gegensatz zu der objektiven Theorie besteht noch die, von der heutigen Rechtsanschauung zum großen Teil verlassene subjektive Theorie, nach der nur der als „krank" zu bezeichnen ist, bei dem neben den objektiven Merkmalen auch die subjektiven Erscheinungsformen der Krankheit bemerkbar sind. Nach dieser Auffassung, die besonders vom OLG München und OLG Frankfurt gestützt wird, wird eine Krankheit nicht als vorliegend erachtet, „solange sich jemand im vollen Besitz seiner körperlichen und geistigen Kräfte fühlt, solange er unbeschränkt arbeitsfähig ist, keine Beschwerden verspürt und ihm von einer im medizinischen Sinne etwa vorhandenen Krankheit nichts bekannt ist" [3].

Kritisch läßt sich zugunsten beider Theorien ein beachtliches Für und Wider in die Wagschale werfen. Ohne auf Einzelheiten hier grundlegend einzugehen, darf betont werden, daß beide Vertragspartner an der Klärung des prinzipiellen Standpunktes interessiert sind: Der Versicherte im Sinne der zu fordernden Ver-

---

[1] JRPV 1938, S. 10.

[2] Hans.RGZ 1938, A, S 389.

[3] So OLG Frankfurt vom 19. Juni 1929, JW 1929, S. 2289 f mit zustimmender Anmerkung von BISCHOFSWERDER: JRPV 1929, S. 334; vgl. auch PROCHOWNIK: JW 1930, S. 3599; ferner die Entsch. des OLG Frankfurt vom 11. Februar 1931, JRPV 1931, S. 361; JW 1932, S. 3306 mit Anm. von BISCHOFSWERDER; des weiteren OLG München vom 15. November 1929; JW 1931, S. 1503; VA 1930, S. 306, Nr. 2060.

tragsklarheit und Vertragswahrheit [1], der Versicherer wegen häufiger (zum Teil vielleicht unbeabsichtigter) Verletzungen der vorvertraglichen Anzeigepflicht und zur möglichst deutlichen Abgrenzung des einzugehenden subjektiven Risikos.

Es wird kaum bestritten werden können, daß die verschiedenen Formulierungen, Definitionen und Auffassungen mit ihren für den Laien kaum erkennbaren sinnverändernden Abweichungen dazu angetan sind, eine gewisse Rechtsunsicherheit in die private Krankenversicherung hineinzutragen, die dadurch noch erhöht wird, daß die oberen Gerichte sich in ihren Urteilen auf die verschiedensten Standpunkte stellen.

Es erscheint praktisch weniger wichtig, *welcher* Theorie der Vorzug gegeben wird und *wie* entschieden wird, als vielmehr, daß grundlegend *einheitlich* entschieden wird. Die uneinheitliche Auffassung der Begriffe wirkt als Lücke im Gesetz; der dadurch hervorgerufene verminderte Rechtsschutz führt zwangsläufig zu dem unerwünschten Zustand, daß beide Vertragsparteien einen an und für sich „nicht auslegungsfähigen" (RG) Begriff zu einer Kautschukbestimmung umformen können und dadurch der Möglichkeit unsachlicher und rein eigensüchtiger Einstellung zum Schaden der Gemeinschaft bewußt oder unbewußt Vorschub zu leisten in der Lage sind. Ob und inwieweit die Erzielung einer solchen Rechts*einheit* und damit Rechts*sicherheit* die Schaffung einer dem Reichsaufsichtsamt angegliederten Spruchbehörde, analog den Verhältnissen bei der Sozialversicherung, erforderlich machen dürfte, muß, da von hier aus nicht übersehbar, offengelassen werden. Jedenfalls müßte es von allen Beteiligten nur begrüßt werden, wenn die Rechtsprechung der privaten Krankenversicherung zum Zwecke einer *einheitlichen* Rechtsbildung (die damit richtungweisend auch für die Praxis klare Verhältnisse schafft), den nicht immer sachverständig beratenen einzelnen Amtsgerichten entzogen und, zum mindesten für eine gewisse Zeit, einer zentralen zusammenfassenden Bearbeitung und Ausrichtung zugeleitet werden könnte.

Der bestehende unbefriedigende Zustand wird natürlich auch dadurch nicht beseitigt, daß einzelne Gerichte teilweise als Arbeitshypothese unterstellten, daß „Krankheit derselbe Begriff ist, wie in der ärztlichen Wissenschaft" (KG) oder „der Begriff Krankheit des Krankenversicherungsvertrages ein medizinischer, objektiver ist" (MANES). Da aber von den verschiedensten Seiten, in gerichtlichen Entscheidungen und in der Literatur immer wieder auf diesen Urbegriff als etwas Feststehendes zurückgegriffen wurde, glaubte dann auch allmählich die Praxis mit dieser Definition als etwas Endgültigem arbeiten zu können; dies ist jedoch ein trügerischer Fehlschluß. Wie schon FRAENKEL [2] feststellt, „besteht der von den Juristen und Versicherern supponierte bestimmte medizinische Krankheitsbegriff, mit dem sich so bequem arbeiten ließe, leider nicht". Was heißt überhaupt „medizinischer Krankheitsbegriff"? Wohl hat sich die pathologische Anatomie und -Physiologie um die theoretische Definition des Krankheitsbegriffs bemüht [3],

---

[1] Vgl. VON GIERKE: „Die Anfechtung des Versicherungsvertrags wegen arglistiger Täuschung." Neumann's Zeitschr.f.Vers.Wes. Nr. 46/34.

[2] FRAENKEL: „Begriff der Krankheit in der privaten Krankenversicherung." Ärztl. Sachverst. Ztg. Nr. 5 vom 1. März 1931.

[3] Zum „Krankheitsbegriff": SCHMAUS (in: Grundriß der pathologischen Anatomie). „Unter Krankheit verstehen wir einen Zustand, in dem Lebensäußerungen des Organismus vom normalen Typus abweichen."

ASCHOFF (in: Pathologische Anatomie. VII. Aufl., I. Bd., S. 1): „Als abnorm bewerten

aber selbst, wenn man unterstellen würde, daß dieser Begriff dort einheitlich festgelegt wäre, was der Wirklichkeit nicht entspricht, so ist damit noch keineswegs der schlüssige Beweis erbracht, daß sich diese Begriffsbestimmung überall in der ärztlichen Praxis anwenden ließe oder sich mit dem *klinischen* Krankheitsbegriff, der eigentlich der versicherungstechnischen Bewertung zugrunde zu legen wäre, decken müßte. Es ist, um ein treffendes Beispiel anzuführen, der Versicherungspraxis keineswegs damit gedient, wenn z. B. der VIRCHOWsche Krankheitsbegriff, der Krankheit ganz allgemein als „Leben unter veränderten Bedingungen" bezeichnet, den Bedürfnissen des Krankenversicherungsvertrages unterlegt wird. Vielmehr erfordert die Festlegung eines solchen Begriffs für den Gebrauch in der privaten Krankenversicherung eine weitgehende Berücksichtigung des dem Vertragsabschlusse zugrunde liegenden Motivs.

Der oben ausgeführte Begriff des „objektiven Krankheitsbeginns", dem im Streitverfahren von den Gerichten eine ausschlaggebende Rolle zugewiesen wird, muß natürlich auch der nichtstrittigen versicherungsmedizinischen Beurteilung zugrunde gelegt werden. Er pflegt daher in den Arztrückfragen der Krankenversicherungs-Gesellschaften ständig wiederkehrend gebraucht zu werden. Die Empörung, die die Anwendung des Begriffs der „objektiven Entstehung" der Erkrankung gelegentlich bei Ärzten auslöste, entspringt also einem Mißverständnis, insofern, als diese glauben, aus der Frage nach dem „objektiven" Beginn den Ausdruck der Befürchtung einer sonst „subjektiven" Beantwortung der Anfrage herauslesen zu müssen.

Die Normativbedingungen schließen weiterhin (§ 15, 1 NoB.) Anomalien und Gebrechen [1] grundsätzlich aus dem Versicherungsschutz aus. Der Begriff der „Anomalie" ist dort nicht näher erläutert und daher auch willkürlich auslegungsfähig [2]. Er kann sich, je nach Auffassung, von der vererbten oder schon intraute-

wir alle Abweichungen der Gestalt oder der Leistungen eines Lebewesens bzw. der Form und der Funktion seiner Teile, die uns während seiner Entwicklung oder nach Abschluß derselben beim Vergleichen mit dem Durchschnitt seiner Altersgenossen auffallen."

Dazu vergleiche ZILLESSEN (in: „Die private Krankenversicherung und ihre Beziehungen zum Arzt"): Der Begriff Krankheit sei deshalb, so sagt ZILLESSEN, kaum fest zu umreißen, weil die Grenzen zwischen dem Zustand der Krankheit und dem der Gesundheit verschwommen wären und sich häufig zwischen beiden ein Stadium befände, das weder als vollkommener Gesundheitszustand noch als Kranksein zu bezeichnen sei. Am umfassendsten definiert der Verf. Krankheit als die Abweichung einzelner oder aller Organe und Funktionen des Körpers von dem normalen Verhalten, wie es zur Erhaltung des Organismus und seiner vollkommenen Leistungsfähigkeit erforderlich ist.

Ders. (in: JRPV, 6. Jahrg. Nr. 21): „Unter Krankheit ist jede organische oder funktionelle Störung eines normalen Gesundheitszustandes zu verstehen ..."

MANES (in: Zeitschr. f. d. ges. Vers.-Wiss., Bd. 30, Heft 4): „Krankheit ist jede Störung der Normalfunktion des menschlichen Organismus."

[1] Das KG hat in einem Urteil vom 14. Dezember 1935 (JRPV 1936, S. 143) den Versuch einer Bestimmung des Begriffs „Gebrechen" gemacht. Es versteht darunter solche Leiden, durch die der Versicherungsnehmer in seinem körperlichen Zustand für längere und unbestimmte Zeit beeinträchtigt ist; eine etwa später eintretende Besserung ist dabei gleichgültig. [Ebenso KG vom 14. März 1936 (JRPV 1936, S. 234)]. M. E. ist diese Definition weder sachlich erschöpfend, noch auf alle Fälle der Krankenversicherungspraxis stichhaltig anwendbar.

[2] Kommentare bestehen nicht; als reine Erläuterungsbücher könnten sie allerdings keine bindende Rechtsauslegung schaffen, wohl aber für die Auslegungsmöglichkeit Hinweise geben, gegebenenfalls gewisse Richtlinien aufstellen.

rin erworbenen Konstitutionsanomalie bis zum chronischen Leiden oder der Altersveränderung erstrecken. Mit Recht muß daher gefordert werden, daß auch diese Begriffe zur Vermeidung neuer Verwirrungen und eines Zurückbleibens hinter den Erkenntnissen der modernen medizinischen Wissenschaft revidiert werden. So bedürfen besonders die Begriffe „Asthenie", „Minderwertigkeit" und „Bereitschaft zu bestimmten Erkrankungen" (Diathesen, Allergien) einer grundlegenden Überprüfung im Sinne neuerer erb- und konstitutionsbiologischer Erkenntnisse und im Rahmen modernster Testuntersuchungen. Daraus wird sich dann ganz von selbst eine andere Bewertung des Begriffs „altes Leiden" und damit auch eine Umwertung des „subjektiven Risikos" ergeben. Es ist logisch, um ein Beispiel anzuführen, daß der in die Versicherung aufzunehmende Sohn einer Ehe, in der der Vater in einer Trinkerheilstätte, die Mutter im Irrenhaus gestorben ist, einen anderen „prognostischen Risikobegriff" erforderlich macht, als der Nachkomme aus einer erbgesunden Familie. Die Bedeutung der Vererbung in der familiären Häufung mancher Erkrankungen (ich ziehe als Beispiel nur willkürlich Psychopathie, Neurasthenie, Diabetes, Fettsucht als Ausdruck hormonaler Störungen, Otosklerose und Bindegewebsschwäche mit ihren Erscheinungsformen der Varizen, der Hernien und Ptosen an), unterstreicht für die private Krankenversicherung die Wichtigkeit dieser Einstellung. Diese Einstellung wird sich aber auf die Dauer auch in der Kalkulation der Bedarfsprämie auswirken müssen.

Die Normativbedingungen (§ 15, 2 NoB) schließen ebenfalls vom Versicherungsschutz, soweit schon vorvertraglich aufgetreten, aus: „Lues, Tuberkulose, Stoffwechsel- und rheumatische Erkrankungen, Steinleiden, Krampfadern, sowie Narbenbrüche, bei Kindern außerdem Knochen- oder Wachstumsveränderungen und die Folgeerscheinungen der genannten Erkrankungen." Berücksichtigt man, abgesehen von der den Arzt etwas unorganisch anmutenden Zusammenstellung von Erkrankungen, daß der Begriff „Rheumatismus" nur eine Worthülse, eine Sammelbezeichnung der verschiedensten Erkrankungen des Bewegungsapparates und Skelettsystems darstellt und der Begriff „Stoffwechselleiden" in den Normativbedingungen nicht näher umrissen ist, also gegebenenfalls auch auf Leber- und Nierenerkrankungen, ja sogar auf hormonale Störungen aller Art angewandt werden kann, so wird man, da eine große Zahl wichtiger Erkrankungen des menschlichen Körpers in diese Begriffsbestimmung eingereiht werden kann, von einem wirksamen Versicherungsschutz oder, bei engherziger Auslegung, von einem nennenswerten Anreiz zum Eingehen einer Krankenversicherung kaum mehr reden können. Auch hier hat die Praxis eine weitherzige Auffassung erforderlich gemacht. Eine „Kann"bestimmung darf jedoch keinesfalls als Optimum oder auch nur als ausreichend klarer Ersatz möglichst eindeutiger Bestimmungen eines Versicherungsvertrags gewertet werden.

Aus den besprochenen Überlegungen ergibt sich mit zwingender Notwendigkeit, daß neben dem Juristen und Versicherungspraktiker dringend auch der Arzt zu gemeinsamer Arbeit an der Klärung und Neufassung ärztlicher Versicherungsbelange und zum organischen Einbau medizinischer Voraussetzungen in die private Krankenversicherung zugezogen werden muß.

# VII. Die Aufnahme in den Krankenversicherungs-<br>vertrag.

**Der Werber.** Die erste Fühlungnahme zwischen der Versicherungsgesellschaft und der zu versichernden Person wird im allgemeinen durch den Werber erfolgen. Dieser, in mehr oder weniger lockerer Bindung zu der von ihm vertretenen Gesellschaft stehend, sucht auf Anordnung oder auf Grund eigener Initiative den vermutlich Versicherungswilligen zur Bearbeitung und zur Aushändigung des Aufnahmeantrags auf, um ihn, soweit erforderlich, bei der Abfassung dieses Antrags sachgemäß zu unterstützen. Die Frage, ob der Werber damit als Erfüllungsgehilfe der Gesellschaft anzusehen ist, gleichgültig, ob er in festem Gehalt bei der Gesellschaft steht, auf Provision arbeitet oder gar nur im einzelnen Falle in seinem Bekanntenkreis als Gelegenheitswerber (Geschäftsführung ohne Auftrag?) sich betätigt, ist umstritten. Prima facie wird der Rechtsschein, vom Antragsteller aus gesehen, für eine solche Annahme sprechen. Es ist dem zu Versichernden eine feinere Unterscheidung darüber nicht zuzumuten, ob und inwieweit der ihm gegenüber als Vertreter der Gesellschaft auftretende, mit den Antragsformularen der Gesellschaft ausgerüstete Werber in seinem Innenverhältnis zu der von ihm vertretenen Gesellschaft in engerem oder weiterem Zusammenhang, Auftrag und Abhängigkeitsverhältnis steht.

Auch der Gelegenheitswerber [1], um so mehr natürlich der berufsmäßige Versicherungsagent, ist, selbst wenn er nur mit der reinen Vermittlung solcher Versicherungsanträge sich befaßt, zu der Entgegennahme von Willenserklärungen und von Anzeigen abseiten des zu Versichernden befugt (§ 43, 1 und 2 VVG), sofern nicht seine Vertretungsmacht nach § 47 VVG eine Einschränkung erfahren hat. Von dieser Einschränkungsbefugnis ist bei den größeren Gesellschaften Gebrauch gemacht worden (vgl. § 4, 1 NoB). Anzeigen und Willenserklärungen, die bei oder nach Abschluß des Versicherungsvertrags dem Versicherer gegenüber abgegeben werden sollen, erlangen erst dann Rechtswirkung, wenn sie dem Vorstand der Gesellschaft schriftlich zugegangen sind. Mit dieser ausdrücklichen Bezeichnung des Vorstandes der Versicherungsgesellschaft als Empfänger solcher Mitteilungen mit beabsichtigter Rechtswirksamkeit soll zum Ausdruck gebracht werden, daß, was in den Kreisen der Antragsteller noch nicht genügend bekannt zu sein scheint, der Agent nicht ermächtigt ist, selbständig von seiner Seite aus eine rechtsverbindliche, den Versicherungsvertrag oder seinen Inhalt abweichend von den maßgeblichen AVB abändernde Zusage zu erteilen. Die Absprache solcher Nebenabreden zwischen Antragsteller und Vertreter der Versicherungsgesellschaft, sogar ihre schriftliche Niederlegung, erlangen solange keine Rechts-

---

[1] Allerdings ist auch der Gelegenheitswerber Versicherungsagent im Sinne des § 43 VVG.

wirksamkeit, als sie nicht vom Vorstande des Versicherers bestätigt sind. Nicht die Aufnahme in den Versicherungsantrag bewirkt also die Rechtswirksamkeit von Nebenabreden, sondern einzig und allein deren bestätigte Annahme durch den Vorstand des Versicherers, soweit nicht im einzelnen Falle der Werber gleichzeitig von seiner Gesellschaft ausdrücklich als „Abschluß-Agent" (§ 46 VVG) ermächtigt ist [1].

Wird die Schriftform (§ 126, 1 BGB) bei Abgabe einer solchen Willenserklärung nicht beachtet, so erwächst daraus keine Verpflichtung für den Versicherer, sie als rechtsgültig erfolgt zu betrachten und dies sogar dann nicht, wenn der Agent seinerseits eine solche, ihm gegenüber mündlich abgegebene Erklärung an den Vorstand des Versicherers schriftlich weiterleitet (§ 125, 2 BGB). Treu und Glauben mit Rücksicht auf die Verkehrssitte (§ 157 BGB) wird jedoch die unverzügliche Zurückweisung der die Willenserklärung enthaltenden Mitteilung des Agenten verlangen aus der Erwägung heraus, daß, wie auch das RG ausdrücklich feststellt, bei den Versicherungen das Vertragsverhältnis in besonderem Maße auf Treu und Glauben aufgebaut sein muß (RGZ 124, 345). Bei Anzeigen kann sich der Vorstand des Versicherers ihrer Kenntnis aber nicht nachträglich mit dem Einwand entziehen, daß sie nur von dem Agenten, in mündlicher oder schriftlicher Form, vermittelt wurden [2]. Der Versicherer wird also daraus, daß ihm die vorvertragliche Anzeige nur durch den Agenten und nicht etwa durch den Antragsteller selbst zuging, keine Verletzung der vorvertraglichen Anzeigepflicht konstruieren können.

So hat auch das OLG Köln unter dem 5. Mai 1937 (VA 1937, S. 185) eine arglistige Täuschung durch Verschweigen früherer Krankheiten verneint mit Rücksicht darauf, daß der Rechtsvorgängerin der Versicherungsunternehmung bei einer früheren Versicherung die Unterlagen darüber mitgeteilt waren und der Versicherungsnehmer hiernach Kenntnis der Gegenseite annehmen konnte.

Andererseits muß jeder die Beschränkung der Vertretungsmacht des Agenten gegen sich gelten lassen, sofern er eine solche bei Abgabe der Anzeige oder Willenserklärung kannte oder kennen mußte, bzw. infolge grober Fahrlässigkeit nicht kannte (§ 47, Satz 1 VVG). Eine solche grobe Fahrlässigkeit ist in der Regel auch bei einem Nichtkennen der AVB zu unterstellen, soweit deren Kenntnisnahme nicht unmöglich war.

Bei Anfechtung des Versicherungsvertrages von seiten des Versicherungsnehmers kann sich aber auch der Versicherer nicht auf die Beschränkung der Vertretungsmacht berufen [3], soweit er eine solche nicht kenntlich machte.

Die Möglichkeit, die Vertretungsmacht des Agenten hinsichtlich der Entgegennahme von Anzeigen und Willenserklärungen zu beschränken oder gar aufzuheben, schließt seine Betätigung als Übermittler von schriftlichen Anzeigen und Erklärungen zwischen den Vertragsparteien nicht grundsätzlich aus. Wird von ihm die Weiterleitung solcher ihm übergebenen Erklärungen verabsäumt, so hat der Antragsteller dem Versicherer gegenüber hinsichtlich der Erklärungen die

---

[1] Bei manchen Krankenversicherungsgesellschaften ist es üblich, daß der Abschlußagent die Aufnahmegebühr und die erste Prämie einziehen und für sich einbehalten darf.

[2] So BRUCK-DÖRSTLING: „Das Recht des Lebensversicherungsvertrags". Mannheim 1924, S. 221 f.

[3] Vgl. JRPV 1927, Nr. 15.

Folgen des Nichtzugehens selbst zu tragen [1], wobei ihm allerdings ein Schadensersatzanspruch gegenüber dem Agenten offen bleibt. Bei der wirtschaftlichen Stellung manches Agenten wird dieser Anspruch auf Schadensersatz allerdings oft kaum zu realisieren sein.

Die Vertretungsmacht des Agenten zu der Annahme von Prämien oder zur Aushändigung des Versicherungsscheins ist durch die Normativbedingungen nicht aufgehoben (§ 43, 3, 4 VVG). Die Möglichkeit der Prämienannahme dürfte allgemein naturgemäß auf diejenigen Agenten beschränkt sein, die zu der Gesellschaft in einem festen Vertragsverhältnis stehen.

Die Stellung des Werbers bei dem Akt der Ausfüllung des Aufnahmeantrages ist jedoch keine so mechanische, passive und untergeordnete, wie dies vielleicht gemeinhin angenommen werden könnte. Der zuverlässige Werber wird es sich zur Pflicht machen, schon selbst eine gewisse Risikoauslese zugunsten seiner Gesellschaft zu treffen. Wenn, um ein treffendes Beispiel aus der Praxis anzuführen, ein Werber seiner Versicherungsgesellschaft die Aufnahme eines 45jährigen Gastwirts, der bei einer Körpergröße von 162 cm ein Gewicht von 260 Pfund aufweist, vorschlägt, ohne wenigstens seine Gesellschaft über dieses Mißverhältnis von Maß- und Gewichtszahl zu verständigen, dann dürfte er die Voraussetzungen nicht erfüllt haben, die eine Gesellschaft billigerweise an einen Werber zu stellen berechtigt ist. Mangelnde Schulung, Fahrlässigkeit, in einigen Fällen vielleicht sogar mangelndes Verantwortungsgefühl, um nicht zu sagen Eventualabsicht zum Schaden eines Dritten durch übermäßige Betonung eigenen Vorteils (Provisionsjäger!) lassen hier vielleicht aus Kurzsichtigkeit den Werber Fehler begehen, die nach Vertragsabschluß oft die Grundlage zu unerwünschten gerichtlichen Auseinandersetzungen der späteren Vertragspartner abgeben und die letzterdings dem Werber als „die den eigenen Herrn schlagende Untreue" nur selbst Schaden bringen können. Ein Beispiel für den letzteren Fall aus eigener Praxis: Eine ältere Dame, die in meiner Behandlung wegen einer schweren deformierenden Hüftarthrose stand, wurde zu demselben Zeitpunkt von einem Makler für eine Krankenversicherungsgesellschaft geworben, der ihr erklärte, das Hüftleiden brauche sie nicht im Aufnahmeantrag anzugeben. Abgesehen von der immer wieder zu betonenden Tatsache, daß der Werber über Gefahrenerheblichkeit irgendwelcher Erkrankungen keinerlei selbständige Entscheidungen zu treffen hat, wäre die Patientin trotz alledem wegen dieses arglistigen Verschweigens der Gesellschaft gegenüber selbst haftbar gewesen und hätte die rechtlichen Konsequenzen aus der Nichtangabe der vorvertraglichen Erkrankung selbst zu tragen gehabt (§§ 16—22, § 41 VVG). Durch entsprechende Benachrichtigung der Versicherungsgesellschaft konnten der Patientin viel unnötiger Ärger, Rechtsnachteile und eventuelle Prozeßkosten erspart bleiben. Daß ein solch doloses Verhalten des Werbers sämtlichen Voraussetzungen von Treu und Glauben zuwiderläuft und die fristlose Lösung eines solchen Arbeitsverhältnisses fordert, braucht nicht betont zu werden. Hier dürfte die kurzsichtige Einstellung auf die im Einzelfall zu erwerbende Prämie dem Werber ein Fallstrick zum Verrat an der

---

[1] Anders OLG Düsseldorf vom 12. Januar 1938 (JRPV 1939, S. 382), das die Haftung der Versicherungsgesellschaft ausspricht, wenn der Vermittlungsagent nachträglich ohne Wissen des Versicherungsnehmers die ihm selbst mitgeteilten, im Antrage aber offengelassenen Antworten auf Fragen wegen früherer Krankheiten verneinend ausfüllt.

auch hier zu fordernden Arbeitsgemeinschaft und Gefolgschaftstreue geworden sein; vielleicht mag die ab und an im Außendienst anzutreffende irrige Ansicht, ein Geschäft sei schon dann als verloren zu buchen, wenn der Antrag eine Reihe von Vorerkrankungen enthält, den Werber davon abgehalten haben, den Antragsteller zu einer möglichst vollständigen Angabe seiner Vorerkrankungen zu veranlassen.

Nicht immer aber ist es ein solch dolos sittenwidriges Verhalten, das der Gesellschaft hinsichtlich des einzugehenden Versicherungsvertrages Schaden bringen kann und in den meisten Fällen ist es auch nicht der Werber, der den Anstoß zum Verschweigen gefahrerheblicher Umstände und wesentlicher Vorerkrankungen gibt. In einem nicht zu unterschätzenden Prozentsatz erklären die Antragsteller, bisher frei von allen Krankheiten gewesen zu sein, während Recherchen beim Vorversicherer nicht nur eine, sondern ganze Reihen schwerster Vorerkrankungen, die Tausende von Mark an Kosten verschlungen haben, zutage fördern.

Zu der Frage des bei Nichtangabe vorvertraglicher Erkrankungen von den Versicherten häufig vorgebrachten Einwandes, sie hätten ihre Vorerkrankungen nicht für erheblich gehalten, führt das Reichsgericht wörtlich aus [1]:

„Hat der Versicherungsnehmer einen Umstand, nach welchem der Versicherer ausdrücklich schriftlich gefragt hat, wissentlich verschwiegen, so kann das in dem Verschweigen liegende Verschulden des Versicherungsnehmers nicht durch den Nachweis entschuldigt werden, daß er sich über die Erheblichkeit des Umstandes in einem entschuldbaren Irrtum befunden habe."

Diesen Rechtsgrundsätzen des RG schließt sich eine Reihe neuerer Urteile an. So urteilt z. B. das LG Verden unter dem 8. August 1938 (JRPV 1938, S. 271) in der Frage der Gefahranzeige:

„Ob der Versicherungsnehmer sich damals des vollen Ernstes seiner Krankheit bewußt war, ist unerheblich. Durch das Verschweigen der Tatsache, daß er sich in ärztlicher Behandlung befand und mehrere Ärzte, darunter sogar einen Facharzt, zu Rate gezogen hatte, hat er es dem Versicherer unmöglich gemacht, sich vor der Annahme seines Antrags bei diesen Ärzten nach seinem Gesundheitszustand zu erkundigen".

Auch das KG bezeichnet es in einem Urteil vom 7. September 1938 (JRPV 1938, S. 329) anläßlich einer längeren ärztlichen Behandlung an Lungentuberkulose als gleichgültig, daß der Antragsteller diese nach Angabe des Arztes für eine versteckte Grippe gehalten und sich in diesem Sinne gegenüber dem Agenten geäußert hatte.

In einem weiteren Urteil vom 15. Juni 1938 nimmt dasselbe Gericht (JRPV 1938, S. 281) zu demselben Fragenkomplex Stellung. Es handelte sich um ein Fußleiden, das eine mehrmonatige Beobachtung in einem Krankenhaus, später aber die Überweisung in eine Nervenheilanstalt, in der der Patient wegen seiner Krankheit ad exitum gekommen war, erforderlich gemacht hatte. Das Gericht bezeichnet es als unerheblich, daß der Antragsteller sich in der Zwischenzeit wieder ganz gesund gefühlt und gegenüber dem Vertreter der Versicherungsgesellschaft nur von einer „schlimmen Zehe" gesprochen hatte.

Erfahrungsgemäß neigen Antragsteller häufig dazu, Vorerkrankungen grundsätzlich zu bagatellisieren. Die Angabe z. B. einer Frau von 60 Jahren, sie sei noch nie krank gewesen, stimmt auf Grund vieler Erfahrungen den Praktiker skeptisch. Eine in solchen Fällen aus Sicherheitsgründen angeordnete ärztliche Untersuchung ergibt nicht selten, daß für den Antragsteller überhaupt keine Versicherungsmöglichkeit vorliegt. Werden jedoch im Aufnahmeantrag Angaben über Vorerkrankungen gemacht, so erfolgt deren Prüfung durch Einforderung ärztlicher Zeugnisse, nicht selten sogar auf Kosten des Versicherers. Besonders

---

[1] RGZ VII vom 15. Juni 1928.

mit Vorsicht sind harmlos klingende und unverbindliche Angaben aufzunehmen und zu beurteilen, wie etwa „etwas nervös" oder „nichts besonderes", wie im nachfolgenden noch an einigen prägnanten Beispielen gezeigt werden soll. Es ist erstaunlich, festzustellen, wie bei manchem Antragsteller anscheinend der Keuchhusten der frühesten Kindheit erheblich lebhafter im Gedächtnis haften geblieben ist, als schwere Krankheiten der letzten Jahre vor der Antragstellung. Oberflächliche oder Krankheitsangaben ohne Zeit und Dauer erfordern, wie praktische Erfahrung lehrt, stets objektive Klärung durch Rückfragen. Werden solche nicht beantwortet, wird die Gesellschaft vielleicht sogar vorziehen müssen, ein an sich sicheres Geschäft aus diesen Gründen besser abzubuchen. Von einem unbeabsichtigten Verschweigen dürfte in der Mehrzahl solcher Fälle auch bei mildester Beurteilung kaum ernsthaft die Rede sein können.

Einige markante Beispiele aus der täglichen Praxis des Versicherers, die sich beliebig vermehren lassen, mögen diese Behauptung unterstreichend beweisen:

*H. L., Fabrikbesitzer.*

**Angaben des Antragstellers:**
Keine Vorerkrankungen, gesund.

**Auskunft des Vorversicherers:**
Selbst: Zerrung und Entzündung der Kniegelenkbänder, März 1932; Nierenkolik 1932; funktionelle Gefäßerkrankung, Dezember 1932; Hypertonie, Juni 1933; Grippe, Dezember 1933—Januar 1934; Bronchopneumonie, Dezember 1933—Januar 1934; akute Herzschwäche, September/Oktober 1934; Herzneurose, Juli 1935; Herzmuskelschädigung, Oktober/November 1935.
Ehefrau: Menorrhagien, Cystitits, Dezember 1931—Januar 1932.
Sohn: Masern, Juni 1931; Penisquetschung, August 1931; Phimose, Juli/August 1931; Schafblattern, November 1931; Angina foll., Mumps, Dezember 1932; fieberhafte Erkältung, November/Dezember 1933; Kropfbehandlung, Januar/Februar 1934; Grippe, März 1935; Bluterguß, Juni 1935.
*Gesamtentschädigung etwa RM 770.—.*

*Th. K.*

**Angaben des Antragstellers:**
Selbst: Vor etwa 7 Jahren Handgelenkwurzelknochenbruch, völlig geheilt.
Ehefrau: Oktober 1934 Myom- und Nabelbruchoperation, mit drei Wochen Klinikaufenthalt.

**Auskunft des Vorversicherers:**
Selbst: Cerumen, Zahnbehandlung, Hyperopie, Presbyopie.
Ehefrau: Linksseitige Pupillenstarre, Augenmuskel-Nervenlähmung, Neuralgie, Zahnbehandlung, Tumor der Wangenschleimhaut, Gebärmuttermuskelgeschwülste, Hyperopie, Presbyopie, Amputatio uteri.
*Gesamtentschädigung etwa RM 687.—.*

*E. v. Sch., Schwester.*

**Angaben der Antragstellerin:**
Blinddarm 1928; Trinkkur in Kissingen 1918.

**Auskunft des Vorversicherers:**
Beginnendes Klimakterium, September 1933; Grippe, November/Dezember 1935; akute Encephalitis, April/Mai 1934; Sehstörung, Gehirnnervenentzündung, April 1934; Brustgeschwulst, Dezember 1934—Januar 1935; Aderhauterkrankung, Nervenrheuma, März/April 1935; Rheuma der Muskeln in den Beinen und der rechten Schulter, Mai/Juni 1935.
*Gesamtentschädigung etwa RM 470.—.*

*B. P., Kaufmann.*

**Angaben des Antragstellers:**
Blinddarm 1927, sonst keine Vorerkrankungen, gesund.

**Auskunft des Vorversicherers:**
Selbst: Schmerzen im Dickdarm, Verdacht auf Bauchbruch, fieberhafte Grippe, Mittelohrentzündung, Leberentzündung, Gallen-Blasenentzündung, fieberhafter Magen-Darmkatarrh, eitrige Entzündung des Kieferknochens, Ulceratio am Penis, Quetschung der rechten Hand, innersekretorische Störungen.

Ehefrau: Akuter Darmkatarrh, Gebärmutterschleimhautentzündung, Brustverletzung, Influenza, Magenbeschwerden bzw. Abszeß, Zellgewebsentzündung, Ischias, Paradentose, Unterleibsbeschwerden, Herzbeschwerden, Kurzsichtigkeit, Bindehautentzündung, Bindehautkatarrh, Gebärmutterknickung, Krampfadern, Hautleiden, Halsentzündung, Flechten, Adipositas, fieberhafte Grippe, Herzmuskelschwäche, Heuschnupfen, Knochenhautentzündung, Drüsenstörung, Gürtelrose, Abort, Zahnfleischentzündung, chronisches Ekzem, allgemeines plötzliches Übelsein, endokrine Störungen, Akne rosecea, Conjunctivitis, Adipositas.
*Gesamtentschädigung RM 1 769,93.*

*F. F.*

**Angaben des Antragstellers:**
Keine Vorerkrankungen, gesund.

**Arztgutachten:**
Schwäche der linken Körperseite, Sprachstörung, Gedankenschwäche, Behandlung wegen Apoplexie.

*Dr. F. W.*

**Angaben des Antragstellers:**
Keine Vorerkrankungen, gesund.

**Auskunft des Vorversicherers:**
Selbst: Verschiedene Erkrankungen, Darmkatarrh, Grippe, Grippe und Halsentzündung, Augenbeschwerden, Neuritis und Nervenmuskelzerrung, Fettleibigkeit, Augenentzündung, Rhinitis, Nasenrachenkatarrh, Abszeß, Phlegmone am Fuß, Kreislaufstörungen, Mandelentzündung, Rachenkatarrh und Leberschwellung, Sehfehler, Prellung des linken Oberschenkels, Muskelriß, Blutgeschwulst, Schleimbeutelentzündung, Hämorrhoiden, verschiedene akute Erkrankungen.

Ehefrau: Halsentzündung, Knochenschmerzen, Nierenentzündung, Augenleiden, Cystitis, Geschwulst, Lederhautentzündung, Blasenkatarrh, Lymphdrüsenentzündung, klin. Hypertonie, Beinbeschwerden, Verletzung am Arm, Handgelenkerkrankung, akuter entzündlicher Kniegelenkserguß, Muskelentzündung, Kreislaufstörungen, Vasomotorische Störungen, Nervosität, Klimax, Hornhaut- und Lederhautentzündung, Lippenfurunkel, nervöse Herzstörungen, Hämorrhoiden.
*Gesamtentschädigung etwa RM 1440.—.*

*Prof. K. H.*

**Angaben des Antragstellers:**
Selbst: Nervöse Störungen, etwas erhöhter Blutdruck, durch Hochfrequenz behoben.
Ehefrau: Rheumatische Beschwerden in den Armen, Blinddarm und ein halbes Jahr später Bauchnarbenbruch. Sonstige Fragen mit „Nein" und „Keine" beantwortet.

**Auskunft des Vorversicherers:**
Selbst: Armverbrennungen, November 1927; Nasenrose, März 1930; Erkältung, April 1930; Gesichtswundrose, März 1930; Erkältungskatarrh, Januar 1931; Nervosität, Februar 1931; erhöhter Blutdruck, August 1931; Blutstauung, Januar/Februar 1932; Zirkulationsstörung, November 1933; Nervenüberreizung, Januar 1934; Verstauchung der Hand, September 1934; akute Bronchitis, Mai 1935; Muskelrheuma, November 1933, Magenkatarrh, Dezember 1934; Rheuma, August 1934; Daumenquetschung, August/September 1934; Massagen des Kreuzes und der Schulter, Oktober 1934, Luftröhrenkatarrh, Februar 1935; Gelenk-

rheuma, Februar 1935; Hypertonie, Oktober 1935; Lidabszeß, Chalazion, Blepharitis, September/Oktober 1935; Hypertonie, Oktober/November 1935.

Ehefrau: Schnupfen, Mai 1927; Halsschmerzen, Bindehautentzündung, September/Oktober 1927; Halsentzündung, November 1927; Schwindelanfälle, März 1928; Ohrschmerzen, April 1928; Halsverrenkung, Dezember 1928; Hautkrankheit, Januar 1929; Stirnhöhlenkatarrh, Januar/April 1929; Neurosis cordis, Adipositas, Blinddarmreizung, Juni 1929; Blinddarmoperation, Juni/Juli 1929; Herzschwäche, Juli 1929; Nachbehandlung der Blinddarmoperation, August 1929; Schnupfenbehandlung, September/November 1929; nervöse Kopfschmerzen, Dezember 1929; Angina, Influenza, November/Dezember 1929, Bauchdeckenbruch nach Blinddarmoperation, März/April 1930; Herzerkrankung, April 1930; Herzbeklemmung, Mai 1930; Operation eines komplizierten Bauchnarbenbruches, März/April 1930; Herzfehler, Juni 1930; Furunkulose, Juli 1930; Herzneurose, Mai/Juli 1930; Gesichtsfurunkel, Juni/Juli 1930; Darmkatarrh, August/September 1930; Darmgrippe, Furunkulose, Fingerbetteiterung, September/Oktober 1930; Herzmuskelschwäche, Neurose, Leucorrhoe, November/Dezember 1930; Bronchitis, Januar 1931; Hormonbestimmung, Februar 1931; Störung der inneren Sekretion, Furunkel, Februar/März 1931; Furunkel, März/April 1931; Herzschwäche, Mai 1931; Bronchitis, Juli 1931; Furunkulose, Juli 1931; Furunkel, September 1931; Herzmuskelschwäche, September 1931; Massagen, September 1931; Stirnhöhlenkatarrh, Dezember 1931; Unterschenkelekzem, Februar 1932; nervöses Hautleiden, März 1932; Juckausschlag, März 1932; leichte Kreislaufschwäche, Juni 1932; Magenverstimmung, Juli/August 1932; nervöse Kopfschmerzen, Dezember 1932; Massagen, Oktober/Januar 1933; Katarrh der oberen Luftwege, Grippe, Stirnhöhlenkatarrh, Februar 1933; Grippe, Februar 1933; zehn Bestrahlungen, Februar/März 1933; Myalgia, Lumbalis, April 1933; Fremdkörper im Auge, Juli 1933; nervöse Herzmuskelschwäche, Oktober/November 1933; nervöse Herzmuskelschwäche, November 1933; Katarrh der oberen Luftwege, Dezember 1933; Fichtennadelbäder, November/Dezember 1933; Herzerschlaffung, Januar 1934; Herzstörung infolge Darmfäule, Juni 1934; Herzstörung, Juli 1934; Kopfbeschwerden, August 1934; Ekzem, August 1934; Herzbeschwerden, September 1934; Herzneurose, Dezember 1933; Bauchmuskelschmerzen, März 1934; Grippe, März 1934; Bronchitis, April 1934; Herzstörung infolge Darmfäule, Mai/Juni 1934; Kontusion des Rückens, September 1934; Stirnhöhleneiterung, November 1934; Grippe, Oktober 1934; Stirnhöhleneiterung, November/Dezember 1934; Rheuma, Februar/April 1935; Katarrh der oberen Luftwege, April 1935; akute Bronchitis, Mai 1935; Ischias, September 1935; eingewachsener Nagel, Oktober/November 1935; Rheuma, Oktober/November 1935.

Kind: Drüsenschwellung, September 1927; Husten, Mandelentzündung, September 1927; Halsentzündung, November 1927; Mandelentzündung, Drüsenschwellung, Mittelohrkatarrh, März/Mai 1928; Influenza, Mai 1928; Mittelohrentzündung, April 1928; Augenkatarrh, März 1930; Magenkatarrh, März 1930; fieberhaftes Darmleiden, März/Mai 1930; Angina, Bronchitis, Mai 1931; Herzschwäche, Mai 1931; Würmer, August 1931; Würmer, November 1931; Verdacht auf Blinddarmreizung, Dezember 1931; Mandelentzündung, März 1932; Rachenabstrich, März 1932; Grippe, März 1932; Mandelpfröpfe, Januar 1933; Grippe, Februar 1933; Höhensonne, Februar/März 1933; ruhrartige Dickdarmentzündung, September 1933; Darmkatarrh, September/Oktober 1933; Dyspepsie, Dezember 1933; Mandelpfröpfe, März 1934; Ekzem, August 1934; Ohrenschmerzen, August 1934; Nabelkoliken, Ekzem, August/September 1934; lymphatische Schwellungen, Herzneurose, Hämorrhoiden, Lymphdrüsenschwellung, Höhensonne, Dezember 1934 — Januar 1935; Hämorrhoidalknoten, Januar 1935; Katarrh der Luftwege, April 1935; Ekzem, September 1935.

*Gesamtentschädigung etwa RM 3400.—.*

Vergleicht man diese Daten und Fälle mit den von anderer Seite und früher errechneten Prozentzahlen über Täuschungsversuche, so vermag man an die von mancher Seite behauptete erhebliche Besserung der Versicherungsmoral nicht mit gutem Gewissen zu glauben oder sie nur aus den verbesserten Sicherungsmaßnahmen der Gesellschaften zu erklären.

Daß auch die positiven Angaben des Antragstellers im Aufnahmeantrag mit der notwendigen Kritik gelesen werden müssen und hinter oft harmlosen Angaben und Umschreibungen sich schwere und gefahrerhebliche Krankheitszustände verbergen, mögen einige, aus der Menge wahllos herausgegriffene Beispiele, zeigen.

| *Angaben des Antragstellers:* | *Tatsächlicher Vorgang:* |
| --- | --- |
| Einen Tag im Krankenhaus wegen Blutungen. | Zwei Monate ambulante Behandlung wegen Uterus-Ca. (Weigerung ins Krankenhaus zu gehen.) Tiefenbestrahlung vor 14 Tagen. |
| Leichter Autounfall vor fünf Jahren. | Zwei Jahre Krankenhaus nach Schädel-, Rippen- und Oberschenkelfrakturen wegen Halbseitenlähmung. |
| Etwas nervös. | Progressive Paralyse. Drei Monate Krankenhaus, fünf Monate Heil- und Pflegeanstalt. |
| Leicht gehbehindert. | Schwerste Form von Hüftgelenks-Tbc. $1\frac{1}{2}$ Jahre Krankenhaus. |
| Hin und wieder leichtes Reißen (ohne Arzt). | Arthritis deformans beider Kniegelenke. Fünf Jahre hintereinander Moorbadkuren. |
| Milchfieber. | Ausgedehnte und schwerste Organ-Tbc. |
| An Nervenschwäche gelitten, zur besseren Pflege acht Tage im Krankenhaus. | Paralyse. Wassermannreaktion im Blut und Liquor positiv. Außerdem alte tuberkulöse Lungenveränderung. |

Wohl der größte Teil solcher Schädigungen der Versicherungsgesellschaften dürfte unstreitig in der sorglosen, soweit man nicht sagen will, fahrlässigen Ausfüllung des Fragebogens zu suchen sein. Hier muß bei dem Werber durch den Versicherer der Hebel angesetzt werden. Eine solche Schulung hat dem Werber nicht nur moralisch als Grundlage immer wieder zu vermitteln und vor Augen zu führen, daß er letztlich auf Gedeih und Verderb mit seiner Gesellschaft verbunden ist, die ihm sein Brot gibt und an deren Fortbestehen er selbst interessiert sein muß, sondern sie hat ihm ebenso die nötigen begründeten Hinweise zu geben und objektive Richtlinien aufzuzeigen, mit deren Hilfe er die Person des Antragstellers und das zu versichernde Objekt aus eigener sachgemäßer Beobachtung und Wahrnehmung ergänzend zu umreißen in der Lage ist.

Es bedeutet, wie noch gezeigt werden soll, für den geschulten aufmerksamen Werber keine unlösbare Aufgabe, dieses oder jenes Erkrankungssymptom bei der ektoskopischen Beurteilung des bekleideten Körpers festzustellen und dadurch an der Korrektur unwahrer Angaben von seiten des Aufzunehmenden mitzuhelfen.

Allerdings wird es nicht in jedem Falle für den Werber zweckmäßig sein, den Geworbenen von sich aus auf Unstimmigkeiten zwischen seinen, des Antragstellers Angaben und dem Tatsachenbild aufmerksam zu machen; in der Praxis wird er oft vorziehen müssen, sich auf einen kleinen hinweisenden Vermerk an die Abteilung „Antragsprüfung" über die von ihm gemachten Beobachtungen zu beschränken, damit die Gesellschaft von sich aus die ihr notwendig erscheinenden Erhebungen in geeigneter Weise anzustellen in der Lage ist. Er wird damit seine Verpflichtung als Werber zu verständnisvoller Zusammenarbeit so erfüllen, wie die Versicherung es heute von einem verantwortungsbewußten Mitarbeiter verlangen darf und verlangen muß.

Einige Richtlinien sollen zeigen, wie der aufmerksame Werber auch am bekleideten Körper solche Beobachtungsrückschlüsse zu ziehen befähigt ist. Da sich diese Ausführungen vornehmlich an den Kreis der an der privaten Krankenversicherung interessierten Ärzte und an Versicherungsfachleute wenden, wird es notwendig sein, für den eventuellen praktischen Gebrauch die anschließenden Darlegungen sinngemäß, dem Gesichtskreis des Werbers angepaßt, populär zu übertragen; zergliedernde Darstellung kann nur ein Schema bedeuten, über dessen Abstraktion aber nie das lebendige Ganze vergessen werden darf.

Der prüfenden Beobachtung von Einzelphänomenen geht zweckmäßig die Betrachtung des Gesamtbenehmens, der Körperhaltung, des motorischen Verhaltens und der Mimik voraus. Der Typ und die allgemeine Körperform, möglichst gesehen im Zusammenhang mit dem Beruf des Antragstellers, vermag den ersten wertvollen Fingerzeig für die Beurteilung des zu übernehmenden Risikos vermitteln. Dieser erste Aspekt kann auch gleichzeitig etwaige abnorme Sekretionsverhältnisse, Hyperhydrosis, Salbenhaut, oder Vasomotorenphänomene, wie Kongestionen, insbesondere die Kreislaufstörungen der Hypo- und Hyperthyreosen erfassen.

Der gedrungene *Habitus* apoplecticus des Gastwirts, dessen Leibesumfang zu seiner Größe in einem deutlichen Mißverhältnis steht, wird hinsichtlich der Art bestehender oder zu erwartender Erkrankungen grundsätzlich anders zu beurteilen sein, als der asthenische, lang aufgeschossene Typ des ausgesprochenen Büromenschen, der bei seinem engen Brustkorb und der mangelnden Lungendurchlüftung voraussichtlich besonders zu Erkältungskrankheiten neigen wird.

Schon die allgemeine *Ansicht des bekleideten Körpers* kann einen Eindruck über schwerere Formen der Ruckgratverkrümmung (wie Gibbus), über Abmagerung, Fettsucht, bestehende fortgeschrittene Schwangerschaft, starken Hängeleib, Riesen- oder Zwergwuchs, um einige wesentliche Beispiele anzuführen, vermitteln. Starke Knöcheloedeme, die sich gegebenenfalls als Zeichen einer Nieren- oder Herzinsuffizienz ausdeuten lassen können, werden, im Verein mit anderen Zeichen, einer darauf gerichteten Aufmerksamkeit nicht entgehen. Anomalien der Hände, Finger und Nägel, wie Syn-, Brachy-, Polydactylie, Gichtknoten, Trommelschlägelfinger, Verkrüppelung der Hände, Uhrglasnägel, brüchige oder verunstaltete Nägel werden dem aufmerksamen Beobachter auffallen. Auch sonstige Anomalien, wie Hasenscharte, Klumpfuß, ausgedehnte Narben, starker Bartwuchs bei Frauen als etwaiger Hinweis auf Nebennierenstörungen, Pigmentverschiebungen, Naevi oder stark pigmentierte Warzen werden ebensowenig verborgen bleiben können, wie Albinismus oder angeborene Mißbildungen der Ohren. Lähmungen und Zuckungen, sowie in die Augen fallende Krankheitserscheinungen auf der Basis organischer Nervenleiden, werden ebensowenig übersehen werden können, wie Asthma und starke Kurzluftigkeit.

Auch *Gang und Haltung* lassen Rückschlüsse auf bestehende oder überstandene Erkrankungen zu. Versteifung eines oder mehrerer Gelenke, Verkrümmung (z. B. als Folge von Rachitis oder schlecht verheilter Fraktur), Verkürzung, Amputationen und Kunstglieder [1], eine Luxatio coxae congenita mit ihrem watschelnden

---

[1] Nach den Feststellungen von ZUR VERTH ist beim Armverlust die Gefahr der Tuberkulosesterblichkeit relativ am größten. Es folgt der Beinverlust und endlich der Verlust mehrerer Glieder. Das Umgekehrte gilt für die Herzkrankheiten. Der Armverlust hat auf sie am wenigsten Einfluß, der Verlust mehrerer Glieder am meisten. Die Zahlen bei Nieren-

Gang wird sich merklich von Lähmungen, vom spastisch-paretischen oder ataktischen Gang des organisch Nervenleidenden unterscheiden. Schwere Formen von Senk-, Spreiz-, Knick- und Klumpfuß werden sich dem beobachtenden Blick aufdrängen. Der Arthritiker und auch der Ischiaskranke werden unbewußt in der Weise ihres Sicherhebens einen Fingerzeig über die Art ihrer Erkrankung geben.

Störungen im extrapyramidalen System äußern sich für den Beobachter in einer Störung des Komplexes unbewußter motorischer Leistungen, die in Mimik und Gestik, in der Ausbalancierung des Ganges (z. B. den unbewußten Pendelbewegungen der Arme) und in einem Innervationszuschuß zur richtigen Gestaltung des Muskeltonus ihren äußeren Ausdruck finden. In den verschiedenen Gebieten des Zentralnervensystems können erbliche Degenerationen zu bizarren Karikaturen des normalen Bewegungsstils führen. Hierher gehört die erbliche Chorea (Huntingtonsche Krankheit), die sich in Grimassieren und grotesken, zwecklosausfahrenden Bewegungen der Gliedmaßen äußert, ferner verschiedene Formen des grob- und feinschlägigen Zitterns (Schüttellähmung, Wilsonsche Krankheit), außerdem groteske Formen von Hyperkinese, wie die Torsionsdystonie, die zu korkenzieherartigen Verdrehungen des ganzen Körpers führt und die doppelseitige Athetose, die merkwürdige, an theatralische Gesten erinnernde Bewegungsstörungen auslöst. Kindlicher Veitstanz nach „rheumatischen" Infekten, zahlreiche extrapyramidale Zeichen, vor allem die Erscheinungen der Schüttellähmung (Parkinsonismus) als chronischer Endzustand der epidemischen Gehirnentzündung (Encephalitis lethargica) lassen zur Vorsicht in der Risikobewertung mahnen.

Zum Ablauf einer normalen Bewegung gehört auch die Funktion des Rückenmark-Kleinhirn-Systems (spino-cerebellares System). Sensible Reize der Körperperipherie werden durch die Hinterwurzeln dem Rückenmark und von hier in bestimmten Bahnen dem Kleinhirn zugeleitet. Von hier aus kommt es zu einer reflektorischen Zusammenordnung („Koordination") der einzelnen Muskelkontraktionen und Spannungen („Tonus"), zu einer ausgeglichenen Bewegungsgestaltung. Bei Erkrankungen dieses Systems werden die Bewegungen ausfahrend, unsicher, ungehemmt, Zielbewegungen können nur schlecht ausgeführt werden. Man faßt diesen gesamten Symptomenkomplex unter dem Begriff der „Ataxie" zusammen. Der stampfend-ataktische Gang des Tabikers beruht auf einem dem Krankheitsbild der Tabes eigentümlichen Verlust der sensiblen Kontrolle.

Auch der *Händedruck* des Antragstellers vermag schon wesentliche Eindrücke zu vermitteln: Läßt die Art des Händedrucks oftmals Rückschlüsse über Charakter und Einstellung zur Umwelt zu, so können sich neben den auffälligen Erscheinungen der Schweißhand eine Reihe von Erkrankungen in der Art des Hände-

---

krankheiten verhalten sich wie die Zahlen bei Herzkrankheiten. Die Vermehrung der Disposition zu Tuberkulose durch Armverlust ist durch den Einfluß des Armverlustes auf den Brustkorb, insbesondere auf die Brustwirbelsäule, erklärt. Mehrfache Amputationen mit ihren Folgen und mehrfache oder schwere Krankenlager sind für das Herz nicht ohne Bedeutung. Bei den Nierenkrankheiten werden mehrfache Amputationen der Bildung von Nierengrieß bei langem Krankenlager Vorschub leisten, während der Armverlust wegen seines meist kürzeren Krankenlagers bei den Nierenkrankheiten im Hintergrund steht. (Jahreskurse für ärztliche Fortbildung, 1936, Heft XII, S. 25.)

drucks manifestieren, die sich in Innervationsstörungen des Muskels äußern, so, um ein Beispiel anzuführen, die Thomsensche Krankheit (Myotonie): Im Gegensatz zum Normalen vermag nämlich der Myotoniker die zusammengedrückte Hand nicht sofort wieder zu öffnen. Entsprechende Erscheinungen finden sich auch an anderen Muskeln und Muskelgruppen.

Die *Haut- und Gesichtsfarbe* des Antragstellers wird ebenfalls viele Einblicke in die gesundheitlichen Verhältnisse vermitteln. Die fahle Farbe des Blutarmen unterscheidet sich deutlich von dem Indianerbraun des an Addisonscher Krankheit Erkrankten, von der hektischen Röte des schwer Tuberkulösen, von dem fahlen Graugelb des Krebskranken oder von dem Gelb des Icterischen. Die Cyanose des schwer Kreislaufgestörten unterscheidet sich deutlich von der Stauungsröte des Hypertonikers und Apoplektikers und von der wechselnden Farbe der vasolabilen klimakterischen Frau. Auch der Leidenszug des chronisch Magen- oder Leberkranken wird sich bei einiger Übung dem Blick einprägen.

Die *Betrachtung des Kopfes* zeigt die Kopfform, wie etwa den rachitischen Quadratschädel oder den Turmschädel als Entartungserscheinung oder Folgen einer Geburtsverletzung. Die vermehrte Schlängelung der Schläfenadern wird vielleicht Veranlassung geben, die Möglichkeit des Vorliegens einer fortgeschrittenen Arteriosklerose zu erwägen und zu überprüfen.

Die *Ansicht des behaarten Schädels* wird nicht nur Stellen von Haarausfall, besonders von alopecia areata zeigen, sondern es muß in geeigneten Fällen auch die Beschaffenheit der Haare als Symptom einer allgemeinen Erkrankung gewertet werden. Wer die eigentümlich schüttere, stark mit Grau untermischte, glanzlose Farbe des Haares beim Krebskranken mit Bewußtsein je gesehen hat, wird dieses typische Bild ebensowenig aus dem Gedächtnis verlieren, wie die „Mottenfraß“-Haare des Spätluetikers.

Die *Beurteilung des Gesichts* wird auf Hautleiden, Geschwülste, Lähmungen, aufmerksam machen. Das Puppengesicht des hypophysär Erkrankten ist ebenso auffällig, wie das „adenoide Schafsgesicht“, die erloschene Mimik der Facies leontina bei Myositis ossificans oder das eigentümlich gequollene Gesicht bei Myxödem. Tiefe Gesichtsfalten, Ringe unter den Augen, ausgeprägte Tränensäcke, das Lidödem der schweren Nephrose oder die charakteristische Gesichtsschwellung des Quinckeschen Ödems, und unnatürlich gerötete Wangen werden sich zur Beurteilung des zu übernehmenden Risikos in geeigneten Fällen mit verwerten lassen [1].

Auch die *Betrachtung der Augen* wird manche neue Erkenntnis vermitteln können. Erkrankungen des äußeren Auges und der Linse (Conjunctivitis, Iritis, Keratitis, fortgeschrittener Cataract, Ulcus corneae, um einige Beispiele anzuführen), werden sich ebensowenig verbergen lassen, wie starke Schwachsichtigkeit, Blindheit oder sonstige Stellungs- und Funktionsanomalien (z. B. verminderter Lidschlag, En- und Exophthalmus, Strabismus) oder Erkrankungen der Anhangsgebilde, wie z. B. der Lider (Blepharitis, Hordeolum, Chalazion) und des Tränenkanals. Pupillenstarre oder Entrundung der Sehlöcher erwecken den Verdacht

---

[1] Die Bewertung einer Reihe anderer körperlicher Zeichen, die VICTOR HEISER in seinem höchst interessanten Buch „Eines Arztes Weltfahrt“ (S. 18/19) als typisch anführt, konnte ich mir bisher nicht zu eigen machen.

auf eine luetische Nervenerkrankung, ebenso wie punktförmige kleine Pupillen einen Hinweis auf Rauschgiftsucht (Morphium) bieten können.

Starke *Schwerhörigkeit* oder gar Taubheit wird sich im Gespräch bemerkbar machen; das Tragen von Watte im Ohr erweckt den Verdacht auf Vorliegen eines chronisch entzündlichen Ohrleidens oder einer Perforation.

Die *Nasenform* verrät vor allem die Sattelnase des Luetikers; eine stärkere Verbiegung der Nasenscheidewand ist kaum zu übersehen; Stockschnupfen und die Ocaena mit ihrer übelriechenden Atmungsluft können bemerkbare Spuren hinterlassen, soweit nicht schon aus der näselnden Aussprache des zu Versichernden Rückschlüsse gezogen werden können.

Der *Mund* und besonders die *Zahnform* lassen ebenfalls Rückschlüsse zu. Neben Feststellung von Anomalien (Hasenscharte, fehlende Schneidezähne) wird die Stellung der Zähne (Raffzähne), die Form der Zähne (halbmondförmig als Zeichen einer Lues congenita, ausgezackt als Residuen einer Rachitis) oder auch ausgedehnte Zahnprothesen dem Beobachter auffallen.

Die *Betrachtung des Halses* vermag Aufschluß zu geben über Schilddrüsenleiden (Kropf, Basedow, letztere Erkrankung besonders im Zusammenhang mit dem vorerwähnten verminderten Lidschlag und Exophthalmus); deutlich sichtbare Pulsation am Halsdreieck kann auf das Vorliegen eines schweren Herzleidens deuten. Auch ist in dieser Gegend besonders auf Schwellungen als Ausdruck einer Drüsengeschwulst oder Operationsnarben als Zeichen einer früheren Drüsenoperation, vielleicht auch als Zeichen einer noch bestehenden oder ausgeheilten Tuberkulose (Nervschnitt!), zu achten.

Die *Betrachtung der Hände*, um Wichtiges nochmals kurz herauszustellen, wird neben Anomalien in der Anlage oder auch Haltungsanomalien und Folgen früherer Verletzungen durch Zittern die nervöse Überreizung des Antragstellers zeigen oder durch die typischen Geldzählbewegungen die Erkrankung des Antragstellers an Paralysis agitans verraten. Trommelschlägelfinger und Uhrglasnägel gelten als typische Zeichen einer chronischen Lungenerkrankung, wie knotenartige Verdickung der Fingergelenke als Zeichen einer Arthritis urica. Daß sich besonders an den Händen auch Hautleiden im Zusammenhang mit Berufserkrankungen zu manifestieren pflegen (Gewerbeekzeme), darf als bekannt vorausgesetzt werden.

Foetider *Mundgeruch* wird als Zeichen einer bestehenden Zahnkaries oder einer Erkrankung des oberen Verdauungsabschnitts gewertet. Der obstartige Acetongeruch des schweren Diabetikers ist ebenso auffallend, wie der fadsüßliche Geruch des Diphtheriekranken. Auch schwer Tuberkulöse pflegen einen typischen Eigengeruch zu haben. Der spezifische Beigeruch des dauernd Blasengeschädigten und Bettnässers wird sich bei einiger Aufmerksamkeit ebensowenig verbergen lassen, wie der Atemgeruch des chronischen Alkoholikers. Schweißgeruch braucht nicht immer ein Zeichen mangelnder Kleider- oder Wäschewechsels zu sein, sondern kann ebenso als Ausdrucksform einer schweren nervösen Schwäche angesprochen werden.

Die verwaschene *Sprache* des an Bulbärparalyse Erkrankten mit den typischen Störungen auch beim Schlucken, Kauen und Atmen, die näselnde des mit adenoiden Wucherungen Behafteten, das Silbenstolpern des Paralytikers, wird sich ebenso dem Bewußtsein aufdrängen, wie etwa ein Lispeln und Stottern des zu Versichernden.

Auch die *geistige und seelische Haltung* des Antragstellers vermag gewisse Aufschlüsse zu geben: Sieht man von Imbezillen, oder gar Idioten ab, so wird auch eine erhöhte grundlose Gemütsbewegung, die in unmotiviertem Lachen, Weinen oder Erröten sich nach außen hin bemerkbar macht, Einblicke in Störungen des Gemütslebens vermitteln. Größenwahnideen des Paralytikers, Verfolgungsideen des Paranoikers werden den aufmerksamen Werber ebenso zur Vorsicht mahnen, wie die Versündigungs- und Minderwertigkeitskomplexe des Melancholikers.

Als letztes wird auch die *Unterschrift* Beweise für den Gesundheitszustand des Aufzunehmenden liefern können. Die ausfahrenden Züge des Paralytikers mit ihren zusammenhanglosen, teils großen, teils kleinen Buchstaben, werden ebenso auffallen, wie die zitterige Handschrift des schweren Arteriosklerotikers oder der Schreibkrampf des Neurotikers. So fiel, um auch hier die Ausführungen durch ein Beispiel zu unterstreichen, in einem Antrag die zitterige Unterschrift des Antragstellers auf, der sich in seinen Angaben selbst als vollständig gesund bezeichnet hatte. Die angestellten Nachforschungen ergaben, daß der Antragsteller sich vor kurzem durch eine Verletzung die Handsehnen durchgeschnitten hatte und sich noch in ärztlicher Behandlung befand. Die geleistete Unterschrift konnte also hier mit Erfolg als Test für das absichtliche Verschweigen vorvertraglicher Erkrankungen verwertet werden.

Ich bin mir der Schwierigkeit bewußt, die darin liegt, den Werber auf die Beobachtung solcher Einzelheiten, deren listenmäßige Vollständigkeit nicht in der Absicht dieser Aufzählung liegt, zu erziehen. Die Gefahr liegt nicht nur darin, daß es schwer fallen wird, den medizinisch nicht vorgebildeten Werber mit der Möglichkeit der Ausdeutung solcher Symptome verständnisvoll bekannt zu machen, sie liegt auch darin, bei der Schulung alles bewußt darauf abzustellen, dem Werber auch die Grenzen seiner Möglichkeiten aufzuzeigen, die er vielleicht durch eine falsche medizinische „An"bildung zu überschreiten geneigt ist: Durch falsche Eigenbeurteilung läßt sich hier mehr Schaden stiften, als durch ein Übersehen von Symptomen.

**Der Aufnahmeantrag.** Der *Aufnahmeantrag* enthält im allgemeinen neben den Fragen nach den Personalien des Antragstellers und eventuell denen seiner mitzuversichernden Familienangehörigen (bisher verlangt, soweit mir bekannt, nur eine einzige Krankenversicherungsgesellschaft die voraussetzende Angabe deutschblütiger Abstammung), vor allem die Fragen nach dem jetzigen Gesundheitszustand und gegenwärtiger ärztlicher Behandlung. Neben einer Frage nach dem Zahnstatus wird besonders und ausdrücklich nach chronischen Krankheiten, körperlichen Gebrechen oder Mißbildungen der Antragsteller gefragt. Die Auskunft über das Bestehen gefahrerheblicher Erkrankungen in Gegenwart oder Vergangenheit wird in einer Sonderfrage an Hand wichtiger richtungweisender Beispiele meist nochmals gefordert, um Unklarheiten in der Auslegung eines etwa zustandekommenden Vertrages im Vorwege die Spitze abzubrechen und die fahrlässige Verletzung der vorvertraglichen Anzeigepflicht durch den Antragsteller möglichst zu unterbinden. Als „erheblich" gilt im Zweifelsfalle alles, nach dem ausdrücklich gefragt wird (§ 18, Abs. 1 VVG). Vorgenommene Operationen, Krankenhausaufenthalt, Brunnen-, Bade-, Heilstätten-, Sanatoriums-, Jod-, Quecksilber-, Salvarsan-, Insulin-, Tuberkulinkuren unterliegen in einer weiteren

Frage der Auskunftspflicht. Die Fragen nach früheren Unfällen, Kriegsverletzungen und Rentenbezug ergänzen neben etwa verlangten Auskünften über vererbbare Leiden in der Familie den auszufüllenden Fragebogen. Weitere Fragen für die zu versichernden weiblichen Personen beziehen sich auf Frauenkrankheiten, Schwangerschaft und Schwangerschaftsunterbrechung, sowie auf Tod-, Früh-, Fehl- und normale Geburten. Die Frage nach früheren Krankenversicherungsverhältnissen oder früherer Ablehnung eines Antrages auf Kranken- oder Lebensversicherung versetzt die aufnehmende Gesellschaft in die Lage, ihre Recherchen in geeigneten Fällen auch auf die Vorversicherer auszudehnen. Bei der diskreten Natur mancher Leiden ist der Antragsteller ermächtigt, Auskunft über eine etwaige Erkrankung auch direkt und unter Umgehung des Agenten dem Versicherer zuzuleiten. In einer abschließenden ausdrücklichen Erklärung hält sich der Antragsteller für einen im Antrag festgelegten Zeitraum an seinen Antrag gebunden und versichert, daß er bei der Beantwortung der oben angeführten Fragen keinerlei falsche oder unvollständige Angaben gemacht hat; er ermächtigt die Versicherungsgesellschaft, über bestehende oder zurückliegende Krankheiten und Gebrechen bei Dritten (Ärzten, Zahnärzten, Dentisten, Apotheken, Krankenanstalten, Versicherungsträgern, sonstigen Versicherungseinrichtungen, Behörden usw.) alle für erforderlich erachteten Erkundigungen einzuziehen. Auch, wenn eine andere Person die Niederschrift für die unterzeichneten Personen bewirkt, erklärt sich der Antragsteller für die Richtigkeit und Vollständigkeit der Antworten selbst haftbar [1]. Der Aufnahmeantrag wird, wie oben auseinandergesetzt, aber erst nach seiner Vollziehung und Bestätigung durch die Gesellschaft zum Versicherungsvertrag.

**Der Hausarzt als Vertrauensarzt.** Kann der Versicherer aus den Angaben des ihm zugegangenen Aufnahmeantrages das Vorliegen besonderer gefahrreheblicher Umstände für das Risiko der einzugehenden Krankenversicherung entnehmen, sei es hinsichtlich der Folgezustände durchgemachter Erkrankungen, sei es aus dem Vergleich von Maßen im Zusammenhang mit dem Beruf des Antragstellers (z. B. Gastwirtsgewerbe), so wird er sich zur Klärung dieser Besonderheiten der Hilfe des Arztes bedienen, entweder durch Klärung der Vorgeschichte durch früher behandelnde *Hausärzte* oder dadurch, daß er, allerdings der Kostenfrage wegen in anteilmäßig seltenen Fällen, die Annahme eines an ihn gerichteten Antrags von der Voruntersuchung durch einen von ihm bezeichneten Arzt (*Vertrauensarzt* genannt), abhängig macht. In anders gelagerten Fällen mag die Einreichung eines von dem Antragsteller zu beschaffenden ärztlichen Zeugnisses über Folgen früherer Operationen oder Krankheiten ausreichen. Bei diesen Rückfragen und auch den vertrauensärztlichen Untersuchungen wird man oftmals die Beobachtung machen können, daß die Natur und die Erfordernisse des Krankenversicherungsvertrags von den Auskunft erteilenden Ärzten noch grundlegend mißverstanden werden. Nicht selten werden in den zu erstattenden freien Gutachten gerade die

---

[1] In diesem Sinne unterstreicht das AG. Wuppertal unter dem 7. Juli 1937 (JRPV 1937, S. 315) die volle Verantwortlichkeit des Versicherungsnehmers für Verstöße gegen die Gefahrenanzeige, wenn er Antrag und Fragebogen nicht durchliest, sondern seine Blanco-Unterschrift gibt und die Ausfüllung dem Agenten überläßt. Dies auch trotz falscher Belehrung durch den Agenten.

wesentlichen Punkte, die eine begründete Abschätzung des einzugehenden Wagnisses gestatten, insbesondere die Beurteilung der Gesamtpersönlichkeit des Antragstellers, von ungeübten Ärzten vergessen werden. Vor allem aber ist zu befürchten, daß die gefundenen Ergebnisse nach falschen Zweckgesichtspunkten, also etwa nach der Fragestellung der Lebensversicherung (Mortalität statt Morbidität) ausgedeutet werden: So wird man in einem nicht gerade niedrigen Anteilsatz der eingegangenen Auskünfte auf Bemerkungen stoßen, die besagen, daß der Patient voraussichtlich noch einige Jahre (oder auch Jahrzehnte) zu leben habe. Diese quoad vitam getroffene Feststellung hat wohl für die Lebensversicherung Bedeutung, für die Zwecke der Krankenversicherung erscheint sie weniger erheblich. Nicht die Frage, *ob* bzw. wie lange der Antragsteller noch zu leben hat, sondern *wie* er leben wird, ist für die private Krankenversicherung in erster Linie maßgeblich, denn es besteht ja die Möglichkeit, daß der Antragsteller noch einige Jahre lebt, jedoch in chronischem Siechtum und nur unter dauernder ärztlicher Hilfe. Auch bei vertrauensärztlichen Untersuchungen wird oft die Auswertung des Befundergebnisses viel zu sehr auf die Erfordernisse der Lebensversicherung (also Mortalität statt Morbidität!) abgestellt.

Wird eine Vorkrankheit von dem Antragsteller angegeben, und ist der Name des behandelnden Arztes bekannt, so wird oft, zur Vermeidung der vom Patienten zu tragenden Kosten einer neuerlichen Untersuchung versucht, durch Rückfrage bei dem behandelnden Arzt eine Klärung des zu übernehmenden Risikos herbeizuführen. Hier stößt man oft auf erhebliche Schwierigkeiten. Verweigern einige Ärzte aus Grundsatz die Auskunft, so wird man in anderen Fällen hausärztliche Berichte bekommen, deren Ausführungen mit den offenkundigen Tatsachen in einem erheblichen Widerspruch stehen. Gewiß soll nicht übersehen werden, daß es für den Hausarzt eine peinliche Aufgabe sein kann, Angaben zu machen, wenn vielleicht sein Patient in der Vorgeschichte wichtige Daten verschwiegen hat. Verschweigt der Arzt, indem er sich auf die Seite des Patienten stellt, diese Tatsache ebenfalls wissentlich, so macht er sich unstreitig einer Pflichtverletzung schuldig, und setzt sich neben anderem auch einer Schadenersatzforderung abseiten der geschädigten Gesellschaft aus, falls auf diesen Voraussetzungen ein Vertrag zustande kommt; gibt er sie an, so schädigt er, vom subjektiven Standpunkt seines Patienten aus gesehen, letzteren, der bestimmt für den Gewissenskonflikt des Arztes keinerlei Verständnis zeigen wird und seinem Arzt diesen, wenn auch auf Gewissenhaftigkeit basierenden „Verrat" niemals verzeihen wird. Der Hausarzt wird deshalb gut daran tun, wenn er rechtzeitig von der Absicht seines Patienten erfährt, eine Krankenversicherung einzugehen, ihm von diesem Vorhaben abzuraten, sofern er nach seiner Kenntnis des Gesundheitszustandes das Risiko für ein schlechtes halten muß. In manchen Fällen mag sich die Sachlage noch komplizierter dadurch gestalten, daß der Hausarzt gezwungen ist, dem Patienten aus Gründen der Humanität die Schwere seiner Erkrankung vorzuenthalten und ihn daher weder persönlich warnen, noch auch die Stellung eines Antrages durch eine ungünstige Auskunft vereiteln möchte. Hier mit richtigem Takt sich zwischen den Klippen durchzulavieren, ist oft eine der schwierigsten Aufgaben für den Hausarzt; sie hat von seiten der Versicherungsgesellschaften bisher wohl nicht immer das nötige Verständnis gefunden.

Es ist andererseits auch der Fall denkbar, daß bei der systematischen vertrauensärztlichen Untersuchung des Antragstellers, soweit eine solche von der Gesellschaft für erforderlich erachtet wird, Störungen gefunden werden, die sich der Kenntnis des Hausarztes bisher entzogen haben, sei es deswegen, weil er seinen Patienten längere Zeit nicht mehr gesehen hat, sei es, daß es sich um Veränderungen handelt, die oft ohne lange Vorbereitung oder stark merkbare Symptome zu einem beliebigen Zeitpunkt einzusetzen pflegen. Man denke z. B. an die Beobachtung einer bisher nicht bemerkten Eiweißausscheidung oder positiven Zuckerreaktion im Urin gelegentlich der vertrauensärztlichen Untersuchung. Es erscheint m. E. auch vom standesgerichtlichen Standpunkt aus vertretbar, daß der Gesellschaftsarzt, der zur Nachkontrolle der eingelaufenen Vorakten verpflichtet ist, nach vorheriger Anfrage bei dem Vertrauensarzt, dem Hausarzt, soweit diese nicht identisch sind, Mitteilung von dem erhobenen Befund macht, damit die erforderlich erscheinende Behandlung nach Nachprüfung der Veränderungen vorgenommen werden kann. Die Möglichkeit, den Hausarzt über Befundergebnisse von dritter Seite zu informieren oder ihn durch Hinweise aus der Vorgeschichte, die von dem Patienten ihm gegenüber nicht vollständig oder richtig reproduziert ist, in taktvoller Weise zu informieren, ist praktisch nicht so selten, wie man annehmen möchte. Selbstverständlich soll von dieser Möglichkeit nur sparsam und insoweit Gebrauch gemacht werden, als dazu bei verständiger Würdigung der Sachlage und ernstlicher Abwägung sämtlicher Interessenkonflikte zu einem solchen Schritt eine dringende Notwendigkeit zugunsten des Patienten als vorliegend erachtet werden muß.

Der Hausarzt, andere vorbehandelnde Ärzte und der Vertrauensarzt entnehmen ihre Entbindung von der Schweigepflicht gegenüber dem Versicherer aus der Erklärung, die der Antragsteller im Aufnahmeantrag unterschreibt und die den Versicherer ermächtigt, über bestehende oder frühere (im allgemeinen bis 5 Jahre zurückliegende) Erkrankungen und Gebrechen bei Dritten, wie Ärzten, Krankenhäusern, Dentisten, Apotheken, Behörden und Vorversicherern alle für erforderlich erachteten Erkundigungen einzuziehen. Diese Ermächtigung durch den Antragsteller geht so weit, daß sie auch die Aussagegenehmigung vor Gericht für den Arzt einschließt. Zudem ist der Vertrauensarzt, wenn auch auf Kosten des Antragstellers, so doch im Auftrage des Versicherers tätig (§ 3, Ziff. 3 NoB). Schon daraus folgt, daß von einer Schweigepflicht dem Versicherer gegenüber nicht die Rede sein kann, erfolgt doch die vertrauensärztliche Untersuchung schon in der dem Antragsteller bekannten Absicht, die Stellungnahme des Versicherers zu dem Antrag von dem Ergebnis der vertrauensärztlichen Untersuchung abhängig zu machen. Es können also die Ergebnisse einer solchen Untersuchung auch ohne die ausdrückliche Ermächtigung vonseiten des Untersuchten dem Versicherer übermittelt werden. Allen übrigen Personen, vor allem auch den Familienangehörigen gegenüber, besteht weiterhin die Schweigepflicht, deren Verletzung neben strafrechtlicher und berufsgerichtlicher Verfolgung zivilrechtliche Schadensersatzansprüche nach sich zieht (§ 823, 2 BGB). Ob und inwieweit der Arzt dem Untersuchten selbst das Ergebnis der Untersuchung mitteilen darf, hängt von den jeweiligen Vereinbarungen ab, die zwischen dem Versicherer und dem mit der Untersuchung betrauten Arzt getroffen werden. Handelt hier der Arzt gegen die

Anordnung des Versicherers, so ist er nur diesem als dem Auftraggeber, nicht jedoch dem Untersuchten gegenüber schadensersatzpflichtig.

Für jedes schuldhafte Versehen gelegentlich der Untersuchung haftet aus Vertrag (§ 278 BGB) dem Untersuchten nur der Versicherer, da der Vertrauensarzt nur im Auftrage des Versicherers als dessen Erfüllungsgehilfe tätig wurde. Den Arzt selbst kann der Untersuchte nur eventuell aus unerlaubter Handlung (§ 823 ff BGB) haftpflichtig machen.

Soweit der Vertrauensarzt auch zur Entgegennahme von Erklärungen auf Fragen, die der Versicherer durch ihn an den zu Untersuchenden richten läßt, befugt ist, ist diese Tätigkeit rechtlich nicht anders aufzufassen, als die des bei der Beantwortung der vorvertraglichen Fragen mitwirkenden Versicherungsvertreters.

**Das hausärztliche Gutachten.** Bei laufender Überprüfung und Bearbeitung zahlreicher ärztlicher Berichte für versicherungstechnische Zwecke wird man sich oftmals des Eindrucks nicht erwehren können, daß die Abfassung ärztlicher Gutachten, zum mindesten bei einem Teil der Ärzte, sich keiner besonderen Beliebtheit zu erfreuen scheint. Diese Einstellung mag teilweise darin ihre berechtigte Begründung finden, daß manche Ärzte, und bestimmt nicht die schlechtesten, (in Sonderheit der im Kampf gegen die Krankheit in vorderster Front stehende Landarzt), solche Schreibtischarbeit, durch die sie ihren eigentlichen Beruf als „Heiler" unzulässig belastet fühlen, als „Schreibwerk" und „Papierkrieg" innerlich grundsätzlich ablehnen[1]. Einem anderen Arzt mag auch vielleicht persönlich teilweise die Fähigkeit fehlen, seine auf Grund der Untersuchung erhaltenen Eindrücke so plastisch zu reproduzieren, daß der beurteilende Versicherungsarzt sich aus dem Gutachten ein begründetes Bild des zu übernehmenden Gefahrenwagnisses aufbauen kann. Diese Überlegung wird sich zwangsläufig dem aufdrängen, der täglich die Schwierigkeit von Entscheidungen auf Grund der Aktenlage auf sich lasten fühlt und der immer wieder in Akten auf Lücken von Kenntnissen, Untersuchungsmängel oder falsche Schlußfolgerungen stößt, die zu begründetem Widerspruch Anlaß geben. In anderen Fällen scheint sich der Begutachter auch nicht mit der nötigen Deutlichkeit der Verantwortung bewußt zu sein, die er mit der Abfassung des Gutachtens übernimmt, baut sich doch auf diesem Dokument als Grundlage mehr oder weniger die gerichtliche oder anderweitige Klärung bestehender Rechte und Pflichten auf. In einer Reihe von Fällen allerdings wird man unterstellen dürfen, daß weniger Mangel an Sorgfalt und diszipliniertem medizinischem Denken, als fehlende Technik im zweckmäßigen Aufbau solcher Gutachten die Erklärung für das unzureichende Resultat abgibt. Aus diesen Erwägungen heraus mag es gestattet sein, im nachfolgenden einige Richtlinien zu der Frage der Abfassung ärztlicher Gutachten auszuführen:

Vor allem sollte der Arzt nicht vergessen, daß sein Gutachten eine Urkunde darstellt, die ihn an seine Aussagen bindet und deren Inhalt er jederzeit gegebenenfalls mit seinem Eide zu bekräftigen hat. Abgesehen von dem schlechten Eindruck, den ein Arzt mit Sicherheit hervorrufen wird, der, vor Gericht eidlich befragt, die

---

[1] So auch KLUGE: „Die wirtschaftliche Lage der Ärzte im Deutschen Reich." Dtsch. Ärztebl. 1936, Nr. 49. — LETTAU: „Schreibarbeit." Dtsch. Ärztebl. 1937, Nr. 21. — Vgl. auch PETERSILIE: „Die Schreib- und Rechenarbeit des Kassenarztes." Dtsch. Ärztebl. 1937, Nr. 27.

Richtigkeit eines leichtfertig erstatteten Gutachtens zurückziehen muß, abgesehen auch von der möglichen gerichtlichen oder standesgerichtlichen Ahndung, wird er sich der Geltendmachung berechtigter Regreßansprüche von seiten der geschädigten Versicherungsgesellschaft aussetzen können.

Unrichtige Gutachten können aus verschiedenen Gründen erstattet werden:

1. Aus unzulänglichem Einzelwissen oder aus unzulänglicher medizinisch-wissenschaftlicher Erkenntnis, ohne, daß damit ein strafbares Verschulden des Gutachters vorliegt. Auf die Dauer allerdings wird ein Gutachter mit groben Unzulänglichkeiten, Befangenheit in pseudowissenschaftlichen Dogmen u. ä. nicht mit der Erstattung von Gutachten von den Gesellschaften betraut werden.

Neue Erkenntnisse in der Medizin bedingen oft eine vom Seitherigen abweichende Stellungnahme des ärztlichen Gutachters hinsichtlich der Entstehung, des Zusammenhangs und der Auswirkung von Krankheiten, Erkenntnisse, die gerade für die Begutachtung in der privaten Krankenversicherung von ungeheurem Wert sein können. Das medizinische Schrifttum enthält zahlreiche Arbeiten darüber, diese sind aber oft so verstreut, daß es für den praktischen Arzt einer außerordentlichen Mühe bedarf, sie zusammenzusuchen, ganz abgesehen von der Tatsache, daß es auch heute noch Ärzte gibt, die keine fachmedizinische Zeitschrift lesen, sondern sich auf die oft subjektiv gefärbte Wissenschaft der Waschzettel der chemisch-pharmazeutischen Industrie, die ihnen umsonst ins Haus flattern, beschränken. Allerdings gibt es gute und umfangreiche Lehrbücher der Begutachtung; meist handeln sie aber Teilgebiete ab, die nur einzelne Zweige der Versicherung betreffen oder auch die neueren Forschungsergebnisse in den Lehrstoff noch nicht eingebaut haben. Ihr Preis steht nicht selten in einem Mißverhältnis zu den Kosten, die der Allgemeinarzt für dieses Spezialgebiet aufzuwenden in der Lage ist.

Nicht jeder therapeutisch erfolgreiche Arzt ist damit auch von vornherein zum Gutachter besonders prädestiniert und besitzt die für Begutachtungen notwendige Voraussetzung zu logisch-abstraktem Denken, zu objektiver Einstellung und zu folgerichtiger Anwendung gegebener Rechtsgrundlagen. Bei gutachtlicher Arbeit für die private Krankenversicherung wird er jedoch zum mindesten über die Grundzüge der Begutachtung und die einschlägigen Bestimmungen und Fragestellungen unterrichtet sein müssen. Ebenso muß sich der Arzt der Grenzen seines Könnens bewußt sein und wissen, ob und inwieweit er zur Beurteilung eines Befundes eine fachärztliche Nachuntersuchung zu empfehlen hat. Mit einem „pflaumenweichen" Gutachten ist dem Versicherer für die Beurteilung der Risikoübernahme nicht gedient. Die Tätigkeit als Gutachter in der privaten Krankenversicherung erfordert neben der Befähigung, besondere Untersuchungsmethoden, wenn auch nicht selbst auszuführen, so doch deren Ergebnisse in richtiger Weise zu verwerten, Kenntnisse auf dem Gebiet der Krankheitsentstehung, da der Gutachter, setzt er unzutreffende Ursachen voraus, leicht zu falschen Schlüssen hinsichtlich der Diagnose, der Frage des Zusammenhangs und der Prognose, damit also der Frage der Wagnisabschätzung insgesamt kommen kann. Läßt sich im Einzelfall ein eindeutiges Urteil nicht abgeben, so dürfte es sich empfehlen, im Gutachten die Wege anzugeben, die nach Ansicht des Beurteilenden geeignet erscheinen, das zu übernehmende Wagnis noch weiter zu klären.

2. Wird das Gutachten aus Fahrlässigkeit unrichtig erstattet, also z. B. auf Grund mangelhafter Untersuchung oder fehlender Sorgfalt in der Verwertung der Unterlagen, so kann, obwohl die Fahrlässigkeit in der Begutachtung nirgends ausdrücklich mit Strafen bedroht ist, der fahrlässige Arzt doch von beiden Seiten her haftpflichtig gemacht werden.

3. Schließlich könnte ein Gutachten auch bewußt falsch abgegeben werden. § 278 StGB bestimmt:

„Ärzte und andere approbierte Medizinalpersonen, welche ein unrichtiges Zeugnis über den Gesundheitszustand eines Menschen zum Gebrauche bei einer

Behörde oder Versicherungsgesellschaft wider besseres Wissen ausstellen, werden mit Gefängnis von einem Monat bis zu zwei Jahren bestraft."

Wird im Einzelfall durch ein unrichtig ausgestelltes Zeugnis oder Gutachten einem Täuschenden außerdem ein rechtswidriger Vermögensvorteil verschafft, so kann darüber hinaus eine Bestrafung wegen Beihilfe — bei der heutigen strengeren Rechtsauslegung in manchen Fällen sogar wegen Mittäterschaft — zum Betrug erfolgen.

Daß das ärztliche Gutachten sich in seinem Wesen eindeutig vom Attest, dem ärztlichen Zeugnis abhebt, schiene mir nicht erwähnenswert, wenn mir nicht gerade in letzter Zeit bekannt geworden wäre, daß einem Berufskameraden aus seiner gutachtlichen Tätigkeit als Gesellschaftsarzt einer Krankenversicherungsgesellschaft der standesgerichtliche Vorwurf gemacht worden wäre, er habe durch die Ausstellung von Gutachten, „ohne Untersuchung des Patienten ein Zeugnis ausgestellt" und damit gegen seine Berufspflichten im Sinne des § 4, Abs. 1 der Standesordnung für die deutschen Ärzte vom 5. September 1926/6. Mai 1935 verstoßen. Der synonyme Gebrauch der Ausdrücke „Zeugnis" und „Gutachten" läßt hier fälschlich die grundlegenden Unterschiede der Begriffsbestimmung außer acht. Ohne Rechtsirrtum wird man den Begriff „Zeugnis" definieren müssen als: „Wahrheitsgemäße Bekundung konkreter Tatsachen oder Vorgänge auf Grund eigener Wahrnehmung", während der Begriff „Gutachten" voraussetzt: „Die unparteiische, mit Gründen und Schlußfolgerungen versehene sachverständig-technische oder fachwissenschaftliche Auswertung und Beurteilung eines schon vorliegenden Tatsachenmaterials. Das dem Beweisthema zu unterstellende Beweismaterial kann auf Grund eigenen Augenscheins gewonnen sein oder aus der Aktenlage sich ergeben". Ausgesprochene Definitionen dieser rechtlichen Grundbegriffe finden sich allerdings im Schrifttum nicht; zur Stützung obiger Begriffsbestimmung ließe sich aber außer POSENER, Komm. z. ZPO., der sich dem Sinne nach ähnlich ausspricht, vor allem GAUPP-STEIN-JONAS, Komm. z. ZPO., Bd. I, Anm. vor § 402, I anziehen, der ausführt: „Das Gutachten des Sachverständigen soll ... die Beurteilung der Tatsachen, nicht diese selbst in den Prozeß einführen". STIER-SOMLO-ELSTER: „Handwörterbuch der Rechtswissenschaft", Bd. V, S. 232ff. führt weiterhin aus: „Vom Zeugen unterscheidet der Sachverständige sich dadurch, daß der Zeuge stets über seine eigenen konkreten Wahrnehmungen in der Vergangenheit aussagt, während der Sachverständige aus Tatsachen, die ihm unterbreitet werden, ihm also nicht durch eigene Wahrnehmungen zugänglich geworden sind, lediglich auf Grund seiner Fachkenntnisse Schlüsse zieht". Letzten Endes ist noch auf JOACHIM-KORN: „Grundriß des deutschen Ärzterechts", S. 67 zu verweisen, der über die Vorbereitung des Gutachtens ausführt: „Sie kann durch Akteneinsicht, persönliche Untersuchung, Befragen von Zeugen, Anwendung von Photographien usw. erfolgen". Aus dieser begrifflichen Abgrenzung zwischen den beiden Arten ärztlicher Bekundung ergibt sich, daß der Arzt in einem Zeugnis keine Stellung zu Rechtsfragen nehmen kann; eine solche soll dem Gutachten, also dem begründeten Werturteil, vorbehalten bleiben.

An und für sich schließt die Tatsache, daß sich jemand zum Zweck einer Begutachtung untersuchen läßt — er wird ja von der Gesellschaft darüber vorher unterrichtet —, schon aus sich die Entbindung von der ärztlichen Schweigepflicht gegenüber derjenigen Stelle, die die Begutachtung verlangt, ein. Darüber hinaus entbindet der Antragsteller und Versicherte der privaten Krankenversicherung aber, wie schon an anderer Stelle ausgeführt, auch noch ausdrücklich den Arzt von seinem Berufsgeheimnis gegenüber der Versicherung.

Unstreitig wird der Arzt in seinem Gutachten diese oder jene Frage nicht eindeutig entscheiden können. In Zweifelsfällen sich jedoch bewußt und grundsätzlich [1] auf seiten des Patienten als des „wirtschaftlich Schwächeren" zu stellen,

---

[1] Die in den eingereichten ärztlichen Gutachten vielfach anzutreffende Sentenz aus dem Strafrecht: „in dubio pro reo" geht in diesem Zusammenhang fehl. Abgesehen davon, daß der Antragsteller einer Versicherung und ebenso natürlich der Versicherte logischerweise nicht als „reus", d. h. als Angeklagter gewertet werden kann, entbehrt eine solche Einstellung auch sonst jeglicher logischen Grundlage. Ein streng sachlich-wissenschaftliches und unparteiisch

dürfte mit der vom Gutachter zu fordernden Objektivität nur schwer in Einklang zu bringen sein. Zweifelhafte Entscheidungen sind, soweit überhaupt eine Möglichkeit zur Entscheidung besteht, nur rein objektiv, entsprechend der größeren Wahrscheinlichkeit zu treffen.

Man wird in der Abfassung von Gutachten Nutzen davon haben, wenn man sich daran gewöhnt, jedes Gutachten prinzipiell nach einem bestimmten Schema anzufertigen. Ist dieses Schema einmal zur Gewohnheit geworden, so wird man damit bei der Begutachtung des einzelnen Falles nicht nur unverhältnismäßig viel Zeit einsparen können, sondern der Gutachter hat auch die Gewähr, daß Wichtiges nur schwer vergessen wird. Diese Forderung gilt um so mehr, wenn der begutachtende Arzt die Erstattung eines freien Gutachtens vorzieht, wozu er uneingeschränkt berechtigt ist, da die von den Versicherungsgesellschaften vorgesehenen Formulare doch nur ein vorbeugendes Hilfsmittel gegen Vergeßlichkeit und Oberflächlichkeit darstellen sollen. Zieht der Arzt die freie Form der Begutachtung vor, so müssen aber in seinem freien Gutachten die im Formular gestellten Einzelfragen ebenfalls beantwortet werden.

Ein freies Gutachten, in dem es sich nicht nur um die Beantwortung einer kurzen Rückfrage der Versicherungsgesellschaft handelt, wird im allgemeinen aus folgenden Hauptteilen bestehen, deren übersichtliche Kenntlichmachung dem Nachbearbeiter Zeit und Mühe ersparen wird:

I. *Personalien des zu Begutachtenden (Name, Beruf, Alter usw.), Zweck der Abgabe des Gutachtens, sowie Ort und Zeit der vorgenommenen Untersuchung.* Die Angabe der Veranlassung des Gutachtens wird den Arzt davor bewahren, daß er z. B. den Kandidaten einer Krankenversicherung nach den Grundsätzen der Lebensversicherung beurteilt, also seine Bewertung auf die reine Mortalität, anstatt auf die hier besonders interessierende Morbidität abstellt.

II. *Vorgeschichte.* Es wird sich als zweckmäßig erweisen, anzugeben, ob die Anamnese nach den Akten bzw. dem Gutachter zugegangenen Mitteilungen der Versicherungsgesellschaft oder nach den Angaben des zu Versichernden erhoben wird. Bestehen in der Vorgeschichte Unstimmigkeiten, so erscheint es wichtig, hervorzuheben, was der Arzt als Tatsache für sein Gutachten unterstellt. Die Wiedergabe der Vorgeschichte sollte nicht übertrieben werden. Wenn mehr als zwei Drittel eines nach Seitenzahl zu honorierenden, mit großen Zeilenabständen angefertigten Gutachtens nur aus Vorgeschichte bestehen, kann dies einen wenig vorteilhaften Eindruck machen.

Die Vorgeschichte wird sich im allgemeinen auf drei Hauptpunkte erstrecken müssen, nämlich auf

1. die Familienanamnese, aus der sich für die Versicherungsgesellschaft die notwendige Klarheit über die Erbmasse ergeben soll,

2. die aus der Vorgeschichte zu erhebenden früheren Erkrankungen des zu Beurteilenden und

3. die Vorgeschichte der jetzigen Erkrankung.

---

abwägendes Gutachten ist die Voraussetzung dafür, daß nicht rein eigensüchtige Bestrebungen unter Benachteiligung der Gefahrengemeinschaft unberechtigt in den Vordergrund gestellt werden; es ist aber auch gleichzeitig die unerläßliche Vorbedingung für die Gesunderhaltung der privaten Krankenversicherung, an der ja auch der Arzt interessiert ist.

Man wird die Beobachtung machen, daß manche Patienten, insbesondere Neuropathen, Einzelheiten aus der Familienanamnese nur ungern und zögernd preisgeben, sie gestehen aber, auch wenn die Frau gesund ist, ohne Bedenken z. B. eine erhebliche Nervosität der Kinder oder eine sonstige Abweichung von der Norm bei diesen zu. Die Frage der Heredität wird sich daher in manchen Fällen auf dem Weg der indirekten Fragestellung einfacher und müheloser klären lassen.

4. Die gegenwärtigen Klagen und Beschwerden des Patienten[1]. Nach Möglichkeit sollen die subjektiven Beschwerden, besonders, wo sie hinsichtlich ihrer Art oder auch der Ausdrucksweise des Patienten charakteristisch erscheinen, in wortgetreuer Wiedergabe aufgezeichnet werden. Dadurch wird nicht nur der Bericht plastischer und lebendiger, sondern es wird die wortgetreue Wiedergabe auch in manchen Fällen erlauben, die Persönlichkeit des zu Begutachtenden prägnanter zu erfassen, außerdem gestatten charakteristische Aussagen oft direkte Rückschlüsse auf die Natur des vorliegenden Leidens; weiterhin wird so die unerwünschte Abschleifung und nachträgliche Transformierung von Aussagen vermieden. Sie spiegeln sonst oft zu deutlich wider, wie sie sich der Gutachter in seiner Vorstellung übersetzt hat, damit wird aber auch gleichzeitig deren ursprünglicher Wert abgeschwächt, vielleicht sogar unbewußt umgedeutet. Auf Befragen vorgetragene Beschwerden sind möglichst als solche zu kennzeichnen unter bewußter Vermeidung der Gefahr, Beschwerden unabsichtlich in den Kranken hineinzufragen.

III. *Der objektive Untersuchungsbefund.* Es wird sich nicht vermeiden lassen, zwecks Ermöglichung einer Überprüfung des zu übernehmenden Gefahrenwagnisses sich in diesem Teil des Gutachtens etwas ausführlicher zu äußern, ohne, daß damit grundsätzlich die lückenlose Aufzählung jedes negativen Einzelbefundes erforderlich wäre. Mit der lapidaren Feststellung: „Bei dem von mir untersuchten X. Y. findet sich z. Zt. keine Krankheit" ist allerdings der Versicherungsgesellschaft wenig gedient. Kurze Angaben über den Allgemeinstatus erscheinen notwendig, die Feststellung von Größe und Körpergewicht, bei starken Abweichungen von der Norm auch die Ermittlung des Leibesumfanges in Nabelhöhe sind zweckmäßig. Bei den zu Untersuchenden sollte, mindestens vom 40. Lebensjahre ab, die Messung der Brustmaße bei In- und Exspiration (bzw. deren Differenz) erfolgen. Wichtig erscheint, zum mindesten ebenfalls von dieser Altersgrenze ab, die Messung des systolischen und diastolischen Blutdrucks. Bei auffälligem Abweichen des maximalen Blutdrucks von der Norm im Sinne einer Erhöhung erscheint es erforderlich, nach kurzer Zeit oder am folgenden Tag eine Kontrollmessung vorzunehmen, aus der sich ergeben kann, daß der anfänglich erhöhte Blutdruck nach Herstellung einer seelischen Verbindung zwischen Arzt und Patient binnen kurzem zur Norm absinkt, als Beweis dafür, daß keine fixierte, maligne Hypertonie vorliegt. Die mikroskopische Untersuchung des Sediments kann eine weitere

---

[1] Es darf darauf hingewiesen werden — Veranlassung dazu besteht auf Grund vieler Gutachten — daß die vom Patienten gemachten Angaben über Schmerzen, Bewegungseinschränkung u. ä. in diesen Absatz der Vorgeschichte, nicht aber in den Absatz „objektiver Untersuchungsbefund" gehören, im Gegensatz zu den objektiven Abweichungen von der Norm, die sich auf Grund des erhobenen Befundes ergeben. Beispiel: Luftmangel beim Gehen als subjektive Angabe des Patienten und als Gegensatz Luftmangel bei der Herzfunktionsprüfung.

Klärung des Befundes bringen, auf dessen Bewertung im einzelnen hier nicht näher eingegangen werden soll. Krankhafte Befunde können eine Ergänzung durch spezielle Funktionsprüfungen erforderlich machen, von denen noch später zu sprechen sein wird. Daß die Untersuchung der inneren Organe und ihre kurze Beschreibung hinsichtlich Größe und Gestalt, Funktion und Abweichungen von der Norm, ebenso die Feststellung der Reflexe für den Zweck einer solchen Untersuchung unumgängliche Voraussetzung sind, braucht eigentlich kaum betont zu werden. Der Urin ist auf Eiweiß und Zucker zu untersuchen; auch ist die Angabe des spezifischen Gewichts dringend erwünscht.

Die Harnuntersuchung auf Zucker und Eiweiß könnte in vielen Fällen mit Vorteil um einige Proben vermehrt werden, deren Durchführung über die Möglichkeiten einer allgemeinen Praxis ebenfalls nicht hinausgeht. Ich denke hier z. B. bei positivem Zuckerbefund an die Prüfung auf Aceton und Acetessigsäure oder an eine vermehrte Anwendung der Prüfung des Urins auf Urobilin und Urobilinogen. Man wird oft mit diesen Verfahren bei beginnender Leber- und Herzinsuffizienz Anhaltspunkte finden können, die mit den übrigen klinischen Methoden nicht immer zu erhalten sind.

Von der Bestimmung der Körperwärme — und dasselbe gilt für die Bestimmung der Blutsenkungsgeschwindigkeit — wird, nach den eingereichten Gutachten zu schließen, nur in einem kleinen Teil der Fälle Gebrauch gemacht, obwohl sie auch bei scheinbar fieberfreien chronischen Erkrankungen, wie z. B. den chronischen Gallenblasen- und Gallengangserkrankungen, dem primär- und sekundär chronischen Gelenkrheumatismus oder der Tuberkulose auf die Bewertung des Allgemeinrisikos einen wesentlichen Einfluß ausüben kann.

Bei der Schilderung des Untersuchungsergebnisses sollten nach Möglichkeit deutsche Ausdrücke verwendet werden, damit das Gutachten auch von dem nichtmedizinischen Antragsbearbeiter verstanden werden kann. Soweit möglich, empfiehlt es sich, für Untersuchungsbefunde objektive Zahlen anzugeben (Gewicht, Größe, Körperwärme, Blutsenkungsgeschwindigkeit, Puls, Atmung, Umfangmaße, letztere mit Angabe des Ortes der Messung, Bewegungsfähigkeit u. a.). Solche Angaben, wie z. B. die Angabe von Größe und Gewicht, sowie die des Leibesumfangs werden dem Versicherer eindeutigere Hinweise vermitteln, als verwaschene Begriffe, wie „etwas korpulent‘‘ u. a. Die Forderung einer möglichsten Eindeutigkeit erstreckt sich auch auf die im Gutachten verwendeten Krankheitsbezeichnungen. Mit verallgemeinernden Diagnosen wie „Magenleiden‘‘, „Nierenleiden‘‘, „Knieleiden‘‘, „Fußleiden‘‘ kann der Versicherer wenig für die Beurteilung des einzugehenden Wagnisses anfangen.

IV. *Die Begründung der ärztlichen Beurteilung* [1]. Für Zwecke der privaten Krankenversicherung ist eine auf Grund des Untersuchungsbefunds vorgenommene begründete Bewertung des körperlich-seelischen Erscheinungsbildes und der Funktionen bzw. ihrer Abweichungen von der Norm durch den untersuchenden

---

[1] Es empfiehlt sich, statt des häufig gebrauchten Ausdrucks „Urteil‘‘ das Wort „Beurteilung‘‘ anzuwenden, denn im Gegensatz zum Urteil, das von einer Entscheidungsinstanz (z. B. dem Gericht) gefällt wird, stellt die Beurteilung die Begründung des Gutachtens dar. Aus ihr wird z. B. ersichtlich, ob und aus welchen Gründen das Wagnis gut oder schlecht erscheint oder etwa ein beantragtes Heilverfahren Aussicht auf Erfolg bietet.

Arzt wünschenswert. Wenn z. B. bei einer Untersuchung ein maximaler systolischer Blutdruck von 200 mm Hg festgestellt wird und der Arzt in seinem Abschlußurteil ausführt, er halte den Untersuchten für objektiv gesund, so besteht zunächst zwischen Befund und Beurteilung ein Widerspruch, der ohne Erklärung nicht verständlich scheint. Die im Wege der Rückfrage gegebene Aufklärung, es handle sich bei dem Untersuchten um den Angehörigen einer Familie, in der erhöhter Blutdruck erblich und bekannt ist, und der weitere Hinweis darauf, daß der Patient sich z. Zt. der Untersuchung in einem begründeten Erregungszustand befand, ergeben bei einwandfreiem Befund der Kreislauforgane und der Nierenfunktion auf Grund einer solchen Erklärung für die Beurteilung andere Möglichkeiten, als ohne eine solche gegeben waren. Ähnliches mag für einen anderen Fall gelten, in dem bei einem Patienten, der sonst im Endurteil als vollkommen günstiges Risiko bezeichnet wird, ein Ruhepuls von 120 pro Minute festgestellt wird. Die Erklärung, daß diese Pulsfrequenz wohl mit einer am Vorabend stattgefundenen Wiedersehensfeier alter Kriegskameraden in Zusammenhang zu bringen sei, bei der die „feuchten" Wogen der Begeisterung reichlich hoch gingen, läßt die Möglichkeit offen, statt im Vorwege mit einer Einschränkungsklausel zu arbeiten, die Pulsfrequenz unter normalen Bedingungen nochmals zu überprüfen.

V. *Der Inhalt des ärztlichen Gutachtens.* Der Inhalt des ärztlichen Gutachtens wird abschließend zweckmäßig kurz zusammengefaßt und die dem Gutachter gestellten wörtlichen Fragen einzeln und wörtlich beantwortet, was sich etwa mit dem Satz einleiten läßt: „Auf Grund dieser Ausführungen beantworte ich die an mich gerichteten Fragen wie folgt: 1. ... 2. ... 3. ... usw."

Von der Norm abweichende Befunde können im einen oder anderen Falle die Nachprüfung am gleichen oder einem der folgenden Tage erforderlich machen. Ich denke z. B. an die Nachprüfung des Lungenbefundes bei einer interkurrenten Bronchitis, die Kontrolle der subfebrilen Temperatur oder die Überprüfung einer bei der Erstuntersuchung erhöhten Pulsfrequenz, eines erhöhten Blutdrucks u. ä. In einzelnen Fällen kann ein auffälliger Befund dem Arzt Veranlassung zu einer Funktionsprüfung, soweit eine solche auch im Rahmen der gewöhnlichen ärztlichen ambulanten Praxis möglich ist, geben. Gesetzt den Fall, es wird in der Vorgeschichte eine Nierenentzündung angegeben und der Morgenurin zeigt bei Spuren von Eiweiß ein spezifisches Gewicht von beispielsweise 1008, wird der Arzt Veranlassung nehmen, in diesem Falle eine Ausscheidungs- und Konzentrationsprüfung vorzunehmen.

In meiner Praxis hat sich dafür folgende Kombinationsvorschrift als zweckmäßig erwiesen:

Der ab 19 Uhr des Vorabends nüchtern bleibende Patient soll morgens zwischen $7^1/_2$ und 8 Uhr $1^1/_2$ Liter Tee nüchtern trinken und bis 12 Uhr nichts essen. Ab $7^1/_2$ Uhr sind stündlich die Urinmengen zu messen und deren spezifisches Gewicht zu prüfen und zu notieren. Ab 12 Uhr Trockenkost. Von da ab ist die abgelassene Urinmenge mit Zeit und spezifischem Gewicht aufzuschreiben. Der Versuch wird fortgesetzt, bis das spezifische Gewicht von 1024 erreicht ist, anderenfalls ist er abends 8 Uhr abzubrechen.

Ergibt bei diesem Versuch das spezifische Gewicht des Urins Werte zwischen etwa 1002 als unterster und etwa 1030 als oberster Grenze bei verhältnismäßig rascher Anpassung, so ist die normale Funktionsbreite der Niere erhalten. Gegebenenfalls wird eine Prüfung des Augenhintergrundes eine ergänzende Gegenkontrolle des erhobenen Befundes ermöglichen.

Die Durchführung eines solchen kombinierten Ausscheidungs-Konzentrationsversuchs wird sich in der angegebenen Weise auch im Rahmen der einfachen ambulanten Praxis durchführen lassen. Allerdings muß ich auch auf einen mir bekannt gewordenen Fall verweisen, in dem ein Großstadtarzt der Krankenversicherung auf eine Rückfrage nach dem spezifischen Gewicht des von ihm untersuchten Urins antwortete, er könne dies nicht angeben, da er auf derlei komplizierte Untersuchungsverfahren nicht eingerichtet sei. Für die Prüfung des spezifischen Gewichts kleinster Urinmengen hat sich mir auch dort, wo das gewöhnliche Urometer versagte, das preiswerte Urometer nach SCHLAGINTWEIT besonders praktisch bewährt.

Wird vom Patienten in der Vorgeschichte ein „ausgeheilter" Diabetes oder die frühere Feststellung von Zuckerausscheidungen im Urin angegeben, so wird sich trotz gegenwärtig einwandfreien Urins die Vornahme einer Zuckerbelastungsprobe nicht umgehen lassen, die allerdings auch bei negativem Ausfall keinen Verzicht auf Feststellung der Nüchternblutzuckerkurve bedeuten darf.

Eine einheitliche Regelung der bei der Zuckerbelastungsprobe zur Anwendung kommenden Verfahren besteht nicht. In der Hauptsache werden drei Verfahrensarten zur Anwendung gelangen, zwischen denen je nach Einstellung des Arztes, Zweck der Untersuchung und Lage der Verhältnisse die Auswahl getroffen wird:

1. die vorwiegende Dextrosebelastung;
2. die Probe nach Einnahme einer amylaceenhaltigen Mahlzeit;
3. die Kombination zwischen den beiden Grundtypen des Verfahrens.

Zu 1. Für Krankenversicherungszwecke erscheint mir die erste, im Prinzip der Originalvorschrift von NAUNYN entsprechende Methode am zweckmäßigsten, da sie gegenüber den anderen Methoden durchschlagendere Resultate bringt, außerdem wegen der schnelleren Wirkung die bessere Überwachung des Belastungsversuchs auch für den stark beschäftigten Arzt möglich macht und dadurch am ehesten gegen etwa beabsichtigte Täuschungsversuche sichert. Da die Assimilationsgrenze für Traubenzucker bei Gesunden im allgemeinen bei 150 bis 200 g liegt, wird man darauf Rücksicht nehmen müssen, bei der Prüfung weniger als 150 g zu geben, da sonst der Versuch keine bindenden Rückschlüsse aus einem positiven Befund erlaubt. Nach der oralen Nüchtern-Verabreichung einer größeren Menge von Traubenzucker wurden bei empfindlichen Patienten Magen-Darmreizungen beobachtet, man wird daher die Dosis besser nach Genuß einer geringen Menge Milchkaffee und Brot verabfolgen und den Versuch praktisch so anordnen, daß zwei Stunden nach dem ersten Frühstück, das nur aus Milchkaffee (bis zu ¾ Liter) und 80—100 g Brot bestehen soll, 100 g Dextrose gegeben wird. Erhält man dann eine Glykosurie mit quantitativ bestimmbaren Zuckermengen, so darf eine Herabsetzung der Assimilationsgrenze für Zucker angenommen werden.

Zu 2. Das Prüfungsverfahren auf Grund der Einnahme einer stärkehaltigen Mahlzeit kommt für Zwecke der privaten Krankenversicherung nicht in Frage, da es sich um die einwandfreie Prüfung der absoluten Zuckerfestigkeit handeln muß.

Zu 3. Das dritte Verfahren, ebenso wie das modificierte erste die Verbindung von amylaceenhaltiger Nahrung und Zucker, bei dem der Patient z. B. eine Tasse Schokolade mit einem Stück Apfelkuchen mit Schlagsahne zu sich nimmt, ist in der Form der Darreichung für den Probanden wohl das angenehmste, für die Prüfung der Zuckerfestigkeit jedoch nicht das feinstwertige Verfahren. Man wird deshalb auf diesen Versuch nur zurückgreifen, wo die Verhältnisse eine Anwendung des Dextroseversuchs nicht zulassen. In jedem Falle sollte bei positivem Ausfall der Zuckerbelastungsprobe auf das Vorliegen einer Hyperglykaemie durch Prüfung der Blutzuckerkurve nach peroraler Zuckerbelastung nachgeprüft werden.

In Fällen, bei denen die klinischen Zeichen zur Stellung einer klaren Diagnose nicht hinreichen, wird oftmals die Prüfung der Blutsenkungsgeschwindigkeit diagnostische und prognostische Fingerzeige geben können. Vor allem die Prüfung der Blutsenkung gehört, neben dem Blutbild, zu den Methoden, die gewisse Rückschlüsse auf biologisches Geschehen im Körper zulassen. Sie wird auch in den Fällen, in denen klinische Erscheinungen nicht mehr vorhanden sind, durch Aufzeigung eindeutig hoher Werte einen Hinweis darauf ermöglichen, daß die Krankheit noch nicht völlig überwunden ist. Zur Anwendung kommen allgemein die Methode von WESTERGREN, sowie die von LINZENMEYER. Vom stark beschäftigten Arzt wird wohl der ersteren der Vorzug gegeben werden, da bei ihr die Ablesung nach einer festen Zeitspanne von zwei Stunden vorgenommen wird, während bei der letzteren mit der Ablesung gewartet werden muß, bis nach einer wechselnden, und daher im voraus nicht zu bestimmenden Zeit die Ablesemarkierung im Röhrchen erreicht ist.

Zur Funktionsprüfung der Lunge wird sich der Arzt des Spirometers bedienen, das z. B. in *Hamburg* für die beim Hauptamt für Volksgesundheit zugelassenen Ärzte sowieso obligatorisch eingeführt ist. Die in den Gutachten nicht seltene Ausdeutung einer bestehenden Kurzluftigkeit als Bronchialasthma verlangt, um beweiskräftig zu sein, das typische Blutbild mit seiner allergischen Eosinophilie als Voraussetzung; auch für die Bewertung in der privaten Krankenversicherung ist die reinliche Scheidung des Bronchialasthmas vom Emphysem, chronischer Bronchitis, nervösem und Herzasthma wichtig.

Bei der Untersuchung des Herzens sollte sich der begutachtende Arzt nicht immer nur auf Perkussion und Auskultation beschränken; selbst die zusätzliche Pulsbetastung ermöglicht nicht immer ein abschließendes Urteil. Bei Menschen jenseits des 40. Lebensjahres sollte deshalb grundsätzlich eine ergänzende Blutdruckmessung vorgenommen werden, obwohl die Höhe des Blutdrucks nicht immer bestimmend für eine Arteriosklerose bzw. Arteriolosklerose sein muß und auch eine schwere Arteriosklerose ohne Blutdruckerhöhung und ohne Herzinsuffizienz vorhanden sein kann. In allen nicht eindeutigen Fällen kann eine Herzleistungsprüfung weitere Einblicke in den Zustand des Herzens vermitteln. Dabei genügt es nicht, nach der Belastungsprobe (Kniebeugen) nur Puls und Atmung zu beobachten. Bessere Ergebnisse zeigt die gleichzeitige Beobachtung von Pulszahl und Blutdruck: Das Herz kann als kompensiert gelten, wenn beide nach der Belastung innerhalb von zwei Minuten zu ihren Ruhewerten zurückgekehrt sind, jedoch ist zu beachten, daß der Blutdruck nach der Belastung relativ höher ansteigen muß als die Pulszahl. Steigt er prozentual geringer an als die Pulszahl, bleibt er unverändert oder kann man sogar ein Absinken beobachten, so besteht eine Ausgleichsstörung; um so mehr allerdings auch dann, wenn der Blutdruck nach zwei Minuten über den Ausgangswert weg noch absinkt.

Bei der Aufnahmeuntersuchung in die private Krankenversicherung wird auch der Untersuchung des Nervensystems oft nicht die genügende Beobachtung geschenkt. Gewiß wird auch die private Krankenversicherung vom Allgemeinarzt kein neurologisches Fachgutachten, das im allgemeinen über den Rahmen seiner Kenntnis bzw. seiner Untersuchungsmöglichkeiten hinausgehen muß, erwarten. Voraussetzung jedoch dürfte in jedem Fall die Prüfung der Reflexe, insbesondere die Pupillenreaktion und die Prüfung der Kniesehnenreflexe sein. Es ist für alle Beteiligten unangenehm, wenn kurz nach der Aufnahme die festgestellte Ischias sich als Tabes erweist, oder wenn die „gelegentlichen Kopfschmerzen" des angeblichen Neurasthenikers sich als Symptom einer Gehirnsyphilis klären lassen. Natürlich können dem Gutachter auch trotz erdenklichster Mühewaltung Befunde bei der Untersuchung entgehen, die für die Wagnisbewertung in der privaten Krankenversicherung von besonderer Bedeutung sein müssen. Ich ziehe einen Fall aus der eigenen Praxis an: Die Untersuchung einer Frau in den 50er Jahren ergab organisch keinen wesentlichen Befund, in der Vorgeschichte keine nennenswerten Krankheiten und Krankheitsanlagen. Ein Grund zu besonderer Vorsicht in der Bewertung schien nicht vorzuliegen. Grundlegend anders allerdings wurde die Situation, als die Patientin in der nachfolgenden kurzen Unterhaltung zu erzählen begann, sie könne sich nur ärgern, daß ihr „nachts der Jude immer so unanständige Wörter zuflüstere". Durch diese etwas sonderbare Erzählung hellhörig geworden, wurde die Patientin einer genauen psychischen Exploration unterzogen, als deren Resultat festgestellt werden mußte, daß der Begutachtung eine vorliegende Schizophrenie beinahe entgangen wäre.

Seltener angewandte und komplizierte Untersuchungsverfahren, deren Ausführung nicht jedem Arzt im Rahmen seiner Sprechstundentätigkeit möglich ist, wurden in diesem Zusammenhang absichtlich nicht besprochen, da sie zumeist doch wohl in Spezialinstituten zur Anwendung gelangen, in denen die Routine täglicher Übung ein durch Fehlerquellen praktisch nicht belastetes Resultat gewährleistet.

Es wäre m. E. ernstlich zu prüfen, ob und inwieweit die Möglichkeit besteht, die Ergebnisse der vielfachen Betriebs- usw. -untersuchungen und insbesondere die Ergebnisse der Röntgenreihenuntersuchungen in den entsprechenden Fällen, zur Vermeidung eines Leerlaufs, auch den Zwecken der Aufnahmeabteilungen der privaten Krankenversicherung dienstbar zu machen. Ich bin überzeugt, daß dadurch manche Gelder, die heute zur Schadensleistung für vorvertraglich nicht angegebene oder objektiv schon vor Vertragsabschluß bestehende Krankheiten entgegen der eigentlichen Vertragsabsicht verwendet werden müssen, durch diese Vorkenntnis gespart und damit produktiveren Zwecken zugeführt werden könnten. So wäre es m. E. sogar möglich, solche Ersparnisse bewußt in den Dienst des Auf- und Ausbaus dieser der Allgemeinheit dienenden Untersuchungsmöglichkeiten zu stellen und damit gleichzeitig die von dort erhaltenen Untersuchungsergebnisse abzugelten. Allerdings muß man sich darüber klar sein, daß die Reihenuntersuchungen heute noch vorwiegend die Kreise erfassen, die von der Sozialversicherung betreut werden und aus denen sich die private Krankenversicherung nicht rekrutiert.

Die fachärztliche Feststellung und Auswertung mancher Krankheitsbilder, dies gilt besonders auf neurologischem Gebiet, wird dem praktischen Arzt oft gewisse

Schwierigkeiten bereiten können. In diesem Falle erscheint es mir zweckmäßig, wenn der untersuchende Arzt in seinem Gutachten zum Ausdruck bringt, daß er fachärztliche Nachuntersuchung für notwendig hält. In der Frage der neurologischen Begutachtung wird neben den großen Spezialhand- und Lehrbüchern die Veröffentlichung von STERN: „Neurologische Begutachtung", Berlin 1933, dem Allgemeinpraktiker wertvolle Hinweise vermitteln können.

**Der Gesellschaftsarzt.** Nach Eingang der Antragspapiere, also des Versicherungsantrags mit den Angaben des Antragstellers über seine Vorerkrankungen und jetzigen Gesundheitszustand usw., mit den etwa im Vorwege eingeholten Auskünften, Befundberichten und Zeugnissen früher behandelnder Ärzte, werden von der Aufnahmeabteilung die nach medizinischen Gesichtspunkten fraglichen Fälle aussortiert und dem Gesellschaftsarzt zur Klärung durch weitere Rückfragen, sowie zur etwaigen Anordnung einer notwendig erscheinenden Aufnahmeuntersuchung als Grundlage der endgültigen Bewertung hinsichtlich des einzugehenden medizinischen Risikos vorgelegt. Ihm obliegt es, nach Lage der Akten, medizinisch begründet über Versicherungsmöglichkeit, volle oder eingeschränkte Versicherungsfähigkeit seine gutachtliche Entscheidung abzugeben und gegebenenfalls die versicherungsmedizinisch tragbare, auf den Einzelfall abgestellte Einschränkungsklausel zu formulieren. Er hat also letzten Endes die Aufgabe, über die Frage zu entscheiden: Kann und soll die Gesellschaft mit der antragstellenden Person einen Vertrag auf der Basis der gegenwärtigen Gesundheitsverhältnisse abschließen und hat der Gesundheitszustand der zu versichernden Person den Wert, den die Gefahrengemeinschaft der schon bei der Gesellschaft Versicherten zur Vermeidung einer Erhöhung der Gefahrenquote für die Allgemeinheit durch den neu einzugehenden Vertrag voraussetzen muß?

Auch bei größeren Versicherungsgesellschaften, denen zur endgültigen Beurteilung und Auswertung der vorliegenden Gesundheitsberichte erfahrene Gesellschaftsärzte zur Verfügung stehen, wird man als Arzt ab und zu beim medizinisch lediglich angebildeten Antragsbearbeiter die Neigung feststellen können, die medizinische Auswertung in eigener Machtvollkommenheit, und in irrtümlicher Überschätzung seiner langen praktischen Erfahrung selbst vorzunehmen. Das Streben nach Erreichung einer möglichst hohen jährlichen Abschlußziffer mag dabei eine mitbestimmende Rolle spielen, während der Gesellschaftsarzt, im Hinblick auf das Ganze, vorsorglich ebenso die Belange der Schadenabteilung wahrzunehmen hat.

Ein Beispiel aus einer Reihe von vielen: Ein Vater gibt als gesetzlicher Vertreter seines in die private Krankenversicherung aufzunehmenden minderjährigen Sohnes bei der Frage nach Vorerkrankungen an, der Junge habe vor kurzem eine trockene Rippenfellentzündung durchgemacht, die jetzt aber gänzlich abgeheilt sei. Der Antragsteller wird auf diese Angabe hin ohne Klausel aufgenommen. Nach Ablauf der Einredefrist erkrankt der Sohn erneut und liegt monatelang mit einer schweren Organtuberkulose im Krankenhaus, die der Krankenversicherung enorme Kosten verursacht. Es steht zu vermuten, daß bei Zuziehung des ärztlichen Sachbearbeiters der Versicherungsvertrag nicht ohne eine begründete Leistungsausschlußklausel durchgeführt worden wäre, unter Berücksichtigung der Tatsache, daß erwiesenermaßen ein ungewöhnlich hoher Prozentsatz der trockenen Rippenfellentzündungen tuberkulösen Charakter aufweist und insbesondere im Adoleszentenalter eine vermehrte Neigung zu allgemeinen Rezidiven zeigt.

Ein allzu weitherziges Vorgehen bei der Aufnahme wird bei den Gesellschaften mit Kündigungsrecht von geringerer Bedeutung sein, weil hier die Möglichkeit besteht, sich zeitig von ungünstigen Wagnissen zu trennen. Bei Gesellschaften aber, die prinzipiell auf das Kündigungsrecht verzichten, kann sich eine mangelnde oder auch nur oberflächliche Risikoprüfung, insbesondere bei einer starken Häufung solcher Fälle, katastrophal auswirken.

Es wird oft verkannt, daß es sich bei der Aufnahme eines Neuzuversichernden nicht im Vorwege um eine soziale fürsorgerische Maßnahme handeln kann, sondern um einen Vertrag, bei dem die eine Partei ihre Gesundheit in das Abkommen einbringt, um für deren Verlust vom Vertragspartner ein geldwertes Äquivalent zu erhalten. Aus diesem Grunde muß ein zugunsten des Patienten „gefärbtes", also letzten Endes ein, durch bewußte Irreführung des anderen Vertragspartners einseitige Begünstigung bezweckendes Zeugnis sowohl vom rechtlichen, als auch vom ärztlich-ethischen Standpunkt aus untragbar erscheinen.

Die Begutachtung durch den Gesellschaftsarzt wird nicht nur dadurch erschwert, daß er dauernd und begründet mit der Möglichkeit einer Täuschung durch den Antragsteller rechnen muß oder einer zu wohlwollenden, die Grenze objektiver Begutachtung nicht immer einhaltenden Bekundung durch den dem Antragsteller näherstehenden Hausarzt ausgesetzt ist, sondern auch dadurch, daß zwischen der ärztlichen und der Werbeabteilung ein hartnäckiger, stiller Kampf geführt zu werden pflegt. Sucht nämlich der Gesellschaftsarzt durch ins einzelne gehende Fragen im Aufnahmeantrag die Persönlichkeit des Antragstellers hinsichtlich seiner Vorgeschichte, seiner Lebensgewohnheiten, seines Erbgutes und seiner Konstitution so bindend zu umreißen, daß er auch aus der Lage der Akten allein ein lebendiges Bild von der Persönlichkeit des Antragstellers und damit des zu übernehmenden Wagnisses im Sinne der privaten Krankenversicherung erhält, so ist die Werbeabteilung bestrebt, möglichst alle die Fragen im Antrag zu streichen, die vom Antragsteller als „unbequem" empfunden werden und ihn so eventuell von dem Abschluß eines Vertrages zurückhalten könnten[1]. Je nach Gewicht und Stellung der einzelnen Abteilungen wird es hier zu einer mehr oder minder glücklichen Kompromißlösung kommen, die allerdings als solche dem Idealzustand noch nicht entsprechen kann. Es darf aber unzweifelhaft schon als Fortschritt begrüßt werden, daß auch hier heute die Auffassungen des neuen Deutschlands über den Wert des Erbgutes Eingang finden und täglich an Boden gewinnen. Es muß daher von ärztlicher Seite immer wieder und mit Nachdruck auf die Einführung solcher medizinischer Vorfragen gedrungen werden, da nicht allein der ungehemmte Zugang von Antragstellern für das gesunde Bestehen einer Versicherungsgemeinschaft von Wichtigkeit ist, sondern gleichzeitig auch die notwendige vorbeugende Vorsorge getroffen werden muß, die ein die Wirtschaftlichkeit belastendes Emporschnellen der Schadensquote, verursacht durch fahrlässige Weitherzigkeit in der Aufnahme neuer Mitglieder, ausschließt.

Die Tätigkeit des Gesellschaftsarztes bei der Aufnahme muß in hervorragendem Maße diejenigen Sparten der ärztlichen Tätigkeit berücksichtigen, die in der täglichen Praxis des Allgemeinarztes etwas in den Hintergrund zu treten pflegen. Man kann die Tätigkeit des Gesellschaftsarztes bei der Aufnahme mit Recht be-

---

[1] Aus diesen Gründen wurde z. B. in einem mir bekannten Fall sogar die zur primitivsten Umreißung des Wagnisses unerläßliche Frage nach Größe und Gewicht des Antragstellers als „nicht notwendig" gestrichen.

zeichnen als „die Medizin des begründeten Kausalzusammenhangs und der gesundheitlichen Prognostik".

Der Gesellschaftsarzt bekommt sein Gesamtbild durch die Vergleichung der vorliegenden Schriftstücke, die außer dem vertrauensärztlichen Attest und den Berichten etwa früher behandelnder Ärzte oft durch Berichte des Vorversicherers, Rentenzeugnisse und Abschriften aus den Attesten anderer Versicherungsgesellschaften sich ergänzen. Sein Urteil wird dadurch ein mehr objektives. Hauptsächlich wird er sich allerdings an ein etwa vorhandenes vertrauensärztliches Gutachten halten, das ihm den objektiven und subjektiven Eindruck vermittelt, den der Untersuchungsarzt bei der persönlichen Berührung mit dem Antragsteller erhalten hat. Oft wird er jedoch auf Grund der genauen Kenntnis der Gepflogenheiten seiner Gesellschaft und der Krankenversicherungsmedizin in der Lage sein, die abschließende Beurteilung des Untersuchungsarztes abzurunden und zu ergänzen. Ist er auch an den Wortlaut eines solchen Vor-Gutachtens gebunden, so lassen sich doch zuweilen bei Verschiedenheiten zwischen mehreren Gutachten rückschließend Erkenntnisse finden, die zeigen, daß eine unklare oder irrtümliche Ausdrucksweise des Antragstellers Bedenken hervorgerufen hat, die sich durch eine nochmalige Anfrage an den Vertrauensarzt klären lassen. In manchen Fällen kann jedoch der Gesellschaftsarzt zu einem ungünstigeren Endurteil gelangen, als es der Untersuchungsarzt ohne Kenntnis der anderweitigen Akten nur auf Grund des Ergebnisses seiner einmaligen Untersuchung abgeben konnte. Im allgemeinen sind jedoch die Abweichungen zwischen den beiden Ärzten hinsichtlich ihrer Auffassung über den Fall keine großen, wenn der untersuchende Arzt sich bemüht, ein klares, bestimmt umrissenes Krankheitsbild zu geben und sein Gutachten so begründet, daß auch die Kenntnis weiteren Aktenmaterials, wie es dem Gesellschaftsarzt zur Verfügung steht, keine wesentlich abweichende Entscheidung im Endurteil veranlassen kann. Allerdings werden, da die private Krankenversicherung im Gegensatz zur Lebensversicherung keine individualen Zuschläge zu ihren Prämien kennt, die Entscheidungen „roher" als in der Lebensversicherung gefällt werden müssen: Wo dort mit Prämienzuschlägen für den Einzelfall gearbeitet werden kann, muß hier die zeitlich oder dauernde Ausschlußklausel für einzelne Erkrankungen oder gar die Gesamtablehnung des Antragstellers erfolgen.

Diesen an und für sich neuen *Leistungseinschränkungsklauseln* wird heute noch nicht immer das notwendige Verständnis entgegengebracht. Früher beschränkte man sich auf das Entweder-Oder von Aufnahme und Ablehnung, ein Verfahren, dessen Durchführung meist in der Hand eines alten Versicherungspraktikers lag, dem aber mangels ärztlicher Ausbildung medizinische Gedankengänge und darauf begründete Rückschlüsse mit Notwendigkeit fehlen mußten. Er war also gezwungen, seine Entscheidungen mehr nach dem „Gefühl" zu treffen. Ein solches grobes Verfahren bedeutete damals bei der Neuheit der Institution und damit der ungeheuren Werbemöglichkeit keine fühlbare und grundlegende Wichtigkeit. Anders heute, wo das Feld der Neuwerbungen quantitativ und qualitativ stark abgegrast ist und außerdem einzelne Gesellschaften bewußt und grundsätzlich auf die Kündigungsmöglichkeit einseitig verzichtet haben, eine Bindung zwischen den Versicherungspartnern im Prinzip also auf Lebenszeit geschlossen wird. Dieser Verzicht auf das Kündigungsrecht ist von entscheidender Bedeutung für die

Beurteilung des Versicherungsrisikos. Wenn andere Gesellschaften sich früher in der Beurteilung des einzugehenden Wagnisses täuschten oder auch aus Konkurrenzgründen ein fragliches Risiko hereinzunehmen sich bestrebten, so bestand immer die Möglichkeit, einer Klärung in Ruhe entgegenzusehen und sich von dem überdurchschnittlichen Wagnis wieder zu trennen.

Bei dieser Veränderung der Verhältnisse mag es als gerechtfertigt erscheinen, auch dem mit der Materie nicht speziell Vertrauten — denn auf Grund seiner Kenntnisse, seiner wissenschaftlichen Ausbildung und seiner praktischen Erfahrung ist zweifellos jeder praktische Arzt an und für sich zu der vertrauensärztlichen Aufgabe befähigt — an einigen Beispielen praktische Aufklärungen zu vermitteln, wie im allgemeinen von der Seite einer Krankenversicherungsgesellschaft aus das Risiko beurteilt werden wird und wie er deren Endbeurteilung durch seine verantwortungsbewußte Arbeit gewinnbringend zu unterstützen in der Lage ist.

Nicht selten pflegt in der letzten Zeit ein Antragsteller in der privaten Krankenversicherung eine ihm vorgeschlagene Verzichterklärung für Versicherungsleistungen wegen Rezidivs oder Folgen aus einer erheblichen Vorerkrankung entrüstet mit dem Hinweis abzulehnen, er habe sich erst vor kurzem einer Wehrmachtsuntersuchung unterzogen und sei „tauglich I“ befunden worden oder aber er führt aus, er habe vor ganz kurzer Zeit eine Lebensversicherung abgeschlossen, in die er zu normalen Bedingungen und ohne jede Erschwerung aufgenommen worden sei. Er betrachte es deswegen weder als billig noch als medizinisch begründet, bei einer Aufnahme in die private Krankenversicherung sich irgendwelche Leistungsbeschränkung „aufzwingen“ zu lassen. Seine subjektiv berechtigt erscheinende Empörung findet darin ihre Begründung, daß er sich nicht darüber klar ist, wie weit die anscheinend gleichlaufenden Aufnahmeverhältnisse für die Belange von Wehrmacht, Lebensversicherung und Krankenversicherung in Wirklichkeit in ihrer Bewertung auseinandergehen. Ein Beispiel mag dies illustrieren: Herr X leidet an einer ausgedehnten und rezidivierenden Psoriasis. Diese nichtansteckende und die Dienstfähigkeit nicht herabsetzende Hauterkrankung wird seine Wehrfähigkeit nicht beeinflussen können, also das Prädikat der Wehrbewertung nicht beeindrucken; ebensowenig wird er in der Bewertung für die Lebensversicherung eine Erschwerung durch diese Erkrankung erfahren, weil durch sie eine Abkürzung der Lebensdauer nicht zu befürchten ist. Anders liegen die Verhältnisse bei der privaten Krankenversicherung. Die Neigung der Schuppenflechte zu Rezidiven und die Erfahrungstatsache, daß die Psoriasis oftmals nicht nur langwierige, sondern auch zum Teil kostspielige Behandlungsverfahren erforderlich macht, deren Heilwert für den Einzelfall jeweils erprobt werden muß, macht es verständlich, daß die private Krankenversicherung an die medizinische Bewertung eines solchen Falles unter einem ganz anderem Gesichtswinkel herangehen muß und die Voraussetzungen für die Aufnahme grundsätzlich anders bewerten wird. Für die Lebensversicherung mag, um ein anderes Beispiel auszuführen, eine Skoliose der Brustwirbelsäule, die zu gewissen Verdrängungen der inneren Organe des Brustkorbs führt, vielleicht zur Unversicherbarkeit eines Falles, bestimmt aber zu starken Erschwerungen Anlaß geben, da die Lebenserwartung durch die Verlagerung und die damit einhergehende funktionelle Herabminderung deutlich beeinschränkt, also verkürzt erscheint; für die Krankenversicherung ist die Bewertung eines solchen Befundes nicht immer eine grundsätzlich ablehnende, da bei solchen Abweichungen von der Norm unter günstigen Umständen meist nicht mit einem langen Krankenlager, sondern eher mit einem schnellen Herztod zu rechnen ist.

Unter den verschiedenen Krankheitsgruppen stechen einige besonders hervor, die aus sich oder wegen ihrer Folgezustände die Unmöglichkeit der Versicherung nach sich ziehen oder zum mindesten eine weitgehende Leistungseinschränkungsklausel fordern. Sie bieten aus diesem Grunde allerdings leicht Anlaß zu einer nicht immer sachverständigen Kritik. Gehen dem Patienten die Einschränkungsklauseln meist viel zu weit, so gibt es auch andere Stimmen, denen keine Einschränkungsklausel weit genug gehen kann. Ein praktischer Fall: Bei einem Antragsteller wurde wegen vorhergegangener Magengeschwüre „Geschwürskrankheit des Magens und oberen Darmabschnitts" zeitlich von der Leistungspflicht ausgeschlossen. Das Mitglied, mit dieser Klausel einverstanden, erkrankt nun während der Dauer des Vertrages an Hämorrhoiden, eine Tatsache, die den Schadensbearbeiter einer Geschäftsstelle zu der kritischen Bemerkung veranlaßte, die Klausel sei nicht richtig formuliert. Er begründete seine Auffassung damit, daß er ausführte, wenn man nicht nur den oberen Darmabschnitt ausgeschlossen, also damit s. E. die Klausel in falscher Weise formuliert hätte, dann bestünde jetzt keine (nur aus diesem Fehler resultierende) Leistungspflicht. Ein anderer Fall: Wird aus der Vorgeschichte eine Krebsoperation bekannt, so ist es selbstverständlich, daß wegen der Rezidivgefahr für diese Erkrankung eine Ausschlußklausel in den Vertrag eingesetzt werden muß. Da der Erkrankte oft über die Natur und Bösartigkeit seines Leidens nicht orientiert sein dürfte, wird die Klausel, zur Vermeidung einer unnötigen seelischen Erregung, möglichst neutral und rücksichtsvoll, somit für den ersten Blick undurchsichtig gefaßt, also etwa folgendermaßen ausgedrückt: „Keine Versicherungsleistung besteht für Erkrankung durch Neubildung und deren Folgen". Hier wurde von derselben Stelle der Vorwurf gemacht, mit dieser Formulierung bestünde ja überhaupt keinerlei Versicherungsschutz mehr, da im Prinzip jede Erkrankung „sich neu bilde". Es erschien nicht überflüssig, auch ein solch extremes Beispiel der Verkennung einer Klausel auszuführen, um zu zeigen, daß die Behauptung, die Zweckmäßigkeit von Klauseln sei noch nicht überall und auch nicht ausschließlich von dem Betroffenen nicht anerkannt, aus der Praxis sich in vielen Fällen beweisen läßt.

Selbstverständlich müssen die Gesellschaften sich bemühen, nicht einfach generalisierte Standardklauseln zu schaffen, die den Wert des Versicherungsschutzes in vielen Fällen unzulässig und ungerecht beschränken würden. Sollen sich solche Klauseln vor allen Dingen, ja grundsätzlich nur auf solche Erkrankungen der Vorgeschichte beschränken, die auf Grund zu befürchtender Rezidive immer wieder erhebliche Kosten machen können, so ist andererseits auch zu verlangen, daß in jedem Falle die Klausel individuell, d. h. auf die Verhältnisse des Einzelfalls abgestellt, gestaltet wird und nach Möglichkeit dem Antragsteller eine sorgfältig abgewogene Begründung für eine solche Maßnahme, unter Hinweis auf die Gefahrengemeinschaft, gegeben wird. Nicht immer wird es erforderlich sein, eine Einschränkungsklausel für dauernd in den Vertrag einzusetzen; sehr häufig wird man mit einer zeitlichen Begrenzung sich begnügen dürfen, insbesondere dort, wo im Laufe der Zeit eine allgemeine Konsolidierung des Gesundheitszustandes zu erhoffen sein wird.

Die Formulierung einer Leistungseinschränkungsklausel kann technisch nach zwei Arten erfolgen, nämlich

A. Durch die betonte Herausstellung einer oder mehrerer Vorerkrankungen als vorvertragliches, also „altes" Leiden im Sinne des § 15, 1 und 2 NoB bei der Aufnahme in den Krankenversicherungsvertrag.

B. Durch freie Vereinbarung einer, in ihrer Formulierung auf den Einzelfall abgestellten, ausdrücklichen Leistungsverzichterklärung des Antragstellers für die genannten Vorerkrankungen mit Geltungsbereich und Wirkung für eine beschränkte Zeit oder die Gesamtdauer des Versicherungsvertrages.

Für die oberflächliche Betrachtung mögen, im Gegensatz zur tatsächlichen Auswirkung, beide Arten der Fassung einer Einschränkungsklausel identisch erscheinen. Ein Beispiel mag die grundlegenden Unterschiede, gesehen vom Standpunkt des Versicherers aus, aufzeigen:

Der Antragsteller gibt im Aufnahmeantrag an: „des öfteren, zuletzt vor einem Jahr an Magengeschwür gelitten". Ein Vierteljahr nach dem materiellen Beginn des Versicherungsvertrags (Gefahrtragung und Beweispflicht gehen also zu Lasten der Gesellschaft!) erkrankt er erneut an demselben Leiden.

Zu A. Wurde als Formulierung der Einschränkungsklausel lediglich der Einwand des „alten Leidens" gewählt, so ist die Gesellschaft nur insoweit für die Neuerkrankung leistungsfrei, als ihr der objektive Nachweis möglich ist, daß das heutige Magengeschwür mit dem früher aufgetretenen in einem „unmittelbarursächlichen Zusammenhang" steht. Bei der an anderer Stelle geschilderten Divergenz der ärztlichen Lehrmeinungen über den Begriff des „Magengeschwürs" und der „Geschwürskrankheit", wird in einem großen Prozentsatz der Fälle vom Arzt nach bestem Wissen und Gewissen dem Patienten attestiert werden können, es handle sich um eine neue, mit der früheren nicht zusammenhängende Erkrankung. Diese Auffassung des Krankheitsgeschehens wird sich weder aus dem Schrifttum, noch aus der Praxis objektiv eindeutig widerlegen lassen. Ebenso wenig allerdings findet sich dort eine eindeutige Stützung dieser Auffassung. Die Versicherungsgesellschaft ist wegen des fehlenden objektiven Nachweises also gezwungen, auch dort zu leisten, wo der Tatbestand sich vorwiegend zu ihren Gunsten auswerten läßt.

Zu B. Bei der Wahl dieses Verfahrens wird durch die bei Vertragsabschluß vorsorglich geforderte, auf den Einzelfall abzustellende Formulierung einer Verzichterklärung die Leistungsverpflichtung vom Nachweis eines unmittelbarursächlichen Zusammenhangs der damaligen mit der heutigen Erkrankung unabhängig gemacht. Dadurch braucht sich eine solche Verzichterklärung in der Wahl der Formulierung auch nicht rein auf die unmittelbar-ursächlich zusammenhängenden Krankheiten zu beschränken, sondern kann sich auch auf die mittelbaren Folgen einer Vorerkrankung erstrecken. Aus diesem Grunde wird dem letzteren Verfahren in zweifelhaften Fällen ein Vorzug im Sinne der Wahrheit und Klarheit des abzuschließenden Vertrages zuerkannt werden müssen, soweit nicht die Art der Erkrankung eine eindeutige Abgrenzung der aus der Vorerkrankung möglichen Folgekrankheiten im Vorwege zuläßt.

Es kann trotz dieser weitergehenden Art der Formulierung daraus nicht etwa eine unsoziale, arglistige und so dem Versicherungsgedanken abträgliche Einengung des Versicherungsschutzes abgeleitet werden, insofern, als in dem noch nicht abgeschlossenen freiwilligen Privatvertrag billigerweise jedem Partner das Recht zugestanden werden muß, in einem, ihm hinsichtlich der Risikobeurteilung fraglichen und hinsichtlich der Bewertung einer Neuerkrankung zweifelhaften Fall, diese Zweifelsfrage im Vorwege durch eindeutige Umreißung der Sonderversicherungsbedingungen bindend zu klären.

Der Zeitpunkt, zu welchem, zur Vermeidung von Rechtsnachteilen, von der Gesellschaft der Einwand des „alten Leidens" gemäß § 15 NoB zu erheben ist, wird individuell nach Lage des einzelnen Krankheitsfalles (Voraussehbarkeit der Rezidive innerhalb der Einwandzeiten entschieden werden müssen, d. h. er wird von der Beantwortung der Frage abhängig zu machen sein, ob und innerhalb welcher Zeitspanne mit Rückfällen und unmittelbar-ursächlichen Folgekrankheiten gerechnet werden muß, also voraussichtlich eine Behandlungsbedürftigkeit eintreten wird.

In einem Teil der Fälle mag es genügen, schon bei der Aufnahme oder spätestens innerhalb der Einredefrist den Einwand des „alten Leidens" zu erheben, insbesondere, soweit es sich um Vorerkrankungen mit chronischem Charakter und ohne bzw. mit kaum fortschreitender Tendenz handelt, bei denen zwar mit der Möglichkeit, nicht aber mit einem mehr oder minder hohen Grad von Wahrscheinlichkeit einer späteren Behandlungsbedürftigkeit zu rechnen ist. Aber auch dort ist vorsorglich der Einwand zu erheben, wo die Art der Krankheit den Schluß zuläßt, daß der Versicherte die zweijährige Einredefrist abwarten kann, ehe er mit der Behandlung seines Leidens beginnt (z. B. Rückgratverkrümmung, Strabismus, Hernien).

Anders bei Vorerkrankungen, die zum Teil konstitutionell bedingt sind, zu Rezidiven neigen, eine betonte neurotische Überlagerung aufweisen oder häufig andere Krankheiten zur Folge haben, ohne, daß es immer zweifelsfrei möglich wäre, den Beweis des unmittelbar-ursächlichen Zusammenhangs antreten zu können.

Hier ist der Einwand des „alten Leidens" kein ausreichender Schutz: Die Möglichkeit, Versicherungsschutz zu gewähren, ist von der Annahme von Leistungsverzichterklärungen abhängig zu machen, die die Gesellschaft dem Antragsteller vorschlägt. Diese Einschränkungsklauseln bedürfen einer sorgfältigen Formulierung. Die Versicherungsunternehmen haben hier schon viel Lehrgeld bezahlen müssen. Wurde z. B. früher Kropf ausgeschlossen, dann wurden sicher Leistungsansprüche für Thyreotoxikose erhoben. Sollten vereinbarungsgemäß Kosten für Magengeschwür nicht erstattet werden, so entstanden Kosten für ein nur wenige Zentimeter davon entferntes Zwölffingerdarmgeschwür. Waren Nierensteine vom Versicherungsschutz ausgeschlossen, so handelte es sich oft auf der nächsten Liquidation um Harnleitersteine. Die Formulierung der Ausschlußklauseln muß also klar, eindeutig und in der Auslegung kaum umgehbar sein. Außerdem muß sie dem berechtigten Interesse des Versicherten, Klarheit über den Umfang des Versicherungsschutzes zu erhalten, entgegenkommen. An die Stelle fragwürdiger nachträglicher Konstruktionen hat die vorherige einwandfreie medizinische Begründung zu treten, die, sorgfältig und gerecht für beide Teile gewählt, eine nicht beabsichtigte und nicht zu begründende Auslegung der Einschränkung des Versicherungsschutzes ausschließt.

Bestimmt werden bei der Formulierung der Klauseln heute und für die nächste Zukunft noch Härten unterlaufen; dies erklärt sich daraus, daß, wie an anderer Stelle noch gezeigt werden soll, in der privaten Krankenversicherung bisher das statistisch erfaßte Material der „großen Zahl", welches allein eine medizinisch begründete Unterlage zur Formulierung solcher Klauseln zu schaffen in der Lage ist, noch fehlt. Es ist zu hoffen, daß, bei einem weiteren Fortschritt auf diesem Gebiet in Angriff genommener Vorarbeiten, über kurz oder lang eine wohlwollende Prüfung und begründete Revision der bisher getätigten Klauseln erfolgen kann. Zwar besteht vielfach die Ansicht, daß der Einwand des alten Leidens auf Grund der Normativbedingungen (§ 15,1 NoB) in den ersten beiden Versicherungsjahren einen ausreichenden Schutz für das Unternehmen bilde. Dies mag theoretisch richtig erscheinen, für die Praxis trifft es jedoch insofern nicht zu, als die Beweisführung für das Vorliegen eines unmittelbar-ursächlichen Zusammenhangs häufig recht schwierig, oft auch direkt unmöglich ist. Außerdem gelangen verschiedene Richtungen in der ärztlichen Wissenschaft bei der Beurteilung solcher Krankheitsfälle zu ganz verschiedenen und entgegenstehenden Ergebnissen. Dies gilt in erster Linie für das Magengeschwür:

Die Frage der vorliegenden Heilung eines Magen- oder auch Duodenalgeschwürs gehört m. E. zu den brennendsten Problemen in der privaten Krankenversicherung, weil hier eine einigermaßen unangreifbare Lösung in der Leistungsfrage, die beiden Teilen gerecht wird, noch nicht gefunden wurde. Unterstellt man praktisch als Heilungskriterium die eingetretene Beschwerdefreiheit, Gewichtszunahme, Verschwinden okkulter Blutspuren und Verschwinden vorher eindeutiger röntgenologischer Nischensymptome, so erlebt man immer wieder, und das sogar in häufigen Fällen, daß nach einem kurzen Intervall das angeblich vollständig ausgeheilte Geschwür an derselben Stelle oder in unmittelbarer Nachbarschaft rezidiviert, so daß die Annahme, die Geschwürserkrankung sei letzten Endes doch in keine echte Heilung, sondern eher in einen Latenzzustand abgeklungen, damit an Wahrscheinlichkeit stark gewinnt. Auf Grund eines größeren statistischen Materials wird man sich, den grundsätzlichen Anschauungen der v. BERGMANNschen Schule folgend, auf den Standpunkt stellen können, daß das einzelne Geschwür im Prinzip nur als objektive Manifestation einer als roter Faden das ganze Bild durchziehenden „Ulcus-Krankheit" zu werten ist. In diesem Sinne würde sich dann auch ohne Schwierigkeiten der von anderer Stelle gemachte Versuch auswerten lassen, die Ulcus-Kranken in gewisse körperliche Typen einzugliedern, oder auch die Ulcus-Erkrankung als hereditäre Erkrankung aufzufassen, um so mehr, als vieles für die Entstehung des Magengeschwürs aus dem wahrscheinlichen Zusammenkommen zweier abnormer Erbanlagen spricht; einer anlagemäßigen Übererregbarkeit des vegetativen Nervensystems und einer lokalen Organminderwertigkeit des Magens.

Wendet man diesen vielleicht etwas abstrakten und wohl auch durch die Beobachtungen der täglichen Versicherungspraxis noch nicht genügend unterbauten Standpunkt für den Gebrauch in der privaten Krankenversicherung an, so wird man damit rechnen müssen, daß dadurch für den Patienten im Einzelfall vielleicht unnötige Härten hervorgerufen werden. Andererseits aber zeigt die praktische Erfahrung, daß es sich als unumgänglich notwendig erweist, die Frage der Ulcera versicherungsmedizinisch anders zu bewerten, da diese im Verlauf der Versicherung auftretende, immer wiederkehrende „Neuerkrankung" das materielle Risiko des Versicherers in einem auf die Dauer kaum tragbaren Ausmaß überbeansprucht und bei der finanziell stark angespannten Lage der privaten Krankenversicherung auf die Dauer nicht tragbar erscheint.

Besondere Schwierigkeit bereitet es, wie die Erfahrung lehrt, bei einem wegen Magengeschwürs schon voroperierten Antragsteller Verständnis für die Notwendigkeit der (zum mindesten zeitlich begrenzten) Einfügung einer zukünftigen Einschränkungsklausel für Magen-Darmgeschwüre und für die Folgen der derzeitigen Operation zu erwecken. Der Antragsteller steht auf dem Standpunkt, daß ja das erhöhte Risiko durch die Operation, der er sich mit Erfolg unterzogen hat, voll ausgeglichen ist. In Wirklichkeit liegen jedoch die Verhältnisse in der Mehrzahl der Fälle etwas anders: Durch Operationen am Magen wird die Motilität verändert und es kommt zur Sturzentleerung. Ausschlaggebend für die Nachbeschwerden ist daher die Frage, inwieweit die geänderte Motilität mit der Sekretion wieder eine Funktionseinheit herstellen wird. Bei den Resektionsmethoden nach BILLROTH I und II wird die Sekretion weitgehend mit verändert, bei den Gastroenterostomien bleibt sie beinahe unbeeinflußt, so daß die für die Entstehung des Ulcus pepticum verhängnisvolle Leersekretion bestehen bleibt. Dadurch ist mit einer Gastritis und Entzündung der Schleimhaut des Darmes als häufigster Nachkrankheit zu rechnen. Besonders unangenehm ist, wie gesagt, das Ulcus pepticum, das in hohem Prozentsatz nach der Gastroenterostomie, oftmals aber auch nach BILLROTH II vorkommt. KALK[1] erblickt in der nicht genügend verminderten Salzsäurebildung die Ursache für das Auftreten des Ulcus pepticum. Das peptische Geschwür geht stets mit schwerer Gastritis einher, hat aber noch eine Reihe anderer schwerwiegender Komplikationen zur Folge. In zwei Dritteln der Fälle kommt es zu schweren Blutungen. Andere Nachkrankheiten sind seltener, so z. B. Achylie nach ausgedehnter Resektion. Als Folgen des Magenausfalls für den Gesamtkörper zeigen sich gelegentlich auch agastrische Anämien, so die Eisenmangelanämie, durch Salzsäuremangel bedingt und die hyperchrome perniciosa-ähnliche Anämie. Schließlich werden noch Zustände nach Magenresektion gefunden, die Zeichen eines Vitamin-C-Mangels aufweisen[2]. Bei diesen im Vorwege nicht zu

---

[1] Zbl. Chir. 1936, Heft 10.

[2] Die Folgen subtotaler bzw. totaler Magenresektion für den Organismus lassen sich einteilen in

  1. Störungen, die durch die Verkleinerung des Magens als solche bedingt sind,

  2. Anaemien als unerwünschte Folgeerscheinung der Resektion und zwar

    a) die hyperchrome Anaemie (Biermer),

    b) die hypochrome Anaemie (Faber).

Zu a) Die hyperchrome Anaemie ist bedingt durch das Fehlen des „intrinsic factor", der zusammen mit dem in der Nahrung zugeführten „extrinsic factor" das in der Leber sich speichernde Antiperniciosa-Prinzip bildet. Da nicht in allen Fällen von subtotaler bzw. totaler Magenresektion eine Perniciosa entsteht, ist zu unterstellen, daß schon in kleinen

überblickenden Möglichkeiten, die meist einer langwierigen Behandlung bedürfen, erscheint es verständlich, daß die private Krankenversicherung bestrebt ist, bei einer Neuaufnahme nach Möglichkeit einen Sicherungsfaktor einzubauen.

Auch die Versicherungsmöglichkeit des Diabetikers in der privaten Krankenversicherung ist häufig Gegenstand der Erörterung gewesen. Reichhaltiges Material über Erbdisposition zur Zuckererkrankung (so besonders die Arbeiten von FRERICHS, NAUNYN, NOORDEN u. a.) standen als wissenschaftliche Unterlagen zur Verfügung. Enge Beziehungen zwischen Zuckerkrankheit und Fettsucht (so besonders UMBER), ebenso die besondere Disposition Angehöriger bestimmter Berufe (Bäcker, Metzger, Gastwirte), bei denen oftmals eine übertriebene Nahrungsbzw. Alkoholaufnahme erfolgt, waren bekannt. Bekannt war außerdem, daß Fettsüchtige ganz allgemein weniger widerstandsfähig sich erweisen als Stoffwechselgesunde, die Pykniker aber, im Gegensatz zu den Asthenikern eine verzögerte Zuckerausscheidung aufweisen. Man kannte die Bedeutung der Umwelteinflüsse als auslösende und verlaufsgestaltende Faktoren und wußte, daß eine Zuckerausscheidung bei Erkrankungen der Hypophyse, der Nebennieren und der Schilddrüse gefunden wird; ebenso kannte man die starke Abhängigkeit der Zuckerkrankheit von seelischen Einflüssen, also die Mitbeteiligung des Nervensystems. Zur Nachprüfung dieser Beobachtungen und des allgemeinen Verlaufs einer diabetischen Erkrankung stand reichhaltiges statistisches Material der Lebensversicherung zur Verfügung, deren Bewertungsgrundlagen sich seit Einführung des Insulins grundlegend nach der günstigen Seite hin verschoben hatten.

Auf der anderen Seite hatte man aber auch Gelegenheit, die Gefährlichkeit des ohne wesentliche Außenschädigung auftretenden Diabetes der Jugendlichen und des Altersdiabetes hinsichtlich der Morbidität zu beobachten und nahe Beziehungen zu arthritischen Erkrankungen, zu Hautleiden und zu Erkrankungen des Nervensystems festzustellen, vor allem aber den Einfluß der Zuckerkrankheit auf allgemein infektiöses Geschehen und den Ablauf interkurrenter Erkrankungen wahrzunehmen. Mußte aus diesen Gründen der Diabetiker grundsätzlich als schlechtes Risiko für die private Krankenversicherung angesprochen werden, so galt es besonders zu prüfen, ob und inwieweit eine Klassifizierung der diabetischen Erkrankung nach genetischen Motiven eine andere Bewertung erlaubte und ob eine deutliche Abgrenzung zu anderen Krankheiten, mit denen der Diabetes in Wechselwirkung steht, praktisch sich bewerkstelligen ließ.

---

Magenresten genügende Mengen von Castle-Ferment produziert werden, die die Anaemie verhindern. Gelegentlich treten solche Perniciosa-Erkrankungen auch erst einige Jahre nach der Resektion auf.

Zu b) Bei der Eisenmangelanaemie, auch als achylische Chloranaemie oder als essentielle hypochrome Anaemie bezeichnet, handelt es sich um Resorptionsstörungen für Eisen.

Zwischen beiden Anaemieformen bestehen enge Beziehungen; in der Regel pflegt zuerst der hypochrome Typ, und im weiteren Verlauf der Biermer'sche Typ in Erscheinung zu treten.

Andere Operationsfolgen sind seltener, so z. B. Allergie, bedingt durch das Fehlen der Eiweißverdauung im Magen; jedoch sind auch sonstige Resorptionsstörungen für gewisse Stoffe, besonders Vitamine, möglich, insbesondere, wenn sich dem Ausfall der Magenverdauung noch Störungen in der Tätigkeit des Darms oder der übrigen Verdauungsdrüsen zugesellen. Die Gefahr, daß es zu einer solchen Mitbeteiligung kommt, ist naturgemäß bei einer Totalresektion besonders groß.

Das Bestehen fördernder Beziehungen zwischen Diabetes und Tuberkulose, sowie infektiösen und septischen Erkrankungen ist bekannt. Bei der Kombination Diabetes-Kreislauferkrankungen ist die Frage nach der Priorität kaum zu beantworten: Die Annahme, daß nicht der Diabetes die Entstehung oder das Fortschreiten der Arteriosclerose begünstigt, sondern umgekehrt eine Sclerose der Pancreasgefäße eine bisher latente diabetische Anlage manifest werden läßt, ist offen. Wenn daher WAGNER [1] auf dem internationalen Lebensversicherungskongreß feststellt, daß in der Lebensversicherung für die Beurteilung des Diabetes weniger die Todesursachenstatistiken in Betracht kommen, als vielmehr die Notwendigkeit einer Morbiditätsstatistik gegeben ist, so muß eine solche Feststellung in erhöhtem Maße für die Krankenversicherung an Bedeutung gewinnen.

Zur Entscheidung über die Schwere der Erkrankung sollte, soweit überhaupt eine Neigung, die Versicherung zu übernehmen, besteht, eine Toleranzprobe, wenn möglich in Form der Blutzuckerkurve gefordert werden. Nach der Kohlehydratbelastung sind nicht unerhebliche Abweichungen möglich, je nachdem man venöses Blut oder Capillarblut, in dem sich oft wesentlich höhere Zuckerwerte finden, zur Untersuchung verwendet. Ferner ist der Ausfall der Kurve von der an den Vortagen eingehaltenen Lebensweise wesentlich abhängig. Stärkere Muskelarbeit kann durch gesteigerte Verbrennung die Zuckerausscheidung herabsetzen, vorherige Fasttage oder vorwiegende Fettdiät können selbst beim Gesunden eine Erhöhung der Blutzuckerkurve provozieren. Zu verschiedenen Tageszeiten soll in manchen Fällen der Zuckergehalt unabhängig von der Nahrungsaufnahme verschieden hoch sein, so z. B. am frühen Morgen höher als am Nachmittag, was mit dem Rhythmus der Glykogenproduktion durch die Leber erklärt wird [2]. RABINOWITCH [3] weist darauf hin, daß man bei einem Nüchternblutzucker von 140 mg/% und darüber auf die Blutzuckerkurve verzichten könne, da diese dann mit Sicherheit eine schwere Störung des Kohlehydratstoffwechsels anzeigen wird, der Fall damit also ohne weiteres in die Gruppe der schweren, und damit selbst für die LV unversicherbaren Erkrankungen einzureihen ist. Allerdings schließt auch ein normaler Nüchternblutzucker bis 120 mg % keineswegs aus, daß die Belastungsprobe schwere Abweichungen von der Norm zeigt.

In Amerika wird Bluzuckeruntersuchung (CRAGIN [4]) verlangt, wenn mehr als zwei Fälle von Diabetes in der Familie vorgekommen sind, ferner, wenn Übergewicht und hereditäre Belastung mit mindestens einem Fall besteht, weiterhin in allen Fällen von extremer Fettleibigkeit und ebenso bei starkem Gewichtsverlust in der Vorgeschichte, der nur langsam wieder aufgeholt wurde. Sicher läßt sich so mancher bisher noch latente Diabetes, der im Laufe der Zeit höchstwahrscheinlich doch manifest wird, aufdecken.

Im allgemeinen pflegt ein Diabetes in zwei Formen aufzutreten: 1. als meist schwere und ziemlich akute Erkrankung bei relativ jugendlichen, gewöhnlich mageren Menschen und 2. in vorwiegend milderer Form und mit langsamem Beginn in den Altersklassen über 40 Jahren, häufig verbunden mit Fettleibigkeit und Störungen des Gefäßsystems, vor allem mit Hypertonie, Formen, wie sie die französische Schule schon früher als „diabète-maigre" und „diabète-gras" unterschieden hat. Der Diabetes der zur Korpulenz neigenden höheren Altersklassen jenseits des 40. Lebensjahres ist aber zweifelsohne der weitaus häufigere.

Aus der Definition der Zuckerkrankheit als einer chronischen Erkrankung des gesamten inkretorischen Drüsenapparates und des damit eng verbundenen vege-

---

[1] Trans. int. Congr. on Life Ass. Med. London 1935.

[2] MÖLLERSTRÖM: Dtsch. Arch. klin. Med. Bd. 173.

[3] Assoc. of Life Ins. Med. Directors. Vol. XX (1933) S. 9.

[4] Assoc. of Life Ins. Med. Directors. Vol. XX (1933) S. 73.

tativen Nervensystems ergibt sich eine Einteilung der verschiedenen Formen des Diabetes mellitus:

1. Der insuläre oder Insulinmangel-Diabetes, der hauptsächlich den Diabetes der Jugendlichen und manche Fälle von Altersdiabetes umfaßt und der durch Insulinempfindlichkeit bei starken Schwankungen der Glykosurie und des Blutzuckerspiegels charakterisiert ist.

2. Der extrainsuläre oder Gegenregulations-Diabetes mit verschiedener Genese, nämlich

a) der praehypophysäre Diabetes (viele Fälle von Altersdiabetes) mit Hochdruck,

b) der thyreogene Diabetes,

c) Fälle von Diabetes mit vorwiegender Störung der Geschlechtsdrüsen und der Nebennieren (Paragangliome),

d) Fälle mit alleinigen oder vorwiegenden Störungen im vegetativen Nervensystem, die sich stets auf vegetativ labile Menschen beziehen und in reiner Form selten angetroffen werden.

Das Wesen dieser letzteren Diabetesformen ist vornehmlich durch Insulinresistenz, oft durch einen paradoxen Insulineffekt (Blutzuckeranstieg) ausgezeichnet. Er tritt oft mit Acidose infolge Glykogenmobilisation als Zeichen einer Hyperadrenalinämie nach relativ kleinen Dosen auf. Die Therapie muß also im Gegensatz zur ersten Form vor allem die Eindämmung der Gegenregulation durch Diät, Ruhigstellung des vegetativen Nervensystems und allgemein roborierende Maßnahmen unter Fortfall des Insulins zum Ziel haben.

Für die private Krankenversicherung lag demnach die Frage so: Besteht eine Möglichkeit, bei Ausschluß einer oder aller dieser Diabetesformen als Erkrankung sui generis, den Einfluß auf allgemeines Krankheitsgeschehen so abzugrenzen, daß damit eine klare Trennung zwischen leistungspflichtigen anderen Erkrankungen und den Folgen und Einflüssen der nichtleistungspflichtigen diabetischen Erkrankung gewährleistet ist. Diese Frage mußte nach reiflicher Überlegung bei den bestehenden Möglichkeiten verneint werden. Aus diesen Gründen besteht daher für den praemorbiden Diabetiker, sei er auch ein leichter Krankheitsfall, zur Zeit noch keine Versicherungsmöglichkeit im Rahmen der privaten Krankenversicherung, da die Zuckerspeicherung im Gewebe nicht nur jeglicher Infektion stark Vorschub leistet, sondern ebenso die Resistenz des zuckerkranken Körpers gegenüber allen anderen Krankheiten und Umwelteinflüssen deutlich herabgesetzt und geschädigt erscheint.

Wenn der Diabetes heute in der Krankenversicherung als unversicherbar gelten muß, so ist diese Einstellung außerdem auch noch in dem Unsicherheitsfaktor begründet, der darin liegt, daß die Krankenversicherung im allgemeinen keine Kenntnis von der persönlichen Einsicht des Versicherten oder seiner Energie in der Einhaltung der vorgeschriebenen Lebens- und Behandlungsweise hat bzw. sich überhaupt kein Bild von der praktischen Durchführbarkeit etwaiger therapeutischer Vorschriften im täglichen Leben des einzelnen Versicherungsnehmers machen kann.

HIJMANNS VAN DEN BERG bestreitet die Existenz des Diabetes innocens [1].

---

[1] Trans. int. Congr. on Life Ass. Med. London 1935.

Für den Bereich der privaten Krankenversicherung wird man sich ihm praktisch anschließen müssen: Abgesehen von der zum mindesten außerordentlichen Seltenheit dieser Fälle kann in der privaten Krankenversicherung heute noch keine Glycosurie, nicht einmal die sog. alimentäre oder die Zuckerausscheidung während Schwangerschaft und Lactation als harmlos oder unbedenklich angesehen werden, solange mangels genauer statistischer Unterlagen nicht festgestellt werden kann, ob sich aus dieser zunächst harmlosen Glycosurie nicht doch noch ein echter Diabetes zu entwickeln pflegt. Dies gilt natürlich auch besonders bei Überlagerung des Inseldiabetes durch extrainsuläre Momente, z. B. Infekte oder allgemeine endokrine Labilität.

Die wissenschaftliche Medizin pflegt im allgemeinen Diagnosen und Begriffe wie „Körperschwäche", „Altersschwäche", „mangelnde Rüstigkeit" u. ä. als unexakt mit einer gewissen Berechtigung abzulehnen: Die nicht immer scharf abgrenzbaren, zum Teil auch verwaschenen Begriffe sind zu leicht einer mißbräuchlichen Anwendung ausgesetzt und könnten den Arzt verleiten, den Ursachen des vorliegenden Zustandsbildes nicht sorgsam nachzugehen. Gerade diese Begriffe, die der subjektiven Einstellung des Begutachtenden einen gewissen Spielraum lassen, verlangen eine besondere Zurückhaltung in ihrer Anwendung. In der Versicherungsmedizin können sie jedoch für die Wagnisbewertung durch die Versicherungsgesellschaft trotzdem eine gewisse Bedeutung erlangen, nämlich dort, wo mit dem Begriff „Asthenie" der Begriff der konstitutionellen Schwäche verbunden werden soll. Die konstitutionelle Schwäche ist zwar an und für sich keine Krankheit, unstreitig jedoch eine konstitutionelle Minderwertigkeit, die wegen der damit zusammenhängenden herabgesetzten Widerstandskraft eine besonders genaue Überprüfung des einzugehenden Wagnisses erfordert. Besteht bei solchen Patienten ein gewisses Untergewicht, was sich bei den vornehmlich langaufgeschossenen Typen (Habitus asthenicus) nicht selten findet, besteht weiterhin etwa auch noch eine gewisse Hypotonie, mit einem Blutdruck von 90—100 mm Hg, so wird man die Beobachtung machen können, daß diese Patienten, bei denen dann leicht auf Grund der erhobenen Befunde als Krankheitsbezeichnung „Körperschwäche und Herzschwäche" gewählt wurde, sich auf Grund dieser Diagnose als Invaliden fühlen, damit also für dauernd einen besonderen Anspruch auf die Gewährung von regelmäßig wiederkehrenden Aufenthalten in Erholungsheimen und Sanatorien zu haben glauben.

Wenngleich sonst gerne behauptet wird, der Arzt habe das Vertrauen des deutschen Volkes verloren, so wird gerade in solchen Fällen immer darauf gepocht, daß ein Arzt das Leiden festgestellt habe, also müsse es doch vorhanden sein und nur die Versicherungsgesellschaft wolle sich unberechtigt um die dringende Forderung der Heilbehandlung in Gestalt eines mehrmonatigen Sanatoriumsaufenthaltes drücken. Man bekommt in diesen Fällen häufig Bilder zu sehen, wie sie der Rentenneurotiker aufzeigt und nicht selten wird besonders der vegetativ Stigmatisierte, der gewisse körperliche Erscheinungen, wie profuse Schweiße, Herzklopfen und Pulsbeschleunigung objektiv aufweist, durch die Überwertung solcher Allgemeindiagnosen erst in die Neurose hineingetrieben.

Sehr zur Vorsicht in der Bewertung des Wagnisses mahnen Angaben in der Vorgeschichte, die von früheren „Nervenerschöpfungen" und „Nervenzusammenbrüchen" sprechen. Zweifellos kann ein Mensch durch ungünstige Umweltfaktoren, Schicksalsschläge, Überarbeitung u. ä. an die Grenze seiner nervösen Widerstandskraft gebracht werden und versagen, aber nach einer gewissen Schonzeit und Behandlung pflegen diese rein exogen bedingten Schädigungen im allgemeinen wieder abzuklingen. Ergibt sich aus den Erhebungen aber, daß alljährlich ein Heilverfahren durchgeführt wurde, und daß der Patient immer wieder den normalen Ansprüchen des Lebens gegenüber versagt, dann wird man nicht zu Unrecht auf eine konstitutionelle Minderwertigkeit schließen können; allerdings scheint diese Deutung nicht allgemein ärztliche Ansicht zu sein: Ich erinnere mich an einen Fall, in dem der Patient schon vor der Aufnahme in den Krankenversicherungsvertrag mehrere „Nervenzusammenbrüche" erlitten hatte, für die als Ursache geschäftliche Schwierigkeiten angegeben waren. Bei einem erneuten Nervenzusammenbruch innerhalb der Vertragsdauer, wieder hervorgerufen durch Schwierigkeiten mit seiner Firma, wurde von der Versicherungsgesellschaft der Einwand des „alten Leidens" erhoben, eine Entscheidung, gegen die der Versicherte nachdrücklich Einspruch erhob. In seinem Kampf standen ihm sämtliche seither behandelnden Ärzte mit Zeugnissen zur Seite, die besagten, die seitherigen Nervenzusammenbrüche seien alle restlos ausgeheilt, der neue Nervenzusammenbruch sei also damit nicht zusammenhängend, sondern nur auf erneute Schwierigkeiten zurückzuführen. Da jeder der behandelnden Ärzte von den anderweitigen Behandlungen wenig informiert zu sein schienen, ist die einzelne Einstellung verständlich. Es ist aber auch erklärlich, daß der Gesellschaftsarzt, bei dem die gesamten Akten zusammenlaufen, sich den Beurteilungen der behandelnden Ärzte nicht anschließen konnte, da ihm durch das Gesamtbild ein begründeterer Einblick in das durchlaufende Krankheitsgeschehen ermöglicht war. Jedenfalls aber zeigt das Beispiel sehr lehrreich, wie allzu leicht, durch teilweise Unterstellung anderer Motive, sogar mißdeutbare Differenzen in der Anschauung des behandelnden und des Gesellschaftsarztes entstehen können.

Gerade beim Neurastheniker und Psychastheniker erscheint es besonders schwierig, eine geeignete Leistungseinschränkungsklausel zu finden, die der Gesellschaft erlaubt, eine Bremse gegen eine übermäßige Inanspruchnahme ärztlicher Behandlung und/oder von Heilmitteln in den Vertrag einzubauen. Es muß davon ausgegangen werden, daß ja dem Patienten nicht die normale ärztliche Behandlung, d. h. die Behandlung in den krankheitsgebotenen Grenzen entzogen werden soll, vielmehr ist nur beabsichtigt, die in der ganzen Haltung des Patienten begründeten und bedingten Auswüchse einer „Überarztung" abzustellen. Der Umstand, daß ein solcher Patient auch besonders leicht den Arzt zu wechseln pflegt, soweit sich dieser seinen Wünschen nicht besonders willfährig zeigt oder sich sogar erlaubt, seine eigene, von den Wünschen des zahlenden Privatpatienten unabhängige Ansicht über Behandlung zu haben, pflegt den Einbau von Sicherheitsmaßnahmen gegen übermäßige Beanspruchung der Gesellschaft nicht zu erleichtern. Natürlich bedürfen solche Klauseln gründlichster Überlegung: wenn z. B. wie geschehen, in einem Fall, in dem ein Patient Unmengen eines besonderen Heilmittels verbrauchte, an das er sich besonders gewöhnt hatte, oder richtiger, zu dem eine gewisse Sucht vorlag, eine Ausschlußklausel vorgeschlagen wurde, die lediglich die weitere Kostenübernahme für gerade dieses Mittel von der Leistung der Versicherungsgesellschaft ausschließt, so erscheint mir ein solches Verfahren nicht zweckentsprechend. Es darf sich, richtig betrachtet, nicht um den Ausschluß dieses Heilmittels handeln, da an dem Zustand der Sucht nicht das betreffende Mittel das Wesentliche ist, sondern die „Haltungsanomalie" des süchtigen Patienten. Im allgemeinen dürfte der Weg zur Entstehung der Sucht durch irgendeinen Konflikt gegeben sein; ein solcher kann auch durch die verweigerte Ersatzleistung für ein bestimmtes Heilmittel nicht überbrückt werden. Zu gleichen Schlüssen kommt auch SPEER [1]. Solange aber in der privaten Krankenversicherung die Möglichkeiten der Leistungseinschränkung für den Neurotiker und Süchtigen nur rein symptomatisch und damit wenig grundsätzlich zu umreißen sind, erscheint es mir besser, auf das „Geschäft" zu verzichten, das, insgesamt betrachtet, unter diesen Umständen doch nur eine stete Quelle gegenseitiger Reibungen bieten muß.

Bestimmt ließe sich zu dem angeschnittenen Fragenkomplex noch allerhand Wesentliches sagen, insbesondere zu der Frage der Versicherungsmöglichkeit, bzw. der Formulierung einer Einschränkungsklausel für Thyreotoxikose und Morbus Basedow und über die Erwägungen, die die private Krankenversicherung auch beim operierten Basedow auf die Klausel: „Keine Versicherungsleistungen für organische und funktionelle Erkrankungen der Schilddrüse und deren Folgen" vorerst nicht verzichten lassen, des weiteren zu der vordringlichen Frage der versicherungsmedizinischen Bewertung von Hypertonie und Kreislaufstörungen im Rahmen der privaten Krankenversicherung. Im Interesse der wünschenswerten Geschlossenheit und, um nicht durch solche ins einzelne gehenden Ausführungen Zweck und Rahmen dieser Darlegungen zu sprengen, wurde hier auf solche verzichtet. Die Diskussion dieser Fragen soll einer späteren Einzelbearbeitung vorbehalten bleiben.

---

[1] Z. Neur. Bd. 157 (1937), S. 539.

# VIII. Über endogene und exogene Faktoren des Krankheitsgeschehens in ihrer Bewertung für die private Krankenversicherung.

Eine grundlegende versicherungsmedizinische Bewertung des Antragstellers in der privaten Krankenversicherung darf sich, soll sie den gegebenen Voraussetzungen dieser Versicherungssparte gerecht werden, nicht nur auf die Aufnahme des gegenwärtigen körperlichen Befundbildes erstrecken. Da der Vertrag zum Schutze gegen künftige Erkrankungen gegebenenfalls auf längere Sicht gedacht ist, macht sie auch eine eingehende Berücksichtigung derjenigen Faktoren erforderlich, die im einzelnen oder in ihrer Gesamtheit in der Lage sind, ein Krankheitsgeschehen vorzubereiten, zu unterhalten oder zu beeinflussen.

Die medizinische Forschung konnte den Nachweis erbringen, daß diese Bedingungen sowohl im Antragsteller selbst begründet sein können, sich also fest in seinem Erbbild oder seinem Erscheinungsbild verankern, jedoch ebenso als schädigende Einflüsse aus der Umwelt einem künftigen Krankheitsgeschehen (im Sinne der Auslösung einer Reaktion der Anlage auf diese Umwelteinflüsse) den Boden vorbereiten und Art, Dauer und Ablauf künftiger Krankheiten weitgehend beeinflussen können. Zwar kann sich keine Eigenschaft entwickeln, die nicht „im Keim" in der Anlage enthalten ist, aber andererseits ist diese Entwicklung weitgehend von den verschiedensten natürlichen oder künstlichen äußeren Einwirkungen abhängig.

Eine solche Bewertung im Sinne der privaten Krankenversicherung hat also, anders ausgedrückt, den Bedingungen nachzugehen, die bewirken, daß z. B. nicht alle dem Erreger einer Krankheit ausgesetzten Menschen mit gleicher Häufigkeit erkranken und auch bei den Erkrankten die Erkrankung einen so verschiedenen Verlauf zeigt. Sie hat sich beispielsweise etwa mit der Frage zu beschäftigen, warum nur ein Teil der an Polyarthritis rheumatica Erkrankten von sekundären Herzleiden befallen wird und zu prüfen, ob die Erklärung zu dieser Erscheinung allein in der Masse oder Bösartigkeit der eingedrungenen Keime zu finden ist. Damit hat sie sich praktisch aber wieder mit der für sie wichtigsten Frage auseinanderzusetzen: Wie läßt sich aus solcher Erkenntnis das Risiko im Einzelfall abschätzen und inwieweit läßt es sich demzufolge durch eine begründete Ausschlußklausel, oder besser, durch Verhütungsmöglichkeit des Schadensfalles, zugunsten der Gefahrengemeinschaft der Versicherten verbessern?

Als *endogene Faktoren*, denen ein solcher Einfluß auf das Krankheitsgeschehen zuzusprechen ist, dürfen unstreitbar Erbgut, Rasse, Konstitution, Disposition, Körpermaße und Körpergewicht, Alter, Geschlecht, sowie Charakter und seelische Grundhaltung gewertet werden. Diese Faktoren müssen bei der Gesamtbeurteilung des zu übernehmenden Risikos, mehr als seither, bewußt in die krankenversicherungsmedizinische Bewertung eingesetzt werden.

Ihnen stehen als *exogene Faktoren* vornehmlich Einflüsse gegenüber, die sich herleiten aus Klima und Wohnort, Beruf, Gewerbe, Familienstand, wirtschaftlicher Lage, der Lebensweise hinsichtlich körperlicher und geistiger Betätigung, sowie dem Gebrauch von Genuß- und Rauschgiften. Die exogenen Faktoren lassen jedoch bei ihrer Wechselwirkung und den fließenden Übergängen zu den endogenen Faktoren eine schroffe Abtrennung als willkürlich erscheinen.

Der Begriff der Krankheitsursache wird durch die Berücksichtigung dieser Faktoren insofern erweitert, als sie aufzeigen, daß die Entwicklung einer Krankheit nicht durch eine einseitige Ursache bedingt ist, sondern von einer Vielzahl von Bedingungen und Beziehungen innerer, äußerer, körperlicher und seelischer Art abhängt. Die Ätiologie, d. h. die Frage nach der Entstehung der Krankheit, ist nicht mit dem Nachweis e i n e r auslösenden Ursache allein erledigt, es erscheint vielmehr notwendig, die verschiedenen äußeren und inneren Bedingungen zu untersuchen, die im einzelnen Fall zu dem vorliegenden Bild und Verlauf der Erkrankung geführt haben. Durch diese umfassende Beurteilung des einzelnen Kranken wird die Krankheitsdiagnose zur Individualdiagnose, die der Versicherung durch einen freien Blick über Zusammenhänge im Leben des Antragstellers eine genauere Risikobewertung ermöglicht.

Unzweifelhaft muß es hinsichtlich der gegenwärtigen praktischen Auswirkungsmöglichkeiten eine Sysiphusarbeit bedeuten, den unzähligen Variationsmöglichkeiten menschlichen Krankheitsgeschehens nachzugehen, um sie in ihrer Auswertung auf das starre und nur wenig wandelbare Tarifsystem, wie es heute in der privaten Krankenversicherung üblich ist, abzustimmen. Selbstverständlich soll mit einem derartigen Versuch keinesfalls einer praktisch unerwünschten Unterteilung in kleinste Gruppen und Grüppchen differenziertester Risikobewertung das Wort geredet werden. Man muß sich darüber klar sein, daß mit einer solchen Anregung auch keine lehrbuchmäßige Systematik aller Möglichkeiten geschaffen werden kann und soll, das Bewußtsein aber, daß auf die Dauer auch die private Krankenversicherung in der Bewertung ihrer Risiken sich wohl mehr von wissenschaftlichen Erfahrungsrichtlinien leiten lassen wird, ja leiten lassen muß, insbesondere, da die zurückgehende gesundheitliche Qualität der Neuzugänge sie zwangsläufig dazu bestimmen wird, läßt es als eine für die Zukunft berechnete Aufgabe zweckmäßig erscheinen, die verschiedenen Faktoren zu diskutieren, die bei der Bewertung eines Risikos gegebenenfalls zu berücksichtigen sind.

**Konstitution.** Unter „Konstitution" wird die besondere Reaktionsbereitschaft und -art des Individuums hinsichtlich seiner gesamten biologischen Leistungs- und Anpassungsfähigkeit verstanden. Das positive Leistungsvermögen des Einzelnen auf Grund seiner körperlich-seelischen Verfassung, die Wahrung seines Bestandes und seiner Eigenart als Ausdruck der Widerstandsfähigkeit des Gesamtorganismus gegenüber wechselnden, insbesondere ungünstigen Umwelteinflüssen, seine Anpassungsmöglichkeit an die ihm gegebenen Lebensbedingungen und hier vor allem die Art und Weise, wie er auf krankmachende Einflüsse reagiert, kurz, das Urteil über die Gesamtperson und ihre Lage ist in diesem umfassenden Begriff enthalten.

Für den gesamten Ablauf des Lebens in gesunden und kranken Tagen ist diese Reizbeantwortung, d. h. das ganze funktionelle Verhalten von größter Bedeutung; nicht zu Unrecht wird in der Art der Reizbeantwortung (ob gesteigert, normal, oder vermindert) der Kernpunkt der Konstitution erblickt.

Der Begriff „Konstitution" kann sich demnach nicht ausschließlich mit dem Begriff der Erbanlage decken; diese läßt sich nicht unmittelbar erfassen, sondern nur aus dem Vergleich der Eigenschaften eines Menschen mit ähnlichen seiner Blutsverwandten erschließen, da das vom Arzt zu beurteilende Erscheinungsbild schon immer ein „Reaktionsprodukt" darstellt oder, wie A. KÜHN es ausdrückt: „Die Konstitution wird in der individuellen Lebensgeschichte geschaffen durch die aufeinanderfolgenden Entwicklungsreaktionen auf die Umweltbedingungen nach der erblich festgelegten Reaktionsnorm".

Der Konstitutionsbegriff, geschaffen als Arbeitshypothese des Arztes, lehrt Abweichungen vom Schulfall, also das Individuelle, Atypische und Einmalige verstehen und begrifflich festzulegen. Er kann sich nicht nur auf den formal gesehenen Körperbau erstrecken, sondern wird, um umfassend zu sein, auch Funktionszusammenhänge erfassen müssen. Konstitutionell bedingt ist nicht die Krankheit als solche und auch nicht allein deren Ursache, sondern ihre variable Gestaltung und ihr individueller Ablauf beim einzelnen Kranken. Darum bedarf die Konstitution als das Gesamterscheinungsbild aus der Summe der organischen Einzelbefunde, der körperlich-seelischen Dispositionen, einschließlich der Diathesen und Allergien, also kurz, der gesamten positiven und negativen Reaktionsfähigkeit des Organismus, einer gründlicheren Auswertung, als es bisher in der privaten Krankenversicherung geschah, will der Versicherungsarzt aus ihr, im Verein mit anderen Merkmalen, die Prognose künftiger Erkrankungsmöglichkeiten beurteilen. Es hängen ja nicht nur die krankhaften Vorgänge von der Gesamtverfassung, der Konstitution, und damit auch weitgehend von der Erbanlage ab, nein, auch jede therapeutische Maßnahme und damit letzten Endes der Kostenersatz der privaten Krankenversicherung ist mit solchen Erwägungen eng verbunden. Die Klärung solcher Vorfragen wird in der summenmäßig begrenzten Lebensversicherung weitaus gründlicher betrieben als in der privaten Krankenversicherung ohne Rücksicht darauf, daß die Ausgabenmöglichkeit, besonders bei einem nichtkündbaren Krankenversicherungsvertrag und auf längere Dauer gesehen, eine unverhältnismäßig größere Höhe erreichen kann. Es wird sich also bei einer ausbauenden Krankenversicherungsmedizin darum handeln müssen, die zerstreuten Erfahrungsschätze bewußt zu sammeln, den gegebenen Erfordernissen anzupassen und bei der Beurteilung des Einzelfalles begründet zum Einsatz zu bringen.

Gerade in den letzten Jahrzehnten konnte die Frage der Gesundheitsprognose durch klinische und experimentelle Forschungen erheblich gefördert werden, Arbeiten, die sich mit der Leistungsfähigkeit des Körpers im ganzen und der Einzelorgane im besonderen beschäftigen und die z. B. durch neugefundene serologische und biologische Funktionsprüfungen es ermöglichen, die Prognose der Gesundheitswahrscheinlichkeit besser als früher zu umreißen. Nicht nur die Versicherungsmedizin konnte aus diesem gewaltigen Aufschwung der ätiologischen Forschung der Klinik ihren Nutzen ziehen, auch sonst wird der Arzt häufig ihre Ergebnisse mit Nutzen verwerten können; er kann ja auch sonst täglich vor solche Fragen gestellt werden, wie z. B. bei der Berufsberatung oder bei der Auslese für irgendeine Tätigkeit. Er muß sich darüber Rechenschaft geben, wie sich wohl im Einzelfalle die Widerstandsfähigkeit des Probanden gegenüber den neuen, evtl. schädlichen Umwelteinflüssen verhalten wird. Diese Änderung der Bewertung hat dazu geführt, sich wieder mit der Konstitution, dem Habitus und der erblichen Anlage eingehender zu beschäftigen; oft läßt sich aus ihrer Gesamtheit ein beurteilender Hinweis auf Art und Dauer einer Erkrankung und ihrer möglichen Folgen für den Einzelfall ableiten.

Auch die Bewertung der verschiedenen Diathesen (wie z. B. der lymphatischen, der skrophulösen, der arthritischen, der diabetischen usw.) gewinnt in der modernen Medizin fortschreitend an Bedeutung. Man versucht wissenschaftliche Unterlagen über Disposition, Allergien und Krankheitsneigungen jeder Art zu schaffen, Erfahrungen über das zu kleine oder das zu große Herz und die verschiedenen Zwischenformen zu sammeln, kurz, über alle diejenigen Eigenschaften des Körpers und, dem Leib-Seeleproblem folgend, auch über die mit ihnen im Zusammenhang stehenden seelischen Phänomene Aufschluß zu erhalten. In dieser Richtung liegt auch die therapeutische Auswertung hormonaler Störungen, wie sie aus Korrelationsabweichungen im interferometrischen Drüsenbild geschlossen werden können. Solche Abweichungen werden zwar heute noch nicht ohne weiteres, und insbesondere auch nicht versicherungsmedizinisch als Krankheitserscheinungen im eigentlichen Sinn und damit praktisch als „altes Leiden“ aufzufassen sein, jedenfalls aber bedeuten sie eine ausgesprochene und in der Bewertung zu berücksichtigende Krankheitsbereitschaft.

Die Konstitution setzt sich aus sehr verschiedenen Anteilen zusammen. Ein Teil derselben ist vererbt, d. h. er entsteht aus der durch Verschmelzung des väterlichen und mütterlichen Erbteils hervorgegangenen Erbmasse, zu der noch Baustoffe aus der protoplasmatischen Substanz des mütterlichen Eies hinzutreten. Von manchen Forschern wird einzig dieser Teil der Gesamtverfassung als Konstitution, der erworbene Teil derselben als Kondition bezeichnet, von anderen die Konstitution als Gesamtbegriff verwendet und in eine ererbte und eine erworbene Komponente unterteilt. Im Erbmasseanteil der Konstitution liegt im wesentlichen das Verhalten des sich differenzierenden, des wachsenden und des alternden, d. h. sich zurückbildenden Organismus verankert. So ist die Widerstandsfähigkeit, besonders des wachsenden Individuums, gegen äußere Schäden, unter der Voraussetzung einer biologisch vollwertigen Ernährung (Muttermilch!), im wesentlichen durch die Erbmasse bedingt; unter Berücksichtigung dieser Tatsache sollte deshalb auch die private Krankenversicherung in einem viel umfangreicheren Maße als bisher (durch Erhebung einer genauen Familienanamnese bei der Aufnahme) die aus der Erbmasse, als Träger der zur vererbten Krankheit führenden Erbanlagen, sich herleitenden Gegebenheiten in der Risikobewertung berücksichtigen. Natürlich darf dabei nicht vergessen werden, daß hier die hygienischen und sozialen Umwelteinflüsse ebenfalls ihre entscheidende Rolle spielen.

Jede Konstitution setzt sich anteilmäßig aus normalen und krankhaften Anlagen zusammen. Überwiegen die letzteren in der Konstitution, so wird man von einer zarten, schwachen und anfälligen Konstitution reden können, während man im anderen Falle von einer starken, kräftigen und widerstandsfähigen Konstitution spricht.

Auch die Bereitschaft zu Fehlleistungen des Organismus ist weitgehend an die Erbanlage geknüpft. Aus Familienuntersuchungen ist bekannt, daß die allgemeine Empfindlichkeit des vegetativen Systems, also die „vegetative Labilität" als solche vererbt wird, ebenso die Neigung zu Störungen in gewissen Funktionsgebieten, wie das „reizbare" Herz, der „schwache" Magen usw. und schließlich eine gesteigerte Reizbarkeit durch besondere Einwirkungen, Klima- oder Föhnempfindlichkeit, Reaktion auf Kaffee, Tabak u. dgl.

Neben dem Standardwerk von Fischer-Bauer-Lenz, das uns grundlegende Erkenntnisse über Vererbung und Vererbungsmöglichkeit, über Rasseeigentümlichkeiten und deren Ausprägung am Einzelindividuum vermittelt hat, mögen besonders die Arbeiten von Martius „Konstitution und Vererbung und ihre Beziehungen zur Pathologie" und das Buch von J. Bauer „Konstitutionelle Disposition zu inneren Erkrankungen" Erwähnung finden. Zur Klärung und Erweiterung dieses ganzen Forschungsgebietes und seiner wissenschaftlichen Untersuchung haben selbstverständlich auch andere Autoren weitgehend beigetragen, es seien aus der Fülle der Namen nur Czerny und Kraus angeführt. Erwähnt sei fernerhin das Buch von Brugsch „Allgemeine Prognostik oder die Lehre von der ärztlichen Beurteilung des gesunden und kranken Menschen", auf dessen Gedanken nachstehend noch eingegangen werden soll. Vor allem die Ärzte der Lebensversicherung, insbesondere Florschütz, Sturm, Reckzeh und der Kreis der Ärzte der Gothaer Lebensversicherungs-Bank haben sich mit Erfolg bemüht, diese Ergebnisse in die praktische tägliche Arbeit des Versicherungsarztes zu übersetzen, wenngleich nicht vergessen werden darf, daß diese auf den Bedarf der Lebensversicherung zugeschnittenen Erfahrungen nicht unbedingt und unabgewandelt für den Aufgabenbereich der privaten Krankenversicherung übernommen werden können. Es ist schon an anderer Stelle betont worden, daß die private Krankenversicherung sich von übernommenen Begriffen weitgehend lösen und scheinbar allgemeingültige Begriffsbestimmungen für ihren Bedarf in andere, ihr angepaßte Formen umgießen mußte. Es erscheint nicht überflüssig, dies auch hier nochmals zu betonen, ist doch diese Umprägungsnotwendigkeit noch nicht allgemein in das Bewußtsein des praktischen Arztes übergegangen, sodaß hier gutachtlich oft zu Unrecht Begriffe und Anschauungen der Sozialversicherungs- und Lebensversicherungsmedizin verwandt werden.

**Habitus.** Konstitution ist nach Brugsch gewissermaßen ein an ein materielles System, den Organismus gebundener dynamischer Begriff, dessen prognostische Auswertung im einzelnen Falle aus dem Habitus möglich ist. Gibt dieser zwar auch nur über den äußeren Bau des Organismus Aufschluß, so gestattet er doch weitgehende Rückschlüsse auf den Bau der inneren Organe und ermöglicht damit eine gewisse Klassifizierung.

Man versucht seit langem, die Konstitution zu unterteilen, d. h. Konstitutionstypen aufzustellen, wobei allerdings die krankhaften von den gesunden Typen nicht scharf getrennt zu werden pflegen. Wohl mag bei der ursprünglichen Einteilung des Konstitutionsbegriffs ein hervorstechender Merkmalskomplex morphologischer, physiologischer, psychischer oder klinischer Art zur begrifflichen Abstempelung des Menschen geführt haben, jedoch zeigte sich die Unmöglichkeit, in der Mehrzahl der Fälle eine derartig einfache Beziehung festzustellen, ohne daneben die zahllosen korrelativen Beziehungen zu vernachlässigen oder gar zu übersehen.

Die *Klinik* spricht z. B. von apoplectischem und phthisischem Habitus, von Infantilismus, Eunuchoidismus usw.; auch die verschiedenen Diathesenbegriffe gehören zu dieser Einteilung. Über die deutschen Begriffe hinausgehend haben die Franzosen außerdem noch den Begriff des „arthritisme" geprägt. Dieser, von Pariser Klinikern im vorigen Jahrhundert umrissene Konstitutionskreis umfaßt „jene vererbbare Körperverfassung, welche man offenkundig zur Erklärung der unbestreitbaren Tatsache supponieren muß, daß gewisse Erkrankungen, wie Gicht, Fettsucht, Diabetes, Konkrementbildung in Gallen- und Harnwegen, prämature Arteriosclerose, Rheumatismus, Neuralgien, Migräne, Asthma bronchiale, Ekzeme und andere Dermatosen einerseits bei ein und demselben Individuum mit einer großen Vorliebe in variabler Kombination simultan oder sukzessiv aufzutreten und andererseits in mannigfacher Verteilung und Gruppierung die verschiedenen Mitglieder einer Familie heimzusuchen pflegen" (J. BAUER).

Dem *morphologischen* Bilde nach unterscheiden wir schwächliche und kräftige Konstitution, Longitypus und Brachitypus, hypoplastische und hyperplastische Typen. SIGAUD prägte den Begriff des Typus muscularis, digestivus, cerebralis und respiratorius.

Die *Physiologie* ihrerseits trennt den Hypotoniker vom Hypertoniker, den Sympathicotoniker (Basedow) vom Vagotoniker (Asthma) und den asthenischen vom sthenischen Habitus.

Für den *Psychologen* wiederum stehen Gegensätze in Bezug auf Temperament und Charakter, Unterscheidungen zwischen schizothym und cyklothym, phlegmatisch, melancholisch, cholerisch und sanguinisch im Vordergrund; er unterscheidet eine bevorzugt akustische oder visuelle Einstellung des Intellekts, vom ethischen Standpunkt aus teilt er in moralisch oder unmoralisch (z. B. moral insanity).

Den Zusammenhang zwischen Habitus und funktionellen Vorgängen suchte auch schon HUTER in seiner Konstitutionsbeschreibung herauszustellen, wenn er z. B. vom „Bewegungsnaturell" usw. spricht. Auch die Homöopathie geht ähnliche Wege und zeigt Ansätze in dieser Richtung, indem sie in ihrer „Konstitutionstherapie" gewisse Menschentypen mit Arzneibilderwirkungen am gesunden Individuum in Korrelation setzt.

Die Homöopathie spricht z. B. von einem Sulfur-Typ, Graphit-Typ, Nux vomica-Typ, Calcium carbonicum- und Calcium phosphoricum-Typ u. a. m. Mit diesen Begriffen werden ganz bestimmte und oft sehr eigenartige Konstitutionsvorstellungen verbunden, die sich zum Teil von den Arzneimittelbildern, zum Teil aber auch aus rein klinisch-empirischen Beobachtungen ableiten.

Man spricht beispielsweise vom „blonden, blauäugigen, weinerlichen Pulsatillaweibchen" und verbindet damit die Erfahrung, daß Pulsatilla bei Arzneimittelprüfungen am Gesunden und in der Therapie am Krankenbett sich vorwiegend als Frauenmittel bei dem bezeichneten Typ von (vorzugsweise, jedoch nicht ausschließlich) blonden Frauen von besonders zuverlässiger Wirkung erweist und insbesondere bei schwer beeinflußbaren Menstruationsstörungen, die ihrem Charakter nach auf eine ovarielle Insuffizienz hinweisen, desgleichen auch bei endokrin bedingten Arthropathien als Mittel der konstitutionellen Umstimmung indiziert erscheint.

Der meist unter schlanken, leicht erregbaren Männern zu findende Nux vomica-Typ ist, homöopathisch gesehen, durch jene Gruppe vertreten, die als vegetativ-stigmatisiert bezeichnet zu werden pflegt. Es handelt sich vorwiegend um Neurastheniker, zum Teil mit starkem Nikotinmißbrauch, deren Hauptkrankheitserscheinungen sich. in spastischer Obstipation, Hämorrhoiden und rezidivierenden Magengeschwüren äußern.

Der Raummangel verbietet mehr als diese nur andeutenden Beispiele homöopathischer Konstitutionsmittel.

Die Typenforschung hat besonders durch die Arbeiten von KRETSCHMER einen starken Auftrieb erfahren und in den letzten Jahren wachsend Anhänger gefunden. Sie gestattet, sich mit wenigen begrifflich festgelegten Bezeichnungen über das körperliche Erscheinungsbild des zu Untersuchenden zu verständigen. In ihr werden außer dem Körperbau Charaktereigenschaften und vor allem auch familiäre Zusammenhänge berücksichtigt, also zum ersten Male der Versuch einer leibseelischen Synthese der Beurteilung gemacht. Die Leptosomen (mit ihrer extremen Variante den Asthenikern), die Pykniker und auch die Athletischen sind klar umrissene Typen. Als weitere Gruppen werden die dysplastischen Typen angeführt. Einen neuen Weg zur Lösung des Problems der Gestaltlehre zeigt IGO KAUP[1] auf, ebenso unternimmt A. MÜLLER[2] einen solchen Versuch.

BRUGSCH und GOULD klassifizieren ihre Typen nach der Brustweite und konnten, während sich die Rumpflänge wenig für die Beurteilung verwerten läßt, feststellen, daß sich auch das Körpergewicht aus den von ihnen aufgestellten drei Typen weitgehend beurteilen läßt, wird doch das ganze Äußere, der Habitus eines Individuums vornehmlich durch die Form seines Thorax bestimmt.

Der normale Brustkorb zeigt eine gute Wölbung und einen epigastrischen Winkel, der ungefähr ein Rechter sein soll. Das Brustbein soll in der Gegend der Magengrube nur eine geringe Einsenkung aufweisen, der Winkel zwischen Corpus und manubrium sterni (Angulus Ludovici) soll nur angedeutet sein, die Schlüsselbeine an der äußeren Brustwand nicht stark hervortreten, sondern, horizontal verlaufend, nur eben ihre Konturen zeigen, so daß die Schlüsselbeingruben infolgedessen nur wenig zur Darstellung gelangen. Die Schulterblätter dürfen nicht tief stehen und sollen bei herabhängenden Armen dem Thorax flach anliegen. Die Brustwirbelsäule zeigt eine nach hinten leicht konvexe gleichmäßige Krümmung. Der sternovertebrale Durchmesser des Normalthorax ist kürzer als der transversale; sämtliche Durchmesser nehmen von oben nach unten allmählich an Größe zu (der sterno-vertebrale um ungefähr 6 cm), sodaß sich damit der knöcherne Thorax nach oben verengt.

Als wichtigste Merkmale der drei Hauptabweichungen von der normalen Thoraxform sind zu bezeichnen:

1. der *paralytische* oder *asthenische* Thorax, der durch die fehlende Wölbung lang, schmal und flach erscheint. Die Schultern hängen bei dürftiger Muskulatur und geringem Fettpolster schräg herab; der Verlauf der Rippen zeigt hinten und seitwärts eine stärkere Neigung nach abwärts. Damit wird der Ansatz der Rippenknorpel am Brustbein ein spitzwinkliger und die Ober- und Unterschlüsselbeingruben stärker sichtbar.

2. Der *phthisische* Thorax ist dem beschriebenen paralytischen ähnlich, mit dem Unterschied, daß der Beschreibung von HART und HARRAS folgend, die ersten Rippen, ihre Knorpel, oder beide zusammen verkürzt erscheinen, die obere Apertur stärker geneigt, der obere Rand des manubrium sterni nach hinten gezogen, wodurch dann wieder der Brustkorb im ganzen sowohl nach vorn als auch nach hinten abgeflacht, also länger als normal erscheint. Die engen Intercostalräume sind vertieft.

---

[1] IGO KAUP: „Gestaltlehre des Lebens und der Rasse". Ambrosius Barth, Leipzig, 1935.
[2] MÜLLER, A.: „Körperbau und Krankheit. Wesen, Erkennung und Behandlung der Veranlagung zu einer Erkrankung". Hippokrates-Verlag, Stuttgart—Leipzig.

3. Der *emphysematöse* Thorax ist im Gegensatz zu den eben beschriebenen abnorm ge-wölbt, tief und kurz bei hochgezogenen Schultern, weshalb der Hals kurz und gedrungen er-scheint. Die ausgefüllten Supraclaviculargruben sind polsterartig vorgewölbt. Bei weiten Intercostalräumen steht der Thorax in Inspirationsstellung. Im zunehmenden Alter nähert sich auch die normale Thoraxform der emphysematischen durch Streckung der Rippen unter Höherstellung des Zwerchfells und Verflachung der Zwerchfellkuppe.

Engbrüstige Individuen neigen zu Untergewicht, weitbrüstige zu Übergewicht. Zur Berechnung des Sollgewichtes und damit ihrer Abweichung vom Effektiv-gewicht stehen verschiedene Formeln zur Verfügung, die in der Lebensversiche-rung weitgehende Anwendung finden und auch zur Beurteilung der Risikoüber-nahme in der privaten Krankenversicherung größere Berücksichtigung finden sollten:

a) BROCA'sche Formel:

Normalgewicht (in kg) = Körperlänge (in cm) — 100.

b) LENNHOFF'scher Index:

$$\frac{\text{Distantia jugo-pubica}}{\text{Bauchumfang}} \times 100 \text{ ist bei Asthenikern größer als 75.}$$

c) FLORSCHÜTZ'sche Korpulenzformel:

$$K = \frac{L}{2\,B-L},$$ d. h. die Korpulenz eines Menschen errechnet sich so, daß von dem doppelten Bauchumfang die Körperlänge abgezogen wird und mit dem Rest die einfache Körperlänge dividiert wird. Beträgt der Quotient 5, so ist eine gute Durchschnittsernährung vorhanden; je mehr der Quotient unter 5 sinkt, desto ausgeprägter ist die Korpulenz des Antragstellers. Diese letztere Formel hat, besonders bei der Errechnung der Risikoübernahme für Gastwirte, auch in der privaten Krankenversicherung teilweise Eingang gefunden.

Eine von BRUGSCH angewandte Methode beschäftigt sich mit der rechnerischen Feststellung von Beziehungen zwischen der Herzgröße und dem Habitus. Sie soll hier nicht eingehend erörtert werden, da sich ihre Anwendung als zu kompli-ziert für die tägliche Praxis des Krankenversicherers erweist. Sie gründet sich auf die Erfahrung, daß sowohl das zu kleine, als auch das zu große Herz minder-wertig ist, wobei das hypoplastische Herz zugleich durch enge Gefäße gekenn-zeichnet ist. Die Erfahrung hat gelehrt, daß auf dem Boden jener Abweichung von der Norm, die ein zu kleines Herz und enge Gefäße zeigt, sich leicht die Formen der skrofulösen Erkrankung, der käsigen Phthise im Anschluß an die Entwicklungsjahre und letztlich die chronischen Anämien dieser hageren und meist etwas elenden Personen entwickeln. Ihre Pubertätsentwicklung ist in der Regel verzögert. Dem kleinen Herzen entsprechen regelmäßig auch die übrigen Befunde, die das Bild des Asthenikers abrunden, wie der Thorax paralyticus oder der phthisische Thorax mit der engen oberen Brustapertur, sowie die Neigung zu Ptosen aller Art. Die Bedeutung einer richtigen Bewertung des geschilderten Habitus ergibt sich ohne weiteres, wenn man bedenkt, daß bei der Lungen-tuberkulose in zwei Dritteln der Erkrankungsfälle Engbrüstigkeit vorliegt. Der Habitus muß hier, da der Ausbruch der Tuberkulose größtenteils im Adoleszenten-alter erfolgt, von größter Bedeutung für die Prognose der Erkrankung sein.

Auch das hypertrophische Herz hat, den Ausführungen von BRUGSCH folgend, seine besondere symptomatische Bedeutung in der Bewertung des biologischen

Funktionsablaufs. Es ist bekannt, daß das Herz ebenso wie der Skelettmuskel bei stärkerer Inanspruchnahme erstarkt, sich also der vermehrten Inanspruchnahme funktionell anpaßt. Man unterscheidet bei dem großen Herzen

1. die durch Anpassung im Sinne einer einfachen Hypertrophie der linken, rechten oder beiden Herzkammern funktionell angepaßten, erstarkten und daher großen Herzen. Diese Anpassung kann mit einer Blutdrucksteigerung einhergehen oder auch ohne eine solche erfolgen;

2. große Herzen infolge von Dilatation der linken, der rechten oder beider Herzkammern, im Prinzip also nur hypotonische Herzen;

3. die sekundäre Herzvergrößerung infolge von Klappenfehlern. Das erstarkte hypertrophische Herz kann mit dem Sport- und Wachstumsherzen identifiziert werden, wie es der Arzt nach einer über die momentane Leistungsfähigkeit hinausgehenden körperlichen Beanspruchung in den Wachstumsjahren öfters zu sehen Gelegenheit hat. Die großen dilatierten Herzen pflegen durch starke Erregungen nervöser Art in der Pubertät zu entstehen (auch Masturbantenherzen genannt), jedoch kann sicher eine solche Herzdilatation auch als eine Form der Erschlaffung aufgefaßt werden, die in geistiger und körperlicher Überanstrengung, teilweise bei vorhandener Blutarmut, ihre Begründung hat und bei denen das Herz im Wachstum nicht allen gestellten Anforderungen gerecht werden kann. Vermag das Herz diese vorübergehende Dilatation nicht durch eine sekundäre Hypertrophie zu kompensieren, bleibt eine gewisse Labilität des Herzens bestehen, die immer wieder bei Überanstrengungen zeitlich in Erscheinung treten kann. Auch das erstarkte Herz kann bei einer solchen Überanstrengung leicht in den Zustand des geschwächten Herzens übergehen, sofern die Reservekräfte bis zum äußersten und darüber in Anspruch genommen sind. Somit sind Hypertrophie und Dilatation letztlich beide als Ausdrucksform einer gewissen konstitutionellen und funktionellen Minderwertigkeit zu deuten und beanspruchen ein gewisses vermehrtes Interesse bei der Bewertung im Sinne des zu übernehmenden Risikos der privaten Krankenversicherung, da beide Herzen eine, in der Funktionsbreite beeinschränkte und daher nicht optimale Leistung aufzuweisen pflegen. Insbesondere wird eine erheblich über der Norm liegende Zunahme der Pulsfrequenz nach geringer körperlicher Anstrengung den untersuchenden Arzt auf eine solche Beeinträchtigung der Herzkraft hinweisen können.

**Disposition.** Der Konstitutionsbegriff umfaßt, wie oben ausgeführt, sowohl die Gestalt, als auch die Leistungs- und Reaktionsfähigkeit eines Organismus. Die Reaktionsfähigkeit eines einzelnen Organs oder Organsystems pflegt die Medizin als „Disposition" zu bezeichnen. Führt die Disposition eines Systems im Organismus schon unter dem gewöhnlichen Wechsel der normalen äußeren Lebensbedingungen mit besonderer Häufigkeit oder Leichtigkeit zu Erkrankungen, so wird man von einer „krankhaften Anlage" oder einer „Krankheitsdisposition" reden. Eine solche kann sich an den Systemen aller drei Keimblätter manifestieren; sie kann sich an den Geweben ektodermaler Herkunft, d. h. Haut und Nervensystem, ebenso zeigen, wie an dem entodermalen System oder schließlich an den Organen des mesodermalen Keimblatts. Man spricht dann von einer angeborenen oder erworbenen „Schwäche" dieser Organe oder Gewebe. Andere Forscher bevorzugen statt dessen den Begriff der neuropathischen, humoralopathischen und histiopathischen Disposition oder Konstitution, wobei teilweise bei der letzteren noch eine Trennung in eine endocrinopathische und organopathische vorgenommen wird.

Eine Minderwertigkeit der Erbmasse kann sich in einem schon intrauterin zur Auswirkung gekommenen Fehler (Spaltfuß, Spalthand, Hasenscharte, Wolfsrachen), einem angeborenen *Erbschaden,* zeigen. Lösen erst Einflüsse der natürlichen Umwelt extrauterin einen auf diese Minderwertigkeit der Anlage zurückzuführenden Krankheitsvorgang aus, so sprechen wir von einer *Erbkrankheit* oder einem Erb*leiden*. Dieser Ausdruck deckt sich letztlich mit dem oft früher gebrauchten der konstitutionell bedingten Erkrankung.

SIEMENS bezeichnet in einer Arbeit „Über die Begriffe Konstitution und Disposition"[1] die Konstitution als Krankheitsbereitschaft im allgemeinen, als die erhöhte Neigung zu *verschiedenen* Krankheiten, die Disposition aber als erhöhte Neigung zu *bestimmten* Krankheiten. Man wird die Konstitution aber ebenso auch als Ausdruck der Gesamtheit positiver und negativer Dispositionen hinsichtlich der Leistung oder der Widerstandfähigkeit bezeichnen können. Die Disposition gibt darüber hinaus gleichzeitig ein Maß für die Häufigkeit, mit der der augenblickliche Zustand eines Organismus beim Hinzutreten gewisser auslösender Faktoren durch das Auftreten einer bestimmten spezifischen Krankheit antwortet und damit auch deren Stärke und Verlauf bestimmen kann. Die rechtzeitige Erkennung solcher Dispositionen wird es ermöglichen, in der praktischen Versicherungsarbeit den künftigen Versicherungsvertrag so abzustellen, daß einem späteren Konfliktstoff a priori aus dem Wege gegangen werden kann. Wohl läßt sich ein Krankheitsgeschehen in einzelnen Organen in der Mehrzahl der Fälle durch Veränderung im Aufbau und/oder der Funktion nachweisen. Eine in die Tiefe gehende Erforschung solcher Funktionsstörungen mußte aber immer zu der Erkenntnis unlösbarer Zusammenhänge im Organismus führen, die eine isolierte Abstellung auf ein einzelnes Endorgan verbieten: Es kann z. B. die Nierenfunktion ohne die des Kreislaufs nicht voll verstanden werden; die Flüssigkeitsausscheidung ist nicht nur ein rein renaler Vorgang, die Blutbewegung und die Diffusion der Gewebeflüssigkeit sind ebenfalls maßgebend beteiligt, oder, um ein anderes Beispiel anzuziehen: Auch die gesamten Stoffwechselabläufe erschöpfen sich nicht lediglich in rein physikalisch-chemischen Vorgängen der Aufnahme, dem Verbrauch oder Ansatz der Nahrung und der Ausscheidung der Stoffwechselschlacken; sie werden vielmehr darüber hinaus von einem komplizierten hormonal-vegetativ-nervösen Regulationsmechanismus gesteuert. Mit Recht kann allgemein gesagt werden: Jeder Vorgang in den einzelnen Organen wird durch das Gesamtverhalten des Organismus mitbestimmt, alles Einzelgeschehen ist zu einem Ganzen zusammengeordnet und dieses Ganze ist praktisch „individuell", unteilbar.

**Konstitutionsanomalien.** Man kann darüber im Zweifel sein, ob man z. B. Störungen im hormonalen Haushalte des Körpers, soweit sie keine objektiven und ins Auge fallenden Krankheitserscheinungen hervorrufen, der Gruppe der Krankheiten oder den Konstitutionsanomalien, seien es angeborene, seien es erworbene, zurechnen will. Es ist bekannt, daß in vielen Fällen eine zu Forschungszwecken vorgenommene interferometrische Untersuchung des Blutes eine deutliche Abweichung der gefundenen Werte des für die Beurteilung wichtigsten Fünfdrüsensystems zur Darstellung gebracht hat. Objektive Krankheitszeichen, soweit man charakterliche „Eigenheiten" nicht dazu zählen will, braucht ein solcher Patient nicht zu bieten, da die in ihrer Funktion aufeinander abgestellten hormonalen Drüsen vicariierend den Ausfall oder zum mindesten die veränderte Funktion des geschädigten Drüsensystems nach außen hin zu überdecken pflegen. Würde man einen solchen Befund im Rahmen der privaten Krankenversicherung schon als Krankheit werten, so müßte man logischerweise den Beginn einer überwiegen-

---

[1] Dtsch. med. Wschr. 1919/13.

den Zahl von Krankheitsfällen weiter zurückverlegen, sie also praktisch als „altes Leiden" werten. Eine solche Auffassung würde mit Notwendigkeit zu unbilligen Härten führen, die den Sinn einer Versicherung gegen Krankheit, gesehen von den berechtigten Interessen des Patienten aus, zu einer praktischen Unmöglichkeit werden ließen. Dasselbe gilt von anderen Erkrankungsarten, da in jedem Fall eine Verfeinerung der Untersuchungsmöglichkeit und damit die Gewinnung neuer Einblicke in Krankheitsgeschehen und biologische Zusammenhänge zur Vorverlegung des objektiven Krankheitsbeginns zwingen wird. Man wird sich praktisch darauf einigen müssen, solche Befunde als „praemorbide" Zustände, als Konstitutionsanomalien zu werten, deren Begriff sich im allgemeinen mit dem der Krankheitsbereitschaft decken wird. Eine Konstitutionsanomalie kann sich nach der positiven und der negativen Seite hin äußern, sie kann angeboren oder erworben sein. Auch die erworbene Resistenz gegen Gifte und Schädigungen, im extremen Falle eine Immunität, muß als Konstitutionsanomalie gewertet werden, ebenso, wie im negativen Falle die Überempfindlichkeit gegen Schädigungen, also die Gruppe der Anaphylaxie und der Allergien und letztlich die Diathesen.

Die Allergie kann als Konstitutionsanomalie sowohl ererbt, wie intravital erworben sein. Soweit sie vorzugsweise auf einer Minderwertigkeit der Erbmasse beruht, wird man — entsprechend den sonstigen Erbleiden — von allergischen Erbleiden sprechen können.

Als Allergie im allgemeinen wird heute jede klinisch oder histologisch wahrnehmbare Änderung der Reaktionslage bezeichnet. Tritt diese besondere Empfindlichkeit der Gewebe schon unter den natürlichen und gewöhnlichen Lebensbedingungen hervor, so wird sie, da sie wohl mit Sicherheit erblich bedingt ist, als Idiosynkrasie bezeichnet. Ihre Prädilektionsstellen sind vor allem neben der Haut die glatte Muskulatur der Bronchien, des Darmes und der Gefäße nebst dem zugehörigen Nervensystem; außerdem kann die Allergie das Blutbild im Sinne einer vermehrten Eosinophilie verändern. Die auf dem Boden einer Infektion erworbene sog. bakterielle Allergie, wie sie sich besonders im Verlaufe chronischer Infektionskrankheiten bemerkbar machen kann, ist mit der natürlichen Allergie (Idiosynkrasie) nicht identisch. Tritt die Allergie als Folge eines parenteralen Eiweißzerfalls auf, wie dies z. B. nach Seruminjektionen gesehen wird, so spricht man von einer Anaphylaxie, einem Typus der allergischen Krankheit. Manche Forscher glauben auch die rheumatischen Erkrankungen als Krankheit auf der Basis einer solchen veränderten Reaktionslage des Organismus auffassen zu sollen. Auf diese Frage soll jedoch an anderer Stelle zurückgegriffen werden.

Die vom Gesichtswinkel der privaten Krankenversicherung aus wichtigste echte allergische Erkrankung der Atemwege, ja vielleicht der inneren Organe überhaupt, ist unstreitig das Bronchialasthma; von seiten des Magen-Darmkanals können gewisse Dickdarmkatarrhe (Colica mucosa) als allergische Krankheiten eine gewisse praktische Bedeutung erlangen. Das Heufieber und die Überempfindlichkeit gegenüber Nahrungs- und Arzneimitteln (so besonders Eier, Krebse, Erdbeeren, Chinin, Aspirin, Jodtinktur) pflegt sich in den Kostenrechnungen nicht besonders auszuwirken. Die, körperbaulich häufig dem Schmalwuchstyp angehörenden Allergiker weisen ausnahmslos die Zeichen vegetativer Labilität mit ihrer somatischen und psychischen Auswirkungsmöglichkeit auf. Daraus erklärt sich

wiederum die nicht allzu seltene psychische Beeinflussungs- und Auslösungsmöglichkeit der Allergie. Die Beteiligung des vegetativen Systems zeigt sich weiterhin darin, daß im Frühjahr diese Erkrankungen besonders häufig aufzutreten
pflegen, wie sich ja die Abhängigkeit allergischer Erkrankungen von endokrinen
Veränderungen schon durch die Beziehungen zu Menstruation, Schwangerschaft
und Klimax auszeichnet.

Dasselbe Individuum kann zu verschiedenen Zeiten verschiedene Manifestationen der erblich-allergischen Diathese aufweisen, so etwa als Kind den Kopf-
ausschlag der exsudativen Diathese (Milchschorf), als Erwachsener Bronchialasthma, wie auch andererseits in derselben Familie die verschiedensten allergischen Erkrankungen vorkommen können. Neben diesen rein allergischen Erkrankungen gibt es außerdem eine große Zahl interner Krankheiten, bei deren
Zustandekommen allergische Faktoren eine mehr oder weniger maßgebende Rolle
spielen. Es darf in diesem Zusammenhang auch auf den an anderer Stelle näher
besprochenen Begriff des „Arthritismus“ verwiesen werden.

Neben den echt allergischen Krankheiten, wie Bronchialasthma und Ekzem,
findet sich ein Krankheitszustand, die Migräne, dessen allergische „Mit“bedingtheit von den verschiedensten Seiten betont wird und die wegen der entstehenden
Kosten in der privaten Krankenversicherung ein erhöhtes Interesse beansprucht.
Auch bei den Migränekranken fällt in Übereinstimmung mit den Allergikern die
vermehrte psychische und vegetative Übererregbarkeit auf; auf der anderen Seite
lassen sich nahe erbbiologische und klinische Beziehungen zwischen Migräne,
Hormonkrisen und Nervenkrankheiten nicht abstreiten, die die Annahme nahe-
legen, daß die Migräne vornehmlich dort entsteht, wo sich zwei Konstitutions-
kreise, der allergische und der neuropathische überschneiden. Auch die zwischen
Migräne und Epilepsie zweifellos bestehenden Beziehungen weisen in diese
Richtung.

In der Reihe der dem „Arthritismus“ beigezählten Krankheiten findet sich
vor allem eine von enormer Bedeutung, der Rheumatismus. Über den Rheumabegriff als solchen ist in den letzten Jahren viel diskutiert worden. Man muß sich
darüber klar sein, daß der heute gültige Rheumabegriff nichts mehr als eine
Sammelbezeichnung, eine „Worthülse“ für die nach Krankheitserscheinungen und
Ursachen verschiedensten Erkrankungen des Bewegungsapparates und des
Skelettsystems darstellt.

Da in Wissenschaft und Versicherung der berechtigte Wunsch bestand, den farblosen und
nichtssagenden Begriff „Rheuma“ durch eine jeweils prägnantere und bildhafte Krankheitsbezeichnung zu ersetzen, wurde von der „Deutschen Gesellschaft für Rheumabekämpfung“
ein Schema ausgearbeitet, das in seiner Einteilung einen kurzen und klaren Überblick über
die gegenwärtig unter dem Sammelwort „Rheuma“ zusammengefaßten Krankheiten vermittelt:

    I. Akute Gelenkerkrankungen.
        A. Akuter Gelenkrheumatismus (Polyarthritis acuta).
        B. Akute Rheumatoide als Folge bekannter Infektionen (Sepsis, Scharlach, Typhus,
            Grippe, Gonorrhoe, Lues usw.).
    II. Chronische Gelenkerkrankungen.
        A. Chronischer Gelenkrheumatismus (Polyarthritis chronica). Primär und sekundär
            entstandene Formen.
        B. Arthritis deformans (Osteo-Arthropathia deformans).

C. Chronische Erkrankungen der Wirbelsäule (Spondylosis deformans und Spondyl-
arthritis ankylopoëtica).

D. Seltenere Formen (Neurogene, haemophile, endokrine, psoriatische, alkaptonurische,
Perthes'sche, Köhler'sche, Schlattersche Gelenkerkrankungen).

III. Andere Erkrankungen der Knochen, Gelenkkapseln, Sehnen, Sehnenscheiden,
Schleimbeutel, Faszien und Bänder.

IV. Echte Harnsäuregicht (Arthritis urica).

V. Muskelrheumatismus und Muskelentzündungen (Myalgie und Myositis).

VI. Neuralgien.
A. Ischias.
B. Besondere Neuralgien.

Infolge seiner Häufigkeit, seiner enormen Ausbreitung und seines chronischen
Verlaufs stellt der Rheumatismus für die Belange der privaten Krankenversicherung ein besonderes Problem mit bedeutsamen wirtschaftlichen Auswirkungen
dar. Ohne auf diese Frage näher einzugehen, die vor allem ZIMMER[1] in seinen
verschiedenen Arbeiten besonders gewürdigt hat, soll hier nur eine Krankheit
als Prototyp dieser ganzen Gruppe kurz gestreift werden, der akute Gelenkrheumatismus (Polyarthritis rheumatica acuta), dessen Krankheitsbild als bekannt vorausgesetzt werden darf. Ging in der bakteriologischen Ära die allgemeine Auffassung dahin, daß es sich beim Gelenkrheumatismus um eine akute
Infektionskrankheit mit unbekanntem Erreger handle, — neuere Forschungen
bringen diese Erkrankung mit der Tuberkulose in Zusammenhang (LÖWENSTEIN-
Wien), — so sind, trotzdem diese Theorie weiter hin als richtig unterstellt werden
soll, in den letzten Jahren doch mehr und mehr Überlegungen und Beobachtungen
bekannt geworden, die die Entstehung des Gelenkrheumatismus an bestimmte
konstitutionelle Voraussetzungen geknüpft erscheinen lassen, die ihrerseits wieder
auf dem Gebiete der Allergie liegen. So wurde bei der Serumkrankheit, die nur
besonders Disponierte befällt, eine akute Beteiligung der Gelenke festgestellt, die
sich weder anatomisch noch klinisch von der Polyarthritis rheumatica unterscheidet. Die Untersuchung der Familie Serumkranker läßt die erbliche allergische Veranlagung irgendwelcher Art kaum vermissen. Die Kombination dieser
Erkrankung mit allergischen Erkrankungen anderer Art, sowie der ganze Krank-
heitsverlauf lassen mit Recht auf das Vorliegen einer Überempfindlichkeitsreaktion
schließen. Die Ansicht, wonach die rheumatische Erkrankung als allergische
Antigen-Antikörper-Reaktion aufgefaßt werden kann, hat eine gewisse Wahrscheinlichkeit für sich; dies um so mehr, als rheumatische Erscheinungen (sog.
Rheumatoide) nicht nur beim akuten Gelenkrheumatismus, sondern auch bei
allen möglichen anderen Infektionskrankheiten (Scharlach, Tuberkulose, Typhus,
Grippe, Gonorrhoe) vorkommen, aber auch hier anscheinend nur bei besonderer

---

[1] ZIMMER: „Wirtschaftliche Heil- und Fürsorgebehandlung der Kranken mit chronischen
Leiden der Bewegungsorgane." Veröff. dtsch. Ges. Rheumabekämpfg 1927. — „Rheuma und
Rheumabekämpfung." Arb. u. Gesdh., Schriftenreihe zum Reichsarbeitsblatt 1928, Heft 8. —
„Arthropathia deformans endocrina." Z. ärztl. Fortbildg. 1927, 18. — ZIMMER, LENDEL und
FEHLOW: „Experimentelle und klinische Untersuchungen zur interferometrischen Methode der
Abderhaldenschen Reaktion unter besonderer Berücksichtigung der endocrinen Gelenk-
erkrankungen." Münch. med. Wschr. 1927, 37/46; 1928, 28. Vgl. Fermentforschg. Bd. 10,
Heft 3.

Veranlagung. Experimentelle Untersuchungen im Tierversuch sprechen für die Richtigkeit dieser klinischen Beobachtungen.

Die Skrophulose als besondere Form kindlicher Tuberkulose tritt nur bei solchen Individuen auf, die dem Konstitutionstyp der sog. exsudativen Diathese (CZERNY) angehören. Auch diese Diathese ist nach allgemeinem Urteil nichts anderes als die Frühform der allergischen Diathese: Beide Konstitutionskreise sind durch die gleichen Krankheitserscheinungen, wie Ekzeme, Bindehaut-Lidrandentzündungen usw. gekennzeichnet. Stammbäume von Rheumatiker-familien zeigen Beziehungen des akuten Gelenkrheumatismus zu anderen ge-häuften Erkrankungen des Skelettsystems als Ausdruck einer Systemminder-wertigkeit des Skelettsystems auf. Diese Erscheinung weist darauf hin, daß auch hier wieder, genau wie beim Bronchialasthma und der Migräne, neben der aller-gischen noch eine weitere konstitutionelle Bereitschaft vorliegen muß, um das klinische Krankheitsbild hervorzurufen.

Die Krankheitsbereitschaft als solche bedeutet demnach nicht nur eine ver-ringerte Anpassungsfähigkeit an äußere Bedingungen, sondern auch eine ver-minderte Reaktionsbreite gegenüber den endogenen Vorgängen im Körper. Im einzelnen kann der Begriff der Krankheitsbereitschaft praktisch unterteilt wer-den in den einer vererbten Konstitutionsanomalie, einer (vielleicht unter Krank-heitserscheinungen erworbenen) Konstitutionsvariation und in einen Konsti-tutionsdefekt im Sinne eines qualitativen oder quantitativen funktionellen Defektes.

Wohl könnte jede Krankheitsbereitschaft theoretisch bereits als krankhafte Erscheinung im Sinne einer verminderten Widerstandskraft angesehen werden; für den Gebrauch in der privaten Krankenversicherung kann sie jedoch erst nach entsprechender Auslösung durch äußere Bedingungen als Krankheit im Sinne der AVB gewertet werden, soll nicht der Krankheitsbegriff in einer Form überspitzt werden, die ihn für den Versicherten untragbar macht. Diese Feststellung müßte m. E. zur Vermeidung von Unklarheit in einer Neufassung der Normativbestim-mungen ihren Niederschlag finden. Dieselben Forderungen gelten für den Dia-thesenbegriff der arthritisch-urischen, diabetischen, exsudativen und lympha-thischen Diathese, die besonders in der Kinderheilkunde eine erhebliche Rolle spielen.

Nicht immer wird allerdings zwischen Krankheit und Diathese ein in die Augen fallender Unterschied festzustellen sein, der Übergang kann sich in manchen Fällen als ein unmerklicher, fließender darstellen. So wird man bei den auf einer exsudativen Diathese beruhenden Erscheinungen, wie Katarrhen, Ekzemen, Augenerkrankungen usw. nicht mehr von reinen Konstitutionsanomalien reden können, da hier schon objektiv manifeste Krankheitserscheinungen vorliegen. Die Krankheitsbereitschaft als solche kann in manchen Fällen durch funktionelle und serologische Prüfungen festgestellt werden. Beim Diabetes wird erst die wieder-holt auszulösende abnorme alimentäre Glykosurie die sichere Feststellung des Konstitutionsdefektes ermöglichen. Ein erhöhter Harnsäurerest als Test auf die verzögerte Ausscheidung der Harnsäure nach Purinzufuhr kann die urische Diathese erweisen. Die PIRQUETsche Hautreaktion oder andere Allergieprüfungen können im Einzelfall Aufschluß über bestehende Konstitutionsvariationen geben, deren Kenntnis für die Beurteilung des Antragstellers im Sinne einer praemorbiden Persönlichkeit von einer gewissen Wichtigkeit für den zukünftigen Versicherungsvertrag sein mag.

**Erbgut.** In der Frage der Bewertung von Konstitution und Disposition spielt die Erbanlage eine überragende Rolle. Sie vermittelt begründete Hinweise, die jenseits der einfachen Auffassung von „Krankheitsursachen" liegen.

Lange hat es gedauert, bis die Erkenntnis allgemeines Erfahrungsgut werden konnte, daß der einzelne Mensch mit seinem Erbgut nur ein Glied in der Kette seiner Ahnenreihe bildet und in seinem Erscheinungsbild sichtbar oder verdeckt Vorteile und Schwächen seiner Vorfahren übernommen hat, um sie seinen Nachkommen weiter zu vererben.

Wenn irgendwo in der Welt, so war es besonders in Deutschland während der letzten Jahre dem Arzt möglich, einen grundlegenden Anschauungsunterricht über die Bedeutung der Fragen des Erbgutes zu erleben, der weitschweifige Erläuterungen zu einzelnen Punkten überflüssig macht.

Die Lebensversicherung hat schon seit langer Zeit der Frage des Erbguts die größte Bedeutung geschenkt und ihre Ergebnisse praktisch der notwendigen Bewertung ihrer Risiken unterlegt. Ihre umfangreichen, aus der praktischen Arbeit gewonnenen, statistischen Untersuchungen konnten andererseits die Wissenschaft zu neuen Fragen anregen. Sie hat sich bei dieser Einstellung nicht durch die verschiedenen Strömungen innerhalb der klinischen Medizin, wie z. B. die ätiologische Ära beeinflussen lassen, die mit ihren außerordentlichen Erfolgen auf dem Gebiete der bakteriologischen Forschung in einer Epoche auch für die klinische Medizin allein richtungsweisend war.

Es darf dazu auf die Ausführungen von WEITZ [1] auf dem XI. Kongreß für Versicherungs und Versorgungsmedizin verwiesen werden, der feststellte:

„Aus dem bei den Lebensversicherungen gesammelten Material hat die Konstitutionsforschung den größten Nutzen gezogen. Ich möchte behaupten, daß die Daten, die uns die Lebensversicherungsärzte über die Bedeutung des Habitus für die Prognose mitgeteilt haben, zu dem Solidesten gehören, was uns die Konstitutionsforschung bisher geschenkt hat".

Wir wissen um die Vererbung physischer und psychischer Eigenschaften, um die Vererbung mancher konstitutioneller Eigentümlichkeiten, wie die Unempfindlichkeit oder Überempfindlichkeit gegen exogene Einflüsse oder auch Medikamente, das altersgebundene Auftreten von Krankheiten bei Angehörigen derselben Familie, den gleichsinnigen Ablauf biologischer Vorgänge hinsichtlich des Rhythmus (z. B. Auftreten und Verschwinden der Menstruation im gleichen Lebensalter bei Mutter und Tochter). Wir wissen ferner, daß bei Verwandtenehen die krankhaften Anlagen, die sich seither verdeckt vererbten, kumuliert in Erscheinung treten können und daß eine gewisse Alternation in der Art der hereditären Belastung beobachtet wird, also etwa beim Sohn Tuberkulose, beim Vater Krebs. Es mag hier ein Grundnenner vorliegen, dessen Art uns heute noch unbekannt ist. Wir wissen, daß in manchen Familien eine ausgesprochene Neigung zur Erhöhung der Körpertemperatur aus kleinen Anlässen besteht, denen bei anderen selbst in ernsten Krankheitsfällen nur eine geringe Steigerung der Körperwärme gegenübersteht.

---

[1] WEITZ in „Innere Erbkrankheiten und Versicherung"; Verhandlungen auf der XI. Tagung der Deutschen Gesellschaft für Unfallheilkunde, Versicherungs- und Versorgungsmedizin 1936 in Hamburg (ref. Arch. orthop. Chir. Bd. 37 (1937), Heft 3).

Auch die, für die Prognose der privaten Krankenversicherung so wichtige Steigerung des Blutdrucks ist in ihrer familiären Bedingtheit erwiesen und ermöglicht so in manchen Fällen eine andere Bewertung der Hypertonie.

In der privaten Krankenversicherung haben die aus diesen fundamentalen Tatsachen sich ergebenden Folgerungen und Forderungen praktisch noch nicht die ihnen gebührende volle Beachtung gefunden, obwohl ein Ansatz, für die Zukunft auch hier wertvolles Erfahrungsmaterial zu sammeln und nutzbringend für die Gesamtheit zu verwerten, unverkennbar ist. Es muß immer wieder auf die Absurdität hingewiesen werden, daß bislang der Träger erbgesunden Blutes und besten Erbgutes in der versicherungsmedizinischen Beurteilung mit der gleichen Bewertung eingesetzt wurde, wie der Abkömmling einer Familie mit starker hereditärer Belastung.

Aus der Praxis der Krankenversicherung erscheinen für eine prognostische Bewertung der Erblichkeit einige Krankheitsgruppen, die in der engeren Familie gehäuft auftreten, besonders wichtig:

1. Psychopatische bzw. neurotische Belastung.
2. Veränderungen der normalen Reaktionslage.
3. Hormonale Störungen aller Art.
4. Tuberkulose.
5. Hirnapoplexie und die verschiedenen Formen von Arteriosklerose.
6. Krebs.

Die Eruierung besonderer Gefahrenmomente aus der Familiengeschichte wird allerdings nicht dazu führen dürfen, die prinzipielle Versicherbarkeit eines Antragstellers n u r aus diesen Gründen auszuschließen, da damit der wichtigen Bedeutung der Umwelteinflüsse nicht genügend Rechnung getragen würde, sie wird aber bei sonst ungünstigen Risikoverhältnissen vielleicht den ausschlaggebenden Faktor zur Gesamtablehnung abgeben müssen. Vielleicht mag in dieser Aufzählung die Erwähnung der Lues vermißt werden: Hier schützt nach den AVB die vertraglich ausbedungene Geltendmachung des „alten Leidens" während der gesamten Vertragsdauer.

**Rasse.** Die teilweise bevorzugt rassenmäßig gebunden oder doch zum mindesten betont erscheinende Vererbung aller Arten von Krankheitsanlagen, wie Rheuma, Gicht, Fettsucht, Diabetes, um einige Beispiele anzuführen, darf als bekannt vorausgesetzt werden. Neuere, auf einem der letzten Chirurgenkongresse vorgetragene Forschungsergebnisse unterstreichen ebenso die Annahme einer rassenmäßig unterschiedlichen Widerstandskraft gegen Erkrankungen. Es ist bekannt, daß die Erreger auch der bösartigsten Infektionskrankheiten immer nur einen beschränkten Kreis von Lebewesen zu schädigen vermögen. Diese Feststellung bezieht sich nicht nur auf die gänzliche Artverschiedenheit der befallenen Lebewesen, auch verwandte Varietäten ein und derselben Art können auf Infektionen eine grundverschiedene Reaktion zeigen. Eine solche Reaktionsfähigkeit z. B. im Sinne der Immunität ist keineswegs nur auf Verhältnisse der menschlichen Erbpathologie beschränkt; sie hat auch durch die Müncheberger Züchtungs- und Kreuzungsversuche für Deutschland große wirtschaftliche Bedeutung erlangt (Rotlauf-immune Schweine, Meltau-immune Reben, Rost-immunes Getreide).

Diese Spezies- und Rassendisposition konnte auch beim Menschen festgestellt werden, wenn auch so stark in die Augen springende Unterschiede nicht vorzukommen scheinen. Rein umweltbedingte Unterschiede müssen bei der Beurteilung ihre Berücksichtigung finden: Anfälligkeit, z. B. gegenüber einer menschlichen Infektionskrankheit und Schwere des Verlaufs häufen sich, wenn zwischen dem Erreger der Erkrankung und der befallenen Menschengruppe bisher kein oder nur ein geringer Kontakt stattgefunden hat. Aber trotz Berücksichtigung dieser Tatsache muß außerdem noch mit rassemäßigen erblichen Unterschieden gegenüber Infektionskrankheiten gerechnet werden. Es wurde festgestellt, daß Indianer gegen Scharlach, ostafrikanische Neger und Polareskimos gegen Scharlach und Diphtherie immun sind. Die Forschungen auf diesem Gebiet sind keineswegs abgeschlossen; wenn trotzdem hier diese Fragen gestreift wurden, so geschah es, um zu zeigen, daß auch solche Gründe für die Versicherungsmöglichkeit in der privaten Krankenversicherung zu berücksichtigen sind und der Versicherungsmöglichkeit z. B. von Expeditionen in außereuropäische Länder damit eine Grenze gesetzt sein kann.

Schon seit längerer Zeit erforscht war das Vorhandensein bestimmter Erkrankungen bei der jüdischen Rasse, wenn auch von anderer Seite, vielleicht tendenziös beeindruckt, versucht wurde, das Prävalieren dieser Erkrankungen als rein soziologisch, also etwa durch bessere wirtschaftliche Verhältnisse bedingt, zu erklären. Daß aber die Rasse auf die ganze Lebenseinstellung, auf Neigungen und damit letzten Endes auch auf Gesundheit und Krankheit einen überragenden Einfluß hat, läßt sich unter anderem auch aus den Ergebnissen der olympischen Spiele entnehmen, bei denen Art der sportlichen Betätigung und Sporterfolge sich eng mit rassischen Komponenten verknüpfen. Mit der Rasse hängen ja auch wieder Konstitution und Körperbau, und damit Körpermaße und Körpergewicht zusammen. Diese Faktoren bedingen zweifellos ihrerseits zum Teil wieder den Beruf und/oder resultieren auch aus dem Beruf, sie stellen also letzten Endes ein gleitendes Ineinanderübergehen endogener und exogener Faktoren dar.

Die Empfänglichkeit gleichrassiger Menschen für den gleichen Krankheitserreger kann eine sehr verschiedene sein. Diese Verschiedenheit darf wohl größtenteils nicht auf die Verschiedenheit der Erreger, sondern die Verschiedenheit der infizierten Menschen zurückgeführt werden. Milieueinflüsse sind in der Lage, die Krankheitsbereitschaft zu steigern oder abzuschwächen; so sind Klimawechsel und zweckentsprechende Ernährung geeignet, die Widerstandskraft unterernährter und geschwächter Menschen hinsichtlich ihrer Anfälligkeit deutlich zu steigern. Diese Beobachtungen sind vielfach im Tierexperiment bestätigt. Es ist z. B. gelungen, die spezifische Wirkung ganz bestimmter Stoffe nachzuweisen: So konnten z. B. GUNDEL, GYÖRGI und PAGEL bei Ratten eitrige Lungenentzündungen hervorrufen durch Darreichung einer Kost, der ein bestimmtes Vitamin fehlte; durch Verabreichung der Vollkost wurde die Erkrankung schnell behoben. Auch die Frage der erblichen Disposition zu Infektionskrankheiten konnte als Ergebnisse des Tierversuchs, die sich mit Namen wie GOTTSCHLICH, HAGEDORN, LEWIS und LOOMIS verknüpfen, besonders deutlich herausgestellt werden. Die Ergebnisse solcher Versuche haben zum Begriff der Konstitutionsserologie geführt.

**Körpermaße, Körpergewicht.** Körpergewicht, Brust- und Bauchumfang und ihr Verhältnis zum Längenmaß hat für die Praxis des Versicherungsarztes, und zwar nicht nur in der Lebensversicherung, eine programmatische Bedeutung. Ein Gewicht von beispielsweise 90 kg wird bei einem Manne von 190 cm Größe nicht von der Norm abweichen, während dasselbe Gewicht bei einer Größe von 160 cm schon zu ernsten Bedenken in der Bewertung des Risikos Anlaß geben könnte. Eine untere Gewichtsgrenze pflegt im allgemeinen im Schrifttum nicht angegeben zu sein; sie wird zu der Körperlänge im Verhältnis stehen müssen. Im allgemeinen wird in Deutschland das Gewicht nach der Broca'schen Formel bestimmt, die die Zahl der cm-Körperlänge über 1 m der Gewichtszahl in kg gleichsetzt. Amerikanische Ansichten pflegen als Optimalgewicht ein solches anzusetzen, welches 5 kg unter diesem errechneten Wert liegt. Diese Berechnungsart kommt ungefähr den Ergebnissen derjenigen gleich, die als Gewicht zwei Fünftel der Körperlänge ansetzt.

Die Maße des Halsumfanges, des Carpalumfanges, der Acromialdistanz und des Leibes ergänzen das gewonnene Bild. Der Umfang des Halses entspricht bei normal gebautem Körper ungefähr der Acromialdistanz und wird allgemein bei erwachsenen Menschen zwischen 37 und 42 cm liegen. Gemessen wird der Halsumfang in der Höhe des Adamsapfels, die Acromialdistanz auf der Vorderseite zwischen den beiden Acromialgelenken. Eine erhebliche Differenz zwischen diesen Maßen wird einer Erklärung, und der Sicherheit halber, einer nochmaligen Kontrolle bedürfen.

Nicht zu Unrecht wird auch in der privaten Krankenversicherung der Beurteilung des Leibesumfanges in Nabelhöhe für die Beurteilung des Körpergewichts und daraus des Risikos eine gewisse Bedeutung zugemessen. Allgemein soll der Umfang des Leibes den Wert von drei Fünftel der Körperlänge nicht überschreiten. Eine starke Abweichung von dieser Normzahl im Sinne der Korpulenz wird als gefahrerhöhend zu werten sein. Ebenso wie die aus den Messungen festzustellende Korpulenz, kann natürlich auch eine über dem Durchschnitt liegende Magerkeit von pathognomischer Bedeutung sein.

Beim Brustumfang, der im allgemeinen bei herabhängenden Armen über den Brustwarzen gemessen wird, soll die Differenz zwischen Aus- und Einatmung mindestens 5 cm betragen. In Fällen, deren Unterschiedswert unterhalb dieser Zahl liegt, ist zu prüfen, ob und inwieweit die Bauchatmung für diese mangelhafte Exkursionsbreite des Brustkorbs ergänzend eintritt. Zur Kontrolle eines perkutorisch und exkultatorisch erhobenen Emphysembefundes wird diese Methode dem Praktiker zur Feststellung einer extremen Inspirationsstellung des Thorax auch in der Exspiration von Wert sein können. Bei Frauen kann es sich als notwendig erweisen, diese Maße evtl. unterhalb der (vielleicht zu starken) Mammae festzustellen. Zur Kontrolle der Auswertung mag es sich auch als empfehlenswert erweisen, die Vitalkapazität durch eine spirometrische Untersuchung zu überprüfen.

Die fehlende und nicht genügende Berücksichtigung der Korrelation zwischen Körpermaßen und Körpergewicht kann, wie die tägliche Praxis zeigt, der privaten Krankenversicherung oft unverhältnismäßig hohe Kosten und damit vermeidbaren wirtschaftlichen Schaden verursachen. Ich erinnere z. B. an das stark erhöhte Risiko im Gastwirtsgewerbe, an die Prädisposition des Korpulenten zu Diabetes, den engen Zusammenhang zwischen Fettsucht und Erkrankungen der Kreislauforgane oder die oft beobachtete Vergesellschaftung von Untergewicht und Lungentuberkulose.

**Alter.** Für Bestand und Leistungsfähigkeit der privaten Krankenversicherung ist die Bewertung des Alters eine der wichtigsten Grundlagen. Die Anfälligkeitshäufigkeit für bestimmte Erkrankungen ist in den einzelnen Lebensjahrzehnten eine verschiedene und bedarf einer genauen statistischen Erfassung. Die Verteilung des Versichertenbestandes auf die verschiedenen Lebensjahrzehnte wird in gewissen Grenzen einen Überblick über Notwendigkeiten materieller Anspannung ermöglichen, will sich die Krankenversicherung vor größerem und anderweitig nicht übersehbarem Schaden bewahren. Da die private Krankenversicherung die individuelle Bewertung des Gesundheitsrisikos in der Form nicht kennt, daß ein erhöhtes Risiko zwangsläufig eine ausgleichende Erhöhung der Prämie bedingt, ist sie um so mehr darauf angewiesen, die Zusammensetzung ihres Versichertenbestandes möglichst optimal zu gestalten.

Jedes Lebensalter hat seine besondere Krankheitsdisposition; bei jungen Leuten gewinnen Umstände maßgebenden Einfluß, die im mittleren und späteren Lebensalter entfallen: Schwierigkeiten des Berufs und der Ausgestaltung der Lebensstellung sind noch nicht überwunden, Schwankungen im Zusammenhang mit der Pubertätsentwicklung noch nicht immer restlos ausgeglichen. Bei der heute noch bei einem Teil der Bevölkerung vorherrschenden Spätehe dürfte wohl auch eine erhöhte Gefahr der geschlechtlichen Ansteckung mit ihren Folgen unterstellt werden können, eine Gefahr, die ja mit der Ehe und wachsender Kinderzahl jäh abzusinken pflegt. Ebenso ist die Gefahr der Tuberkulose bis zur Mitte der Zwanzigerjahre noch eine erhöhte. Bei Antragstellern dieses Lebensalters beanspruchen Erwägungen hinsichtlich des Erbguts, der Vorgeschichte und Vorerkrankungen eine erhöhte Beachtung, während die Bewertung des Erbgutes bei älteren Personen, soweit es sich um ihre eigene Person handelt, etwas in den Hintergrund treten kann, denn auch eine schwache Konstitution ist, soweit sie vorhanden war, in diesem Zeitpunkt vom Körper überwunden oder doch weitgehend ausgeglichen. Dafür treten bei älteren Leuten, zum mindesten nach dem 50. Lebensjahre, wieder jene Gefahren vermehrt in Erscheinung, die mit dem zunehmenden Alter verbunden sind, die Gefahr der Herz- und Gefäßerkrankung und das Auftreten bösartiger Neubildungen. Besonders beim weiblichen Geschlecht kommt dieser Altersstufe eine erhöhte Bedeutung zu, da während der klimakterischen Umbildungsperiode auch die allgemeine Widerstandskraft des Körpers gegen endogene und exogene Einflüsse deutlich herabgesetzt zu sein scheint. Der Umstand, daß Kriegsteilnehmer prinzipiell in eine um etwa zehn Jahre höhere Alters- und damit auch Abnutzungsstufe einzureihen sind, wird in der privaten Krankenversicherung allgemein noch zu wenig berücksichtigt.

Krankhafte Erbanlagen, wie z. B. Schwachsinn, aber auch Manie und Melancholie, können teilweise erst im Rückbildungsalter in Erscheinung treten; aus solchen senilen Manifestationen läßt sich aber eine belastende Voraussage für die Nachkommenschaft der Sippe ableiten. Diese senilen Erscheinungen bilden in gewissem Sinne eine Parallele zu ähnlichen Erscheinungen des Kindesalters: Auch hier fördert eine der Altersstufe eigentümliche Einschränkung der Anpassungsfähigkeit die Manifestation von krankhaften Erbanlagen im Körperlichen und

Seelischen. Ein wichtiger Unterschied zwischen Greisenalter und Kindesalter für die Beurteilung der Erbanlage besteht dann, wenn es sich um tödliche Erbanlagen handelt. Bei alten Leuten bedeutet der Tod den Abschluß eines Lebens, das mit Leistung, Krankheit und Ableben, im Bewußtsein der Familie und meist auch „aktenmäßig" verankert, im Gedächtnis bleibt, also in Krankheitsfragen wenigstens Erwähnung finden wird. Schwerkranke Kinder pflegen als Letalfaktoren im Familienstamm um so weniger mitgerechnet zu werden, je früher sie aus dem Leben geschieden sind: Über die Art der wahren Todesursache pflegt in der Regel nichts bekannt zu sein. Für die Krankenversicherung kann die gesundheitliche Familiengeschichte insofern für die Zukunft von großer Bedeutung sein, daß man durch sie die Tatsache der Anfälligkeit und möglichst auch die Formen ihrer Manifestation kennt. Aus diesem Gesichtswinkel gewinnt auch die Frage der Säuglingssterblichkeit eine andere Bewertung. Gemeinhin wird die Säuglingssterblichkeit als Ausdruck der Umwelteinflüsse gewertet und dies mit einem gewissen Recht, weil zweifellos durch gesundheitliche Maßnahmen die Säuglingssterblichkeit günstig beeinflußt werden konnte. Es darf aber nicht vergessen werden, daß die Säuglingssterblichkeit auch als Ausdruck einer besseren oder mangelnden Anpassungsfähigkeit aufzufassen ist und als solche gewisse Anlagemängel offenbaren kann. Zu den angeschnittenen Fragen hat besonders PIRQUET in seinem Buch „Die Allergieen des Lebensalters" (Thieme 1930), Stellung genommen, auf dessen eingehende und ausführliche Darlegungen in diesem Zusammenhang verwiesen werden darf.

Geschlecht. Da der Lebenslauf der Frau gegenüber dem des Mannes in verstärktem Maße biologisch an die Geschlechts- und Fortpflanzungsfunktionen geknüpft ist, wird die Frau bei der Möglichkeit ausgedehnter Störungen dieser Funktionen auch risikomäßig eine andere Bewertung erfahren müssen. Die starke Bindung an die ihr von der Natur gestellten Aufgaben macht verständlich, wie gerade bei der Frau seelische Vorgänge sich in Form organischer Symptome im Bereich der Genitalorgane äußern können. Es darf nicht vergessen werden, daß gerade hier körperliche und seelische Beeinträchtigungen des Wohlbefindens stark ineinander übergehen. Ebenso, wie eine körperliche Indisposition die Leistungsfähigkeit der Frau auf allen Gebieten herabsetzt, kann auch ein seelisch-sexuelles Trauma als auslösendes Moment zur Lähmung der körperlichen Widerstandsfähigkeit und des Gesundheitswillens in Frage kommen. Ein solches Trauma braucht nicht nur in einem Tun zu bestehen, sondern kann auch in einem Unterlassen seine Erklärung finden, dies um so mehr, als die seelischen Beziehungen im Leben der Frau, die als auslösende Faktoren körperlicher Symptomenkomplexe in Frage kommen, zahlreich sind. Neben dem ganzen Neurosengebiet, wie wir es auch beim Manne kennen und das bei der „gefühlsmäßigen" Einstellung der Frau in verstärktem Maße zum Ausdruck kommt, sind akute Einwirkungen, wie Schreck und Angst, ebenso auch Dauerstimmungen, wie Furcht oder starke Abneigung, andererseits aber auch lustbetonte Affekte, wie Hoffnung und Liebe als auslösende Momente zu berücksichtigen.

Bei den im allgemeinen wohl inniger gestalteten Beziehungen zur Umwelt, ich denke nur an Eltern-Kindbeziehungen, Gatten- und Ehebeziehungen, Einstellung zu Religionsfragen, Schicksal u. ä. ist es verständlich, daß die Auslösungsmöglichkeit für Konfliktstoffe als gehäufte bezeichnet werden muß. Es ließen sich zahlreiche Krankheitsbilder als Beispiele heranziehen, die früher rein organisch aufgefaßt, heute zum mindesten als sehr häufig seelisch mitbedingt erkannt wurden, so an erster Stelle die Frigidität und der Vaginismus einerseits, die Hyperemesis gravidarum andererseits.

Die grundlegende seelische Umstimmung des deutschen Menschen hat dazu geführt, heute auch wieder die Frage der Schwangerschaftsunterbrechung und das Erlebnis der Mutterschaft als psycho-physische Probleme anders zu bewerten. Zum mindesten bei der Erstgebärenden bedeutet die Geburt eines Kindes nicht nur den rein körperlichen Vorgang der Austoßung einer Frucht, sondern vor allem das Manifestwerden und Erleben des Begriffs „Mutter". Sie ist damit ein Wendepunkt zwischen zwei Daseinsphasen einer seelischen Entwicklung, für welche die Schwangerschaft als einleitender Übergang angesehen werden kann. Die nichtbegründete Unterbrechung einer Schwangerschaft kann in vielen Fällen sehr wesentliche seelische Störungen hinterlassen, die unstreitig als Ausgangspunkt für die verschiedensten körperlichen Krankheitszustände angesprochen werden dürfen. Das große Massenexperiment in Rußland, das nach den Zeitungsmeldungen selbst dort eine starke Einschränkung erfahren mußte, scheint diese Einzelbeobachtungen auf breitester Basis zu bestätigen. Zu dem ganzen Fragenkomplex darf ich auf die ausgezeichnete Arbeit von Oettingen [1] verweisen.

**Charakter und seelische Grundhaltung.** In ihren Auswirkungen wird jede Konstitution mit ihren ererbten und erworbenen Reaktionsfähigkeiten bestimmt durch eine Organisation morphologischer, physiologischer und psychischer Art. Regelt die erste Aufbau und Gestalt, die zweite Funktion und Betrieb des Organismus, so bewirkt die letzte die Verschmelzung des Ganzen zu einer seelischen Einheit, wie sie nach außen durch Verstand (Intellekt) und Vernunft (Ratio), das Gemüt (Temperament), den Willen, die willensmäßige Grundhaltung (Charakter) und das sittliche Bewußtsein (Moral, Ethik) in Erscheinung tritt. Steuert die Vernunft diese verschiedenen Komponenten der psychischen Organisation, so pflegen wir vom Begriff der „Persönlichkeit" im Sinne eines seiner selbst bewußten menschlichen Organismus zu sprechen.

So steht auch der Versicherte der privaten Krankenversicherung dem Arzt und der Versicherung nicht nur als Organismus mit körperlich-stofflichen Vorgängen gegenüber, sondern ebenso als Persönlichkeit mit seelischen Reaktionsabläufen: Psychische und somatische Erscheinungen präsentieren sich als zwei in sich verbundene Sphären eines einheitlichen, aus der Erbanlage sich entwickelnden Lebensablaufs. Erfahrungsgemäß gibt es keine Krankheit, bei der nicht die seelische Grundhaltung und die jeweilige psychische Verfassung des Kranken von wesentlicher Bedeutung ist; diese Einstellung des Kranken ist nicht nur entscheidend für die Behandlung als solche und ihren Erfolg oder auch für die Verarbeitung von Schmerz und Beschwerden, nein, auch der Ablauf der physiologischen und pathologischen Vorgänge im Organismus und, soweit wir heute wissen, die ihn steuernde zentrale Beeinflussung sind weitgehend von seelischen Einflüssen abhängig.

---

[1] Oettingen: „Über psychophysische Zusammenhänge auf dem Gebiete der Geburtshilfe und Gynäkologie." Med. Welt 1936, Nr. 23.

Die seelische Grundhaltung des Versicherten, seine psychische Organisation, beansprucht daher wegen ihres Einflusses auf das Krankheitsgeschehen und somit auf den Ablauf des Krankenversicherungsvertrags im Rahmen der zu bewertenden Faktoren ein besonderes, oft ausschlaggebendes Interesse.

In welcher Art die Psyche mit der Ganzheit der verschiedenen Funktionen körperlichen Geschehens verknüpft ist, entzieht sich heute noch unserer Kenntnis; daß beide sich aber weitestgehend durch zahllose Wechselbeziehungen beeinflussen, steht außer allem Zweifel. Besonders die Arbeiten aus der v. Weizsäckerschen Klinik[1], die von GÖRING[2], SIEBECK[3], SCHULTZ-HENKE[4] u. a. sind geeignet, hier grundlegende und aufschlußreiche Einblicke zu vermitteln.

Es darf nicht vergessen werden, daß in der privaten Krankenversicherung, im Gegensatz zu anderen Versicherungssparten, der Versicherungsfall ohne „Verschulden" beliebig oft herbeigeführt werden kann[5]. Außerdem wird er, wie ausgeführt, in seiner Dauer und Schwere von Umständen, die in der Person des einzelnen Kranken liegen, weitgehend beeinflußt. Man bezeichnet diesen, aus der Grundhaltung des einzelnen Patienten sich ableitenden Einfluß als das „subjektive Risiko". Die enorme Bedeutung, die dieser Faktor wegen seiner Unübersichtlichkeit für die wirtschaftlichen Belange der privaten Krankenversicherung darstellt, macht das Entstehen einer umfangreichen Literatur über das subjektive Risiko im Fachschrifttum der privaten Krankenversicherung erklärlich. Daraus den Schluß ableiten zu wollen, man sei damit der grundsätzlichen Lösung dieser Frage endgültig näher gekommen, besteht keine Berechtigung.

Im Prinzip handelt es sich bei der Beurteilung des subjektiven Risikos für die private Krankenversicherung praktisch um die Klarstellung der Frage, ob bei dem Antragsteller innerhalb des Persönlichkeitsganzen eine von der Norm stark abweichende seelische Haltung zu unterstellen ist und, wieweit diese von der Norm abweichenden seelischen Eigenschaften hinsichtlich Art und Grad einen Rückschluß auf die soziologische Bedeutung dieser Eigenschaften erlauben. Eigenarten

---

[1] VON WEIZSÄCKER: „Soziale Krankheit und soziale Gesundung." Berlin. — Ders., Dtsch. med. Wschr. 1926, Nr. 50 und 51. — Ders., „Körpergeschehen und Neurose." Internat. Z. Psychoanal. Bd. 19 (1933) S. 16. — Ders., „Wege psycho-physischer Forschung." Heidelberg. — Ders., „Ärztliche Fragen." Thieme, Leipzig, 1933, — Ders., „Studien zur Pathogenese. Thieme, Leipzig 1935. — Ders., Vortrag über Herzneurosen, IX. Fortbildungslehrgang in Bad Nauheim. Dresden und Leipzig 1933. — SIEBECK: „Die Beurteilung und Behandlung Herzkranker." Leipzig 1935. — VOGEL: Z. Neur. Bd. 141 (1932), S. 194. — WALLENBERG: Dtsch. med. Wschr. 1933, S. 1280. — Ders., Dtsch. med. Wschr. 1935, Nr. 13. — FAHRENKAMP: „Der Herzkranke." Stuttgart 1931. — Ders., „Die psychophysischen Wechselwirkungen bei den Hypertonieerkrankungen." Stuttgart 1926. — SIMMEL: VI. Allg. ärztl. Kongr. f. Psychotherapie 1931, S. 56. — HEYER: „Der Organismus der Seele."

[2] GÖRING: „Über seelisch bedingte echte Organerkrankungen." Hippokrates-Verlag. Stuttgart/Leipzig.

[3] SIEBECK: „Organisch, funktionell, neurotisch in Diagnose und Therapie". In „Über seelische Krankheitsentstehung." Verlag Thieme, Leipzig.

[4] SCHULTZ-HENKE: „Über Organneurosen." In „Über seelische Krankheitsentstehung". Verlag Thieme, Leipzig.

[5] Nach Urteil des RG VII vom 13. (23.) Mai 1938 (RGZ 157, 314, JRPV 1938, 196) befreit zwar die vorsätzliche Herbeiführung des Versicherungsfalls durch den Versicherten den Versicherer. Nach einem Urteil des KG vom 18. Juli 1936 (JRPV 1937, 59) steht jedoch schon Alkoholmißbrauch einer solchen vorsätzlichen Herbeiführung des Versicherungsfalls nicht gleich.

der psychischen Grundeinstellung lassen, wie bekannt, nervöse, oder, wie man heute besser sagt, neurotische Haltungen entstehen, die weitgehend dem bewußten Willen und hinsichtlich ihrer eigentlichen Ursachen der bewußten Erkenntnis entzogen sind. Sie stammen als körperlich gebundene und nach körperlicher Entladung drängende, also letztlich Auslösung gewaltiger seelischer Spannungen bezweckende Triebhandlungen aus tieferen Schichten. Der dafür geprägte Begriff der „vitalen" Person soll zum Ausdruck bringen, daß es sich hier um einen Bereich persönlichen Lebens handelt, in dem körperliche und seelische Besonderheit zusammengefaßt ist und von dem aus der Ablauf körperlicher Vorgänge, insbesondere der vegetativen Reaktionen geregelt wird, wie auch von hier aus die seelische Haltung auf solche Reaktionen einwirkt und wiederum von ihnen abhängig ist. Neurotische Erscheinungen aller Art, wie z. B. nervöse Herzbeschwerden oder nervöse Darmstörungen, sind, wie die Wissenschaft heute weiß und wie dies z. B. PLÜGGE[1] und auch SCHULTZ-HENKE[2] in neueren Arbeiten besonders klar herausstellen, von besonderen psychischen und konstitutionellen Momenten abhängige Fehlleistungen und Entgleisungen vegetativer Reaktionen (so z. B. Schreckbasedow). Aktuelle Anlässe und Konflikte sind in manchen Fällen deutlich erkennbar, sei es, daß es sich um erschütternde Erlebnisse, Schreck oder Angst handelt, sei es, daß z. B. Schwierigkeiten in der Ehe oder im Beruf nachgewiesen werden können. Reaktionen, die bei der versuchten Klärung dieser Konflikte im Gebiet krankhafter körperlicher Erscheinungen ausgelöst wurden, erlauben den deutlichen Nachweis bestehender Zusammenhänge. Die Anlässe dieser nervösen Erkrankungen können, wie die psychische Tiefenforschung der jüngsten Zeit aufzeigt, oft recht alltägliche sein, Anlässe, die nur bei einer Reihe von Menschen zum Ergebnis der Krankheit führen, während andere von ihnen nicht berührt werden: Das Wesentliche kann also nicht im Erlebnis an und für sich liegen, sondern muß in der abwegigen Anlage, in der Bereitschaft zu krankhaften Reaktionen zu finden sein. Ist in der Anlage eine solche besondere Bereitschaft zu neurotischen Erscheinungen festzustellen, so spricht man von neuropathischen oder psychopathischen Persönlichkeiten, bei denen, dies zeigt schon der Name, der Zustand des Nervensystems im Vordergrund der Erscheinungen steht; es darf jedoch nicht vergessen werden, daß auch alle anderen Organe, insbesondere das hormonale System, an der Verfassung des Organismus maßgebend beteiligt sind.

Zu diesen Ausführungen einige Fälle aus der eigenen Praxis als Illustration:

Fall 1: 40jähriger Prokurist eines größeren Unternehmens, Süddeutscher, tritt wegen schwerer Durchfälle und gastro-enteritischer Spasmen, die ihn in seiner Berufsarbeit stark behindern, in ärztliche Behandlung.

Körperlicher Befund: Klinisch: o. B.; Röntgenaufnahme: o. B.

Psychischer Befund: Vater Volksschullehrer, Patient Kind zweier eigenartiger, „ernster", kirchlicher Eltern, wobei der Vater durch Strenge, die Mutter durch Ängstlichkeit schadeten. Der 4 Jahre ältere Bruder ist ihm in jeder Beziehung „über".

16jährig Versagen: Ein Bissen blieb im Halse stecken, Eltern „entsetzt", Bruder ziemlich gleichgültig. Bettruhe! Aß nur noch mit Wasserschlucken. Ein Jahr nach der Schule, internistisch „herzkrank". Bruder studierte, ging ins Ausland, Erfolg; er selbst muß am Ort

---

[1] PLÜGGE: „Über die Psychophysik Herzkranker." Dtsch. med. Wschr. 1936. Nr. 10/11.

[2] SCHULTZ-HENKE, „Über Organneurosen". In „Über seelische Krankheitsentstehung". Verlag Thieme, Leipzig.

kaufmännische Lehre absolvieren, wo Elternhaus. Langsames Erholen. Verein christlicher junger Männer. Puperto-Sexualfragen — Schuldgefühle. Dann wechselndes Befinden (Magen, Darm, Angst). Trotzdem leidliche äußere Lebensbewältigung, aber immer ohne Sicherheit. Neigung zu Angst, Schuldgefühl, Hypochondrie. Heute ist der ältere Bruder sein Chef als Generaldirektor des Unternehmens, in dem Patient Prokurist. Den Fingerzeig zur Lösung gab der Zeitpunkt der Durchfälle, die regelmäßig Sonntag Nachmittag eintraten und bis zum Dienstag anhielten als Ausdruck eines seelischen Konfliktes, der Angst vor dem älteren Bruder. Nach Klärung der Ursache weitgehende Besserung, die bis jetzt anhält.

Fall 2: 49jährige Volksschullehrerin. Mehrfach in anderweitiger Behandlung wegen Häufung von Ohnmachstanfällen und Erscheinungen nervöser Erschöpfung. Patientin ist entschlossen, ihre Pensionierung zu beantragen, da sie sich so nicht mehr in der Lage fühlt, ihren Beruf auch nur einigermaßen weiter zu versehen.

Die somatische Untersuchung ergab keinen krankhaften Befund. Psychisch: Einzelkind aus „nervöser" Familie. Gute Schulzeugnisse. Lehrerinnenberuf aus Neigung erwählt; beruflich bis zum Auftreten der Ohnmachtsanfälle angeblich keine Schwierigkeiten. Die psychische Exploration der Krankheitserscheinungen zeigt als Besonderheit, daß die Ohnmachtsanfälle immer dann auftraten, wenn die Pat. das Schulgebäude betrat bzw. sich kurz in diesem aufhielt. Sie erklärte dies damit, „sie könne die dumpfe Luft, die im Schulgebäude herrsche, nicht vertragen". Diesem „Nichtvertragenkönnen" lag in Wirklichkeit ein seelischer Konflikt zugrunde, der sich als Eifersucht auf eine ältere, sehr streng denkende Kollegin herausstellte. Nach Klärung der Ursachen und nach Versetzung dieser Kollegin klangen die Ohnmachtsanfälle ebenso schnell wie restlos ab. Pat. versieht ihren Dienst ohne Schwierigkeiten weiter.

Fall 3: Hamburger Großkaufmann in mittleren Jahren. Vorher in anderweitiger Behandlung wegen nichtfixierter Hypertonie, deren Behandlung nicht den gewünschten therapeutischen Erfolg zeitigte. Befremdlich war, daß die Blutdruckerhöhung zeitweilig gewissen Verschlimmerungen unterworfen war, die mit den Steuerterminen des Pat. parallel gingen. Es konnte festgestellt werden, daß der Pat. es als besonderen „Sport" betrachtete, seinen steuerlichen Verpflichtungen nicht in der tatsächlichen Höhe nachzukommen, ein Verfahren, das er an sich selbst teuer mit entsprechenden Konsequenzen von seiten seines Überichs zu bezahlen hatte. Nachdem es gelungen war, den Pat. zu einer Nachzahlung der hinterzogenen — nebenbei für seinen Einkommens- und Vermögensstand kaum merklich ins Gewicht fallenden — Beträge zu veranlassen, sank der erhöhte Blutdruck rasch und dauernd ab[1].

Das Abwegige der Persönlichkeit kann sowohl vorwiegend auf psychischem Gebiet liegen, also Persönlichkeitsformen hervorbringen, wie sie KRETSCHMER nach den Vorbildern bestimmter Geisteskrankheitsformen (Schizoide, Cykloide usw.) beschrieben hat, es kann jedoch genau so auf vorwiegend somatischem Gebiet sich auswirken. Diese somatische Bereitschaft zu nervösen Erkrankungen äußert sich besonders in einer starken Übererregbarkeit des vegetativen Systems, wobei unter dem Begriff des vegetativen Systems die ganze Gruppe von Wirkungsfaktoren, d. h. Nervensystem, Ionenmilieu und Hormone zusammengefaßt wird (F. KRAUS und ZONDEK). Reize des alltäglichen Lebens, die sonst eine zweckmäßige und diesen Reizen adäquate Reaktion auslösen, werden hier entweder mit Fehlreaktionen beantwortet oder aber mit Reaktionen, die in ihrer Stärke als überwertig anzusprechen sind und zu dem Reiz in einem sichtlichen Mißverhältnis stehen. Die Empfindlichkeit vegetativer Reaktionen kann sich sehr verschieden äußern; sie kann sich auf ein Organ oder ein Organsystem beschränken, aber auch mehr oder weniger allgemein auftreten. Werden abnorme vegetativ-psychische Reaktionen über bestimmte Organe abgeleitet, so spricht man von Organneurosen,

---

[1] Eine gleichlaufende Beobachtung referiert neuerdings auch I. H. SCHULTZ in „Psychotherapie bei Herz- und Kreislauferkrankung". Med. Welt 1939, H. 36, S. 1257.

die gegebenenfalls mit Organminderwertigkeit vergesellschaftet sein können. Ein enger Zusammenhang besteht aber auch zwischen vegetativer Labilität und Allergie. Der erhöhten Ansprechbarkeit der Blutgefäßnerven, des Herznervensystems oder der Neigung zu starken Schweißen entspricht auf der anderen Seite häufig eine erhöhte seelische Empfindlichkeit: Diese Patienten sind leicht erregt, suggestibel, lebhaft und stimmungslabil. Körperliche und seelische Überempfindlichkeit, vegetative Labilität, Psychasthenie und Psychopathie, also verminderte Resistenz nach beiden Richtungen sind häufig eng kombiniert; die Asthenie tritt in beiden Sphären in Erscheinung.

Bei vielen Menschen fällt infolge der körperlich-seelischen Bindung die vegetative und die psychische Labilität zusammen; davon ist auch der Energische und Tatkräftige nicht ausgenommen, er ist sogar oft beim größten Aufwand guten Willens besonders anfällig, denn gerade ruhige und disziplinierte Menschen neigen zu Verkrampfungen und Neurosen, ohne „nervös" oder „Neurastheniker" zu sein. In Zeiten körperlich-seelischer Erschöpfung, nach Infekten, aber auch nach übermäßiger Beanspruchung sind die vegetativen Funktionen besonders labil. Außerdem kennen wir im Leben jedes Einzelnen Schwankungen, besonders in den kritischen Zeiten der Entwicklung und Rückbildung, und ungezählte Einflüsse der Umwelt, der Ernährung, der Besonnung, allergische Reaktionen u. a., die auf die Auswirkung des Krankheitsbildes von Einfluß sind. Vermutlich spielen sie auch beim Ulcusschmerz und bei der Ulcusgenese eine große Rolle.

Wenngleich die Lehrmeinung lange Zeit dahin ging, daß jeder Mensch irgendwie neurosebereit sei, so muß doch darauf hingewiesen werden, daß diese Neurosebereitschaft ungeheuer verschieden, bei psychopathischen Persönlichkeiten aber besonders groß ist: So bringt jeder in seiner Persönlichkeit und aus seiner Lebensgeschichte die wirklich gestaltenden Momente in die Erkrankung mit, so daß jeder *seine* Krankheit hat. Leistungsfähigkeit und -unfähigkeit eines Menschen sind also nicht eine bloße Funktion seiner Energetik, sondern bedingt und bestimmt durch das Verhältnis seiner psychophysischen Struktur zu seiner psychophysischen Umwelt.

Die klinisch einwandfreie Einreihung psychopathischer Persönlichkeiten läßt für den täglichen Gebrauch in der privaten Krankenversicherung irgendwie unbefriedigt. Man wird immer wieder im Leben auf Menschen treffen, die teilweise erhebliche seelische Abartungen aufweisen, ohne, daß man sie damit nach den Begriffen des täglichen Lebens als Psychopathen bezeichnen könnte, denn trotz überwertiger Komplexe erscheint ihr Handeln zielbewußt, ihr Verhalten sinngemäß und die Gesamtstruktur ihres Lebens den Erfordernissen der Umwelt angepaßt, wenngleich sie selbst unter ihren „Eigenarten" leiden oder wenn, wie häufiger, die Umwelt unter ihren Eigenschaften leidet.

Fällt bei den grob psychopathischen Persönlichkeiten vor allem die mangelnde oder gänzlich fehlende Anpassungsfähigkeit an reale Tatsachen auf, die den Träger zu einer unzureichenden Kompensation seiner Besonderheiten kommen läßt, so wird bei den Grenzfällen in der Hauptsache die größere Beeindruckbarkeit, die geringere Widerstandsfähigkeit und die größere Anfälligkeit gegenüber Umwelteinflüssen in die Augen springen. Diese Zeichen sind als Manifestation einer konstitutionellen Haltungsschwäche zu werten, die ihnen nicht erlaubt, sich eine einheitliche Lebenslinie, letzten Endes also ihre eigene Wertstruktur aufzubauen oder diese grundsätzlich-persönliche Leitidee den Erfordernissen ihrer Umwelt vollinhaltlich anzupassen.

Die Persönlichkeit des Menschen bildet sich, wie bekannt, in steter Wechselwirkung und Auseinandersetzung mit der Umwelt im Sinne von Reiz und Reaktion; das seelische Verhalten kann damit auch durch Umweltschädigungen stark beeinflußt werden. Im Zuge dieser individuellen Entwicklung stellt sich eine Reihe von Werten heraus, die, an die Persönlichkeit fixiert, zu wesentlichen Bestandteilen des Einzelindividuums werden. Der Aufbau einer solchen Wertwelt wird aber mehr oder weniger auch Ergebnis der willensmäßigen Funktionen sein müssen, wie auch die Leistung als solche letzten Endes Ausdruck eines solchen Wertstrebens, eines „Sicherfüllens" ist. Im Rahmen eines solchen affektiven Wertstrebens, sei es im Einzelfall des Geltungsstrebens, des Besitzstrebens oder des Sexualstrebens, hat jedes somatische Geschehen einen psychischen Wert und gestattet Einblicke in die Persönlichkeitsstruktur, wie auch das psychische Geschehen ganz ebenso einen körperlichen, es darstellenden Ausdruck auslöst. Die Leistung als Einwirkung auf die Umwelt ist von grundlegender sozialer Bedeutung. Je mehr der Mensch die zwingenden Faktoren des täglichen sozialen Lebens in die Ebene individueller Werte zu sublimieren vermag, also auch die reine Tagesarbeit nur als Mittel zur Umsetzung eines übergeordneten Leistungswillens gebraucht, um so weniger wird er zu psychopathischen Verhaltungsweisen kommen, die als „Flucht in die Krankheit" [1] auch gegenüber Dritten seine Arbeitsunfähigkeit dartun soll. Wer sich begnügt, den Beruf nur als reine Notwendigkeit zum Broterwerb, einzig als Mittel zur Erlangung materieller Güter aufzufassen, geht an dem Hauptwert und damit dem Erlebnisgewinn vorbei. Insbesondere Frauenberufe, die zwar in der heutigen sozialen Struktur noch unvermeidlich sind, können im allgemeinen bestenfalls als mehr oder minder ausreichender Ersatz für die dem weiblichen Individuum biologisch zukommende, an die Fortpflanzungsfunktionen gekoppelte Lebensaufgabe angesprochen werden.

Mit diesem Werterleben und Wertstreben engverbunden ist die gesamte Lebenssituation und die dazu gehörige Umwelt. Je weniger gefestigt die Persönlichkeit des Einzelnen ist, um so mehr muß sie ein fehlendes Einfühlungsvermögen, ein Unbefriedigtsein in der Berufs- und Umweltsituation als besondere, schwere seelische Belastung empfinden. An der Wurzel jedes neurotischen Verhaltens steht letzten Endes ein Konflikt mit der gegenwärtigen Lebenssituation, eine unbefriedigende Auseinandersetzung mit der realen Umwelt. Da vornehmlich beim Manne die berufliche Tätigkeit eine übergeordnete Rolle spielt, erscheint es natürlich, daß eine mangelnde Lustbindung an diese Tätigkeit in einer überwiegenden Zahl der Fälle das auslösende Moment für die Neurose darstellt. Es bedeutet so unstreitbar einen wichtigen Fortschritt im heutigen Deutschland, daß die Unentbehrlichkeit *jeder* Art von Arbeit für die Volksgemeinschaft nicht etwa nur stillschweigend anerkannt, sondern außerdem von der Staatsführung prinzipiell unter-

---

[1] Parallel zu dieser Beobachtung hat FROBENIUS aus der WEIZSÄCKERschen Klinik eine stattliche Reihe von Beispielen gesammelt, in denen dem Tod die Selbstaufgabe, d. h. die Umkehrung des Lebenswillens in Todeswillen voraufgegangen war.

strichen wird. Arbeitsdienst, Austausch von Studenten mit Arbeitern und ähnliche Maßnahmen vermitteln ein intensives Kennenlernen der anderweitigen Lebensbedingungen des handarbeitenden Volksgenossen und seiner Nöte und bringen so aus sich selbst für beide Teile und damit wieder für alle Glieder der Volksgemeinschaft reichen Gewinn: Wer seine Arbeit für gleichgültig und belanglos halten muß oder gar als „gering" empfindet und wer sich als Schöpfer oder Mitschöpfer eines Werkes nicht eins mit diesem fühlt, wird naturgemäß sich eher durch körperliche Beschwerden beeindruckt fühlen und sich diesen um so mehr hingeben, je mehr seine innere Wertstruktur und sein Verpflichtungsgefühl gegenüber dem Ganzen labil geblieben ist, d. h. mit anderen Worten, solange es ihm nicht gelungen ist, seine „Ich"einstellung zur „Wir"einstellung der Gemeinschaftspersönlichkeit zu sublimieren.

In der Gruppe dieser, in ihrer Reaktion von der Norm abweichenden Menschen, lassen sich für den Versicherungsarzt wohl als praktisch besonders wichtig zwei Typen einer passiven Determination unterscheiden. Stehen bei den ersteren Begehrungsvorstellungen im Vordergrund, von denen sie glauben, daß sie sich auf dem Wege über die Krankheit eher verwirklichen lassen, so umfaßt die andere Gruppe diejenigen Individuen, die sich den ihnen vom Leben zugewiesenen Aufgaben grundsätzlich nicht gewachsen fühlen. Ein solches Erlebnis des Unvermögens kann in seiner Auswirkung oft gefährlichere Situationen herbeiführen, als jede Begehrungsneurose: Treten nämlich an solche Menschen, die ihre Lebenssituation nicht voll zu meistern befähigt sind, Ereignisse aus der Umwelt heran, die sie aus dem Geleise werfen, dann kann ein solches von einem psychisch Vollwertigen ohne Schaden zu überwindende Geschehen für sie ein Schlüsselerlebnis darstellen, das eine zum Aufbau falscher seelischer Werte führende seelische Entwicklung einleiten kann. Besteht nun gleichzeitig eine Möglichkeit, aus einem solchen Zustand sich in die Krankheit zu flüchten, also damit ein „Recht" zu Beschwerden zu schaffen, so ist zum mindesten ein vermehrter Anreiz zur Neurotisierung gegeben.

Nicht immer wird es in der Sprechstunde leicht fallen, die dem praktischen Arzt am häufigsten entgegentretenden Krankheitsbilder der neurasthenischen, der hypochondrischen oder der echt hysterischen Erkrankung differentialdiagnostisch zu sondern; vielfach werden auch in der Praxis Mischungen dieser Zustandsbilder der Möglichkeit einer klar abgegrenzten Diagnose entgegenstehen. Hier soll der für die Krankenversicherung untersuchende Arzt aber vor allem versuchen, mit allen Mitteln der Diagnostik ein körperliches Krankheitsgeschehen auszuschließen, soweit nicht etwa solche diagnostischen Verfahren an sich bei einem psychisch besonders labilen oder zur Neurose neigenden Patienten ein neues Krankheitserlebnis zu setzen befähigt sind. Ebenso wichtig erscheint jedoch auf der anderen Seite der positive Nachweis der neurotischen Grundhaltung. Ein solcher kann nur aus der ganzheitlichen Erfassung der Persönlichkeit, kaum aber aus einer reinen Sichtung der Organbefunde geführt werden. Das Vorliegen einer paranoischen Grunderkrankung oder einer echten seelischen Verschiebung muß ausgeschlossen werden, denn hier ist die Umwertung der seelischen Grundhaltung nicht willensmäßig zugänglich und die Fehlleitung der Werte basiert auf körperlichen Ursachen. Diesem Tatbestand ist auch von der Rechtsprechung Rechnung getragen worden, wie Entscheidungen höchster Gerichte beweisen.

Im Gegensatz zu diesen Erkrankungen liegt bei den eigentlichen neurotischen Störungen der Grund in einer Fehlleitung der *willensmäßigen* Einstellung. Werden Lebenswerte erstrebt und erscheint ihre Verwirklichung im Bereiche des Erreichbaren, so werden im allgemeinen auch hierzu die gegebenen körperlichen Möglichkeiten in geeigneter Weise zweckgerecht angesetzt. Erscheint eine Möglichkeit zur Durchsetzung dieser Ziele nicht gegeben, wird meist auch der Wille nicht oder zum mindesten nicht ausreichend zur Überwindung dabei zu gewärtigender körperlicher Unbequemlichkeiten angespannt: So zieht auch fehlende Möglichkeit zur Schaffung eines überindividuellen Wertsystems mangelhafte oder fehlende Bildung geeigneter willensmäßiger Bindungen nach sich. Auf dieser Linie vereint oft eine Reihe gleicher Wesenszüge psychopathische Persönlichkeiten trotz ausgesprochen verschiedener klinischer Diagnose oder besser über diese hinaus.

Es ist klar, daß sowohl dem die Aufnahmeuntersuchung übernehmenden, wie auch dem später behandelnden Arzt aus der geforderten Erkennung eines solchen Zustandsbildes eine große Verantwortung erwachsen muß: Läßt sich überhaupt durch eine einmalige Aufnahmeuntersuchung ein derartiges Bild auch nur einigermaßen umreißen? Ist der Arzt berechtigt oder gar verpflichtet, solche einmaligen Beobachtungen zur Grundlage eines Werturteils zu machen, die seinen Patienten durch Ablehnung eines Krankenversicherungsvertrages schädigen könnten? Darf der Arzt die Kenntnis solcher Grenzzustände, die versicherungstechnisch nicht durchweg als reine Krankheit gewertet werden können, zum etwaigen Schaden seines Patienten und zugunsten eines Dritten auf Grund einer (darauf wohl nicht abzielenden) Aussagegenehmigung gutachtlich auswerten oder macht er sich bei der Unterlassung eines gutachtlichen Hinweises an die Krankenversicherung über das Vorliegen einer, auf die Dauer gesehen, die Krankenversicherung schädigenden Einstellung, eventuell ungewollt einer Beihilfe zum Betrug schuldig? Alle diese Fragen, die jeden begutachtenden Arzt angehen können, lassen sich von verschiedenen Gesichtspunkten aus auch verschieden beurteilen. In ähnliche Gewissenskonflikte kann der Arzt ebenso auch bei der Behandlung einer solchen Neurose kommen. Stärkung des Gesundheitswillens ist das Ziel, was er bei seiner Behandlung im Auge haben wird. Das Verhindern der Neurotisierung, des Abgleitens in Wertverschiebungen und damit der Bildung von Scheinwerten wird prophylaktisch oft eine ebenso strenge Durchführung des Heilplans erforderlich machen, wie eine Entziehungskur. Die beliebte Verordnung einer Erholungskur oder eine ausschließlich medikamentöse Behandlung wird sich, von übergeordneten Gesichtspunkten aus gesehen, als falsch erweisen müssen, wenn der Kranke daraus eine hemmungslose Anpassung an seine Wünsche erkennen will. Ist nicht eine allgemeine körperliche Schwäche als Ausgangspunkt der seelischen Haltung festzustellen, so muß dem Kranken unter allen Umständen bewußt gemacht werden, daß es sich bei diesen therapeutischen Maßnahmen nur um vorübergehende handeln kann, nämlich quasi um eine Erholungs*pause*. Ein Zuviel an medikamentöser Behandlung und unkritisches Entgegenkommen von seiten des Arztes kann wie eine Rente wirken, die einmal psychopathischen Persönlichkeiten gewährt, dem Kranken später oft recht schwer zu nehmen ist und einen krankhaften Anreiz bieten kann, sich immer mehr in die Krankheitshaltung hineinzuleben. Man stößt bei diesen Gedankengängen, und darin liegt ein Konfliktstoff, oft auf ein geringes Verständnis der Krankenversicherung. Ist nämlich die Arzneiverordnung gering im Verhältnis zu den ärztlichen Leistungen, so wird nach Lage der Akten oft unberechtigt der Vorwurf der Polyragmasie gegen den Arzt erhoben. Von der Seite des Privatpatienten wiederum wird dem Arzt ein Nichteingehen auf seine, aus rein subjektivem Gesichtswinkel berechtigt erscheinende Wünsche verdacht. Ist zwischen Arzt und Patient keine seelische Verbindung vorhanden, so wird der Patient bald einen gefügigeren Kollegen zu suchen bestrebt sein, von dem er annimmt, daß er seinem Krankheitswillen vielleicht in geeigneter Weise Vorschub zu leisten verspricht. Auch in Fällen, in denen sich der Arzt veranlaßt sieht, Neurotiker, deren „hysterische" Haltung von den Angehörigen systematisch unterstützt wird, aus ihrer schädigenden Umgebung herauszuziehen, wird er von dem Schadensbearbeiter einer Krankenversicherung, dem ein Einfühlungsvermögen in diese Zwangslage des Arztes abgeht oder vielleicht auch aus der reinen Aktenlage nicht vorausgesetzt werden kann, nur selten eine verständnisvolle Zusammenarbeit erwarten können. Die ärztliche Haltung als Helfer, die Absicht, Helfer zu sein um jeden Preis, die der Arzt dem Psychopathen gegenüber ebenso, wie gegenüber jedem anderen Leidenden in den Vordergrund stellt, bringt ihn leicht in die Gefahr, Diener psychopathischer Forderungen zu werden. Hier muß bedacht werden, daß der Psychopath ebensowenig von der Verpflichtung entbunden werden kann, wie der „normale" Mensch, die ihm körperlich und seelisch gewordenen Möglichkeiten, soweit irgend angängig, in positive Leistungen umzusetzen. Das Ziel der ärztlichen Behandlung muß also sein, den Kranken zu einem tätigen und einsatzbereiten Leben in der Gemeinschaft zu führen. Für eine solche, letzten Endes nur biologische Einstellung muß auch die private Krankenversicherung in dem ihr gezogenen Rahmen Verständnis aufzubringen lernen. Dieses Verständnis läßt sich aber nur durch Schulung erreichen, Schulung im ganzen und im Einzelfall. Genau so ist aber der Gesamtheit wenig gedient, wenn der Arzt, bei mangelndem Verständnis der Versicherung für eine solche Maßnahme, sich mit dem Patienten zusammensetzt zu einer rein negativen Kritik, die bestenfalls doch nur dazu führen kann, die übergeordnete Stellung des Arztes gegenüber dem Patienten zu erschüttern und ihn zum „Spießgesellen" des Patienten zu degradieren.

Daß auch auf seiten der Krankenversicherung in der Auslegung ihrer Leistungsverpflichtung manche Fehler gemacht werden, darf nicht verschwiegen werden. So wird, um ein Beispiel herauszugreifen, der Begriff der medizinisch-objektiven Notwendigkeit des Krankenhausaufenthaltes durch unberechtigte Hervorhebung, um nicht zu sagen „Ausschlachtung", einer etwa gleichzeitig bestehenden wirtschaftlichen Notwendigkeit von seiten mancher kleinlich-materiell eingestellter Gesellschaften oft in einer Weise ausgelegt, die keineswegs das berechtigte Verständnis des Arztes finden kann.

Die begründete Bewertung seelischer Komponenten zeigt, daß die Diagnose an sich, die reine Bezeichnung der am Kranken festgestellten Krankheit, nur eine Fiktion, bestenfalls aber eine Arbeitshypothese sein kann, da jeder Kranke seine persönliche Eigenart in die Krankheit mitbringt und diese Eigenart für sein Schicksal und für die ärztliche Beurteilung mindestens ebenso wichtig ist, wie die Krankheit selbst. Die Versicherung hat insofern ein großes Interesse daran, dieses Mitgebrachte, d. h. die praemorbide Persönlichkeit, soweit als möglich, zu erfassen. Viele Besonderheiten eines Krankheitsverlaufes können aber erst aus der Familienanamnese, d. h. aus der Erbanlage des Versicherten richtig verstanden werden und mancher Krankenversicherungsvertrag wäre bei richtiger Erfassung und Auswertung solcher Daten in anderer Weise aufgezogen worden. Es muß demnach mit Recht als Unding bezeichnet werden, wenn die Formulare zu Aufnahmeanträgen rein einseitig von Werbe- und juristischen Abteilungen formuliert werden ohne Mitwirkung des Versicherungsarztes.

Neben den anlagemäßigen Bedingungen von Krankheiten, die Entstehung und Verlauf weitgehend beeinflussen können, darf natürlich die Bewertung der Rolle der Umwelteinflüsse nicht vernachlässigt werden. Für die private Krankenversicherung kann z. B. nur ein solcher Konstitutionsbegriff praktisch brauchbar erscheinen, der diesen beiden Grundfaktoren der Lebensgestaltung gleichzeitig Rechnung trägt. In der Erkenntnis der Abgrenzung von Erblichem und Umweltbedingten hat die Medizin ganz besonders der Zwillingsforschung bei eineiigen Zwillingen viel zu verdanken.

Eine absolute Abgrenzung der exogenen Faktoren von den endogenen erscheint, je tiefer man in die Probleme hineinleuchtet, um so weniger möglich. Der Stand, das Gewerbe, der Beruf und die Beschäftigung des Antragstellers bzw. des Versicherten wird meistens zu seiner Konstitution in einem gewissen Verhältnis stehen und läßt in seiner Wahl oft einen Rückschluß zu auf die Bewertung, die eine Person ihrer eigenen Leistungsfähigkeit von vornherein zubilligt. Im allgemeinen wird ein Schmied eher ein muskelkräftiger und stämmiger Mensch sein, als ein Schneider oder Friseur. Klima und Wohnort wird zu Rasse, Körperbau und Gewicht in einem gewissen Verhältnis stehen; auch die Ernährung wird von diesen Faktoren bestimmt werden. Wirtschaftliche Lage, Lebensweise und eventuell Genußgifte werden durch Berücksichtigung des Alters und Geschlechts eine Umwandlung hinsichtlich ihrer Bewertung erfahren können, insoweit können also die hauptsächlich exogenen Faktoren nur in ihrer Korrelation zu den endogenen Werten entsprechende Berücksichtigung finden.

Schenk hat in einer außerordentlich klaren und interessanten Abhandlung [1] das Wechselspiel der endogenen und exogenen Einflüsse auf das Krankheitsgeschehen eines Organsystems, des Kreislaufs, einer so umfassenden und gründlichen Prüfung und Würdigung unterzogen daß zu dieser Studie Besseres nicht gesagt werden kann.

**Beruf und Gewerbe.** Sind Beruf und Gewerbe besser im Zusammenhang mit der Konstitution zu werten, so gestattet auch schon die Kenntnis des Berufes allein oft einen gewissen Rückschluß auf spezifische Gesundheitsgefahren, denen der Antragsteller bzw. der Versicherte ausgesetzt ist. Nicht allein die Möglichkeit der einzelnen Gewerbekrankheiten und Gewerbeschädigungen soll hier berücksichtigt werden, es muß auch daran gedacht werden, daß manche Berufe durch die mit ihnen verbundenen häufigen Aufregungen einen größeren Verschleiß an Nervenkraft und damit an Widerstandskraft des Körpers im Gefolge haben. Auch innerhalb der einzelnen Berufe ist, soweit möglich, die Art der Tätigkeit gesondert zu überprüfen. So wird z. B. das Gefahrenrisiko eines Landarztes, der

---

[1] Schenk: „Die Bedeutung des Gefäßsystems im Leben des Mannes und der Frau." Med. Welt 1939, Nr. 11, 12, 13.

Tag und Nacht bereitstehen muß, um bei jedem Wetter seine Patienten über Land zu besuchen, anders zu beurteilen sein, als das Risiko eines Arztes, der in irgendeiner Verrechnungsstelle seiner Organisation sitzt; ähnlich beschränkt sich vielleicht der Dachdeckermeister nur auf Bürotätigkeit und Einsatz seiner Arbeiter, während der Dachdeckergeselle im Außendienst allen möglichen Zufällen ausgesetzt ist. Auch der Leiter eines großen Gastwirtsunternehmens wird in seinen Lebensbedingungen, insbesondere hinsichtlich des Alkoholkonsums, oft anders zu beurteilen sein, wie die bei ihm angestellten Kellner und Bierzapfer. Auch insoweit erscheint die Bewertung des Berufes erforderlich, als aus ihm sich gegebenenfalls Rückschlüsse über die wirtschaftliche Sicherung bei Krankheitsfällen ergeben. Böse Zungen behaupten, daß die Heilung einer Fraktur bei dem Angehörigen eines freien Berufes, der sich nicht gestatten darf, zu feiern, 4 Wochen dauere, bei einem Beamten 4 Monate und bei einem Rentenempfänger 4 Jahre, oder wie es LIEK seinerzeit sarkastisch ausdrückte: „Die schlimmste Komplikation einer Verletzung ist die Versicherung." Cum grano salis genommen, mag nach den Erfahrungen der Krankenversicherung ein Körnchen Wahrheit hinter dieser Behauptung gefunden werden [1], wenngleich neuere Beobachtungen auch hier eine deutliche Wendung zum Besseren zu verzeichnen haben.

**Wohnort.** Wird von mancher Seite betont, daß der Aufenthalt auf dem Lande gesünder sei, als in den großen Städten, so läßt sich wiederum auch zugunsten der letzteren manches anführen, was das Bild ausgleichend verschiebt. Wohl besteht auf dem Lande eine größere Naturverbundenheit und damit eine ausgedehntere Erholungsmöglichkeit für Körper und Geist; dafür bestehen in den Großstädten unzweifelhaft die günstigeren hygienischen Zustände, eine bessere Fürsorge für die Säuglinge und wohl auch eine schnellere und damit bessere Behandlungsmöglichkeit im Falle von schweren, namentlich chirurgischen Erkrankungen. Oft werden auch in den Großstädten die Erwerbsbedingungen als günstigere zu bezeichnen sein. Der früher behauptete Vorteil des Stadtlebens mit seiner größeren geistigen Anregung, die es jedem ermöglicht, neben dem zum Dasein erforderlichen Streben nach materieller Sicherung, seinem Leben auch einen geistigen Inhalt zu geben, dürfte heute im Zeitalter des Radio und Kino und auch der mannigfachen Möglichkeit kultureller Anregungen auf dem Lande, sich wohl als ausgeglichen erweisen. Soviel erscheint jedenfalls sicher, daß das Leben in der Großstadt manche Schädigungen der Gesundheit mit sich bringt, wie sie sich aus einer besseren Vermögenslage bei leichterer körperlicher Beanspruchung, aber erhöhter Beanspruchung des Nervensystems ergeben können.

**Klima.** Auch der Einfluß von Klima und Bodenbeschaffenheit sollte nicht unterschätzt werden. Bestimmt die Bodenbeschaffenheit und geographische Lage weitgehend die Art der Krankheitsmöglichkeiten, so kann das Klima ebenso in ausgeprägtem Maße die Dauer und Verlauf der Erkrankungen beeinflussen. Man hat als Arzt in Hamburg so oft Gelegenheit, zu beobachten, wie z. B. ge-

---

[1] Vgl. dazu KÖNIG: „Eine Anregung aus dem juristisch-medizinischen Grenzgebiet: Versicherung und verzögerte Heilung." Verhandlungen auf der X. Tagung der deutschen Gesellschaft für Unfallheilkunde, Versicherungs- und Versorgungsmedizin. 18.—19. Oktober 1935. Arch. orthop. Chir. Bd. 36, Heft 4. — ERB: „Einfluß der Versicherung auf den Heilverlauf." Verhandlungen auf der XI. Tagung der deutschen Gesellschaft für Unfallheilkunde, Versicherungs- und Versorgungsmedizin. 18.—19. September 1936. Arch. orthop. Chir. Bd. 37, Heft 3.

rade süddeutsche Volksgenossen hier unter der mangelnden Besonnung und Vitaminmangel im Winter leiden und auf Grund einer depressiven Verstimmung, die unstreitig mit den klimatischen Verhältnissen zusammenhängt, nicht die Fähigkeit aufbringen, über geringgradige und an sich harmlose interkurrente Krankheitszustände leicht hinwegzukommen.

**Ernährungsweise.** Die Auswirkungen der Ernährungsweise auf die Gesundheit hängen von Menge und Art der aufgenommenen Nahrung im Verhältnis zum tatsächlichen Bedarf ab. Dauernde mengenmäßig (kalorisch) unterwertige Nahrungszufuhr wird ebenso zwangsläufig zu gesundheitlichen Schädigungen führen müssen, wie eine dauernd zu reichliche Nahrungszufuhr. Im einen Falle wird Verbrauch der Körpersubstanz mit Abmagerung und Schwäche, im anderen Falle Stoffansatz mit übermäßiger Entwicklung der Fettpolster des Körpers eintreten. Die Leistungsfähigkeit und Anpassungsbreite des Organismus wird dabei in beiden Fällen vermindert sein.

Von größtem Einfluß auf die Gesundheit sind aber auch die qualitativen Eigenschaften unserer Nahrung, angefangen von der Wahrung des notwendigen Eiweißminimums bis zu den erst in jüngster Zeit festgestellten Forderungen eines hinreichenden Vitaminhaushaltes. Erhebliche gesundheitliche Folgerungen ergeben sich auch daraus, ob jemand vorwiegend Fleischesser, Vegetarier oder gar Rohköstler ist. Wir wissen, daß der vorwiegende Fleischesser im Zusammenhang mit seiner Plethora zu Erhöhung des Blutdruckes neigt, daß der Vegetarier und insbesondere der Rohköstler nicht selten unter die untere Grenze des Eiweißminimums gerät, insbesondere, wenn er ohne hinreichende Kenntnis der grundsätzlichen Ernährungsnotwendigkeiten in einseitiger Verfolgung seines Ernährungsprinzips unfähig ist, die ihm auf Grund seiner freiwilligen Auswahl zur Verfügung stehenden Nahrungsmittel so auszuwählen, daß sie noch genügend Eiweiß enthalten. Aus einer Vitaminunterbilanz können die eigenartigsten Krankheitsbilder hervorgehen, von allgemeinen, nicht leicht definierbaren Störungen angefangen, bis zu den charakteristischen Bildern einfacher oder gemischter Avitaminosen. Von dem Mangel bzw. einer zu geringen Zufuhr an Vitamin C, dessen Tagesdosis unter allen bekannten Vitaminen für den Erwachsenen am höchsten zu liegen scheint (ca. 50 mg), hängt nach neuesten Untersuchungen in hohem Maße die Anfälligkeit für Infektionskrankheiten ab. Da das Vitamin C außer in der Apfelsine, Zitrone und der Hagebutte, besonders im frischen Gemüse enthalten ist, kann schon die Kenntnis der Tatsache, ob überhaupt und in welchem Grade jemand grünes Frischgemüse zu sich nimmt, wichtige, die Gesundheitsprognose mitbestimmende Aufschlüsse geben.

Vegetarier und überzeugte Rohköstler pflegen nicht selten im Versicherungsantrag mit einer gewissen Betonung sich als Anhänger dieser Lebensweise anzupreisen, und der aufnehmende Arzt muß sich mit der Frage auseinandersetzen, wie diese, wohl als captatio benevolentiae von seiten des Antragstellers gedachte Erklärung in der Bewertung einzusetzen ist.

Im allgemeinen mag ein Teil der reinen Vegetarier wohl gewisse monomanfanatische Wesenszüge des „Reformers" in der Lebenshaltung zeigen, auf der anderen Seite jedoch handelt es sich, abgesehen von den typischen Sektierern, zumeist um bescheidene, mäßig lebende Menschen mit einer idealistischen Grundeinstellung. Nach dem heutigen Stand der Wissenschaft dürfte eine einseitige, nur pflanzliche Ernährung zweifellos nicht als allein zweckmäßige und damit ausschließlich biologische anzusprechen sein[1]. Nach dem Schrifttum wird sie vielleicht den Körper weniger widerstandsfähig machen und in schweren Krankheitsfällen wegen der unzureichenden und nur wenig konzentrierten Massen- und Quellnahrung eine schnelle und sichere Regeneration verzögern. Gewiß kann, Gesundheit aller Organe vorausgesetzt, der tägliche Bedarf aus der Zufuhr rein vegetabilischer Nahrung entnommen werden, besonders, da in ihr bei richtiger Küchentechnik ein gesicherter Gehalt an lebenswichtigen Vitaminen vorhanden ist. Fraglich erscheint dies jedoch, falls die Verdauungsorgane, gehemmt durch eine fieberhafte Erkrankung (verminderte Bildung von Verdauungssäften durch Wasserentzug bei Fieber), oder unter der Notwendigkeit einer schnellen Regeneration nicht mehr die Aufschließung der schweren und zum Teil unverdaulichen Massen der Ballaststoffe bewältigen können. Unter diesen Voraussetzungen wird man auf eine konzentriertere Eiweißnahrung zurückzugreifen oft nicht umhin können.

Nicht selten sehen grundsätzliche Vegetarier mager, teilweise auch elend aus. Man beobachtet in diesen Kreisen mehr ernste als heitere Menschen, was vielleicht seine Erklärung in der Tatsache finden mag, daß zu dem Übergang zu dieser einseitigen, streng durchgeführten Lebensweise vielfach hartnäckige Erkrankungen oder konstitutionelle Leiden Veranlassung gaben.

Bei diesen Antragstellern werden wohl für die Bewertung in der Krankenversicherung zwei Stadien zu unterscheiden sein: Das erste, in dem die Lebensweise umgestellt wird, was bis zur vollkommenen Adaptierung wohl zwei Jahre in Anspruch nehmen dürfte. In dieser Zeit mag der Mensch schweren Allgemeinstörungen, im Zusammenhang mit der grundsätzlichen Umstellung, vielleicht weniger Widerstand entgegenzusetzen haben. So kann ein Teil dieser in der Umstellung befindlichen Patienten über Schlaflosigkeit und Mattigkeit, aber auch über Erregungszustände klagen und einen deutlichen Gewichtsabfall erleiden. Damit scheint auch die allgemeine Widerstandskraft des Körpers zeitlich herabgesetzt, wenn auch immer wieder betont werden muß, daß gerade in Fragen der zweckmäßigen Ernährung das letzte Wort noch längst nicht gesprochen ist. Nach Ablauf dieser Übergangzeit und, wenn eine gewisse Gewöhnung an die neue Lebensweise eingetreten ist, pflegt aber das Wohlbefinden durchschnittlich ein recht gutes zu sein. Die behaupteten positiven Charaktereigenschaften haben die Antragsteller in diesem Zeitpunkt schon mit ihrer Energie, Konsequenz und sichtbaren Enthaltsamkeit unter Beweis gestellt; die Versicherungsgesellschaft wird also bei ihnen die wünschenswerte Disziplin der Grundeinstellung, an der ihr hinsichtlich der Bewertung des subjektiven Risikos viel gelegen sein muß, mit Recht voraussetzen dürfen.

Eng verknüpft ist die Ernährungsweise vor allem auch mit Klima und Bodenbeschaffenheit, denn diese bedingen nicht nur die Art der angebauten und vorwiegend konsumierten Nahrungsmittel, sondern sie bestimmen auch ausschlaggebend die Hochwertigkeit der Bodenfrüchte: Zwar ist der Boden in seiner Ertragsfähigkeit gegeben, der Ertragssoll wird sich jedoch praktisch vornehmlich nach

---

[1] Vgl. dazu SCHENK: „Ist Fleischkost unnütz und schädlich?" Med. Welt 1936, Nr. 43. Ref. Dtsch. med. Wschr. 1936, Nr. 50, S. 2069.

der Absatzmöglichkeit richten müssen. Daraus kann die Notwendigkeit einer vielleicht nicht immer allen biologischen Erfordernissen entsprechenden Düngung und Ertragswirtschaft resultieren. Ob die von manchen Seiten mit beachtlichen Gründen behauptete Zunahme von Krebserkrankungen des Magen-Darmkanals in den Großstädten und deren Umgebung, im Zusammenhang mit der künstlichen Düngung und der Art der Bodenbewirtschaftung sich bewahrheiten wird, ist nach dem heutigen Stand der Forschung noch in keiner Weise zu überblicken, geschweige denn zu entscheiden.

**Die wirtschaftliche Lage.** Die wirtschaftliche Lage des Versicherten bzw. des Antragstellers scheint, obwohl die private Krankenversicherung ein Krankengeld bei Arbeitsunfähigkeit nicht auswirft, von einer gewissen Bedeutung zu sein. Besteht bei den ärmeren Schichten und bei den niedrigeren Tarifen eine größere Anfälligkeit für Krankheiten, die sich wohl größtenteils aus der schlechteren sozialen Lage des Versicherten erklären läßt, so besteht unstreitig bei den höheren Tarifen eine längere Krankheitsdauer, die sich vermutlich aus den größeren Ansprüchen und damit der intensiveren Behandlung der wohlhabenderen Klassen ergibt. Man kann bei den Versicherten aus den wirtschaftlich schlechter gestellten Kreisen eine über dem Durchschnitt liegende Anfälligkeit für Tuberkulose und Unfälle im Zusammenhang mit der Arbeit unterstellen, wohingegen die anderen Kreise eine erhöhte Krankheitsbereitschaft für Herz-, Gefäß-, Nieren- und Hirnkrankheiten auf apoplektischer Grundlage aufzuweisen scheinen. Es ist verständlich, daß eine wirtschaftliche Rücklage insofern günstig auf ein Krankheitsgeschehen einwirken muß, als der Körper geschont werden kann oder im Krankheitsfalle auch zweckmäßige Zusatzmaßnahmen getroffen werden können und die Kranken nicht von den schweren Sorgen um die tägliche Existenz niedergedrückt werden. Andererseits werden weniger Begüterte nicht so leicht einem üppigen Leben verfallen, zu dem großer Reichtum verführen kann, bei dem oft dem Genußleben nicht die Notwendigkeit gegenübersteht, das ererbte Vermögen mit harter Arbeit und Fleiß zu erhalten und weiter auszubauen.

**Familienstand.** Auch in der Krankenversicherung pflegen die Unverheirateten und Alleinstehenden, zum mindestens in den späteren Lebensjahren, ein überdurchschnittliches wirtschaftliches Gefahrenwagnis darzustellen. Es mag dies einerseits dadurch erklärt sein, daß bei Einzelgängern auch eine weniger ernste Erkrankung schon die Notwendigkeit eines Krankenhausaufenthaltes und dadurch erhöhter Kosten auszulösen vermag, zum anderen kann aber ebenso auch häufig der Grund für die Ehelosigkeit in dem unsicheren Gesundheitszustand gesehen werden, der dem Verantwortlichen die Gründung einer Familie verbietet, da er nicht ererbte Krankheit oder seine schwache Konstitution späteren Kindern als schwere Belastung übertragen will.

Gewiß soll nicht übersehen werden, daß vielleicht gerade im Anfang die Ehe für beide Partner nicht ohne weiteres als günstige Chance anzusprechen ist. Neue und ernste Anforderungen treten an beide Teile heran, nicht nur durch die Notwendigkeit einer erst langsam sich ergebenden seelischen Abstimmung, sondern oft auch durch wirtschaftliche Sorgen, durch Schwangerschaft und Geburten, schon aber auch durch die geschlechtliche Betätigung selbst, die zuweilen Störungen in dem körperlichen Wohlbefinden hervorrufen kann und auch nicht selten leib-seelische Konflikte und krankhafte Veranlagungen aufzudecken vermag. Auch der Altersunterschied der Eheleute kann im Einzelfall von erheblicher Bedeutung sein. Der nachteilige Einfluß geschlechtlicher Überanstrengung bei Männern jenseits der sechziger Jahre, namentlich dann, wenn sie mit jungen Frauen in später Ehe zum erstenmal oder wieder neu verheiratet sind, kann nicht abgeleugnet werden. Bei solchen Versicherten ist die Gefahr einer Veränderung des Herzens und der Gefäße eine große. (FEILCHENFELD beschreibt zwei Fälle von Männern über siebzig Jahren, die beide unter dem Einfluß der geschlechtlichen Überanstrengung an einer schweren Myocarditis mit Embolien im Bereich des Gehirns, der Nieren, der Lungen und der großen Beinvenen schwer und lebensgefährlich erkrankten.)

Die Frage der Übertragbarkeit tuberkulöser Erkrankungen unter Eheleuten ist mehrfach Gegenstand statistischer Erhebungen und wissenschaftlicher Erörterungen gewesen. Es darf als erwiesen angesehen werden, daß die Übertragbarkeit als geringe anzusprechen ist, soweit nicht eine Masseninfektion durch eine offene Tuberkulose in Frage kommt, und daß sie beinahe ausschließlich nur in denjenigen Fällen eintritt, in denen der bisher gesunde Teil durch Anlage oder Heredität zu tuberkulösen Erkrankungen besonders prädestiniert ist.

Gegenüber dem Zölibat bietet die Bewertung der Verheirateten eine geringere Krankheitsanfälligkeit. Die mit dem Zölibat verbundene Enthaltsamkeit auf geschlechtlichem Gebiet wird mit größter Wahrscheinlichkeit eine ausgleichende Vorliebe für andere Genüsse, vor allem auf kulinarischem Gebiet und eine größere Neigung zum Alkohol zeitigen, sofern nicht eine gehobene geistige Disziplin, (die wohl nicht immer und grundsätzlich vorausgesetzt werden darf), den Betreffenden befähigt, solchen Anreizen auszuweichen. „Die Summe der Laster ist immer gleich" sagte ein bedeutender Kliniker und Mensch[1], wie LIEK in einem seiner Bücher ausführt. Bestimmt wird auch das durch gegenseitige Anpassung und Kennenlernen bewirkte und bedingte Ineinanderleben der Eheleute, eine richtige Ehe vorausgesetzt, durch die Aussprachemöglichkeit die Bildung seelischer Verkrampfungen in zweckentsprechender Weise unterbinden können.

**Sportliche Betätigung.** Sportliche Betätigung ist heute Allgemeingut des deutschen Volkes geworden und umfaßt alle Kreise von der Jugend bis ins Alter. Daß Leibesübungen, in vernünftigen Grenzen betrieben, zur Verbesserung der Gesundung beitragen, ist unwidersprochen. Anders ist als Versicherungsrisiko die sportliche Betätigung als Beruf, wie wir sie von Jockeys, Boxern, Ringern, Rennradfahrern, Kunstfliegern usw. kennen, zu bewerten. Selbstverständlich kann auch die Beteiligung an sportlichen Veranstaltungen, bei denen Rekordleistungen erzielt werden sollen, für den Amateur zu körperlichen Gefahren führen, die den ursprünglich gedachten Nutzen für die Gesundheit in sein Gegenteil zu verkehren in der Lage sind. Diese Feststellungen werden wohl am ehesten auf den Rudersport und den Luftsport zutreffen, Sportarten, aus denen sehr häufig das Sportherz resultiert, das, wie oben beschrieben, ein zwar erstarktes Herz darstellt, aber doch gleichzeitig wegen der ausgesprochenen Hypertrophie des Herzmuskels und der dadurch bedingten Heranziehung aller Reservekräfte, insbesondere, da die Gefäßversorgung nicht Schritt hält mit der Bildung der Muskelmasse, eine Minder-

---

[1] Der Chirurg HEINRICH BRAUN (nach ERWIN LIEK: „Am Kamin", S. 46).

wertigkeit darstellt. Wird an ein solches überkompensiertes Herz eine erneute Mehranforderung gestellt, so kann es plötzlich versagen.

Größer aber als diese Gefahren sind wohl diejenigen, die das Herz bei nicht sachgemäßem Training bedrohen. Nicht selten wird eine Herzdilatation als Folge zurückbleiben, wenn bei mangelhaftem oder fehlendem Training Leistungen und Überbeanspruchung gefordert werden, ehe sich der Körper an diese Mehranforderungen adaptieren konnte. Außer für das Herz besteht eine gewisse Gefahr für die Nieren. Es ist bekannt, daß große Anstrengungen, besonders lange Märsche der Truppen im Kriege, selbst bei Gesunden Eiweißausscheidung und eine beachtliche Anzahl von Erythrocyten im Urin zur Folge hatten. Oft wird der untersuchende Arzt durch eine aufmerksame Inspektion oder einen Zufallsbefund, etwa den einer unverhältnismäßigen Ausbildung der Armmuskulatur oder der starken Lungenkapazität bei sonst magerem Körper, auf solche zusätzlichere Fragen hingewiesen. Oft auch wird ein anamnestischer Hinweis ihn bestimmen, eine besonders genaue Prüfung der in Betracht kommenden Organe vorzunehmen: Bei Wettfahrern sind vor allem Herz und Lungen gefährdet, die Pulsfrequenz bei solchen Antragstellern erfordert eine besondere Aufmerksamkeit. ACKERMANN[1] hat eine Reihe von Teilnehmern eines Marathonlaufs untersucht und festgestellt, daß eine Vergrößerung des Herzens überwiegend bei den Läufern auftrat, die wegen Übermüdung ausscheiden mußten; die Vergrößerung war hier als akute Dilatation durch Überanstrengung anzusprechen. Die gefundene Verkleinerung des Herzens bei einer Reihe der anderen Läufer ist als normale Reaktion nach geleisteter Arbeit zu werten. Als weiteren Befund stellt der Autor heraus, daß zwischen Pulsfrequenz, Blutdruck und Herzvergrößerung keine festen Beziehungen bestehen. (Auch auf die Arbeit von HERXHEIMER[2] „Über das Sportherz" darf in diesem Zusammenhang verwiesen werden, die zu ähnlichen Resultaten kommt.)

**Übermäßige geistige Anstrengung.** Kann übermäßige körperliche Betätigung zu Schädigungen der Gesundheit führen, so ist dies zweifellos auch bei übermäßiger geistiger Anstrengung zu unterstellen. Leiter größerer Organisationen und Geschäfte oder auch Männer des öffentlichen Lebens, die neben ihrer hauptamtlichen Tätigkeit sich ausgiebig ehrenamtlich betätigen, pflegen, besonders bei dem heutigen Lebenstempo, häufig als immer wiederkehrende Besucher der Sprechstunde des Arztes festgestellt zu werden. In einer großen Zahl der Fälle lassen sich die Erscheinungen nervösen Aufbrauchs in ihren verschiedensten Formen, die Magenverstimmung, Arteriosklerose und Diabetes auf solche auslösende Ursachen zwanglos zurückführen. Das Charakteristicum der geistigen Überanstrengung ist ja nicht die Überanstrengung als solche, auch nicht nur die schädlichen Wirkungen der vorwiegend sitzenden Lebensweise an und für sich, sondern die Überanstrengung bei gleichzeitiger erheblicher Gemütserregung. Ein, wenn auch enorm vielseitiger, aber doch in einer gleichmäßigen und ruhigen Tätigkeit stehender Forscher oder Geistlicher wird im allgemeinen nicht die starken geistigen Ermüdungserscheinungen aufweisen, wie ein täglich durch allerlei Kleinigkeiten gehetzter Leiter eines Unternehmens oder ein sonstiger an verantwortlicher Stelle stehender und in den Betrieb eingespannter Angestellter eines Unternehmens.

---

[1] ACKERMANN[1]: Z. klin. Med. 1920, Bd. 103.
[2] HERXHEIMER: Klin. Wschr. 1926 Nr. 17.

Aufregungen und eine durch zu wenig Abwechslung in der Art der geistigen Tätigkeit bedingte Überlastung derselben Gehirnpartien, im Prinzip also die übermäßige Beanspruchung durch den (Leer)lauf der täglichen erschöpfenden Kleinstarbeit, wird wohl nicht zu Unrecht als Ursache einer vorschnellen Abnützung angeschuldigt, wie auch schon VIRCHOW ausführte.

**Genußgifte.** Um sich in Form zu halten, pflegen solche Personen auch leichter dem übermäßigen Gebrauch von Genußgiften sich hinzugeben. Soll der Alkohol im einen Falle seelische Depressionen und Hemmungen mildern und aufheben, so ist es im anderen Falle das Nikotin und das Coffein, welches die erforderliche Konzentration vermitteln oder die notwendige Spannkraft wieder verschaffen soll.

**Alkohol.** Zu der Frage des Alkoholgenusses und der Schädigung durch Alkoholmißbrauch ist im Laufe der letzten Jahrzehnte ein beachtliches Schrifttum mit Für und Wider entstanden. Jede der beiden Parteien hat für ihre Einstellung schwerwiegende Tatsachen und umfangreiche, im einzelnen nicht zu widerlegende Gründe und Beweise anzuführen sich bemüht. Dieses, zum Teil von wirtschaftlichen Interessengruppen tendenziös beeindruckte Schrifttum, in dem sich letzten Endes Weltanschauungen gegenüberstehen, hier zu vermehren, hieße Eulen nach Athen tragen, insbesondere, da grundsätzlich neues Beweismaterial zur endgültigen Klärung der widersprechenden Meinungen doch nicht beigebracht werden könnte.

Der Umbruch in der Lebensauffassung, d. h. die Wandlung vom Einzelwesen zur großen Volksgemeinschaft in Deutschland, gibt der Frage des Mißbrauchs der Genußgifte praktisch jedoch eine vollständig andere Bedeutung. Die gerade in jüngster Zeit aus staatspolitischen Gründen geschaffene aktive Abwehrfront gegen Genußgiftgefahren, in deren Dienst sich eine Reihe führender Persönlichkeiten eingereiht hat, konnte in diesen Tagen durch die zentrale Schaffung einer „Reichsstelle gegen die Alkohol- und Tabakgefahren" unter der Leitung des Reichsgesundheitsführers[1] zur Erhöhung ihrer Stoßkraft und Erweiterung ihrer Arbeitsbasis beitragen. Wenn nun im Nachfolgenden der Versuch gemacht werden soll, die Frage der Bedeutung, insbesondere von Alkohol und Nikotin im Rahmen der Belange der privaten Krankenversicherung kurz zu umreißen, so kann eine solche, ausschließlich auf den Versicherten als Einzelindividuum abgestellte Betrachtung, höchstens als enger und speziell ergänzender Ausschnitt des ganzen Fragenkomplexes, keinesfalls aber als Gegensatz zu diesen beabsichtigten Ganzheitsbestrebungen gewertet werden.

Die Bedeutung des *akuten* Alkoholrausches in der privaten Krankenversicherung könnte als solche vernachlässigt werden, da sie in der Regel wohl nur als Begleiterscheinung bzw. Ausgangsursache für Raufhändel, Verkehrsunfälle u. ä. im Einzelfall in Erscheinung treten wird. Sowie allerdings die akute Trunkenheit sich in pathologischen Formen äußert, gewinnt auch der akute Alkoholmißbrauch für den Gesichtswinkel der privaten Krankenversicherung erhöhte Bedeutung. Bei der Alkoholintoleranz von Hirntraumatikern, Paralytikern, Arteriosklerotikern u. a., lassen sich aus der veränderten Reaktionsweise oft bedeutsame Rückschlüsse über das Vorliegen der genannten Erkrankungen ableiten. Ebenso

---

[1] Vgl. Deutsches Ärzteblatt 1939, H. 31, S. 511.

pflegen psychopathische Persönlichkeiten, Epileptiker, Schizophrene und Manisch-Depressive nach Genuß alkoholischer Getränke andere Reaktionsweisen aufzuzeigen als Gesunde.

Psychopathische Persönlichkeiten sind oft alkoholintolerant oder reagieren auf Alkohol häufig abnorm; so zeigen besonders die Streitsüchtigen, die Explosiblen, die Labilen und die Hyperthymen eine schlechte Alkoholverträglichkeit. Auch Schizophrene und Manisch-Depressive reagieren auf Alkohol nicht selten verändert. Bei Epileptikern ist der Genuß alkoholischer Getränke nicht selten Anlaß zu pathologischen Ausnahmezuständen, insbesondere in der Form von Dämmerzuständen und Amnesien.

Bei erworbenen Krankheiten und Schäden des Zentralnervensystems ist die Alkoholintoleranz häufig ein bedeutsames Frühsymptom. Hirnverletzte und Hirngeschädigte zeigen oft abnorme psychische Reaktionen und schon beim Genuß geringfügiger Alkoholmengen weitgehende Beeinträchtigung der Gehirnfunktion. Andere Erkrankungen des Zentralnervensystems, wie z. B. Hirntumoren, Arteriosclerose, Paralyse, die Alzheimer'sche Krankheit, die Pick'sche Athropie u. a. zeigen unter Alkoholwirkung schlagartig deutlich den Niedergang der Persönlichkeit durch Verfall von Intelligenz und Gesittung, Veränderungen, die sich im nüchternen Zustand häufig noch nicht manifestieren. Bei krankhaften Persönlichkeiten können schon im gewöhnlichen Rauschzustand neue Gewohnheiten, enthemmte Affekte und Triebe auftreten. Hinsichtlich solcher Einzelheiten darf auf eine Zusammenstellung der Klinik pathologischer Rauschzustände von DE CRINIS [1] verwiesen werden.

Das neue deutsche Strafrecht sieht im selbstverschuldeten Rausch keine Voraussetzung für eine Schuldunfähigkeit im Sinne des § 19 StGB gegeben; es schließt auch den pathologischen Rauschzustand nicht von der Straffälligkeit aus, sofern der Betreffende wußte, daß er zu solchen krankhaften Zuständen neigt (§ 330a StGB). Unter diesem Gesichtswinkel erscheint es unlogisch, daß das KG in einem Urteil vom 18. Juli 1936 (JRPV 1937, 59) den Alkoholmißbrauch einer vorsätzlichen Herbeiführung des Versicherungsfalles, die damit den Versicherer von seiner Leistungspflicht befreien würde (so RGZ 157, 314; JRPV 1938, 196) nicht gleichstellt.

Von ungleich größerer Bedeutung für die Gefahrengemeinschaft der privaten Krankenversicherung sind die Fälle *chronischen* Mißbrauchs der Alkoholzufuhr, da sie ihrer, der Ätiologie nach nicht immer leicht zu eruierenden Folgen wegen den Etat einer Krankenversicherung wesentlich zu belasten in der Lage sind. Gastwirte, Braumeister, Bierfahrer, Weinhändler, Weinreisende, Destillateure, Kellner und ähnliche Berufsgruppen (sog. „Alkoholberufe"), werden mit Recht als schlechte Risiken in der privaten Krankenversicherung angesehen. Das Maß an Alkohol, das jemand ohne augensichtlichen Schaden vertragen kann, ist allerdings sehr verschieden, sodaß sich eine absolute und auf jeden Menschen anwendbare Durchschnittsmeßzahl nicht errechnen läßt; auch die Ergebnisse des Tierversuchs lassen sich hier nicht ohne weiteres auf die Verhältnisse des menschlichen Lebens übertragen. Auffällig ist jedenfalls die hohe Beteiligung gerade dieser Berufsgruppen an Lebercirrhose, Nervenerkrankungen, chronischen Magenleiden, Herz- und Nierenleiden und Arterienverkalkung. Ebenso bekannt ist ihre geringe Widerstandsfähigkeit, (dies gilt selbstverständlich auch für sonstige chronische Alkoholiker,) gegenüber fieberhaften Erkrankungen, wie Grippe, Lungenentzündung, Typhus oder auch gegenüber sonstigen interkurrenten Infektionskrankheiten. Auch in der Todesstatistik und in der Krankheitsstastitik der

---

[1] DE CRINIS: „Alkoholrausch und Zurechnungsfähigkeit." Med. Welt 1939, Nr. 25.

Altersklassen zeigen die Alkoholiker überdurchschnittliche Werte: So im Vergleich zum Normalen ($= 100$) eine Mehrbelastung bezüglich Erkrankungen des Nervensystems von 400, der Bewegungsorgane von 286, der Verdauungsorgane von 285, der Kreislauforgane von 273 und der Verletzungen von 258[1]. Die verzögerte Heilung von Unfällen und Verletzungen, die erhöhte Unfallgefahr an sich und die Erhöhung der Selbstmordziffer der chronischen Alkoholiker darf hier als bekannt vorausgesetzt werden.

Man könnte dem Einwand begegnen, daß in Weinländern die Bevölkerung ohne sichtlichen Nachteil für ihre Gesundheit ihr tägliches Quantum Wein zu trinken pflegt. Es soll sogar unterstellt werden, daß auch Bier, in vernünftigen Mengen genossen, in seiner Wirkung auf die Gesundheit nicht anders bewertet zu werden braucht; aber schon gegen den chronischen Genuß von höherprozentigem Alkohol, wie Schnaps, Liköre usw. wird man erhebliche Bedenken geltend machen müssen. Gewiß pflegt ein großer Teil unserer täglichen Umgebung gewohnheitsmäßig abends sein Glas Bier zu trinken, ohne daß man Gelegenheit hätte, daraus ganz allgemein besondere und spezifische Krankheitsbefunde abzuleiten. Soweit der Alkoholgenuß nicht berufsmäßig geschieht und, was ebenso wichtig erscheint, gleichzeitig eine bestimmte regelmäßige Ausarbeitung im Beruf vorliegt, darf wohl im allgemeinen unterstellt werden, daß damit der Alkoholkonsum nicht übertrieben wird; dies zeigt auch der statistische Rückgang des derzeitigen Alkoholverbrauchs gegenüber dem von 1913.

Die Gefahr ist vor allem darin zu sehen, daß, insbesondere auf Grund einer weitgehenden Gewöhnung, beim chronischen Alkoholgenuß die Gefahr*grenze* nicht erkannt oder übersehen wird: Voraussetzung für die Beurteilung ist natürlich auch hier Anamnese und Heredität. Nervenkrankheiten in der Aszendenz oder Syphilis des Antragstellers lassen den Alkoholgenuß in einem anderen Lichte erscheinen, denn hier trifft der Alkohol dann als neues schädigendes Moment auf einen durch erbliche Belastung oder erworbene Krankheit schon ungünstig veränderten Körper; darüber hinaus greift er außerdem an denselben Prädilektionsstellen an, wie jene Schädigungen, nämlich am Nervensystem. Starken individuellen Verschiedenheiten, die sich großenteils im erbbiologisch Gegebenen begründen, stehen auch breite Schwankungen in der Auswirkung der Alkoholaufnahme von seiten der Umwelteinflüsse gegenüber: So ist es nicht gleichgültig, in welcher körperlichen Verfassung der Alkohol eingenommen wird, ob auf nüchternen Magen oder während, bzw. nach einer reichlichen Mahlzeit, ob eine Erschöpfung durch Krankheit vorliegt, ob er nach körperlicher oder geistiger Anstrengung genossen wird, ob ein affektiver Erregungszustand vorherrscht oder sonstige Veränderungen der Gefühls- und Willensdispositionen im Vordergrund stehen. Grundsätzlich als besonders gefährlich muß jedoch vor allem ein Alkoholmißbrauch im jugendlichen Alter gewertet werden.

Die Bewertung des Alkoholikers im Rahmen der privaten Krankenversicherung sollte sich m. E. jedoch nicht nur auf die *Folgen* des Alkoholismus erstrecken, sondern, soweit irgend angängig, die mindestens ebenso wichtigen *Voraussetzungen* aufdecken, die zu dem Alkoholismus führten. Abgesehen von den Personen, die zu

---

[1] Aus der Rede des Präsidenten des Reichsgesundheitsamts auf der 2. Reichstagung „Volksgesundheit und Genußgifte" in Frankfurt a. M. 1939.

pathologischen Rauschzuständen neigen, also damit vielleicht zugleich den Begriff des chronischen Alkoholismus im Sinne des „Gesetzes zur Verhütung erbkranken Nachwuchses vom 14. Juli 1933" erfüllen, und die auch prinzipiell nicht als versicherungsfähig gelten können, wird man im allgemeinen auf zwei Klassen von Menschen treffen, die für Alkohol eine Vorliebe zeigen, nämlich die einen, die „Gesellschaftstrinker", denen die Gesellschaft beim Alkohol das Wichtigere und Übergeordnete ist, das Trinken also nur die stimmungsfördernde Beigabe, und im Gegensatz dazu die anderen, die trinken, nur um des Trinkens willen. Findet man bei den ersteren die etwas weichherzigen Stammtischfreunde, denen das Gasthaus einen Ort zwangloser Entspannung und Ablenkung von aufreibender Tagesarbeit oder auch Aussprachemöglichkeit und Anregung in dem Einerlei ihres Lebensablaufs bieten soll, in den sie andere und höhere Entspannungswerte einzubauen aus sich nicht in der Lage sind, so wird man bei der letzteren Gruppe mehr Menschen mit einer psychopathischen Abartung antreffen können, seien es Menschen, die ihrer Neigung zum Alkoholgenuß trotz verstandesmäßigen Erkennens nicht die nötige willensmäßige Abwehr entgegenzusetzen vermögen, seien es Menschen, die im oder mit dem Alkohol bestehende seelische Konflikte einzuschläfern oder abzureagieren versuchen. Die Gegensätzlichkeit der wechselweisen Wirkung des Alkohols in der Auslösung körperlicher und seelischer Symptome läßt es erklärlich erscheinen, daß diese entgegengesetzten Wirkungen mit Hilfe des Alkohols erreicht werden sollen. Die lebenswichtigen Funktionen von Atmung und Blutkreislauf werden gefördert oder gehemmt; Bewegung, Sprache und Mimik als körperlicher Ausdruck seelischer Funktionen, können beim einen unter dem Einfluß des Alkohols lebhafter, beim anderen ruhiger werden. Die seelischen, mit der Gehirnfunktion gekoppelten Vorgänge, vor allem Auffassung, Denken und Fühlen können im Sinne der Beruhigung und Erregung durch Alkoholwirkung sich verändern. Biographien großer Männer und Dichter lassen auch hier interessante Einblicke und Rückschlüsse zu.

Mit diesen etwas breiteren Ausführungen sollte aufgezeigt werden, daß es für die Zwecke der privaten Krankenversicherung nicht überflüssig erscheint, zu prüfen, ob hinter dem Mißbrauch des Alkohols sich als Motiv nicht in Wirklichkeit eine Sucht verbirgt, ob er nicht letzten Endes nur als Mittel dient zur beabsichtigten Abreagierung von Minderwertigkeitsgefühlen, oder ob etwa versucht werden soll, mit seiner Hilfe eine Leistungssteigerung herbeizuführen. Man wird sich vor Augen halten müssen, daß die damit versuchte Erzwingung eines „Ausgleichs", sei es auf körperlichem, sei es auf geistig-seelischem Gebiet, letzten Endes nichts anderes sein kann, wie ein Raubbau, der sich in dem fein abgestimmten Organismus der körperlich-seelischen Verbundenheit doch letztlich in einer Herabsetzung der Widerstandsfähigkeit der Gewebe, der biologischen Leistungsfähigkeit und der Willensleistung, also im Sinne der privaten Krankenversicherung in einer erhöhten Krankheitsbereitschaft manifestieren wird. Selbstverständlich wird es nicht möglich sein, grundsätzlich und in jedem Falle Zusammenhänge in der geschilderten Form aufzudecken; diese Unmöglichkeit darf aber nicht davon entbinden, in geeigneten Fällen ihrer wenigstens eingedenk zu sein. In diesem Sinne wollen die obigen Darlegungen nur einen Fingerzeig und etwaige Anregungen zur Klärung des Wagnisses geben.

Sichere und untrügliche Merkmale zur Erkennung des chronischen Alkoholismus gibt es nicht, will man nicht den im Volksmund als Kennzeichen angesehenen Tremor der Finger heranziehen, der sich jedoch auch bei allen möglichen sonstigen Affektionen des Nervensystems findet oder die rote Nase, die auch in manchen anderen organischen und eigentlichen Krankheitszuständen (z. B. Rhinophym bei Akne rosacea) ihre hinreichende Erklärung finden kann. Auch das rote und gedunsene Gesicht kann leicht zu falschen Rückschlüssen auf chronischen Alkoholismus verleiten und Trunksucht dort unberechtigt vertäuschen, wo sie nicht vorliegt.

**Abstinenz.** Auf der anderen Seite wird es auch unter den heutigen Verhältnissen noch nicht immer und grundsätzlich möglich sein, den dogmatisch absoluten Abstinenten als besonders günstiges Risiko in die Bewertung der privaten Krankenversicherung einzusetzen. Ganz abgesehen von der Tatsache, daß auch beim Abstinenten keine Gewähr dafür gegeben ist, daß er nicht eines Tages seine Abstinenz aufgibt, muß daran gedacht werden, daß der eigentliche Grund für die Enthaltsamkeit oft in einer überstandenen schweren Krankheit, einem chronischen Leiden oder im mangelnden Vertrauen des Antragstellers zu sich oder seiner Gesundheit bei Alkoholgenuß liegen kann. Demnach würde also in einem solchen Falle die Abstinenz gerade als Zeichen einer gewissen gesundheitlichen Minderwertigkeit aufzufassen sein.

**Nikotin.** In der Frage des Nikotinabusus wird die Bewertung für die private Krankenversicherung nicht immer so einfach sein, wie beim Alkoholmißbrauch. Die hier gesetzten krankmachenden Veränderungen sind nicht so auffallend, eindeutig und gegen anderweitiges Krankheitsgeschehen abgrenzbar. Vor allem wird man bei chronischen Schädigungen des Herzens und der Gefäße, des Nervensystems und des Verdauungstraktus an schädigende Einflüsse durch Nikotinmißbrauch denken müssen; das beinahe schlagartige Abklingen der Beschwerden bei Aufgeben des Rauchens deutet, wie man in der Praxis häufig zu sehen Gelegenheit hat, auf die Richtigkeit dieser Beobachtung hin. Von manchen Autoren wird übermäßiges Rauchen auch als auslösende Ursache des Lippen- und Zungenkrebses, vielleicht auch des Hals-, Bronchial-, Lungen-[1] und Magenkrebses angenommen[2], wobei offengelassen werden soll, ob allein das Nikotin oder auch die im Tabakrauch enthaltenen Teerprodukte oder gar nur letztere als carcinogen anzusehen sind. Auch für das Nikotin gilt das vom Alkohol Gesagte, nämlich, daß die gesetzten Schäden von allen Entwicklungsphasen des Menschen die Jugend und den heranwachsenden Körper am meisten treffen. Auf der anderen Seite sind aber auch die anderen Altersstufen gefährdet, eine Beobachtung, die die Lebensversicherung zu der Erwägung geführt hat, starke Raucher nur mit Zuschlag in das Versicherungsverhältnis aufzunehmen. Im einzelnen scheint die Bewertung des Nikotinmißbrauchs, soweit das umfangreiche Schrifttum erkennen läßt, noch keine endgültige und einheitliche zu sein. Behaupten manche Autoren eine Dauerschädigung durch Nikotingenuß, so halten andere nur eine zeitliche Schä-

---

[1] So wertet neuerdings auch F. H. MÜLLER (Z. Krebsforsch. 1939, Bd. 49, H. 1, S. 57) die starke Zunahme des primären Lungencarcinoms als durch das Tabakrauchen bedingt.

[2] So Dr. HILDING BERGSTRAND, in einem Vortrag in der Pariser Ecole de Médicine. Dtsch. Ärztebl. 1939, Nr. 27, S. 474.

digung für gegeben, die angeblich bei Aufgabe des Tabakgenusses restlos zum Abklingen kommt. Verfechter des Nikotins weisen nicht mit Unrecht darauf hin, daß in Südamerika und auch in anderen Gegenden selbst Frauen, besonders Indianerfrauen, einem enormen Tabakgenuß (und zwar nicht der leichtesten Sorten!) frönen und trotzdem bei guter Gesundheit ein hohes Alter erreichen. Die Wahrheit wird wohl auch hier in der Mitte liegen, insofern, als man in der Bewertung die schädigende Wirkung des Nikotins zweifellos zu den Gegebenheiten der Konstitution und jeweiligen Disposition in Verbindung setzen muß. Oft wird der Nikotinmißbrauch auf dem Boden einer übermäßigen geistigen Beanspruchung entstehen, sodaß die Grundnoxe eher in dieser Richtung zu suchen ist, als im Tabakgenuß als solchem. Es ist bekannt, daß starke Raucher während der täglichen Arbeit, im Urlaub, wo eigentlich mehr Zeit zum Nikotinabusus vorhanden wäre, nur sehr mäßig oder auch gar nicht rauchen. Von Konstitution und Disposition wird auch die Toleranz gegen das Gift abhängig sein, welche bis zu einer weitgehenden Gewöhnung führen kann. Ob die Tatsache, daß das plötzliche Abbrechen des Rauchens sehr oft zu unangenehmsten Abstinenzerscheinungen für den Betroffenen führen kann, als eindeutige Vergiftungserscheinung zu werten ist oder, ob hier nicht vielmehr die Zurückziehung starker libidinöser Verknüpfungen im Vordergrund steht, soll hier nicht entschieden werden. Übereinstimmend wird aber festgestellt, daß der übermäßige Nikotingenuß nicht nur funktionelle Erscheinungen, besonders von seiten des Sympathikus hervorzurufen vermag, sondern besonders an Herz und Gefäßen organische Veränderungen im Sinne einer Sklerose, wenn nicht neu zu setzen, so doch zum mindesten Beschwerden dieser Art zu verschlimmern in der Lage ist. LEWIN, der sich in seinem Buch ,,Phantastica" ausführlich mit dem Nikotin auseinandersetzt, verzeichnet als Folge des Nikotingenusses an der großen Körperschlagader aneurysmatische Erweiterungen, Rauhigkeiten und Kalkablagerungen; er beschreibt nekrotische Veränderungen an den cirkulären Muskelfasern der Media, Ersatz der Muskelzellen durch Kalkablagerungen und Brüchigkeit der Gefäße. Im Sinne dieser Sklerose dürften nach allgemeiner Überzeugung des Schrifttums auch die Veränderungen der Arteria cruralis und in ihrer Folge das ,,intermittierende Hinken" zu werten sein. ,,Es gibt nur wenige Kapitel der Pathologie", so führt LEWIN aus, ,,die nicht kausale Beziehungen zu einem übermäßigen Tabakgenuß haben". In seinen weiteren Einzelausführungen über Erkrankungen infolge Tabakgenusses wird man ihm vielleicht nicht immer folgen können, da sich diese Erscheinungen zwanglos auch auf erhöhten Verschleiß auf anderer Grundlage, besonders auf das gehetzte Lebenstempo des modernen Menschen mit all seinen Schädigungen zurückführen lassen.

Sicher ist der Tabak ein Gefäßgift, aber der Schaden entsteht, abgesehen von der Zufuhr unter allen Umständen schädlicher Giftmengen, vor allem wohl dort, wo die Bereitschaft zur Gefäßschädigung schon in der Anlage vorhanden ist. Es dürfte daher wohl etwas zu einseitig sein, wenn gesagt wird, der Tabakmißbrauch sei die alleinige Ursache der Gefäßerkrankung. Wohl kann man unterstellen, daß es ohne die schädliche Einwirkung des Genußgiftes nicht zu der Erkrankung gekommen wäre, aber es wäre dadurch allein auch nicht zu der Erkrankung gekommen, wenn nicht die Bereitschaft zur krankhaften Reaktion gleichzeitig vorgelegen hätte, vorausgesetzt natürlich, daß zwischen Reiz und konstitutioneller Widerstandskraft kein wesentliches Mißverhältnis besteht.

Nicht so weit wie LEWIN geht ROMBERG in seinem Lehrbuch der „Krankheiten des Herzens und der Gefäße". Dieser Kliniker, dem sicher eine große Erfahrung zur Verfügung stand, nimmt nur funktionelle Störungen als Folge an, Blutdrucksteigerung aber nur bei den Hypertonikern. Nach ihm stehen im Vordergrund die Herzbeschwerden aller Art. Führt LEWIN typische Anfälle von Angina pectoris auf Nikotinabusus zurück, so faßt ROMBERG diese als primär nervös bedingt auf, wertet sie also im Sinne einer Angina pectoris spuria. Vielleicht mag die Tatsache, daß die ungünstigen Fälle gewöhnlich ältere und schon an fortgeschrittener Arteriosclerose leidende Personen betrifft, LEWIN dazu veranlaßt haben, diese Angina pectoris-Erscheinungen als organisch bedingt und durch direkte Nikotinwirkung verursacht anzusprechen. In Wirklichkeit ist aber zweifelsohne zu unterstellen, daß an der Auslösung dieser Erkrankungen wohl mehrere Momente gleichzeitig ursächlich mitbestimmend sind.

LICKENT [1] setzt sich in seiner Arbeit „Über den Einfluß des Tabaks auf den Magen" mit den verschiedenen gastroenteralen Symptomen des Gewohnheitsrauchers auseinander. Es erscheint jedoch nach anderen Arbeiten noch nicht endgültig feststehend, ob diese Erscheinungen als reine Nikotinwirkungen anzusprechen sind oder ob sie nicht mehr als Auswirkung von Pyridinbasen bzw. Histidin aufzufassen sind.

Führt VON JAKSCH aus, daß die markantesten Beschwerden eines vordem gesunden Rauchers sich mit denen des Herzneurotikers decken, so stellt FÜRBRINGER [2] ausdrücklich die sympathischen Ganglien als Angriffspunkte für das Nikotin heraus, ein Befund, der von der experimentellen Pharmakologie bestätigt wird. Damit ließe sich dann auch auf andere Weise die gleichzeitige Beeinträchtigung der Herz- und Magenfunktion erklären. So stellte z. B. neuerdings O. SCHMIDT [3] bei chronischen Rauchern durchweg einen auffällig erhöhten Kohlenoxydgehalt des Blutes fest, sodaß ein Teil der genannten Beschwerden wohl auch im Sinne einer Vergiftungserscheinung gedeutet werden könnte.

Man sieht, daß, im Gegensatz zum Krankheitsbild der akuten Nikotinvergiftung, über die Schädigungsmöglichkeiten des chronischen Nikotingenusses eine endgültige Einigung noch nicht erzielt ist. Fest steht unstreitig, daß durch Tabakmißbrauch dem jugendlichen Organismus größere Gefahren drohen, wie auch die neueren Untersuchungen von LICKENT beweisen. Die Verursachung einer vorzeitigen Aderverkalkung durch das Nikotin scheint bisher nicht mit Sicherheit erwiesen, wohl kann aber eine dauernd lästige Störung der Herz- und Magenfunktion daraus resultieren und können bestehende organische Herz- oder Magenkrankheiten durch den Nikotinabusus eine bedenkliche Verschlechterung erfahren.

Die festgestellte oder zugestandene Tatsache des Nikotinmißbrauchs muß deshalb den Versicherungsarzt veranlassen, mit gesteigerter Aufmerksamkeit die Vorgeschichte des Patienten zu erforschen und die Prognose früherer oder gegenwärti-

---

[1] LICKENT: Arch. Verdgskrkh. Bd. 35. Vgl. dazu auch neuerdings von demselben Verf.: „Tabak und Organismus". Hippokrates-Verlag, Stuttgart/Leipzig 1939.

[2] FÜRBRINGER: Dtsch. med. Wschr. 1926, Nr. 48.

[3] Klin. Wschr. 1939, Nr. 27, S. 938.

ger Erkrankungen auf diese Tatsache abzustellen. Der Nikotinmißbrauch wird in einer Reihe von Fällen auch Rückschlüsse auf die sonstige Lebensweise und seelische Haltung des Antragstellers zulassen, die für die Bewertung des einzugehenden Versicherungsvertrages von einer gewissen Bedeutung sein können.

**Kaffee und Tee.** Auch Kaffee und Tee pflegen von manchen Menschen in einem Übermaß zur Erhöhung der Arbeitsfähigkeit und Erzielung einer Mehrleistung konsumiert zu werden. Die Folgeerscheinungen können denen des Nikotinmißbrauchs weitaus ähnlich sein, wie man dies z. B. in Hamburg bei den berufsmäßigen Tee- und Kaffeekostern öfters festzustellen die Gelegenheit hat. Wichtiger erscheint, besonders bei geistigen Arbeitern, die Tatsache, daß mit und durch erhöhten Kaffeegenuß die dem Körper notwendige regelmäßige Schlafenszeit abgekürzt wird. Die künstliche Ausdehnung der Arbeitszeit durch diese stimulierenden Mittel kann so schließlich zu einer schweren Schädigung des Nervensystems fuhren.

**Rauschgifte.** Die private Krankenversicherung ist an der Frage des Gebrauchs von Rauschgiften besonders stark interessiert. In diese Sparte kann mit Recht auch der regelmäßige Gebrauch von stärkeren Schlafmitteln einbezogen werden, ein Unfug, der, wie die tägliche Praxis lehrt, geradezu beängstigende Formen angenommen hat.

In der Häufigkeit der Rauschgiftsucht stehen in erster Linie das *Opium und seine Derivate*, insonderheit das *Morphium*, obenan, wenngleich nach den Beobachtungen von WEGENER[1] der Verbrauch von Sucht- oder Rauschgiften, insbesondere der der Opiate im Laufe der letzten 10 Jahre erfreulicherweise um etwa die Hälfte abgenommen hat: ein Beweis für Nutzen und Notwendigkeit des Opiumgesetzes von 1929. Abgesehen davon, daß diese süchtigen Kranken während einer Entziehungskur nicht selten schwerwiegende Abstinenzerscheinungen bekommen, sind sie auch sonst in ihrer ganzen charakterlichen Haltung als ethisch meist nicht vollwertige Individuen zu erachten, die ihrer Sucht sämtliche materiellen und ideellen Werte zu opfern bereit sind. Eine solche Einstellung muß notwendigerweise zu einem Bruch in der Einheit der Persönlichkeit führen, die nicht selten nach einiger Zeit den Betreffenden in den Freitod zwingt. Mir ist ein Fall in Erinnerung, in dem ein geistig weit über dem Durchschnitt stehender Studienrat zwecks Beschaffung von Morphium nicht davor zurückschreckte, gewagteste Einbrüche in Apotheken ohne Rücksicht auf seine soziale Stellung auszuführen. Die vom Patienten behauptete Ausheilung ist nur mit großer Vorsicht aufzunehmen, da ein überaus hoher Prozentsatz dieser Kranken vor Rückfällen nicht geschützt erscheint. Der Morphinist erscheint daher für die private Krankenversicherung aus Gründen des subjektiven Risikos prinzipiell nicht versicherbar.

Die Bedeutung des *Kokains* als Rauschgift, dessen Wirkung man ja auch besonders in den Inflationsjahren in Deutschland zu studieren Gelegenheit hatte, scheint auf Grund der internationalen drakonischen Maßnahmen weitgehend zurückgegangen zu sein. Soweit es noch zur Anwendung kommt, dürfte es vorzugsweise als Schnupfpulver Verwendung finden. Nicht nur infolge dieser bequemeren Zuführungsmöglichkeiten und damit seiner unauffälligeren Verbreitung

---

[1] Wegener: „Die Auswirkungen des Opiumgesetzes von 1929", Deutsches Ärztebl. 1939, H. 24/25.

bildet es eine größere Gefahr für die Bevölkerung, sondern vor allem wegen seiner dem Morphium in der Wirkung wohl ähnlichen, jedoch viel gröberen und schnelleren Zerstörung der ganzen ethischen Persönlichkeit. Aus diesem Grunde pflegt der Kokainist auch beruflich und gesellschaftlich schneller Schiffbruch zu erleiden. Eine große Gefahr liegt vor allem auch darin, daß, wie man oft festzustellen Gelegenheit hatte, der Kokainist gerne anderen, schon um Gesellschaft zu haben, von seinem Gifte abgibt, während der Morphinist es im allgemeinen vorzieht, sein Scheinglück allein zu genießen. Beiden Giften gemeinsam ist, wie gesagt, die rasche und meist endgültige Zerstörung der Persönlichkeit durch die Sucht, der meist über kurz oder lang der körperliche Zerfall zu folgen pflegt.

Selbstverständlich ließe sich über diese Einflüsse auf das Krankheitsgeschehen noch manches sagen; der Zweck dieser Ausführungen kann aber nur der sein, kurze Hinweise im Sinne der Erfordernisse der privaten Krankenversicherung zu geben.

Wenn im vorstehenden auf einige Faktoren ausführlicher eingegangen wurde, so geschah es in der Erkenntnis, daß ihnen im heutigen Lebensablauf eine gesteigerte Bedeutung zukommt. Sie erlangen dadurch für die private Krankenversicherung eine praktische Wichtigkeit, die eine breitere Besprechung in diesem Zusammenhang notwendig machte.

# IX. Beginn, Dauer und Beendigung des privaten Krankenversicherungsvertrages.

Ist dem Antragsteller von seiten der Gesellschaft auf sein Angebot eine Annahmeerklärung zugegangen, so beginnt der Versicherungsvertrag zu laufen. Herkömmlicherweise wird auch im Krankenversicherungswesen der Begriff des formellen, des technischen und des materiellen Beginns unterschieden.

Als *formeller Beginn* des Versicherungsvertrags wird der Zeitpunkt bezeichnet, der dem tatsächlichen Vertragsabschluß entspricht (= Einigung über das Zustandekommen des Versicherungsvertrags). Er kann in besonderen Fällen mit dem materiellen Beginn der Versicherung zusammenfallen (bei gezahlter Prämie und Erlaß der Wartezeit).

Der *technische Beginn* ist der Zeitpunkt, von dem ab Prämien (beim Gegenseitigkeitsverein Beiträge) zu entrichten sind (= Beginn des Laufs der Prämie). Seine Festsetzung geschieht auf Grund von Vereinbarungen zwischen den Vertragsparteien und ist aus dem Versicherungsschein ersichtlich. Er kann in besonderen Fällen mit dem materiellen Beginn der Versicherung zusammenfallen (soweit Erlaß der Wartezeit, wie z. B. bei Unfällen).

Als *materieller* Beginn wird der Zeitpunkt bezeichnet, von dem ab die Gefahrtragung für den Versicherer (= Zeitpunkt des Haftungsbeginns) anfängt.

Voraussetzung für den Eintritt des materiellen Beginns ist nach §§ 35, 38 VVG die Bezahlung des Einlösungsbetrages gegen Aushändigung des Versicherungsscheins [1]. Der Einlösungsbetrag besteht aus der ersten Prämien- (Beitrags-) rate (§ 35 VVG) und den Nebengebühren. Als solche werden die im Tarif aufgeführten Aufnahme- und Schreibgebühren (§ 3, Ziff. 2 NoB) [2], gegebenenfalls auch die Versicherungssteuer, bezeichnet.

Der Versicherer kann die Annahme des Antrages von der Untersuchung durch einen von der Gesellschaft bezeichneten Arzt oder einem Alterszeugnis abhängig machen. Untersuchungs- und Zeugniskosten gehen, wenn nicht anders vereinbart, zu Lasten des Antragstellers.

Die Zahlung des Einlösungsbetrages hat gegen Aushändigung des Versiche-

---

[1] So BRUCK (Komm. zum VVG, § 38, Anm. 2). Anders PRÖLSS (Komm. zum VVG, § 38, Anm. 4), nach dessen Ansicht die Haftung ohne Rücksicht auf die Prämienzahlung beginnt; ebenso RGZ 80, 138. Der Beginn der Haftung kann aber vertraglich an die Zahlung der ersten Prämie geknüpft werden (§ 5, Abs. 1 NoB). Vgl. dazu auch die Ausführungen über die verschiedenen Bedeutungen des Beginns der Versicherung in RGZ VII vom 17. November 1936 (JW 1937, S. 300; JRPV 1937, S. 5).

[2] Die in der Arbeit angezogenen Normativbedingungen sind den Normativbedingungen für Gegenseitigkeitsvereine entnommen. Sinngemäß gleiche Bestimmungen finden sich auch in denen für Aktiengesellschaften und für Krankenversicherungs-Gesellschaften des gewerblichen Mittelstandes.

rungsscheines zu erfolgen. Wird diese Zahlung, die vor oder bei dem Beginn der Versicherung zu erfolgen hat, nicht rechtzeitig, also zum mindesten Zug um Zug geleistet, so ist der Versicherer von der Verpflichtung zur Leistung frei, wenn der Versicherungsfall vor Bezahlung eintritt (§ 38, Abs. 1 VVG)[1]. Der Versicherer ist bei nicht rechtzeitiger Zahlung der Prämie (= des Beitrags beim VVaG) berechtigt, das Versicherungsverhältnis unter Einhaltung einer Kündigungsfrist von einem Monat zu lösen. Inzwischen erfolgte Zahlung hebt die Kündigung auf.

Mit der Einlösung des Versicherungsscheins beginnt die der eigentlichen Gefahrentragung vorausgehende *Wartezeit*, soweit nicht aus besonderen Umständen eine solche erlassen wird. Es gab Zeiten, und diese sind noch nicht allzulange vorbei, da mit dem Erlaß der Wartezeit sehr freigebig umgegangen wurde, insofern, als bei Ausspannungen durch Versprechen eines ganzen oder teilweisen Erlasses der Wartezeit das Geschäft eher zustande gebracht werden sollte. In den letzten Jahren hat das Reichsaufsichtsamt gegen diese laxe Handhabung der Forderung einer Wartezeit energisch Front gemacht und führt auf Grund des § 81, Abs. 2 VAG unter Bezugnahme auf die Bekanntmachung vom 5. Juni 1934 nebst Rundschreiben R 45 vom 11. Juni 1934[2] aus:

„In den Versicherungsbedingungen ist eine allgemeine Wartezeit von mindestens drei Monaten vorzusehen. Diese ist in allen Fällen einzuhalten.

Von Unfällen abgesehen, darf *nur* dann ausnahmsweise von der Einhaltung der *allgemeinen Wartezeit* abgesehen werden, wenn die Versicherung *nachweislich unmittelbar* im Anschluß an eine wegen der gesetzlichen Voraussetzungen (Fortfall der Versicherungspflicht oder der Versicherungsberechtigung §§ 165b, 178 RVO) beendete Sozialversicherung abgeschlossen wird und diese dem Vorstand durch eine Bescheinigung der bisherigen Kasse oder durch sonstige Unterlagen ausreichend dargetan ist.

Verboten ist auch eine Umgehung unserer vorstehenden Anordnung durch sonstige Vereinbarungen, insbesondere durch Vorverlegung des Versicherungsbeginns."

Der Sinn der eingelegten Wartezeiten ist vor allem der, schon vorhandene Krankheiten und Leiden nach Möglichkeit von der Gefahrtragung auszuschließen, da ein Versicherungsschutz nur für künftige Krankheiten gewährt werden soll und kann, zum Teil wohl auch, um für die entstandenen Vorkosten ein gewisses Äquivalent zu erhalten. Als Beginn der Wartezeit ist der Tag des technischen Versicherungsbeginns anzusehen.

Die Dauer der Wartezeit beträgt im allgemeinen drei Monate; bei Unfällen und einer Reihe diesen gleichgesetzter akuter Infektionskrankheiten (s. u.) entfällt die allgemeine Wartezeit. Für Sonderleistungen, wie Operationsvergütung, Wochenhilfe, Zahnbehandlung und Sterbegeld werden im allgemeinen in den AVB besondere Wartezeiten angesetzt, die in der Regel zwischen sechs und zwölf Monaten zu liegen pflegen (§ 13 NoB).

Mit dem materiellen Beginn der Versicherung, also nach Ablauf der Wartezeit, trägt der Versicherer die Gefahr für neuentstehende Erkrankungen, soweit nicht Ausschlußklauseln auf Grund der Anamnese oder des gegenwärtigen Gesundheits-

---

[1] So auch RGZ 101, 30.
[2] VA 1934, S. 100, 105.

zustandes zwischen den Parteien vereinbart sind. Diese Ausschlußklauseln können generell festgelegt sein, wie sie § 15 NoB hinsichtlich von Anomalien, körperlichen Fehlern und Vorerkrankungen ausführt, sie können aber auch besondere, auf den Einzelfall abgestellte Ausschlußklauseln sein, wie z. B. Ausschluß von Erkrankungen des Herzens und Kreislaufs nach vorausgegangenem Gelenkrheuma mit Myocarditis. Sie können zeitlich begrenzt sein (z. B. Ausschluß von Erkrankungen der Galle und Gallenwege nach voraufgegangenen mehrmaligen unklaren Kolikbeschwerden oder Icterus in den letzten Jahren), oder auch dauernd, wie z. B. bei voraufgegangener Lues oder Tuberkulose aller Art. Diese Ausschlußklauseln, ihre Dauer und ihre Formulierung bedürfen der ständigen Überprüfung an Hand der Statistik und neuester medizinischer Erkenntnisse, um sowohl die Versicherung, also letzten Endes die Gefahrengemeinschaft der schon Versicherten vor unberechtigtem Schaden zu bewahren, andererseits auch, um dem Versicherten trotz alledem einen möglichst umfassenden Versicherungsschutz zu erhalten und in fortschreitendem Maße die Versicherungsmöglichkeit der praemorbiden Persönlichkeit zu fördern.

Auch bei der Dauer der Versicherung wird die formelle, die technische und die materielle Dauer unterschieden.

Die *formelle Dauer* der Versicherung ist der Zeitraum, für den das Vertragsverhältnis eingegangen wird. Ihr Beginn fällt zusammen mit dem formellen Beginn der Versicherung; ihr Ende bestimmt sich auf Grund der Bedingungen verschieden, je nach der Rechtsnatur des Versicherers (Aktiengesellschaft oder Versicherungsverein auf Gegenseitigkeit), wovon unten noch zu sprechen sein wird.

Als *technische Dauer* der Versicherung bezeichnet man die Zeitspanne, für welche Prämien (oder Beiträge beim VVaG) zu entrichten sind. Der Beginn deckt sich mit dem Anfang des ersten Versicherungsjahres. Er kann nicht nach dem materiellen Beginn der Versicherung liegen. Das Ende der technischen Dauer kann niemals später als das Ende der formellen Dauer fallen. Wird die formelle Dauer vorzeitig beendet, dadurch, daß der Versicherer aufhört, die Gefahr zu tragen, so schließt dies automatisch die Beendigung der technischen Dauer ein. Aus diesem Grunde braucht nach Ablauf der formellen Dauer auch keine Prämie (Beitrag) mehr entrichtet zu werden. Nicht berührt wird von dieser Regelung die Nachschußpflicht beim Gegenseitigkeitsverein (§ 25 VAG).

Als *materielle Dauer* der Versicherung wird der Zeitraum bezeichnet, während dessen der Versicherer zur Gefahrtragung verpflichtet ist. Ihr Beginn fällt zusammen mit dem materiellen Beginn der Versicherung und endet mit dem Aufhören der Gefahrtragung. Daß der materielle Beginn vor dem formellen Beginn liegt, kann ausgeschlossen werden, da die dadurch bedingte Rückwärtsversicherung bei der Krankenversicherung nicht üblich, außerdem durch das Reichsaufsichtsamt laut obigem Rundschreiben ausdrücklich verboten ist. Das Ende der materiellen Dauer tritt nicht später ein als das Ende der formellen Dauer, insofern, als mit der Beendigung des Vertragsverhältnisses auch das Versicherungsverhältnis entfällt. Bei Kündigung von seiten der versichernden Gesellschaft erstreckt sich allerdings der Anspruch für die Erstattung laufender Schadenfälle bis zum Ablauf des dritten Monats nach Beendigung des Versicherungsverhältnisses; die Kündigung wirkt also befristet. Nach dem materiellen Ablauf des Versicherungsvertrages hat jedoch der Versicherungsnehmer keinen Anspruch mehr auf Sterbegeld (§ 7, Ziff. 2 NoB).

Ein Beispiel möge die obigen Ausführungen erläutern:

Herr N. hat sich entschlossen, für seine Ehefrau eine private Krankenversicherung abzuschließen.

Nach Ausfertigung des Krankenversicherungsvertrages geht ihm unter dem 6. Dezember die Annahmeerklärung der Versicherungsgesellschaft zu (= formeller Beginn).

Da Herr N. beabsichtigt, seiner Frau den Versicherungsschein als Geschenk unter den Weihnachtsbaum zu legen, hat er als Beginn des Versicherungsvertrages den 25. Dezember durch Vereinbarung mit der Gesellschaft festgelegt[1]. Von diesem Tage ab läuft auch die Prämienzahlung (= technischer Beginn).

Der Versicherungsschutz geht auf die Gesellschaft über (= materieller Beginn).

a) für Unfälle, näher bezeichnete akute Infektionskrankheiten und Todesfolge aus Unfällen am 25. Dezember (= keine Wartezeit)[2];

b) für allgemeine Erkrankungen und deren Folgen frühestens am 25. März (= 3 Monate Wartezeit);

c) für besondere Erkrankungen, wie Frauenleiden, Zahnbehandlung usw. frühestens am 25. Juni (= 6 Monate Wartezeit), jedoch entsprechend den Tarifen der einzelnen Gesellschaften evtl. auch später[3], so für Geburtsleistungen und Ansprüche auf Sterbegeld meist erst nach einem Jahr, spätestens nach Ablauf von 2 Jahren.

### Die Neuregelung der Wartezeit in der privaten Krankenversicherung.

Unter dem 19. Mai 1937 hat das Reichsaufsichtsamt für Privatversicherung mit Rundschreiben R 17/A I 654 folgendes über künftigen Erlaß der allgemeinen Wartezeit von drei Monaten in nachstehenden Fällen bestimmt. Nach den Ausführungen des Reichsaufsichtsamtes waren für diese Neuregelung namentlich soziale Erwägungen und Rücksichtnahme auf Fragen der Volksgesundheit, der Bevölkerungspolitik, sowie insbesondere auch auf Belange der Wehrmacht und des Reichsarbeitsdienstes maßgebend.

I. Einer Einhaltung der allgemeinen Wartezeit von drei Monaten bedarf es künftig nicht:

1. bei *Unfällen*;

2. bei folgenden akuten *Infektionskrankheiten*: Röteln, Masern, Windpocken, Scharlach, Diphtherie, Keuchhusten, Ziegenpeter (Mumps), spinale Kinderlähmung, epidemische Genickstarre, Ruhr, Paratyphus, Typhus, Flecktyphus, Cholera, Pocken, Wechselfieber, Rückfallfieber;

---

[1] Den technischen Beginn eines Krankenversicherungsvertrages auf einen anderen Tag als den Monatsersten festzulegen, ist im allgemeinen nicht üblich, jedoch ist eine solche Vereinbarung zwischen den Vertragspartnern ohne weiteres zulässig, da das VVG einen festen Termin als Versicherungsbeginn nicht vorschreibt.

[2] In diesem Falle fällt technischer und materieller Beginn des Versicherungsvertrages zusammen.

[3] Die 8. Auflage des Handbuches „Tarife und Bedingungen der privaten Krankenversicherung 1936" berücksichtigt 52 Gesellschaften. In den von diesen Gesellschaften geführten Tarifen beträgt beispielsweise die Wartezeit für die Übernahme von Operationskosten (ohne Berücksichtigung etwaiger tariflicher Abweichungen bei einzelnen Gesellschaften):

Bei 29 Gesellschaften   3 Monate
„    1 Gesellschaft      5      „
„   13 Gesellschaften    6      „
„    6      „            9      „
„    3      „           12      „

3. für *neugeborene Kinder*, wenn bei ihrer Geburt die Eltern mindestens drei Monate versichert waren und die Anmeldung des Neugeborenen zur Versicherung innerhalb eines Monats nach seiner Geburt erfolgt;

4. für *Ehefrauen*, deren Versicherung in Ergänzung einer bereits drei Monate bestehenden Versicherung des Ehemanns spätestens einen Monat nach der Eheschließung beim gleichen Versicherer beantragt wird;

5. wenn die private Krankenversicherung nachweislich innerhalb von einem Monat nach *Beendigung* einer mindestens dreimonatigen *Versicherung* und Beitragszahlung bei einer *reichsgesetzlichen Krankenkasse*, bei einer Ersatzkasse der Krankenversicherung oder bei einer studentischen Pflichtkrankenkasse abgeschlossen wird. Dies gilt sinngemäß auch für Ehefrauen und Kinder nach Wegfall der gesetzlichen Familienhilfe aus § 205, Abs. 1 und 3 RVO;

6. wenn die private Krankenversicherung nachweislich innerhalb von einem Monat nach Wegfall einer bisher beim *Reichsarbeitsdienst*, bei der *Wehrmacht* oder beim *Polizeidienst* bestandenen Krankenfürsorge abgeschlossen wird.

Daß die Voraussetzungen zu I Ziff. 5 oder 6 vorliegen, ist dem Vorstand durch Bescheinigung der bisherigen Kasse oder Einrichtung oder durch sonstige geeignete Unterlagen ausreichend darzutun.

II. Eine *Versicherung* darf mit den bereits erworbenen Rechten beim gleichen Versicherer *wieder* in *Kraft gesetzt* werden,

1. wenn eine Wiederherstellung *innerhalb von sechs Monaten* nach dem Erlöschen *beantragt* wird und anderweitige Versicherungsnahme zwischenzeitlich nicht erfolgt war;

2. wenn die anderweitig etwa abgeschlossene Versicherung wegen Ausspannung oder sonstiger Verstöße nach den hierüber vom Reichsverband der privaten Krankenversicherung oder der Fachgruppe „Private Krankenversicherung" aufgestellten Grundsätzen freigegeben werden mußte;

3. wenn nach einem Ruhen der Rechte und Pflichten aus der privaten Krankenversicherung infolge Dienstleistung bei der Wehrmacht oder beim Reichsarbeitsdienst das Versicherungsverhältnis fortgesetzt wird.

III. In Ergänzung der Bestimmungen zu I Ziff. 5 ordnen wir an, daß die private Krankenversicherung, wenn der Versicherte krankenversicherungspflichtig wird oder Anspruch auf gesetzliche Familienhilfe nach § 205 RVO erlangt, auf Antrag spätestens zum Ablauf des Monats freizugeben ist, in dem der Eintritt der Krankenversicherungspflicht oder der Berechtigung auf gesetzliche Familienhilfe der privaten Krankenversicherungsunternehmung mitgeteilt und nachgewiesen wurde. Das gleiche gilt, wenn der Versicherte wegen Ableistung der Arbeitsdienst- oder Wehrpflicht die Lösung des Versicherungsverhältnisses beantragt.

Zu der Bestimmung zu II Ziff. 3 legen wir den Unternehmungen auf Wunsch des Herrn Reichskriegsministers und des Herrn Reichsarbeitsführers dringend nahe, den Bedürfnissen der Wehr- und Arbeitsdienstpflicht auch dadurch zu entsprechen, daß Anträgen auf Ruhen der Rechte und Pflichten aus der privaten Krankenversicherung, die aus Anlaß der Dienstleistung gestellt werden, weitgehend stattgegeben wird. Dies gilt auch für Anträge von Führern und Amtswaltern im Reichsarbeitsdienst für die Zeit, in der ihnen wegen Verwendung im Außendienst freie Heilfürsorge zusteht.

IV. Die vorstehenden Bestimmungen treten mit sofortiger Wirkung in Kraft. Vorschlägen wegen der hiernach erforderlichen Änderungen der Allgemeinen Versicherungsbedingungen sehen wir alsbald entgegen. Hinsichtlich der *allgemeinen Wartezeit* tritt durch die Neuregelung gegenüber unseren Bestimmungen vom März und April 1935 eine den seither aufgetretenen Bedürfnissen Rechnung tragende *Erleichterung* ein. Um so mehr müssen wir erwarten, daß über den Rahmen der jetzt zugelassenen Ausnahmen hinaus die allgemeine Wartezeit von drei Monaten strengstens eingehalten wird. Gegen Verstöße werden wir auch weiterhin mit allem Nachdruck einschreiten müssen.

Die *Beendigung der Versicherung* (§ 5, B 1 NoB) kann eintreten durch:

1. Tod des Versicherten.

2. Verlegung des Wohnsitzes des Versicherten außerhalb des Geschäftsgebietes der Gesellschaft.

3. Kündigung durch den Versicherungsnehmer.
4. Übertritt in versicherungspflichtige Beschäftigung.
5. Kündigung durch die Gesellschaft.
6. Fristlose Kündigung des Versicherungsvertrages.
7. Rücktritt vom Vertrag.
8. Anfechtung wegen arglistiger Täuschung.

Zu 1. Die Lösung des Vertrags durch den *Tod des Versicherten* kann als die „ideale" insoweit bezeichnet werden, weil sie die natürliche Beendigung eines zur beiderseitigen Zufriedenheit evtl. für längere Zeit bestandenen Treueverhältnisses darstellt. Dieses natürliche Ende der materiellen Dauer hat aus sich selbst das Ende der formellen Dauer zur Folge. Eine Weiterversicherung der Anschluß-versicherten (Familienmitglieder) ist in beiderseitigem Einverständnis möglich.

Zu 2. *Verlegung des Wohnsitzes des Versicherten außerhalb des Geschäftsgebietes der Gesellschaft* beendet gemäß den Vorschriften der NoB den Versicherungsvertrag aus sich selbst. Im allgemeinen erstreckt sich das Geschäftsgebiet, zum min-desten der größeren Versicherungsgesellschaften, über das gesamte Deutsche Reich. Dies schließt eine regionäre Beschränkung, besonders bei kleineren Gegenseitig-keitsvereinen, nicht aus. Das Problem, eine räumliche Universalität der privaten deutschen Krankenversicherung, d. h. die Ausdehnung ihres Geltungsbereichs auch auf die im Ausland lebenden deutschen Volksgenossen anzustreben, ist ernstlich diskutiert worden. Ihm steht jedoch, neben gegenwärtigen devisenrechtlichen Schwierigkeiten, vor allem der Umstand entgegen, daß die Möglichkeit einer Ge-fahrenübernahme, besonders in außereuropäischen Ländern, zum Teil kaum ab-zuschätzen und zu übersehen ist. Außerdem ist der Modus der Auslagen-erstattung so auf die deutschen ärztlichen Gebührenordnungen zugeschnitten, daß er sich nicht ohne weiteres auf ausländische Verhältnisse übertragen läßt, insbesondere, da nicht überall im Ausland staatliche Gebührenordnungen bestehen; auch ist keine Voraussetzung dafür gegeben, daß der ausländische Arzt sich dem, für ihn als Ausländer geltenden Auslandsdeutschen gegen-über grundsätzlich an die Gebührensätze und Vorschriften einer etwaigen dortigen staatlichen Gebührenordnung halten wird. Sollte sich der Wunsch, die auslandsdeutschen Volksgenossen durch die Fürsorge heimatlicher Versicherungs-organisationen für kranke Tage auch materiell der Heimat enger zu verknüpfen, in der Zukunft verwirklichen lassen, so wird man wohl auch andere Wege zu fin-den wissen[1], soweit man nicht z. T. auf die schlechthin erstklassigen Einrichtungen deutscher Vereine im Ausland zurückgreifen kann und will. Eine Krankenver-sicherung bei Aufenthalt im Auslande pflegt im allgemeinen (z. B. bei Urlaubs-reisen) von den Gesellschaften kulanterweise noch bis zu etwa 2 Monaten getragen zu werden. Bei längerer Abwesenheit außerhalb des Geschäftsgebiets der Ver-sicherung kann in gemeinsamer Vereinbarung das Ruhen der Rechte und Pflichten verabredet werden; bei mangelnder Einigung erfolgt Streichung wegen Verlegung

---

[1] So erscheint mir z. B. die Koppelung der Erstattungsleistungen an ein Mehrfaches der Arbeitsfrontbeiträge wohl möglich; eine solche Bindung würde nicht nur von etwaigen nicht immer leicht zu überprüfenden Berechnungsgrundsätzen ausländischer Ärzte freihalten, son-dern auch bei der gestaffelten Höhe der DAF-Beiträge in geeigneter Weise das soziale Moment berücksichtigen.

des Wohnsitzes des Versicherten außerhalb des Geschäftsgebietes der Versicherung gemäß § 5, B. 6 NoB.

Zu 3. *Die Kündigung durch den Versicherungsnehmer* kann aus den verschiedensten Gründen erfolgen. Neben Veränderungen in der wirtschaftlichen Lage des Versicherten, die ihm eine weitere Zahlung der Prämien zur Unmöglichkeit werden lassen, mag in vielen Fällen ein wesentlicher Kündigungsgrund in der Unzufriedenheit des Versicherten mit den Leistungen seiner Gesellschaft liegen. Sie dürfte zum großen Teil eine gewisse subjektive Berechtigung haben: Es liegt in der Natur der Werbetätigkeit, zwecks Abschluß eines Geschäfts dessen Vorteile möglichst rosig zu malen und die in Kauf zu nehmenden Nachteile nach Möglichkeit zu bagatellisieren. Zudem gab es Zeiten, in denen durch gegenseitiges Überbieten der Unternehmungen der Konkurrenzkampf in unerwünschter Weise verschärft und dadurch Ausspannungen gefördert wurden. Was dem im Moment verärgerten Versicherten dabei leider nicht gesagt wurde, ist das, daß der so bewirkte häufige Wechsel von einer Gesellschaft zur anderen den Versicherten oft um die bei der bisherigen Gesellschaft bereits erlangte bessere Rechtsstellung bringt: Ich denke dabei z. B. an die Unkündbarkeit nach einer Reihe von Jahren, die Gewinnbeteiligung bzw. Prämienrückgewähr, das erhöhte Sterbegeld oder auch sonstige höhere Ansprüche infolge längerer Versicherungsdauer. Letzten Endes darf nicht vergessen werden, daß, neben den erneut verlangten vollen Wartezeiten, eine Erkrankung, für die der Versicherungsnehmer bei seiner heutigen Gesellschaft Versicherungsschutz genießt, bei der neuen Gesellschaft naturgemäß als vorvertragliches Leiden gelten muß, und unter Umständen also mit einer Ausschlußklausel belegt wird, soweit nicht die neue Gesellschaft überhaupt (z. B. wegen vorgeschrittenen Alters) die Aufnahme ablehnt. Hier kann der Arzt in geeigneten Fällen durch vernünftige Aufklärung seinem Patienten einen großen Nutzen erweisen, indem er ihn durch Hinweis auf diese Rechtsnachteile vor einem oft nicht wieder gutzumachenden Schaden bewahrt.

Ist der Versicherungsnehmer Mitglied eines Versicherungsvereins auf Gegenseitigkeit, so verlängert sich nach Ablauf der im Versicherungsschein festgesetzten Dauer das Versicherungsverhältnis stillschweigend jeweils um ein Jahr, sofern er selbst nicht für den Schluß eines Versicherungsjahres unter Einhaltung einer Kündigungsfrist von einem Monat aus dem Verein austritt und damit zwangsläufig das Versicherungsverhältnis beendet (§ 6, 1, Abs. 1 NoB), da Mitgliedschaft und Versicherungsverhältnis beim Gegenseitigkeitsverein grundsätzlich zusammenfallen (§ 20 VAG). Übertritt in krankenversicherungspflichtige Beschäftigung, Tariferhöhung oder gleichlaufend Leistungsverminderung mit Wirkung auch für bestehende Versicherungsverhältnisse (§ 41, Abs. 3, Satz 2 VAG) lassen den Austritt und damit auch wieder die Beendigung des Versicherungsverhältnisses mit einer Kündigungsfrist von einem Monat sogar zum Schluß des Kalendervierteljahres zu.

Der Austritt bzw. die Kündigung ist, wie meist mangels gesetzlicher Regelung durch die AVB bindend vorgeschrieben wird, der Gesellschaft durch eingeschriebenen Brief zu erklären. Auf Formmangel (z. B. nichteingeschriebener Brief) kann sich die Gesellschaft nicht berufen, soweit ihr die Kündigung fristgemäß und schriftlich zugestellt wurde.

Als Folge des ordnungsmäßig getätigten Austritts entfällt mit dem Schluß des

Versicherungsjahres (bzw. in den oben beschriebenen Fällen des Kalendervierteljahres) die Beitragspflicht, ausgenommen die sich aus § 25 VAG ergebende Nachschußpflicht. Zum gleichen Zeitpunkt endet der Anspruch auf Versicherungsleistungen auch bei laufenden Schadensfällen.

Bei der Aktiengesellschaft verlängert sich das Versicherungsverhältnis nach Ablauf der im Versicherungsschein festgesetzten Dauer jeweils um ein weiteres Jahr, sofern es nicht einen Monat vor Ablauf durch eingeschriebenen Brief gekündigt wird. Als Dauer der Versicherung wird vom Reichsaufsichtsamt längstens der Zeitraum von einem Jahr zugebilligt, mit der Maßgabe allerdings, daß sich das Vertragsverhältnis stillschweigend um diesen Zeitraum verlängert, soweit nicht von einem der Vertragspartner rechtzeitig die Kündigung eingeleitet wurde. Der Kündigungsmodus, hinsichtlich der Form und hinsichtlich der besonderen Fälle, des weiteren die Beendigung der Verpflichtung zur Prämienzahlung und der Ablauf der Versicherungsleistungen ist prinzipiell derselbe, wie bei den Gegenseitigkeitsvereinen.

Zu 4. Einen besonderen Kündigungsmodus löst der *Übertritt in die krankenversicherungspflichtige Beschäftigung* (§§ 165—178 RVO) aus. Er beendet das Versicherungsverhältnis, wie schon oben kurz angedeutet, mit einer Kündigungsfrist von einem Monat zum Schluß des Kalendervierteljahres (§ 6, 1, Abs. 2 NoB). Ähnlich wirkt die Zeitdauer der Ableistung der staatsbürgerlichen Pflichten, wie Arbeitsdienst und Wehrpflicht, jedoch kann hier in beiderseitigem Einverständnis das zeitliche Ruhen der Rechte und Pflichten vereinbart werden. Die Beendigung des Versicherungsvertrages ist allerdings eine fakultative, da das Versicherungsverhältnis nach Übereinkunft trotz dieser Umstände aufrechterhalten werden kann. Es greifen dann die Vorschriften über Doppelversicherung Platz (§ 59 VVG).

Zu 5. Die *Kündigung durch die Gesellschaft* kann erfolgen, wenn bei dem inzwischen stark verschlechterten Gesundheitszustand des Versicherten das Wagnis für die Gesellschaft nicht mehr tragbar erscheint; dieses Kündigungsrecht ist jedoch nicht an den Eintritt eines Versicherungsfalles geknüpft, sodaß dem Versicherer damit auch die Möglichkeit eröffnet ist, Risiken wieder abzustoßen, die erst zu einem späteren Zeitpunkt oder auf längere Dauer eine übermäßige Belastung darstellen würden. Der Kündigungsschutz der Normativbedingungen tritt im allgemeinen nach 3, höchstens aber nach 5 Jahren Versicherungsdauer ein. Manche Gesellschaften haben allgemein auf das Kündigungsrecht (= Kündigung aus Risikobedenken) einseitig und aus freien Stücken verzichtet, um so von sich aus das Treueverhältnis zwischen Versicherungsnehmer und Versicherer noch enger und ersprießlicher zu gestalten.

Für die Kündigung durch die Gesellschaft gelten die gleichen Vorschriften, wie bei der Kündigung durch den Versicherungsnehmer mit der Maßgabe, daß, wenn der Vertrag durch die Gesellschaft nur für mitversicherte Personen gekündigt wird, der Versicherungsnehmer seinerseits den ganzen Vertrag, also auch für die nichtgekündigten Personen, innerhalb einer Frist von 2 Wochen seit Zugang der Kündigung zu dem gleichen Zeitpunkt kündigen kann.

Das Kündigungsrecht der Aktiengesellschaften kann, allerdings durch besonderen Vertrag, mit Ablauf von 5 Jahren ausgeschlossen werden, abgesehen von der Kündigung wegen Verletzung der vorvertraglichen Anzeigepflicht oder wegen Zahlungsverzuges. Kündigt die Aktiengesellschaft während der ersten 5 Jahre einen solchen „unkündbaren" (und damit tariflich teureren) Krankenversicherungsvertrag, so ist sie gehalten, den Unterschied aus den Prämien zwischen dem unkündbaren und einem kündbaren, aber sonst gleichgearteten Versicherungsvertrag zinslos dem Versicherungsnehmer zurückzuvergüten. Werden Versicherungsbedingungen und Tarife mit Wirkung auch für bestehende Versicherungsverhältnisse abgeändert, so kann der Versicherungsnehmer bei Leistungsverminderung und Prämienerhöhung den Vertrag ebenfalls mit einmonatiger Kündigungsfrist zum Schluß des nächsten Kalendervierteljahres kündigen.

Die Kündigung wegen Zahlungsverzugs der Prämien (Beiträge) kann nach Stellung einer Zahlungsfrist von der Gesellschaft derartig bewirkt werden, daß die Kündigung bei Fristablauf (§ 10, Ziff. 1 NoB) wirksam wird, sofern der Versicherungsnehmer zu diesem Zeitpunkt mit der Zahlung noch im Verzuge ist (§ 10, Ziff. 3 NoB). Tritt der Schadenfall nach dem Ablauf der Frist ein und ist der Versicherungsnehmer zu dieser Zeit mit der Zahlung der geschuldeten Prämien (Beiträge) zuzüglich Gebühren und Kosten im Verzug, so ist die Gesellschaft von der Verpflichtung zur Leistung frei (§ 10, Ziff. 2, Satz 1 NoB). Die Gesellschaft ist fernerhin berechtigt, den Vertrag fristlos zu kündigen, wenn der Versicherungsnehmer nach Ablauf der gesetzten Frist noch im Zahlungsverzug ist (§ 10, Ziff. 2, Satz 2 NoB). Die Wirkungen der Kündigung entfallen, wenn der Versicherungsnehmer innerhalb eines Monats nach Ablauf der Zahlungsfrist die Zahlung nachholt, soweit nicht inzwischen der Versicherungsfall eingetreten ist (§ 39 VVG; § 10, Ziff. 4 NoB). Hat die Gesellschaft die Kündigung verabsäumt, so bleibt sie zur Annahme der Rückstände ohne die entstandenen Verzugskosten und unter Beseitigung der Verzugsfolgen verpflichtet, sofern nicht der Versicherungsfall bereits eingetreten ist [1].

Zu 6. Die *fristlose Kündigung des Versicherungsvertrages*, oder gleichsinnig beim Gegenseitigkeitsverein der Ausschluß von der Mitgliedschaft und damit zwangsläufig die Beendigung des Versicherungsvertragsverhältnisses wird vor allem dann erfolgen, wenn der Versicherungsnehmer die Gesellschaft oder den Verein durch Verletzung der Versicherungsbedingungen absichtlich schädigt oder zu schädigen versucht, des weiteren, wenn er während der Dauer der Versicherung durch wissentlich falsche Angaben, insbesondere durch Vortäuschen einer Krankheit, Versicherungsleistungen erschleicht oder zu erschleichen versucht, also bei positiver Vertragsverletzung [2]. Ebenso kann die fristlose Kündigung, wie oben ausgeführt, erfolgen, wenn der Versicherungsnehmer nach Ablauf der Mahnfrist mit der Zahlung der geschuldeten Prämien (Beiträge) und/oder Gebühren im Verzuge ist. Auch der Verlust der bürgerlichen Ehrenrechte kann bedingungs-

---

[1] Es steht in diesem Falle zu vermuten, daß die nachträgliche Zahlung nur erfolgt ist, um möglichst ungehemmt in den Genuß der durch den eingetretenen Versicherungsfall evtl. fälligen Versicherungsleistungen zu gelangen.

[2] Das Recht, fristlos den Vertrag zu kündigen, steht bei positiver Vertragsverletzung ebenso dem Versicherungsnehmer zu, z. B. bei Verweigerung des Versicherungsschutzes. Meinungsverschiedenheiten über die Auslegung des Versicherungsvertrages sind hierzu jedoch nicht ausreichend.

gemäß das Vertragsverhältnis beenden. In der rechtlichen Wirkung steht die fristlose Kündigung des Versicherungsvertrags dem Rücktritt vom Versicherungsvertrag (anders im BGB!), von dem weiter unten noch gesprochen werden soll,
gleich.

Zu 7. Dem Versicherungsnehmer liegt, wie schon an anderer Stelle ausgeführt,
bei der Schließung des Vertrages eine *vorvertragliche Anzeigepflicht* hinsichtlich
überstandener oder noch bestehender Krankheiten ob.

Um das zu übernehmende Wagnis in seinem vollen Umfang überblicken und
damit richtig einschätzen zu können, erscheint es notwendig, daß der Versicherer
vorvertraglich genaueste Kenntnis von der Beschaffenheit der individuellen gefahrerheblichen Umstände erhält. An und für sich könnte angenommen werden,
ihm läge die Erforschung der Gefahrenlage selbst ob und es wäre seine Angelegenheit, sich um die Kenntnis der besonderen Gefahrumstände zu bemühen. Die der
Eigenart der Versicherung folgende Rechtsentwicklung hat jedoch nicht ihm eine
solche Erkundigungspflicht (OLG Hamburg vom 10. April 1901; Seuff.Arch.-
Bd. 56, 362 Nr. 202) auferlegt, sondern dem Versicherungsnehmer die Obliegenheit der vorvertraglichen Anzeigepflicht übertragen. Die eindeutige Rechtsgrundlage kann aber nur das Gesetz sein und nicht der erst abzuschließende Vertrag.

Die Anzeige gefahrerheblicher Umstände ist eine empfangsbedürftige Wissens-
erklärung. Mängel in der Geschäftsfähigkeit bleiben daher ohne Einfluß auf die
Wirksamkeit der Anzeige: Entscheidend ist allein die Frage, ob Anzeigen gefahrerheblicher Umstände unterblieben sind oder nicht, und ob die gemachten Angaben als objektiv wahr oder unwahr anzusehen sind. Daraus ergibt sich also,
daß auch ein beschränkt Geschäftsfähiger oder sogar ein Geschäftsunfähiger die
Anzeige erstatten kann. Die Haftbarkeit für unrichtige oder unterlassene Anzeigen ergibt sich wiederum nach den Grundsätzen der Schuldfähigkeit im bürgerlichen Recht (§§ 827, 828 BGB).

Haftbar für die Anzeige und ihre Richtigkeit ist prinzipiell der Anzeigepflichtige, wenngleich er sich dabei der Hilfe Dritter (z. B. des Agenten) bedienen
kann[1]. Bestehen mehrere Anzeigepflichtige (z. B. Familienversicherung), so genügt die Anzeige durch einen von ihnen. Für die Anzeige selbst ist eine gesetzliche Form nicht vorgeschrieben; vertraglich wird regelmäßig Schriftform
(§§ 126, 127 BGB) gefordert. Wird trotzdem die Anzeige mündlich erstattet, so
kann der Versicherer bei Kenntnis dieses Umstandes vom Vertrag nicht zurücktreten.

Der Vermittlungsagent kann zur Entgegennahme der Anzeige bevollmächtigt
sein (§ 43 VVG; Ausnahme § 47 VVG).

Die Anzeigepflicht erstreckt sich über die gesamte Dauer der Vertragsver-
handlungen bis zum formellen Versicherungsbeginn. Der Versicherungsnehmer
muß daher auch alle gefahrerheblichen Umstände anzeigen, von denen er erst *nach*
Antragstellung Kenntnis erhält oder die erst nach diesem Zeitpunkt eingetreten
sind. Anzeigepflichtig ist demnach jede erhebliche Änderung der Gefahrenlage,

---

[1] So weist auch das AG Wuppertal unter dem 7. Juli 1937 (JRPV 1937, S. 315) auf die volle
Verantwortlichkeit des Versicherungsnehmers für Verstöße gegen die Gefahrenanzeige, trotz
falscher Belehrung durch den Agenten hin, wenn er Antrag und Fragebogen nicht durchliest,
sondern in blanco unterschreibt und die Ausfüllung dem Agenten überläßt.

wie sie z. B. in Krankheiten, die in der Zwischenzeit aufgetreten sind, zu erblicken ist [1]. Wird der technische Beginn der Versicherung später gelegt als der formelle, so pflegen die Krankenversicherungsgesellschaften auch für die Zwischenzeit eine Gesundheitserklärung zu verlangen. Diesen Forderungen bei Abschluß des Vertrages stehen solche bei einem abzuändernden oder wieder in Kraft zu setzenden Vertrage gleich.

Die Anzeigepflicht erstreckt sich auf alle dem Anzeigepflichtigen bei Schließung (ebenso Abänderung, Wiederinkraftsetzung) des Vertrags bekannten individuellen Umstände, die für die Übernahme der Gefahr erheblich sind.

§ 806, Abs. 1 HGB umreißt den Begriff der Gefahrerheblichkeit wie folgt:

„Der Versicherungsnehmer ist ... verpflichtet, ... alle ihm bekannten Umstände anzuzeigen, die wegen ihrer Erheblichkeit für die Beurteilung der von dem Versicherer zu tragenden Gefahr geeignet sind, auf den Entschluß des letzteren, sich auf den Vertrag überhaupt oder unter denselben Bestimmungen einzulassen, Einfluß zu üben."

Die gefahrerheblichen Umstände können vor allem in Tatsachen bestehen, die insgesamt die in concreto vorliegende versicherungsrechtliche Gefahr bilden. Sie können aber auch in Absichten, gerichtet auf die zukünftige Herbeiführung von gefahrerheblichen Tatsachen liegen (z. B. beabsichtigter Zweikampf, sportliche Überanstrengung durch beabsichtigte Rekordleistung).

Solche Umstände sind aber ferner auch Tatsachen, die dem Versicherer aus der Vorgeschichte einen Rückschluß auf die Beschaffenheit der vorliegenden versicherungstechnischen Gefahr bei dem Antragsteller ermöglichen (z. B. Ablehnung früherer Anträge auf Krankenversicherung durch andere Gesellschaften usw.). Die gefahrerheblichen Umstände können ebensowohl positiv sein (durchgemachte Krankheiten), wie auch negativ (z. B. dauernd fehlende Nachtruhe oder Beschäftigung in besonders gesundheitsgefährdenden Berufen oder Betrieben usw.); sie können objektiv sein, also dem Willen des Versicherungsnehmers nicht unterworfen sein oder subjektiv (z. B. in der seelischen Struktur des Antragstellers begründete und an die Persönlichkeit gekoppelte Krankheitsbereitschaft). Nach außen hin brauchen die gefahrerheblichen Umstände noch nicht im Sinne eines festumrissenen Krankheitsbildes in Erscheinung getreten zu sein, es genügen allgemeine Symptome, wie z. B. Schwindel als Vorbote oder Begleiterscheinung schwerer Erkrankungen.

Die Verletzung dieser vorvertraglichen Anzeigepflicht kann geschehen

A. unverschuldet,

B. schuldhaft.

Schuldhaftes Unterlassen der vorvertraglichen Anzeigepflicht kann sich ebenso auf Fahrlässigkeit wie auf Vorsatz begründen.

Zu A. Bei Verletzung der Anzeigepflicht braucht den Versicherungsnehmer nicht immer und mit zwingender Notwendigkeit ein Verschulden zu treffen. Es besteht die Möglichkeit, daß ihm das objektive Bestehen einer Erkrankung mangels subjektiver Beschwerden oder nicht sichtbarer objektiver Veränderungen überhaupt nicht bekannt war (vgl. die Ausführungen zur objektiven Krankheitstheorie); genau so besteht die Möglichkeit, daß dem Versicherungsnehmer ein

---

[1] RGZ vom 30. Juni 1916; VA 1917 (Anhang) 8 Nr. 973; KG vom 7. Juli 1928; JRPV 1928, S. 311.

gefahrerheblicher Umstand zu seiner Schonung verschwiegen oder ihm gegenüber als absolut harmlos bezeichnet wurde (z. B. Malignität von Neubildungen). In seltenen Fällen kann die Unterlassung der vorvertraglichen Anzeige auch dadurch erklärt werden, daß bei dem Antragsteller ein entschuldbarer Irrtum über den Begriff der ,,Erheblichkeit" vorlag. Als erheblich sind aber zweifelsohne objektiv alle die Umstände anzusehen, die für die Beurteilung des zu übernehmenden Wagnisses maßgeblich oder zum mindesten von Einfluß sein können.

Im einzelnen ist der Begriff der Gefahrerheblichkeit gesetzlich nicht festgelegt. Der Versicherer läßt sich vom Antragsteller über die ihm für die Beurteilung des Risikos wichtig erscheinenden Punkte mittels eines Fragebogens Auskunft erteilen. Dieser vom Versicherer entworfene Fragebogen enthält eine mehr oder minder große Anzahl von ausdrücklich und schriftlich zu beantwortenden Fragen. Ihm stehen als Ergänzungen vor allem die ärztliche Untersuchung und Rückfragen beim vorbehandelnden Arzt zur Beurteilung des Wagnisses gleich.

Als gefahrerheblich gilt im allgemeinen alles, nach dem im Fragebogen ausdrücklich gefragt ist (§ 18, Abs. 1 VVG). In Zweifelsfragen, ob ein Umstand als erheblich oder unerheblich zu gelten hat, entscheidet nicht die subjektive Auffassung der Vertragsparteien, sondern die objektive Wertung unter verständiger Würdigung der gesamten Sachlage und gegebenenfalls nach Anhörung des Gutachtens Sachverständiger.

Die allgemeine Bedeutung des Fragebogens in der Versicherung umreißt das OLG Königsberg in einem Urteil vom 27. August 1937 (JRPV 1937, S. 360) treffend wie folgt: ,,Im Verhältnis der Vertragsparteien ist eine besonders wahrheitsgetreue Aufklärung geboten und es sind die Grenzen des erlaubten nichtarglistigen Verschweigens enger zu ziehen, als bei Verträgen anderer Art." ,,Der Versicherungsnehmer hat grundsätzlich bei der Antwort davon auszugehen, daß für den Versicherer jeder Umstand erheblich ist, über den er Auskunft verlangt."

Die im Fragebogen gestellte Frage nach einem Umstand macht diesen nicht eo ipso zu einem erheblichen, sondern erzeugt nur die Vermutung der Erheblichkeit; es bleibt also damit dem Versicherungsnehmer unbenommen, den Gegenbeweis der Unerheblichkeit zu führen (KG vom 14. November 1928; JRPV 1929, S. 17); dies bedeutet also letzten Endes eine Umkehrung der Beweislast: Nicht der Versicherer beweist die Erheblichkeit, sondern der Versicherungsnehmer die Unerheblichkeit eines Umstandes. Die Unerheblichkeit gilt als nachgewiesen, wenn der Versicherer trotz Nichtbeantwortung einer Frage den Vertrag abschließt (OLG Köln vom 23. Juli 1925).

Der Fragebogen umreißt nicht eindeutig den Kreis der anzeigepflichtigen Umstände; er wirkt jedoch insofern zugunsten des Versicherungsnehmers, als der Versicherer bei Nichtanzeige eines Umstandes, nach welchem nicht ausdrücklich gefragt ist, nur bei Vorliegen arglistigen Schweigens vom Vertrag zurücktreten kann (§ 18, Abs. 2 VVG).

Wird durch die nicht schuldhafte Unterlassung der Anzeige eines erheblichen vorvertraglichen Gefahrumstandes die Grundlage des zu schließenden Krankenversicherungsvertrages geändert, so kann die Krankenversicherungsgesellschaft, die ja in ihrem Geschäftsbetrieb eine auf das jeweilige Wagnis abgestufte Prämienerhöhung nicht kennt, nach § 41, Abs. 2 VVG das Versicherungsverhältnis unter Einhaltung einer Kündigungsfrist von einem Monat kündigen.

Zu B. Bei schuldhaft-fahrlässiger, vorsätzlicher oder arglistiger Unterlassung der vorvertraglichen Anzeige, ebenso bei Falschanzeige kann der Versicherer durch

*Rücktritt* den Vertrag beenden. Die Häufigkeit dieses Tatbestandes wurde an anderer Stelle an Hand von Beispielen schon dokumentiert.

Die Verletzung der Anzeigepflicht kann in einer Nichtanzeige (§ 16, Abs. 2 VVG) oder in einer Falschanzeige (§ 17, Abs. 1 VVG) bestehen.

Eine Nichtanzeige liegt vor, wenn ein anzeigepflichtiger Umstand überhaupt nicht, nicht vollständig oder nicht genügend deutlich angezeigt ist. Die Bedeutung von Strichen ergibt sich aus der Gesamtlage; in der Regel bedeutet ein Strich Verneinung (RGZ vom 21. Februar 1883 Bd. 9, S. 237—243, vom 17. November 1885; KG vom 9. Juli 1919; VA 1921 (Anhang) 4, Nr. 1116; OLG Hamburg vom 10. Oktober 1921; Hans. RGZ 1922, S. 62).

Eine Falschanzeige liegt vor, wenn über einen gefahrerheblichen Umstand der Wahrheit widersprechende Anzeigen gemacht werden. Das Motiv zur Tat ist rechtsunerheblich.

Beweispflichtig für die Verletzung der Anzeigepflicht ist der Versicherer (OLG Hamburg vom 21. Juni 1911; RGZ vom 28. März 1930; VA 1931, 27 Nr. 2115; JW 1930, S. 3619; JRPV 1930, S. 168).

Für Rücktritt und Anfechtung muß die Nichtanzeige bzw. Falschanzeige verschuldet sein. Schuldhaft handelt, wer vorsätzlich oder fahrlässig einen ihm bekannten gefahrerheblichen Umstand überhaupt nicht, nicht vollständig, nicht genügend deutlich oder mißverständlich anzeigt. Der Grad des Verschuldens und das dem vorsätzlichen Handeln zugrunde liegende Motiv ist rechtsunerheblich, mag es unehrenhaft (Betrug) oder ehrenhaft (Schonung von Familienangehörigen) sein (RGZ vom 13. Februar 1912; JW 1912, 544). Der Nichtanzeige wird gleichgestellt, wenn sich der Anzeigepflichtige der Kenntnis des Umstandes arglistig entzogen hat.

Die gefahrerheblichen Umstände müssen dem Anzeigepflichtigen, soll er über sie Auskunft geben können, natürlich bekannt sein. Dies gilt namentlich für Krankheiten (so OLG Köln vom 2. Februar 1927, JRPV 1927, S. 99; KG vom 20. Juni 1928, JRPV 1928, S. 294; KG vom 4. Dezember 1929, JRPV 1930, S. 80; KG vom 16. Mai 1931, JRPV 1931, S. 289). Nervöse Beschwerden, deren Unerheblichkeit ärztliche Untersuchung und Behandlung ergeben hat, sind nach einem Urteil des OLG Düsseldorf vom 31. Oktober 1929 (JRPV 1930, S. 255) nicht anzeigepflichtig, sofern nicht ausdrücklich eine diesbezügliche Frage gestellt ist. Auch in einem neuerlichen Urteil vom 27. Juli 1936 hat das OLG Düsseldorf (VA 1936, 228) beim Verschweigen ärztlicher Behandlung wegen nervöser Beschwerden ohne objektiven Befund das Vorliegen von Verschulden und Arglist verneint. M. E. muß dem Arzt diese Entscheidung bedenklich erscheinen, nicht allein, weil die Angaben eines Patienten nicht selten subjektiv gefärbt erscheinen, sondern vor allem, weil im einzelnen Fall ärztliche Pflicht gebieten kann, einem Patienten gegenüber einen Krankheitszustand zu bagatellisieren oder, entgegen dem objektiven Befund, dessen Unerheblichkeit zu suggerieren.

Ist der gefahrerhebliche Umstand dem Anzeigepflichtigen nie bekannt geworden, oder seinem Gedächtnis zur Zeit des Antrages entschwunden, so gilt er als unbekannt; in diesem Falle gilt bei unterlassener oder nicht richtig ausgeführter Anzeige die Anzeigepflicht als nicht verletzt, denn der Anzeigepflichtige hat zwar mit größter Sorgfalt die Anzeige zu erstatten, jedoch keine Verpflichtung, Nachforschungen anzustellen oder Erkundigungen einzuziehen: Das Kennenmüssen steht der Kenntnis nicht gleich (RGZ vom 26. Oktober 1981, Bd. 7, 1, 5. Mai 1911; VA 1912 (Anhang) 7 Nr. 644; OLG Hamburg vom 20. Februar 1904; VA 1904, 154 Nr. 72); andererseits darf sich natürlich der Anzeigepflichtige nicht arglistig der Kenntnis des Umstandes entziehen.

Bei mehreren Anzeigepflichtigen schadet die Arglist des einen, der die Anzeige unterläßt oder unrichtig erstattet, auch den anderen. Die Arglist des Anzeigepflichtigen und der außer ihm in Betracht kommenden Personen hat der Versicherer zu beweisen.

Liegen mehrfache Verletzungen der vorvertraglichen Anzeigepflicht vor, kann auch der Rücktritt mehrfach erklärt werden, wobei jede Verletzung rechtlich wieder einer besonderen Erklärung zu unterwerfen ist. Die Folgen des Rücktritts können allerdings, wenn er in einem Punkte berechtigt ist, nur einmal eintreten.

Die Möglichkeit des Rücktritts beginnt vom formellen Versicherungsbeginn ab, sie kann also auch schon vor dem materiellen erfolgen; allerdings wird der Versicherer vor Eintritt des Versicherungsfalles nur in den seltensten Fällen die Gelegenheit haben, zurückzutreten, insofern, als meist erst die Schadenanzeige (§ 33 VVG) den auslösenden Grund zur Nachprüfung der vorvertraglichen Anzeige abgibt.

Die Rücktrittsfrist beginnt erst dann zu laufen, wenn der Versicherer zuverlässige positive Anhaltspunkte dafür gefunden hat, daß in Ansehung eines gefahrerheblichen Umstandes die vorvertragliche Anzeigepflicht verletzt ist (RGZ vom 19. März 1918); dasselbe gilt für die Falschanzeige (RGZ vom 28. März 1930; JRPV 1930, S. 168; JW 1930, S. 3619; VA 1931, 27 Nr. 115).

Da jede neue Rücktrittserklärung auch eine neue Frist setzt, können oft mehrere Rücktrittsfristen nebeneinander laufen. Nach Verstreichen der Rücktrittsfrist verbleibt nur die Anfechtung wegen arglistiger Täuschung (§ 22 VVG).

Für den Inhalt der Rücktrittserklärung besteht keine bindende gesetzliche Form; es muß in ihr nur zum Ausdruck kommen, daß der Versicherer infolge der Verletzung der Anzeigepflicht die Leistung verweigert (KG vom 9. Juli 1919; VA 1921 [Anhang] 4 Nr. 1116).

Von Bedeutung bei der Beurteilung der Verletzung der Anzeigepflicht sind vor allem die persönlichen Eigenschaften des Anzeigepflichtigen (nicht aber seine subjektive Auffassung über die „Erheblichkeit" anzeigepflichtiger Vorerkrankungen) und die Art der Fragestellung (unklare oder mißverständliche Fragen). So fragen z. B. manche Fragebogen nur nach früheren Krankheiten. Manche Antragsteller sind aber gewöhnt, unter dem Begriff „Krankheit" nur einen solchen Zustand zu verstehen, zu dessen Abhilfe sie ärztliche Hilfe in Anspruch nehmen mußten. Im Schadensfalle ergibt sich nun z. B. aus einem Gutachten, daß der Patient, der jetzt im Krankenhaus wegen Magengeschwürs liegt, dort zur Vorgeschichte angegeben hat, er leide schon seit einer Reihe von Jahren an dauernden Magenstörungen, bei denen er sich mit Hausmitteln geholfen und niemals einen Arzt in Anspruch genommen habe. Den Einwand der Versicherungsgesellschaft, er habe die vorvertragliche Anzeigepflicht durch Nichtangabe des Magenleidens verletzt, wird er aus den oben angegebenen Gründen vielleicht als unbillige Härte empfinden. Es ist aus diesem Grunde anzuraten, im Fragebogen die Frage nach den früheren Erkrankungen so zu formulieren, daß die Auskunftspflicht sich auch auf die Beschwerden erstreckt, zu deren Behebung oder Minderung die Zuziehung eines Arztes dem Antragsteller nicht erforderlich erschien.

Der Anzeigepflichtige ist fernerhin entschuldigt, wenn er einen an sich erheblichen Umstand für unerheblich zu halten berechtigt erscheint. Dies kann z. B. sein: Verschweigen von Krankheiten, die vor längerer Zeit folgenlos überstanden worden sind (RGZ vom 5. März 1907; VA 1907 [Anhang]) 91 Nr. 337; OLG Köln vom 7. März 1928; VA 1929, 222, Nr. 1876), eines Unwohlseins (OLG Hamburg vom 15. März 1918; VA 1918 [Anhang] 52, Nr. 1044), von Magenbeschwerden, weil sie belanglos und ungefährlich erscheinen (KG vom 12. Februar 1928; JRPV 1928, S. 106) (vom ärztlichen Standpunkt aus bedenklich!), von Grippe und geringfügigen Gallensteinbeschwerden (KG vom 30. November 1927; JRPV 1928, S. 388), ebenso von einer Jahrzehnte zurückliegenden, ohne Residuen abgeheilten Trippererkrankung (OLG Düsseldorf vom 31. Oktober 1929; JRPV 1930, S. 255). So hat auch das OLG Düsseldorf unter dem 27. Juli 1936 (VA 1936, 228) Verschulden und Arglist verneint beim Verschweigen ärztlicher Behandlung wegen nervöser Beschwerden ohne objektiven Befund.

Anders dagegen wiegt das Verschweigen eines schweren Magenleidens (KG vom 19. Mai 1928; JRPV 1928, S. 217), oder einer luetischen Vorerkrankung (RGZ vom 22. November 1912; VA 1913 [Anhang]) 105, Nr. 762; JW 1913, S. 218). Die Bedeutung der Antwort „vollständig gesund" erklärt ebenfalls ein Urteil (KG vom 17. Oktober 1928; VA 1920, 15 Nr. 1929). Der Anzeigepflichtige ist schließlich entschuldigt, wenn ihm die Verletzung der Anzeigepflicht durch einen Dritten (z. B. den Agenten) nicht zugerechnet werden kann. So hat z. B. das OLG Düsseldorf unter dem 12. Januar 1938 (JRPV 1939, S. 382) ausdrücklich die Haftung der Versicherungsgesellschaft unterstrichen, wenn der Vermittlungsagent nachträglich ohne Wissen des Versicherungsnehmers die ihm selbst mitgeteilten, im Antrage aber offengelassenen Antworten auf Fragen wegen früherer Krankheiten verneinend ausfüllt.

Tritt der Versicherer vom Vertrage wegen schuldhafter Verletzung der Anzeigepflicht zurück (§ 40 VVG in Verbindung mit §§ 16—22 VVG), nachdem ein Versicherungsfall eingetreten ist, so hat er trotzdem zu leisten, soweit der Umstand, in Ansehung dessen die Anzeigepflicht verletzt ist, keinen Einfluß auf den Eintritt des Versicherungsfalls und auf den Umfang der Leistung des Versicherers gehabt hat (§ 21 VVG). Der Rücktritt kann nur innerhalb eines Monats nach Kenntnis der Verletzung der Anzeigepflicht erfolgen (§ 20, Abs. 1 VVG).

Treffen die Voraussetzungen zum Rücktritt nur auf mitversicherte Personen zu, so kann er auf diese beschränkt werden. Dem Versicherungsnehmer verbleibt dann das Recht, innerhalb von zwei Wochen seit Zugehen der Rücktrittserklärung den Gesamtvertrag mit sofortiger Wirkung zu kündigen (§ 8,1 Abs. 5 NoB).

Im Falle des Rücktritts sind beide Teile verpflichtet, einander die empfangene Leistung zurückzugewähren, ,,soweit dieses Gesetz nicht in Ansehung der Prämie ein anderes bestimmt" (§ 20, Abs. 2 VVG). Dieser Fall liegt aber hier vor, denn § 40, Abs. 1 VVG führt aus: ,,wird das Versicherungsverhältnis wegen unterbliebener oder unrichtiger Anzeige von Gefahrumständen .... durch Rücktritt oder Kündigung aufgehoben, so gebührt dem Versicherer gleichwohl die Prämie, jedoch nicht über die laufende Versicherungsperiode hinaus".

Es darf nicht übersehen werden, und dies ist leider auch schon von rein juristischer Seite des öfteren geschehen, daß zwischen dem Rücktritt vom Vertrag des bürgerlichen Rechts (§§ 325—327 BGB) und dem Rücktritt vom Versicherungsvertrag (§§ 16—22 VVG) ein gewisser Unterschied besteht. Hebt der Rücktritt vom Vertrag nach bürgerlichem Recht das Vertragsverhältnis von Anfang an auf (Aufhebung ex tunc), so wirkt der Rücktritt im Versicherungsvertrag praktisch nur für die Zukunft (Aufhebung ex nunc), denn der Versicherer hat tatsächlich bis zum Zugang der Erklärung des Rücktritts die Gefahr getragen. Da diese Leistung nicht zurückgewährt werden kann, steht ihm die Prämie zu Recht zu.

Der Anspruch auf Versicherungsleistungen erstreckt sich bei Kündigung wegen schuldloser Verletzung der Anzeigepflicht oder auch bei Rücktritt für laufende Schadenfälle nur auf den Vermögensschaden, der bis zum Zugehen der Kündigung oder der Rücktrittserklärung entstanden ist (§ 8, Abs. 2 NoB).

Im Falle des Rücktritts ist bei Rückgewährung der empfangenen Leistungen eine Geldsumme von der Zeit des Empfanges an zu verzinsen.

Der Rücktritt des Versicherers ist, wie oben ausgeführt, auch nach Eintreten des Versicherungsfalles nicht ausgeschlossen. Er befreit zwar den Versicherungsnehmer von weiteren Prämien(Beitrags)zahlungen, die Befreiung des Versicherers von der Leistungspflicht wird jedoch davon abhängig gemacht, ob der nicht (§ 16 VVG) oder nicht richtig (§ 17 VVG) angezeigte Umstand Einfluß auf den Eintritt des Versicherungsfalles oder auf den Umfang der Versicherungsleistungen hatte.

Zweifel, ob ein Kausalzusammenhang zwischen jetziger Erkrankung und Verletzung der vorvertraglichen Anzeigepflicht gegeben ist, wirken zugunsten der Leistungsfreiheit des Versicherers (OLG Kiel 24. Juni 1915; KG 2. Februar 1918; VA 1918 (Anhang) 15, Nr. 1023; RGZ 22. Oktober 1918; JRPV 1929, S. 289); teilweiser Kausalzusammenhang bewirkt anteilige Leistungsfreiheit. Beweispflichtig ist der Versicherungsnehmer dafür, daß der strittige Umstand ohne Einfluß auf den Eintritt des Versicherungsfalles und den Umfang der Leistungen geblieben ist (KG 27. Februar 1929; VA 1930, 212, Nr. 1980).

Der Nachweis des Kausalzusammenhangs in der privaten Krankenversicherungsmedizin kann sich, um lebensnah und damit für den Versicherungszweck praktisch brauchbar zu sein, nicht auf abstrakte pathologisch-anatomische Erwägungen oder theoretische funktionell-pathologische Konstruktionen stützen, wie dies zwecks nachträglicher Freihaltung von Schadensleistungen ab und zu von Versicherungsgesellschaften versucht worden ist. Das KG führt unter dem 1. Juni 1937 (JW 1938, S. 318) dazu folgendes aus: „Es darf aber nicht verkannt werden, daß es für die Feststellung des Ursachenzusammenhangs gar nicht ausschlaggebend auf die exakt naturwissenschaftlichen Erkenntnisse der Ärzte ankommt, sondern auf juristische Werturteile, welche im wesentlichen auf menschlicher Erfahrung, vernünftiger Lebensanschauung und der Erkenntnis der Zusammenhänge des Daseins zwecks gerechter Abwägung der widerstreitenden Interessen unter Berücksichtigung der Zweckgedanken beruhen, die dem Schadensersatzrecht zugrunde liegen."
Der einmal bestehende ursächliche Zusammenhang wird allerdings, wie ein weiteres Urteil des RGZ VII vom 24. März 1936 (JW 1936, S. 1767) ausführt, nicht dadurch ausgeschlossen, daß der gleiche Erfolg auch unabhängig von dem kausalen Umstande möglicherweise durch ein späteres Ereignis herbeigeführt worden wäre.

Zu 8. Das Recht des Versicherers, den Antrag wegen arglistiser Täuschung über Gefahrenumstände gemäß § 123 BGB anzufechten, bleibt trotzdem unberührt (§ 22 VVG). Im Gegensatz zum Rücktritt (§ 20 VVG) hat die *Anfechtung* (§ 22 VVG) auch rückwirkende Geltung, der Krankenversicherungsvertrag wird also mit der vollzogenen Anfechtung von Anfang an nichtig. Anfechtung und Rücktritt stellen demnach zwei nach Rechtswirkungen und Voraussetzungen grundsätzlich verschiedene Schutzmaßnahmen des Versicherers gegen die Verletzung der vorvertraglichen Anzeigepflicht dar. Bei Erfüllung der Voraussetzungen bleibt jedoch ihre Anwendung auch nebeneinander dem Versicherer unbenommen. Er kann sie auch zu verschiedenen Zeitpunkten, also nacheinander, zur Anwendung bringen, mit der Maßgabe, daß allerdings die Anfechtung nur nach dem Rücktritt erfolgen kann, da ja die Anfechtung in ihrer Wirkung den Vertrag als von Anfang an nichtig gelten läßt (so OLG Celle vom 21. Oktober 1913; VA 1914, 58, Nr. 816). Die Anfechtung hat in der Praxis gegenüber dem Rücktritt den weiteren Vorteil, daß ihre Friststellung eine weitaus längere ist. Beträgt die Rücktrittsfrist vier Wochen (§ 20 Abs. 1 VVG), so hat die Anfechtung innerhalb eines Jahres zu erfolgen, gerechnet von dem Zeitpunkt ab, in welchem der Versicherer die arglistige Täuschung entdeckt, längstens aber nach dreißig Jahren (§ 124 BGB). Diese Möglichkeit gewinnt dadurch an praktischem Wert, daß es nur in einem beschränkten Teil der Fälle möglich sein wird, innerhalb eines Zeitraumes von vier Wochen den Tatbestand in seinen Einzelheiten durch Rückfragen usw. so einwandfrei zu klären, daß die Möglichkeit eines Irrtums im Tatbestand mit Sicherheit ausgeschlossen werden kann. Des weiteren ist die Anfechtung vor allem nicht, und das erscheint wichtig, an die materiell einengende Vorschrift des § 21 VVG gebunden. Nach dieser tritt nämlich Leistungsfreiheit nur dann ein, wenn der verschwiegene Umstand einen Einfluß auf Eintritt und Umfang des Schadenfalles herbeigeführt hat. Neben der Anfechtung aus § 22 VVG, die sich ja nur auf gefahrerhebliche Umstände bezieht, bleibt aber auch die Anfechtung wegen sonstiger Vertragsgrundlagen (z. B. Umstände, die in der Person des Vertragspartners liegen) aus § 119 BGB offen.

Die Parteien haben sich, nach allerdings widersprochener Meinung[1], da bei der Anfechtung der Vertrag als von Anfang an nicht zustande gekommen gilt, also nichtig im Sinne des § 142 BGB ist, die Leistungen zurückzuerstatten; § 40, 1 VVG ist nicht anwendbar. Hierin liegt eine Unstimmigkeit: Ist z. B. der Versicherer wegen objektiv unrichtiger Anzeige der Gefahrumstände (§§ 16, 17 VVG) vom Vertrag zurückgetreten, so gebührt ihm, laut obigen Ausführungen, da er bis zum Zeitpunkt des Rücktritts tatsächlich die Gefahr getragen hat, die Prämie. Erklärt nunmehr der Versicherungsnehmer, er habe den gefahrerheblichen Umstand mit voller Absicht verschwiegen, die Gesellschaft also mit Bewußtsein und Vorsatz arglistig getäuscht, so hat er, soweit ihm strafrechtliche Konsequenzen aus dieser Erklärung gleichgültig sind, ohne weiteres die Möglichkeit, vom Versicherer die Rückgewährung der bezahlten Prämien zu fordern. Der arglistige Betrüger würde bedenklicherweise damit also besser gestellt sein, als derjenige, der aus nichtarglistiger Fahrlässigkeit die vorvertragliche Anzeige unterlassen hat. Dies kann keinesfalls im Sinne des Gesetzgebers liegen; es bleibt zu hoffen, daß bei der Neuschaffung des auf die Verhältnisse der privaten Krankenversicherung abgestellten Zusatzgesetzes zum VVG auch diese, weder durch Logik noch liberalste Einstellung zu vertretende Unstimmigkeit einer eindeutigen Klärung zugeführt werden wird; eine solche kann allerdings schon de lege lata herbeigeführt werden, sie ist jedoch, wie oben ausgeführt, umstritten.

Inzwischen wird aber selbst bei Unterstellung der Zulässigkeit der zu fordernden Prämienrückgabe die Möglichkeit bestehen, auf anderem Wege zu dem erstrebten billigen Rechtserfolg zu gelangen: Zweifelsohne stellt die arglistige Täuschung einen Verstoß gegen die guten Sitten, also eine unerlaubte Handlung im Sinne des § 823 BGB dar; infolgedessen ist der arglistige Versicherungsnehmer dem Versicherer in vollem Umfang zum Ersatz des Schadens verpflichtet (§ 826 BGB). Selbst, wenn der Versicherer noch keine geldliche Leistung aus dem Versicherungsvertrag bewirkt hat, kann ihm — sogar noch über die zurückbehaltenen Prämien hinaus — ein Schaden erwachsen sein (z. B. neben dem getragenen Risiko durch Kosten für Arztrückfragen zur Abwendung oder Minderung des Schadens oder auch durch besondere Kosten des Vertragsabschlusses).

Mit Ausnahme der Erkrankungen an: Lues, Tuberkulose, Stoffwechsel- und rheumatischen Erkrankungen, Steinleiden, Krampfadern, sowie Narbenbrüchen, bei Kindern außerdem Knochen- oder Wachstumsveränderungen und den Folgeerscheinungen der genannten Erkrankungen gilt die Einredefrist aus Verletzung der vorvertraglichen Anzeigepflicht nach Ablauf von fünf Jahren als erloschen (§ 8, Ziff. 1, Abs. 1 NoB).

---

[1] So Bruck: Komm. zum VVG, Vorb. 7 zu § 22; Brückner: JRPV 1931, S. 113, 267; Prölss: Komm. zum VVG § 22, Anm. 5 mit Schrifttum. — Anders Kirchmann: Z. ges. Vers. wiss. 1916, S. 452; Kisch: Handb. des Privatversicherungsrechts, S. 435; Kramer: JRPV 1931, S. 190; RGZ vom 7. November 1930; VA 1931, 232 Nr. 2191; JW 1931, S. 1183.

Die, aus ärztlichem Gesichtswinkel gesehen, nicht glücklich gewählt erscheinende Zusammenstellung von Krankheiten mit besonderen Rechtsfolgen im Krankenversicherungsvertrag wurde schon an anderer Stelle einer kurzen kritischen Betrachtung unterzogen. Aus den praktischen Konsequenzen lassen sich aber in diesem Zusammenhang ihre Lücken am eindringlichsten aufzeigen: Aus den Voraussetzungen dieser besonders qualifizierten Erkrankungen ist jederzeit die Möglichkeit gegeben, wegen Krampfaderbeschwerden oder der Folgen einer Rachitis des frühesten Kindesalters die dauernde Einrede des alten Leidens zu erheben; bei den praktisch viel wichtigeren Rezidivmöglichkeiten einer operierten oder vorbestrahlten bösartigen Neubildung muß sie jedoch, da wirkungslos, entfallen. Aber selbst bei dem oben gewählten Beispiel der Rachitis ist schon die Lösung nicht immer eine eindeutige: Ein Teil der Krankenversicherungsgesellschaften vergütet beispielsweise die normale Geburtshilfe mit einem Festsatz, in gleicher Weise die operative Geburtshilfe mit einem erhöhten Festsatz. Erfordert nun eine Geburt auf Grund eines rachitisch verengten Beckens das Anlegen einer Zange oder gar die Ausführung eines Kaiserschnitts, so wird dabei nach dem klaren Wortlaut der Bedingungen, hinsichtlich der Entstehungsursache aber doch unlogischerweise, der höhere Vergütungssatz ausgeschüttet.

Glaubt man, bei der heutigen Struktur der privaten Krankenversicherung aus wirtschaftlichen und Zweckmäßigkeitsgründen auf die Einrede des alten Leidens auch nach Ablauf einer Zeitspanne von fünf Jahren nicht verzichten zu sollen bzw. zu können — der Versuch einer Neueinstellung zu diesen Fragen und damit einer Lösung der Probleme auf anderen Wegen wurde vor einiger Zeit mit umstrittenem Erfolg von einer Gesellschaft unternommen —, so erscheint es ungleich wichtiger, neben den in der Liste aufgeführten, zum Teil unscharf umrissenen, zum Teil im großen gesehen belanglosen Erkrankungen besonders diejenigen herauszuheben, die den Haushalt der privaten Krankenversicherung zum Schaden der versicherten Gefahrengemeinschaft unberechtigt zu belasten in der Lage sind: Ich denke hier z. B. an eine Reihe von Geistes- und Gemütserkrankungen, die nach teilweise jahrelangen erscheinungsfreien (oder mindestens ausgeprägt erscheinungsarmen) Intervallen mit plötzlich auftretenden neuen und irreparablen Schüben einsetzen; des weiteren an Verwachsungsbeschwerden aller Art, einerlei ob es sich um chronisch-entzündliche (z. B. Adnexitiden), durch Schrumpfung oder rein postoperativ bedingte handelt oder auch an Osteomyelitis, bei der Rezidive erfahrungsgemäß noch nach einer längeren Reihe von Jahren befürchtet werden müssen; letzten Endes erscheint es nicht unwichtig, sich für die Zukunft darüber klar zu werden, ob und inwieweit Geschwüre des Magens und des oberen Darmabschnitts dieser Gruppe beizuzählen sind, aus der praktischen Erwägung heraus, daß diese Erkrankungen, wie auch von der v. BERGMANNschen Schule betont, sich eigentlich nicht als reine Solitärerkrankungen fassen lassen, sondern jeweils als akute Manifestationen einer durchgehenden „Geschwürserkrankung" zu bewerten sind.

Der endgültigen Fassung einer solchen Zusammenstellung soll damit nicht vorgegriffen werden, da das letzte Wort von den Partnern des Versicherungsvertrages gesprochen werden muß. Sie haben letzten Endes zu erwägen, inwieweit trotz solcher Einschränkungen noch ein wirksamer Versicherungsschutz als vorliegend erachtet werden kann, und inwieweit, errechnet an Hand eines umfangreichen statistischen Zahlenmaterials, auf solche Einschränkungen, für die medizinisch nur die begründeten Unterlagen geliefert werden können, aus versicherungstechnischen Gründen oder zur Vermeidung einer unberechtigten Erhöhung des Wagnisses für die übrige Gefahrengemeinschaft nicht verzichtet werden kann.

Den Nachweis der nicht verletzten vorvertraglichen Anzeigepflicht für allgemeine Erkrankungen hat der Versicherungsnehmer zu erbringen, sofern die Erkrankung innerhalb von sechs Monaten seit dem formellen Beginn des Versicherungsverhältnisses eingetreten ist. Nach diesem Zeitpunkt geht die Beweispflicht zu Lasten der Versicherungsgesellschaft (§ 15, Abs. 3 NoB).

Gegen die fristlose Kündigung (Ausschluß), den Rücktritt oder die Anfechtung hat der Versicherungsnehmer das Recht, innerhalb eines Monats nach Zugehen der Erklärung Beschwerde gegen die Entscheidung des Vorstandes beim Aufsichtsrat einzulegen. Gegen die Entscheidung des Aufsichtsrates ist die Beschreitung des Rechtsweges bei den ordentlichen Gerichten mit einer Ausschlußfrist von sechs Monaten zulässig, deren Beginn vom Tage der Zustellung des ablehnenden Bescheides an rechnet.

In der Entscheidung des Vorstandes, bzw. des Aufsichtsrats bei der Beschwerde gegen die Entscheidung des Vorstandes, muß der Versicherungsnehmer auf die ihm zustehenden Rechtsbehelfe und die aus dem Fristablauf sich herleitenden Rechtsfolgen hingewiesen werden, soll die Gesellschaft nicht der aus der Fristversäumnis abzuleitenden Rechte verlustig gehen.

# X. Die Schadenregulierung in der privaten Krankenversicherung.

Man wird nicht fehlgehen mit der Behauptung, daß wohl in keinem Versicherungszweig der Schadenregulierung eine derartige überragende Bedeutung zukommt, wie in der privaten Krankenversicherung. Bedenkt man, daß die Zahl der bei dieser zweitgrößten Sparte der deutschen Versicherungswirtschaft Versicherten mit rd. 10,2 Millionen eher zu niedrig als zu hoch angenommen wird, berücksichtigt man fernerhin, daß die Schadenshäufigkeit in der privaten Krankenversicherung ungleich höher ist als in den anderen Versicherungszweigen, insofern, als nach den statistischen Feststellungen auf den Kopf des Versicherten mindestens etwa 1,7 mal pro Jahr ein Versicherungsfall (also Vermögensschaden durch Erkrankung) entfällt, bedenkt man fernerhin, daß ein großer Teil der Schadenfälle sich aus den sog. Bagatellfällen zusammensetzt, so erscheint ohne weiteres verständlich, daß sich daraus eine größere Wahrscheinlichkeit für Auseinandersetzungen zwischen Versicherung und dem Versicherten herleitet, als in den übrigen Versicherungssparten. Wenn man fernerhin die durchschnittliche Höhe des Schadenfalles mit 40—50 RM in Ansatz bringt, eine Summe, die in rohen Umrissen durch die statistischen Erhebungen bestätigt wird, so läßt sich an den leicht zu errechnenden Ausgabenzahlen die Verantwortung absehen, die auch materiell den Versicherungsgesellschaften, als den Treuhändern der ihnen anvertrauten Gelder der Gefahrengemeinschaft der Versicherten, auferlegt ist.

Zu diesen sachlichen Voraussetzungen tritt für die private Krankenversicherung insofern noch als Besonderheit, daß der Vermögensschaden, der dem Versicherten durch Krankheit entstanden ist, sich auf eine größere Anzahl von Leistungspositionen und Berechnungsgrundlagen bezieht, wodurch die Möglichkeit von Mißverständnissen bei der Schadenregulierung eher erhöht als eingeschränkt wird.

Da es anläßlich des Schadenfalles meist zu einer Überprüfung der Versicherungsbedingungen durch den Versicherungsnehmer kommt, gleichzeitig aber auch von dem Versicherer geprüft wird, ob die vorvertragliche Anzeigepflicht erfüllt ist, treten zu diesen, aus der natürlichen Eigenart des Krankenversicherungsvertrags sich herleitenden Konfliktsmöglichkeiten unzweifelhaft andre, die in der Mentalität der beiden Vertragspartner ihre Begründung finden.

Es kann nicht bestritten werden, daß manche Versicherungsgesellschaften bei der Schadenregelung wenig großzügig verfahren und sich durch gesuchte Konstruktion nicht bestehender Zusammenhänge der jetzigen Erkrankung mit vorvertraglichen Krankheiten von der ihnen vertraglich obliegenden Leistung in ärztlich nicht zu vertretender Weise zu befreien versuchen.

Auf der anderen Seite ist mindestens ebenso stark, wenn nicht noch stärker, die „Begehrlichkeit" der Versicherungsnehmer in Rechnung zu setzen, die teils mit gar keinen, teils mit unklaren oder auch mit falschen, aus der Sozialversicherung entnommenen Vorstellungsbildern an die Beurteilung ihres Versicherungsverhältnisses und der sich aus diesem ergebenden Möglichkeiten herangehen. Leider kann die Feststellung nicht unterlassen werden, daß sie in ihren abwegigen Gedankengängen zum Teil von Ärzten unterstützt werden, die ebenfalls nicht besser orientiert scheinen, Begriffe des Sozialversicherungsrechtes auf das private Krankenversicherungsverhältnis kritiklos übertragen oder sogar in unzulässiger Weise vermeintliche Ansprüche des Patienten durch, sagen wir, „subjektiv gefärbte" Zeugnisse zu unterbauen und zu stützen versuchen.

Auch die ärztliche Liquidation kann den Charakter eines solchen Zeugnisses annehmen, wenn nämlich die dort aufgezeichnete Diagnose dem Versicherten die Handhabe zur Geltendmachung von Rechten gegenüber seiner Versicherungsgesellschaft, d. h. in diesem Falle einen Anspruch auf Versicherungsleistungen, gibt. Die Versicherungsunternehmen haben hier schon viel Lehrgeld bezahlen müssen: Wurde z. B. früher „Kropf" von der Leistungspflicht ausgeschlossen, dann wurden anschließend, lt. Krankheitsbezeichnung der Liquidation, Leistungsansprüche für „Thyreotoxicose" erhoben. Sollten vereinbarungsgemäß Kosten für „Magengeschwür" nicht erstattet werden, so entstanden auf dem gleichen Wege Kosten für ein nur wenige Zentimeter davon entferntes „Zwölffingerdarmgeschwür". Waren „Nierensteine" vom Versicherungsschutz ausgeschlossen, verwandelten sich diese oft auf der nächsten Liquidation in „Harnleitersteine".

Da letzten Endes die Einstellung des Versicherten zur Versicherungsgesellschaft weitgehend durch Kenntnisse bedingt wird, die der Vertreter der Gesellschaft bei Abschluß des Versicherungsvertrages dem Versicherten vermittelt hat, kann nicht eindringlich genug — und deshalb soll es an dieser Stelle ausdrücklich wiederholt werden — die Forderung erhoben werden, daß beim Abschluß von Krankenversicherungen der Vertreter im Interesse *beider* Vertragsparteien verpflichtet werden muß, für eine ordnungsmäßige Aufklärung des Versicherungsnehmers besorgt zu sein. In gleicher Weise sollte von den Versicherungsgesellschaften, mehr als dies meistens derzeitig noch geschieht, in unklaren Fällen durch Untersuchung des Antragstellers die vorvertragliche Gefahrenlage geklärt und/oder durch Rückfragen an die vorbehandelnden Ärzte Zweifelsfragen ausgeschlossen werden. Unterlassene Klärung und Aufklärung führt leicht zu Schwierigkeiten bei der Schadenregulierung, die, teilweise unbegründet, die Einstellung hervorrufen können, die Versicherungsgesellschaften wollten sich von der Zahlung von Versicherungsleistungen „drücken", während letzten Endes ein Verschulden darin zu suchen ist, daß der Antragsteller bei Abschluß der Versicherung nicht oder nur unvollständig über die Bedingungen aufgeklärt wurde, sich auch selbst nicht im Nachwege über die allgemeinen Versicherungsbedingungen und die vertraglichen Leistungen der von ihm gewählten Gesellschaft unterrichtete.

Selbstverständlich muß von einer Versicherungsgesellschaft unbedingt vorausgesetzt werden, daß sie jeden Schaden gemäß ihren Bedingungen nach Prüfung der Voraussetzungen so einwandfrei reguliert, wie dies, auf Grund der Genehmigung dieser Bedingungen durch die laut Reichsgesetz dafür geschaffene Aufsichtsbehörde, erforderlich ist. Irrtümer vollständig auszuschließen, wird selbstverständlich nie möglich sein, da die Schadenregulierung von einem Menschen, dem Schadenbearbeiter, und nicht maschinell vorgenommen wird. Menschliches Handeln wird aber auch beim besten Willen „Stückwerk" bleiben müssen. Im Interesse der Gesellschaft selbst liegt es, Obsorge dafür zu tragen, daß derartige Irrtümer im Interesse ihres guten Rufes, dessen sie als Empfehlung dringend bedarf, anzahlmäßig so klein wie möglich bleiben. In diesem Sinne wird jede Gesellschaft Wert darauf legen müssen, nur eingehend geschulte und durchgebildete Mitarbeiter mit der Schadenregulierung zu betrauen, und durch geeignete Revisionen sich von der möglichen reibungslosen Durchführung dieses Teils ihrer Aufgaben zu überzeugen.

## A. Die Prüfung der Leistungspflicht.

Gegenstand des Krankenversicherungsvertrags ist, wie aus den früheren Ausführungen als bekannt vorausgesetzt werden darf, der ganze oder anteilige Ersatz von Vermögensschäden, entstanden auf der Basis erstattungspflichtiger Erkrankungen. Die Entschädigungspflicht ist also von zwei getrennten Voraussetzungen abhängig, die damit zum Angelpunkt der gesamten Schadenregulierung werden; so muß nämlich

1. ein nachweisbarer Vermögensschaden vorliegen,
2. dieser Vermögensschaden durch entschädigungspflichtige Erkrankung entstanden sein.

Zu 1. Die Feststellung des entstandenen Vermögensschadens pflegt, abgesehen von Wochenhilfe und Sterbegeld, auch bei Erkrankungen an Hand der eingereichten Rechnungsbelege keine besonderen Schwierigkeiten zu bereiten, sofern nicht, als einzige Ausnahme, der Versicherungsnehmer gleichzeitig selbst Arzt ist und sich bzw. seine allernächsten Angehörigen selbst behandelt. Da ich an anderer Stelle[1] zu diesem Sonderfall ausführlich Stellung genommen habe, kann ich mich hier weiterer Ausführungen enthalten. Die Möglichkeit der Entstehung von Konflikten auf dieser Basis mag ein Fall aus der Praxis beleuchten, der zum mindesten als Kuriosum festgehalten zu werden verdient: Ein Arzt verordnet sich selbst wegen seiner Handerkrankung Handbäder und berechnet für deren Leitung und Überwachung durch ihn selbst pro Tag 5 RM! Nähere Ausführungen zu diesem einzigartigen Beispiel erscheinen kaum erforderlich.

Zu 2. Zu erheblichen und nicht immer eindeutig zu lösenden Schwierigkeiten kann die Feststellung der Entschädigungspflicht als solcher in einem Erkrankungsfalle führen. Die geltende Rechtsprechung stellt sich, wie schon früher ausgeführt, von wenigen Ausnahmen abgesehen, in streitigen Versicherungsfällen auf den Boden der objektiven Krankheitstheorie, um so für den oft schwer zu beurteilenden Versicherungsfall und dessen Regulierung Voraussetzungen zu schaffen, die, möglichst übersehbar, sich auf konkreten und objektiven Umständen begründen. Kriterium einer Krankheit im Sinne der Versicherungsbedingungen kann daher nicht das Hervortreten fühlbarer Beschwerden als Symptom eines Leidens sein,

---

[1] GÖBBELS: „Der Honoraranspruch des Arztes bei Eigen- und Angehörigenbehandlung und die private Krankenversicherung." Fortschr. Med. Nr. 2/1936. — „Der Honoraranspruch des Arztes bei Behandlung seiner Angehörigen im Bereich der Krankenversicherung." DVZ Nr. 22/1935.

sondern allein die objektive, dem Patienten vielleicht noch nicht bemerkbare Störung im normalen Funktionsbetrieb des körperlichen oder seelischen Organismus. Zur Prüfung der Leistungspflicht in einem Schadenfall ist daher oftmals die Rückfrage bei dem behandelnden oder den vorbehandelnden Ärzten unerläßlich zur Klärung der Frage, welcher Zeitpunkt als Entstehungszeit dieser, nach ärztlichem Urteil als Krankheit bezeichneten Störung objektiv und unabhängig von dem subjektiven Wohlbefinden des Patienten ermittelt werden kann.

Bei größeren Schadensfällen, vor allem solchen, die eine stationäre Behandlung mit oder ohne Operation erforderlich machen, pflegt dies ohne allzu große Schwierigkeiten auf Grund der im Krankenhaus geführten Krankengeschichte oder aus anderen ärztlichen Unterlagen (Untersuchungsdiagramme, Röntgenaufnahmen, Laboratoriumsergebnisse usw.) möglich zu sein. Es ist nicht ohne Interesse, bei solchen Nachprüfungen festzustellen, daß der Patient im Krankenhaus dem Arzt gegenüber, von dem er Hilfe erwartet, und im Bewußtsein der Wichtigkeit einer möglichst genau zu stellenden Diagnose eine viel präzisere und umfangreichere Vorgeschichte unter Bennennung auch scheinbar unerheblicher Vorerkrankungen gibt, während er, im Gegensatz dazu, sogar wichtigere vorvertragliche Erkrankungen im Versicherungsantrag aufzuführen vergißt. Ein Beispiel aus der täglichen Praxis aus einer Reihe von vielen:

*Frl. E. H., 40 Jahre alt.*

| *Im Antrag angegeben:* | *Vorgeschichte aus einem eingeholten Gutachten:* |
|---|---|
| Mittelohroperation 1928 | Als Kind Masern und Windpocken, ferner sehr oft hohes Fieber unbekannter Ursache; mußte deswegen einmal ein halbes Jahr aus der Schule bleiben. |
| | Mit 20 Jahren: Diphtherie, Halsabszesse, Blutvergiftung der rechten Hand. |
| | „ 22 „ Appendizitis, Appendektomie, Blasen- und Nierenbeckenentzündung, Dekapsulation der rechten Niere. |
| | „ 23 „ Magenblutungen, Ulcus. Magenresektion. Wegen dauernder Obstipation Resektion eines Stückes Darm. |
| | „ 24 „ Ileus-Operation zweimal. Darmresektion. Neigung zu Darmspasmen. |
| | „ 36 „ Otitis media, Radikaloperation. Blutvergiftung im linken Bein. |

Auf Schwierigkeiten stößt eine Rückfrage oft bei den Ärzten der freien Praxis. Selbst unter Berücksichtigung der Tatsache, daß eine solche Anfrage zu ihrer Beantwortung eine gewisse Zeit benötigt, da nicht immer der überbeschäftigte Arzt sofort die Unterlagen und Daten für seinen Bericht greifbar hat, kann es doch im Interesse keines der Vertragspartner liegen, wenn Berichte erst nach mehrfachen Erinnerungen und Anmahnungen und auch dann noch mit einem fragmentären Inhalt, dessen Lückenhaftigkeit in manchen Fällen nicht ungewollt erscheint, der Gesellschaft erstattet werden. Es wird oft vergessen, daß ohne vorherige Prüfung solcher Fragen im Interesse der Verantwortung gegenüber den übrigen Versicherten eine einwandfreie und gerechte Schadenregulierung nicht vorgenommen werden kann. Allerdings, und das muß auf der anderen Seite auch gesagt werden, liegt ein Verschulden oft auch auf seiten der anfragenden Gesellschaft, insofern, als die Rückfragen des Schadenbearbeiters unverständlich bleiben oder zum mindesten wenig glücklich formuliert erscheinen. Wenn, um ein Beispiel zu nennen, von einer Gesellschaft, der von einer Versicherten ein Krebs der Schamlippe als Schadenfall gemeldet wird, beim Arzt rückgefragt wird, ob der Krebs an der Ober- oder Unterlippe sitze, so ist diese Frage ebenso unzweckmäßig wie in einem anderen Falle die Antwort einer Autorität auf dem Gebiet der Tuberkulose treffend, der auf die Rückfrage, woher die Tuberkulose des Herrn X komme, lakonisch antwortet: Von Tuberkeln.

Man kann über die Frage streiten, ob der Arzt die Rückfragen sinngemäß oder nur nach dem vorliegenden Wortlaut beantworten soll. Rein juristisch wird ihm, wenn er die Anfrage nur in dem Umfang beantwortet, wie sie ihm gestellt wird, kein Vorwurf gemacht werden können, wenngleich damit sachlich offensichtlich ein Irrtum über die vorliegende Krankheit und ihre Zusammenhänge erregt wird. Ein Beispiel: Anfrage der Versicherungsgesellschaft an Herrn Dr. X über dessen Patienten Y, den er wegen Ulcus ventriculi behandelt: „Haben Sie Herrn Y schon früher wegen Magengeschwür behandelt und gegebenenfalls wann?" Antwort: „Nein". Bei der weiteren Prüfung der Frage stellt sich jedoch heraus, daß der Patient schon seit mehreren Jahren dauernd oder in Abständen in der Behandlung dieses Arztes etwa wegen eines ulcus duodeni oder auch wegen einer chronischen Gastritis acida steht, ein Krankheitsbild, welches man doch unstreitig als die Vorstufe zum Ulcus ventriculi bezeichnen kann.

Hinsichtlich der Frage des Zusammenhangs der jetzigen Krankheit mit einer früheren oder auch der Entstehungszeit einer Erkrankung werden in Gutachten in manchen Fällen Ausführungen gemacht, die erhöhte Anforderungen an die Gutgläubigkeit des Prüfenden stellen. Ein Beispiel: Zwei Tage nach Ablauf der Wartezeit sucht Frau A. einen Arzt auf, der einen schweren Magenkatarrh mit den Erscheinungen des RÖMHELD'schen Symptomenkomplexes feststellt. Die Rückfrage nach dem Krankheitsbeginn beantwortet er dahingehend, daß das Leiden am Tage vorher, also am Tag nach Ablauf der Wartezeit, entstanden sei. Nach längerem Schriftwechsel wird vorgebracht, das Leiden habe sich eingestellt, da die Patientin am Tage vorher einen schweren Wäschekorb getragen habe.

In einem anderen Falle wird eine Patientin von der behandelnden Ärztin bescheinigt, daß die Mastitis am 1. Mai frühmorgens, also genau sechs Stunden nach Ablauf der Wartezeit, frisch aufgetreten sei. Die eingeleitete Prüfung ergab: Niederkunft der Patientin etwa zehn Tage vor Ablauf der Wartezeit. Ab 27. April Beginn mit Alkoholumschlägen der Brust, wegen beginnender Mastitis. Die Einweisung in die Klinik war, entgegen dem Gutachten der Ärztin, nicht am 1. Mai erfolgt, da die Patientin sich sowieso im Anschluß an die Geburt im Krankenhaus befand.

Die zur Prüfung der Leistungspflicht angeforderten Unterlagen bedingen selbstverständlich ein Mehr an Kosten (Attestkosten, Schreibgebühren). Im Interesse der Wirtschaftlichkeit müssen demnach solche Anfragen auf das mindestmögliche Maß beschränkt bleiben. Um so mehr ist es zu bedauern, wenn durch ungenügend oder undeutlich formulierte Anfragen, die sich in dieser Form überhaupt nicht beantworten lassen oder auf der anderen Seite durch verspätet oder nur lückenhaft beantwortete Fragen, die dadurch wieder zu erneuten Rückfragen führen müssen,

ein unnötiger Energie- und Materialverbrauch zum Schaden der Allgemeinheit
getrieben wird. Wenn schließlich, um noch ein Beispiel aus der Praxis anzuführen,
ein Arzt in einem bei ihm angeforderten Gutachten einen Tatbestand ausführt,
bei dem sich auf dieser Grundlage entwickelnden Rechtsstreit als Zeuge aber genau
das Gegenteil dessen aussagt, was er im Gutachten angegeben hat, weil er damals
die Tatsachen vergessen gehabt habe, so mag ein solches Verhalten die Gesellschaft zu berechtigten Regreßansprüchen veranlassen.

Selbstverständlich muß ausdrücklich davor gewarnt werden, solche Beispiele,
die nur ihrer Lehrhaftigkeit wegen als Illustration hier angezogen wurden, unberechtigt zu verallgemeinern. Die Mehrzahl der Ärzte weiß auch in dieser Sparte
ihres ärztlichen Handelns genau so selbstlos ihre schwere Pflicht zu erfüllen, wie sie
dies täglich am Krankenbett zu beweisen Gelegenheit hat und eine neue Einstellung zum Begriff der Allgemeinheit und damit Gemeinschaft wird hoffentlich
in steigendem Maße dazu beitragen, auch mit der Gewährung von „Gefälligkeits-
attesten" mehr und mehr zu brechen. Es mag gern zugegeben werden, daß es
nicht immer, besonders für den etwas weichherzigen Arzt, leicht sein mag, gerade
gegenüber dem begehrungssüchtigen Privatpatienten und seinen Wünschen stand
haft zu bleiben. Vielleicht mag ihn im einzelnen Fall auch materielle Not dazu
führen, sein Verhalten darauf abzustellen, daß ihm nicht, durch Verweigerung eines
(an und für sich unberechtigten) Zeugnisses, die Gunst des Privatpatienten entzogen wird. Auf die Dauer wird er sich aber, wie aus vielen Fällen und immer
wieder zu beweisen ist, durch seine Gutmütigkeit an dem Patienten trotzdem
keinen dankbaren Rückhalt sichern: Derselbe Patient wird den Arzt, den er
restlos ausgenützt hat, als nicht charakterfest genug bei nächster Gelegenheit
verkaufen.

In vielen Fällen, in denen der Arzt über Beginn und Entwicklungszeit der
Erkrankung sich gutachtlich äußern soll, wird diese Frage nur schwer, soweit
überhaupt eindeutig, zu beantworten sein. Will man sich nicht auf den rein
organpathologischen Standpunkt in der Beurteilung stellen und sucht man sich
in seiner Praxis und seinem ärztlichen Handeln darauf einzustellen, den Patienten
als Ganzheit zu sehen und zu werten, so können der Beantwortung einer solchen
Frage scheinbar unüberwindliche Schwierigkeiten gegenüberstehen. Hier wird
eine Klärung nicht immer nach klar übersehbaren Regeln erfolgen können,
sondern in ernster Gewissensprüfung nach bestem Wissen und Gewissen erkämpft
werden müssen.

Wohl keinem in der freien Praxis stehenden Arzte sind die Fälle unbekannt, in
denen Patienten kaum den Ablauf der von den Versicherungsgesellschaften als
Puffer gegen unberechtigte Ansprüche eingelegten Wartezeit erwarten zu können
glauben, um sich mit ihrem längst behandlungsbedürftigen Leiden „endlich" in
ärztliche Behandlung begeben zu können. Sie haben nur mit der Absicht möglichst
umgehender und hemmungsloser Inanspruchnahme die Versicherung gegen Krankheit abgeschlossen. Solche Fälle sind denen der Sozialversicherung gleichzusetzen,
in denen ein „Quasi"-Arbeitsverhältnis nur zu dem Zweck eingegangen wurde,
um sich dolos einen an und für sich unberechtigten Anspruch auf ärztliche Hilfe,
Krankenhausaufenthalt usw. auf Kosten der Sozialversicherung zu verschaffen.
Solche, auf einem Mangel an sozialem Verantwortungsbewußtsein basierenden

und auf das Konto einer gesunkenen Versicherungsmoral zu setzenden Fälle können in diesem Zusammenhang außer Ansatz bleiben.

Schwieriger sind schon die Fälle zu bewerten, bei denen der Eintritt des Versicherungsschutzes ungewollt und unbewußt einen inneren Abwehrmechanismus gegen Krankheiten außer Kraft zu setzen, also den Gesundheitswillen zu lähmen scheint. Kriegsteilnehmer werden sich analoger Fälle erinnern können, in denen Verwundete nicht selten auch erst nach Überschreiten der sicheren Heimatgrenze ihren vollständigen und der Schwere der Verwundung entsprechenden Zusammenbruch erlebten. Bei diesen Kranken kann von einer bewußten Betrugsabsicht wohl kaum gesprochen werden. Die Erreichung des Zieles läßt die Abwehrkräfte jäh erlahmen. Ein gewisser status neuropathicus hat ihnen die Zusammenballung ihrer seelischen Widerstands- und Nervenkräfte bis zu diesem Zeitpunkt ermöglicht, der nun die ausgesprochene negative Reaktionsphase folgt.

Bei der vorliegenden Betrachtung müssen aber vor allem die Fälle interessieren, bei denen die Erkrankung vor Abschluß der Versicherung bestanden hat und okkult bzw. latent bestanden haben muß, daher oft dem Patienten unbekannt geblieben ist. Aus der Besprechung können die Fälle ausgesondert werden, deren Vorerkrankung aus den Erkenntnissen der wissenschaftlichen Medizin (z. B. Bluterkrankheit) einwandfrei nachzuweisen ist. In erster Linie muß hier, um einige Beispiele anzuführen, an die Fälle von Atheromatose, an Neubildungen aller Art, Steinleiden, Frühtuberkulose, „Geschwürskrankheit“, Leberzirrhose, Stoffwechsel- und Konstitutionsleiden, sowie unerkannt gebliebene (meta) luetische Erkrankungen gedacht werden. Diese Leiden vor allem sind es, die Zweifel und Unstimmigkeit in der Auslegung und Gültigkeit eines abgeschlossenen Krankenversicherungsvertrages mit sich bringen und daher oft zu einer Auseinandersetzung Anlaß geben. Nicht zu vergessen sind hier auch die Fälle von körperlich-seelischen Auswirkungen hormonaler Störungen aller Art, deren differential-diagnostische Klärung erst jetzt durch moderne Testuntersuchungen, wie z. B. die interferometrische Abbauuntersuchung nach ABDERHALDEN und HIRSCH einwandfrei möglich zu sein scheint und die dadurch eine erhöhte Bedeutung in der praktischen Medizin gefunden haben. Besonderer Aufmerksamkeit in der versicherungstechnischen Behandlung bedürfen auch die Erkrankungen, die letzten Endes im Zusammenhang mit einer entweder intrauterin bzw. intravital erworbenen, oder individuell eigentümlichen oder auch vererbten biologischen Minderwertigkeit eines Organes oder auch der Konstitution (als Ausdruck der Gesamtheit positiver und negativer Dispositionen hinsichtlich der Leistung oder der Widerstandsfähigkeit) stehen.

Zu diesen intravital erworbenen biologischen Minderwertigkeiten sind vor allem die chronischen Krankheitsschädigungen zu rechnen. Dauern bei den chronischen *Krankheiten* die krankhaften Reaktionen auf den krankmachenden Reiz fort (krankhafte Prozesse), so basieren die chronischen *Leiden* auf einem abgelaufenen pathologischen Prozeß (krankhafte Zustände), bzw. auf dem Unvermögen einer Wiederherstellung des alten normalen Zustandes, also auf dem Mangel an Regeneration im allgemeinsten Sinne. Viele sog. Heilungen sind deshalb im Grunde genommen nur unvollkommene Heilungen, wie beispielsweise anatomisch das Narbengewebe, oder, wie andererseits eine Änderung der Reaktionsweise gegenüber Wiederholungen der alten Schädigung, oder wie schließlich auch im bakteriologischen Sinne eine unvollkommene Vernichtung der eingedrungenen Krankheitserreger (latente Infektion; z. B. Lues mit blutnegativer, aber seropositiver WaR). Alle diese Möglichkeiten stellen erhöhte Gefährdungen des Organismus dar, also ein erhöhtes Versicherungsrisiko, denn jede solche Ersterkrankung bereitet unwillkürlich den Boden für weitere Schädigungen des Organismus durch zwangsläufige Herabminderung des natürlichen Organschutzes vor.

Obwohl die ärztliche Untersuchung in häufigen Fällen bei einem Patienten eine gestaltliche Veränderung eines Organs oder sogar eine krankhafte Funktion festzustellen vermag, kann der Patient sich subjektiv wohlfühlen; fehlte ihm nun auch im Moment des Versicherungsabschlusses das subjektive Krankheitsgefühl, so fühlt er sich bei der Ablehnung späterer Entschädigungsansprüche zu Unrecht um seine ihm gutgläubig und subjektiv zustehenden Ansprüche geprellt. Er wird daher versuchen, deren Effektuierung auf dem Wege der gerichtlichen Klage zu erreichen, da sich dieser Kranke, im Gegensatz zum objektiv Gesunden mit subjektivem Krankheitsempfinden, man denke z. B. an den hypochondrischen Neurastheniker, auf alle Fälle benachteiligt fühlen muß.

Letzten Endes ist keinesfalls immer das Organ, von dem die hauptsächlichen Krankheitsäußerungen ausgehen, das wesentlich kranke, sondern, kraft der Korrelation der Organe, können sich oft zunächst oder auch dauernd Fernwirkungen äußern, die von der versteckt bleibenden Läsion des primär erkrankten Organes ausgelöst werden (z. B. Muskelschwäche bei morbus Addison; Stauungserscheinungen bei Leberzirrhose).

Selbstverständlich müssen alle diese Zustände, wie auch die weiteren der Diathesen, Dispositionen und Idiosynkrasien, ob erworben oder ererbt, sich in der Versicherung als ungünstiges Risiko auswirken und der Wunsch des Versicherers erscheint daher verständlich, dieses Risiko prinzipiell auf den Versicherungsnehmer abzuwälzen. Die Praxis zeigt, daß mit diesen Maßnahmen oftmals gerade diejenigen Privatversicherungsgesellschaften am rigorosesten vorgehen, die in ihren Aufnahmebedingungen am loyalsten sich gebärden und, in der quantitativen, aber nicht qualitativen Auswahl ihres Versichertenkreises weitestes Entgegenkommen zeigend, ihre Risikoquote naturgemäß verschlechtern.

Die Feststellung der RVO, ,,eine Krankheit beginnt mit dem Nachweis von Krankheitszeichen" kann, wie ausgeführt, für das Erfordernis einer Wagnisbewertung der privaten Krankenversicherung nicht genügen. Hier muß als Krankheitsbeginn im allgemeinen wohl der Zeitpunkt angenommen werden, in dem erstmalig Störungen organischer oder funktioneller Art festgestellt sind bzw. mangels einer solchen Feststellung zum mindesten als feststellbar angenommen werden müssen, wenngleich auch in der praktischen Handhabung dieser Bestimmung häufig Abweichungen von der Regel zu finden sein werden.

Einige Beispiele aus dem täglichen Arbeitsbereich des praktischen Arztes mögen diese Ausführungen erläutern und unterstreichen. Eine Reihe von Krankheiten und Krankheitsgruppen kann nämlich deswegen als betont wichtig für die private Krankenversicherung gelten, da sie mit besonderer Häufigkeit die Ursache von Meinungsverschiedenheiten zwischen Versicherungsnehmer und Versicherungsträger über die Begriffe ,,Krankheitsbeginn" und ,,altes Leiden" sind. Es darf hierbei gleich grundsätzlich feststellend betont werden, daß unter dem

Ausdruck „altes Leiden" nicht etwa der medizinische Begriff der chronischen Krankheit zu verstehen ist, sondern versicherungstechnisch jede Krankheit unter diese Bezeichnung fällt, die schon vor Ablauf der Wartezeit begonnen hat. Das treffendste Beispiel für die Illustration dieser begrifflichen Anschauung bilden die Infektionskrankheiten, bei denen Beginn der Krankheit und die Krankheit als solche, bzw. deren Behandlung, zeitlich nicht zusammenfallen. Hier beginnt die Krankheit schon mit den Prodromalerscheinungen, ja strenggenommen sogar mit dem Zeitpunkt des Eindringens der Krankheitserreger, der Ansteckung. Aus diesem Grunde kann z. B. ein Fall von Gonorrhoe, dessen Behandlung bereits am ersten oder zweiten Tag nach Ablauf der Karenzzeit beginnt, nicht entschädigungspflichtig sein, da die Inkubationszeit dieser Krankheit sich nach rückwärts über den Zeitpunkt der beginnenden Leistungsverpflichtung hinaus erstreckt. Diese Auffassung wird bestätigt durch ein Urteil des Landgerichts Hamburg vom 13. Juni 1930 (Z. VII 1222/29 - 16 -). In ähnlicher Weise gelten natürlich diese Verhältnisse für andere infektiöse Erkrankungen. Schwieriger schon ist die Beurteilung der aus solchen Erkrankungen als spätere Folge hervorgehenden Sekundäraffektionen. Als wichtigste praktische Beispiele stechen hier die postgonorrhoischen und metaluetischen Erkrankungen hervor. Es ist oft praktisch kaum möglich, einwandfrei zu entscheiden, ob eine Prostatitis oder eine Striktur, eine sichere Endometritis postgonorrhoica oder eine Pyosalpinx als Neuerkrankungen oder als alte Leiden zu bewerten sind, wie dies sogar in der Bewertung von Paralyse und Tabes gerichtlich schon Schwierigkeiten bereitet zu haben scheint [1]. Im Zweifelsfalle kann ja mit einer an Sicherheit grenzenden Wahrscheinlichkeit ihre Eigenschaft als „altes Leiden" unterstellt werden, denn aus ihrem Auftreten ist (soweit eine Re-Infektion ausgeschlossen werden kann), zu entnehmen, daß die ursprüngliche Infektion nicht völlig zur Heilung gekommen ist, sondern latent im Körper befindliche virulente Keime sich nunmehr erneut manifestieren, bzw. ein narbenbildender Prozeß auf Grund der gonorrhoischen Infektion durch Schrumpfung erst jetzt zur vollen Auswirkung kommt. Es sind also die erwähnten Krankheiten im Grunde oft nichts anderes als echte Gonorrhoe oder Lues in anderen Erscheinungsbildern. Zwar hat ein Gericht[1] dahingehend eine Entscheidung gefällt, daß während der erscheinungsfreien Zeit kein krankhafter Zustand, sondern nur eine „Krankheitsanlage" bestehe; nach unserer heutigen Einsicht und medizinischen Auffassung dürfte dieses Urteil als nicht zutreffend abzulehnen sein. Der Patient, der an einer luetischen Späterkrankung erkrankt, ist nach unseren heutigen Erkenntnissen als seit der Infektion luetisch krank anzusprechen; an dieser Einstellung kann auch eine negative Blut-WaR in der Latenzzeit grundlegend nichts ändern, solange nicht die Untersuchung der Rückenmarksflüssigkeit ebenfalls ein einwandfrei negatives Bild ergeben hat. Eine Leistungspflicht kann also von diesem Standpunkt aus nach der Rechtslage des Versicherungsvertrags einwandfrei abgelehnt werden. Ob und inwieweit Versicherungsgesellschaften aus Billigkeitserwägungen (lange Dauer

---

[1] In einem Urteil vom 21. Februar 1928 vertritt das OLG Dresden den Standpunkt, daß eine Paralyse nicht ohne weiteres als Folgeerkrankung einer früheren luischen Infektion aufzufassen sei und begründet dies damit, daß nicht jede luetische Infektion später mit Sicherheit zur Paralyse führen *müsse* (ref. VA 1928, S. 223).

der bisherigen Versicherung usw.) eine Sonderregelung treffen, kann hier nicht interessieren.

Als weitere, manche Ähnlichkeit zeigende Gruppe sind die intermittierenden Krankheiten zu erwähnen, die sich oft durch ein mehr oder weniger langes Stadium der Latenz zwischen den einzelnen Ausbrüchen auszeichnen. Hier sind vor allem, als für den Praktiker wichtigste Vertreter, die Osteomyelitis und die Arthritis urica zu nennen. Mir selbst sind Fälle aus meiner eigenen Praxis bekannt, in denen ein Patient im jugendlichen Alter von 12 bis 13 Jahren eine Osteomyelitis der Tibia durchgemacht hatte, die auch nach allgemeinen Begriffen in vollständige Heilung übergegangen war. Mit rund 60 Jahren erkrankte derselbe Patient erneut ohne sichtbaren Anlaß an derselben Stelle mit derselben Erkrankung. Diese neuerliche Erkrankung machte in ihrem Verlauf die Amputation des Beines notwendig. Man würde wohl in diesem Falle von einer unbilligen Härte sprechen können, wollte man bei der im späten Erwachsenenalter aufgetretenen Krankheit grundsätzlich auf die besprochene Vorerkrankung des Kindesalters zurückgreifen. Genau so würde es, um ein Beispiel aus einem anderen Fachgebiet heranzuziehen, als unbillige Härte empfunden werden müssen, wenn die Leistungspflicht für entsprechende geburtshilfliche Verrichtungen bei engem Becken abgelehnt wird, da sich das enge Becken in dem angezogenen Fall als Residuum einer in der Frühjugend aufgetretenen Rachitis darstellt. Ebensowenig wird man grundsätzlich und immer einen in der Jugend durchgemachten und klinisch abgeheilten tuberkulösen Spitzenkatarrh für eine nach 20 Jahren im Anschluß an eine Grippe entstandene Tuberkulose direkt verantwortlich machen können, weil hier eine Neuinfektion doch wohl nicht mit Sicherheit auszuschließen ist, obwohl eventuell eine veränderte Disposition im Sinne einer verstärkten Krankheitsanlage unterstellt werden kann. Ebensowenig wird man ein Steinleiden (Gallen- oder Nierensteine), das oft als röntgenologischer Zufalls- oder Nebenbefund entdeckt, schon jahrelang reaktionslos vorhanden sein kann, durch diese Feststellung eo ipso als darum nicht entschädigungspflichtige Erkrankung werten können. Hier muß billigerweise als Beginn der Krankheit versicherungstechnisch der Zeitpunkt der ersten nachweisbaren Beschwerden (Kolik, Blutungen) angesetzt werden. Jede weitere Steinkolik, Entzündungen des umliegenden Gewebes (Pyelitis, Cholecystitis) stellen allerdings keine Neuerkrankungen dar, da sie mit dem Grundleiden einwandfrei in ursächlichem Zusammenhang stehen.

Schwer der versicherungstechnischen Beurteilung zugänglich sind wohl im allgemeinen die Herzleiden, denn kaum bei irgendeinem Organ gehen funktionelle und organische Minderwertigkeit so fließend ineinander über. Selbst unter der Voraussetzung einer Minderwertigkeit a priori wird man die Erstattung einer funktionellen Störung, wie z. B. der Herzneurose, doch nicht ohne weiteres ablehnen können, während andererseits eine Kompensationsstörung, basierend auf einem früher erworbenen Klappenvitium, als immerhin im Bereiche der möglichen Voraussehbarkeit liegend, abgelehnt werden kann. Eine sekundäre Herzinsuffizienz verlangt als Grundlage der Beurteilung die Feststellung des Beginns der sie auslösenden primären Nieren- oder anderen Erkrankung. Man denke z. B. an die Entwicklung des Zyklus: Essentielle Hypertonie zu Herzhypertrophie und weiterhin zu Herzinsuffizienz. Arteriosklerotische Veränderungen des *zentralen* Gefäß-

oder Kreislauforgans sind im allgemeinen vom ersten Auftreten objektiver Beschwerden und Erscheinungen an als Krankheit im Sinne der privaten Krankenversicherung zu werten.

Große Schwierigkeiten setzen der Beurteilung in Hinsicht der Leistungspflicht auch oft die gynäkologischen Erkrankungen entgegen. Der gonorrhoische Circulus vitiosus fand bereits bei der Besprechung der Infektionskrankheiten seine Erwähnung. Bei den benignen Tumoren des Genitalapparates lassen sich in manchen Fällen aus Größe und Beschaffenheit annähernde Rückschlüsse auf ihr Alter ziehen; liegt, um ein Beispiel auszuführen, ein Befund vor (angenommen ein Myom), der den empirischen Schluß erlaubt, daß die merkbaren krankhaften Veränderungen schon eine geraume Zeit vorher begonnen haben müssen, so wird auch der Beginn der Erkrankung mit dem angenommenen Eintritt der merkbaren krankhaften Veränderungen zusammenfallen. Wird in diesem Falle die Sachlage erst nach Ablauf der Wartezeit erkannt, so kann sie zum Rücktritt von dem Versicherungsvertrag im Sinne des § 41 VVG berechtigen, da eine Versicherung für die Zukunft genommen wird, in welcher, unter Voraussetzung eines bestimmten status quo, also hier des normalen Gesundheitszustandes, nur Ereignisse, die nach Abschluß des Vertrages eintreten, als Versicherungsfälle gelten sollen. Hier besteht m. E. eine Gefahrenquelle der Bewertung. Wird, wie dies bei einem neuerlichen Urteil (OLG Köln vom 3. Januar 1933, 3 U 313/29) vertreten wurde, allein der pathologisch-anatomische Befund unter Vernachlässigung des klinischen Bildes und der Frage, ob und inwieweit funktionelle Beschwerden vorliegen, als Maßstab der Beurteilung gewählt, so muß dies in der Praxis zu einer Überspitzung und Überspannung der objektiven Theorie führen, ganz besonders, da neuere Einsicht in biologisches Geschehen den Zeitpunkt der Erkrankung immer mehr nach rückwärts verlegen muß. In Hinsicht auf unsere noch lückenhaften und problematischen Kenntnisse von Wachstumsintensität und Wachstumsdauer der einzelnen Tumoren erscheint eine gewisse Vorsicht in der Festlegung des Krankheitsbeginns geboten und im Zweifelsfalle eine Entscheidung zugunsten des Patienten gerechtfertigt aus Gründen, auf die ich später noch zurückkomme. In praxi wird man wohl auch versuchen, nach Möglichkeit diese Fälle im Wege einer gütlichen Vereinbarung zwischen den Versicherungspartnern zu bereinigen.

Nicht mit der gleichen Sicherheit, wie beispielsweise beim Myom, wird man bei malignen Tumoren aus augenblicklichem Befund, Ausbreitung und Metastasenbildung bündig auf die Entstehungsdauer schließen können.

Verwachsungen, Narbenstränge, Katarrhe und Entzündungen lassen sich öfters aus Anamnese und Begleitumständen heraus beurteilen. Senkungen und Vorfällen liegt häufig ein früheres Geburtstrauma zugrunde. Lageveränderungen, besonders fixierte, pflegen in der Mehrzahl der Fälle als alt anzusprechen zu sein.

Der Beginn der Erkrankung beim Leistenbruch entsteht ebenfalls nicht mit der meist angeborenen Bruchanlage („weiche Leiste"), sondern mit der ersten merklichen Vorwölbung des Bruchkanals, die den Austritt des Bruchs objektiv nachweisen läßt. (So OLG Köln vom 25. Februar 1932; JRPV 1932, 267; VA 1933, 19 Nr. 2380.) Läßt sich hier in der Mehrzahl der Fälle feststellen, daß es sich um ein altes, nicht entschädigungspflichtiges Leiden handelt, so liegen die Verhältnisse bei der Brucheinklemmung grundsätzlich anders: Hier erscheint die

Übernahme der Operation ohne Rücksicht auf das Alter des Bruches erforderlich als zweckentsprechendstes Mittel zur Behebung eines plötzlich aufgetretenen lebensgefährlichen Zustandes, womit natürlich keinesfalls gesagt sein soll, daß nunmehr jedes Rezidiv ebenfalls als entschädigungspflichtig anzusprechen wäre.

Die Anerkennung von Narbenbrüchen muß davon abhängig gemacht werden, wann die zur Entstehung des Narbenbruchs unerläßliche „Erstschädigung" (Operationswunde, Durchbruch einer Eiterung) gesetzt ist. Selbst, wenn der Narbenbruch als solcher erst in der Vertragszeit aufgetreten ist, so ist der Bruch doch erst durch die Schwächung der Widerstandsfähigkeit der Bauchdecken, also durch die primäre Veranlassung (früherer Krankheitsprozeß, Operation) erklärt. Erstschädigung — Narbe — Bruch stehen in einem ununterbrochenen Kausalitätsverhältnis; das „alte Leiden" ist also die conditio sine qua non für die Narbenhernie.

Für die Beurteilung von Narbenkontrakturen, die durch allmähliche Schrumpfung zu schwersten Funktionsstörungen führen können, gelten dieselben Voraussetzungen.

Eine besondere Stellung ist den Erkrankungen einzuräumen, die in einem engen Zusammenhang mit Schwangerschaft und Geburt stehen, wie dies ja auch meist in den besonderen, auf diesen Zustand abgestellten Bedingungen der Versicherungsgesellschaften zum Ausdruck kommt. Wird für Schwangerschaft und Geburt meist eine längere Wartezeit eingesetzt, so ist es logisch, daß diese automatisch auch für die Nachgeburtskrankheiten gelten muß, kann doch die Wirkung nicht früher angenommen und damit auch anerkannt werden, als die Ursache. Dies gilt uneingeschränkt für beide Hauptgruppen der Erkrankung, nämlich für solche, deren Grundlage in einem Geburtstrauma zu suchen ist (Dammriß, Vorfall usw.) oder auch für solche, die zwar an und für sich Infektionskrankheiten sind, bei denen aber die Infektion infolge der durch die Geburt gesetzten Verhältnisse (günstiger Nährboden!) ein besonderes Ausmaß erreicht. Neben der Mastitis stillender Mütter und dem Wochenbettfieber sind hier besonders örtliche Entzündungen und Eiterungen im Becken, des weiteren Venenerkrankungen mit Thrombosen und Emolien zu erwähnen.

Gilt mit Recht normale Schwangerschaft und Geburt nicht als Krankheit, sondern als ein physiologischer Zustand im Leben der Frau, so müßte logischerweise auch die Menopause in gleicher Weise gewertet werden. Obwohl im Klimakterium die Anfälligkeit der Frau eine relativ große ist und dies ganz besonders, wenn die Änderung im Ablauf der hormonalen Sekretion mit einem an und für sich minderwertigen Nervensystem zusammentrifft, werden hier im allgemeinen von den Versicherungsgesellschaften für diese Erkrankungen keine einschränkenden Bedingungen im Vertrag eingesetzt. Es kann also hier der Fall eintreten, daß das Zusammentreffen zweier *nicht* entschädigungspflichtiger Komponenten praktisch im Endeffekt die Leistungspflicht auslöst.

Die wenigen Beispiele, die selbstverständlich keine ausführliche Systematik darstellen können oder wollen, zeigen deutlich, daß die einwandfreie Feststellung einer Entschädigungspflicht keine in jedem Falle klare und eindeutige Lösung erlaubt. Selbstverständlich lassen sich aus allen anderen Krankheitsgebieten, ich erinnere nur beispielsweise an die Nierenkrankheiten, die Blutkrankheiten, an die wichtige Frage der malignen Entartung oder auch an die Erkrankungen auf Grund einer Störung der inneren Sekretion, ähnliche Beispiele heranziehen.

Die praktische Arbeit in der Schadensregulierung bringt weiterhin in manchen Fällen Auffassungsverschiedenheiten über die richtige Auslegung einer Vertragsbestimmung; es sei daher gestattet, im nachstehenden einige dieser Zweifelsfragen kurz zu streifen:

Verschiedentlich ist von Ärzten im Interesse ihrer Patienten, die z. B. vor Ablauf der Wartezeit für Frauenkrankheiten an Uterus-Ca erkrankten, die Einwendung gemacht worden, ein Uterus-Ca könne doch nicht als gynäkologische Erkrankung (also Erkrankung mit verlängerter Wartezeit) bewertet werden, da eine Krebserkrankung ja in den verschiedensten Organsystemen aufzutreten in der Lage sei; eine besondere Wertung, bezogen auf das im vorliegenden Falle erkrankte weibliche Geschlechtsorgan, erscheine somit nicht zulässig. So ansprechend vielleicht für den Augenblick eine solche Schlußfolgerung klingen mag, so wird man sich ihr doch versicherungstechnisch nicht anschließen können. Ganz abgesehen davon, daß rein medizinisch-lehrmäßig der Krebs der weiblichen Geschlechtsorgane in der Frauenheilkunde abgehandelt zu werden pflegt, müßte billigerweise verlangt werden, daß, soll eine solche carcinomatöse Erkrankung als nicht besonders geschlechtsbetont und dadurch unter die Frauenleiden fallend bewertet werden, diese Erkrankung sich auch beim anderen Geschlecht an den entsprechenden Organen in annähernd gleicher Häufigkeit manifestieren müßte. Dies entspricht jedoch nicht den Tatsachen. Die Ergebnisse der medizinischen Statistik ergeben eindeutig, daß der Krebs der weiblichen Geschlechtsorgane eine Häufigkeit zeigt, denen der Krebs der männlichen Genitalorgane, trotz der entwicklungsgeschichtlichen Entstehung aus der gleichen Uranlage, zahlenmäßig auch nicht im entferntesten gleichkommt.

Die Fülle der Probleme, die durch die tägliche Arbeit an den Schadenbearbeiter herangetragen werden, ist für den, der sie sehen will, eine unendlich reiche. Eine Frage möge als Beispiel wahllos herausgegriffen werden und damit gleichzeitig als Prototyp für die Anforderungen dargestellt werden, die die Praxis an den Schadensbearbeiter zu stellen pflegt, die Frage: Ist die private Krankenversicherung leistungspflichtig für die ärztliche Behandlung eines klinisch absolut beschwerdefreien, also im landläufigen Sinne „gesunden" Versicherten, die nur aus dem Grunde erfolgt, weil der Betreffende Bazillenträger ist? D. h. mit anderen Worten: Inwieweit kann die private Krankenversicherung mit den ihr treuhänderisch anvertrauten Geldern der Versicherten Kosten übernehmen, die sich ausschließlich zugunsten Dritter auswirken, die zu ihr in keinem Vertrags- oder Versicherungsverhältnis stehen?

Ich habe in gegebener Veranlassung an anderer Stelle zu einem Ausschnitt aus diesem Fragenkomplex Stellung genommen und darf der Kürze halber auf diese Veröffentlichung [1] verweisen.

Es soll hier keine Lösung der Fragestellung ausgeführt werden, da eine solche mit all ihrem Für und Wider den Rahmen der geplanten Darstellung sprengen würde. Beabsichtigt war nur, aufzuzeigen, mit welchen oft fernliegenden und doch

---

[1] GÖBBELS: „Kostenerstattungspflicht der privaten Krankenversicherung bei freiwilliger Kastration wegen Exhibitionismus?" Med. Welt 1936, Nr. 9.

einschneidenden Fragen sich der Schadenbearbeiter jederzeit auseinanderzusetzen hat.

Zur Prüfung der grundsätzlichen Leistungspflicht kann sich auch eine abstimmende Prüfung zwischen Arztliquidation und der Apothekerrechnung des Versicherungsfalles in geeigneten Fällen als notwendig und überraschende Einblicke gewährend erweisen. Zwei Beispiele mögen dies erläutern:

1. Frau X in B. hat wegen eines chronischen Leidens den Höchstsatz erhalten, d. h. sie ist ausgesteuert („ausgepflegt"). Sie geht auch weiterhin in bestimmten, zeitlich sich wiederholenden Abschnitten in die Behandlung ihres Arztes und reicht prompt für jeden Monat ihre Rechnungen, allerdings stets mit neuer Diagnose, zur Erstattung ein. Die gleichsinnige Prüfung der Rezepte ergab, daß trotz der verschiedensten, miteinander in keinem Zusammenhang stehenden Diagnosen immer nur ein und dasselbe Mittel verordnet wurde, dessen Indikation nur auf dem Gebiet der ausgesteuerten Krankheit lag und liegen konnte. Der Nachweis, daß die Wahl der jeweils wechselnden Diagnose nur eine beabsichtigte Umgehung der Aussteuerung bedeuten sollte, war damit erbracht.

2. Herr S. erkrankte mit seiner Familie (2 Erwachsene, 2 Kinder) an einer mehr oder weniger harmlosen, der Jahreszeit entsprechenden Erkältung. Die Tätigkeit des Arztes beschränkte sich auf fünf Besuche. Verordnet wurden an Medikamenten für diesen Krankheitsfall 244,74 RM. Die Rückfrage beim Arzt ergab des Rätsels Lösung: Herr S. war Besitzer einer Drogerie, der er angeblich diese Mittel entnahm (es handelte sich im Durchschnitt keineswegs um im einzelnen besonders teure Medikamente, aber umso größere Mengen) und für die er nachträglich von seinem Hausarzt die Ausstellung von Rezepten verlangte, die dieser seinem Privatpatienten nicht abschlagen zu dürfen glaubte. Überschrift: Krankheit als Geschäft!

## B. Fehlgeburt, Fruchtabgang und Frühgeburt als Begriffe der privaten Krankenversicherung.

Die für die Zwecke der privaten Krankenversicherung notwendige versicherungstechnische Abgrenzung zwischen Fehlgeburt und Frühgeburt hat in der letzten Zeit in einigen Fällen bei der praktischen Auswertung zu gewissen Schwierigkeiten geführt. Veranlassung dazu scheint das Formblatt (Vordruck 147 a 9354) der amtlichen Anzeige gemäß Art. 12 der vierten Ausf.-VO zum Gesetz zur Verhütung erbkranken Nachwuchses vom 18. Juli 1935, (RGBl I, S. 1035) gegeben zu haben.

Artikel 12 der IV. Durchf.-VO vom 18. Juli 1935 bestimmt:

„Jede Unterbrechung der Schwangerschaft, sowie jede vor Vollendung der 32. Schwangerschaftswoche eintretende Fehlgeburt (Fruchtabgang) oder Frühgeburt sind binnen drei Tagen dem zuständigen Amtsarzt schriftlich anzuzeigen."

Die Überschrift des Formblatts schreibt aber die Anzeige vor von „. . . Fehlgeburt (Fruchtabgang) oder Frühgeburt vor Vollendung der 32. Schwangerschaftswoche". Die Zeitbestimmung „vor Vollendung der 32. Schwangerschaftswoche" ist damit gegenüber dem ursprünglichen Gesetzestext an eine andere Stelle gesetzt worden. Daraus ergibt sich aber auch ein anderer Sinn. Durch diese Umstellung werden in Gegensatz gesetzt: 1. Fehlgeburt (= Fruchtabgang) und 2. Frühgeburt vor Vollendung der 32. Schwangerschaftswoche. Bei den verschiedensten Erstattungssätzen der privaten Krankenversicherung für Fehlgeburt und Frühgeburt erscheint eine klar abgrenzende Herausarbeitung der einzelnen Begriffe für praktische Versicherungszwecke dringend erforderlich.

Nach den geltenden medizinischen Anschauungen ist der Unterschied zwischen Früh- und Fehlgeburt dahingehend zu treffen, daß bei einer Fehlgeburt die Frucht noch nicht zu selbständigem Leben fähig ist, während eine Frühgeburt unter besonderen Vorsichtsmaßregeln, von der Mutter getrennt, weiterleben kann. Unter Berücksichtigung dieser Gesichtspunkte wird gemeinhin angenommen, daß eine Geburt bis zur 28. Woche einer Schwangerschaft als Fehlgeburt, von da an aber als Frühgeburt anzusehen ist. Zum Beweis im nachstehenden einige Definitionen aus geburtshilflichen Lehrbüchern:

BUMM: „Man bezeichnet die Unterbrechung der Gravidität als Fehlgeburt — Abortus, wenn sie erfolgt, solange die Frucht noch nicht lebensfähig ist, als Frühgeburt — Partus immaturus, wenn die Frucht bereits soweit ausgebildet ist, daß sie getrennt von der Mutter weiterzuleben vermag. Die Grenze liegt ungefähr in der 28. Woche der Schwangerschaft."

JASCHKE-PANKOW: „Erfolgt die vorzeitige Ausstoßung des Eies innerhalb der ersten 28 Wochen, so spricht man von einer Fehlgeburt (Abortus), nach der 28. Woche von einer Frühgeburt (Partus praematurus)."

STÖCKEL: „Wird eine Schwangerschaft vor der 28. Woche unterbrochen, so ist der Foetus oder das Kind außerhalb des Uterus nicht lebensfähig (Fehlgeburt, Abortus). Nach der 28. Woche kann das Kind . . . weiterleben (Frühgeburt, Partus praematurus, 29.—39. Woche)."

ZANGEMEISTER: „Wird das Ei vorzeitig ausgestoßen, und zwar in einem Entwicklungsgrad, welcher das extrauterine Weiterleben der Frucht ausschließt, so bezeichnen wir diesen Vorgang als Fehlgeburt, Abort. Die Erfahrung hat gelehrt, daß die unterste Grenze für die Lebensfähigkeit der Frucht einem Gewicht von 800 g und einer Länge von 32 cm entspricht. Dazu bedarf es durchschnittlich einer Schwangerschaftsdauer von 28 Wochen post menstruationem, bzw. 25 Wochen post conceptionem."

Abgesehen von dieser wissenschaftlichen Definition ist im Jahre 1932 vom Preußischen Minister für Wissenschaft, Kunst und Volksbildung (U I Nr. 23 370) eine Neuordnung zur Krankenanstaltstatistik veröffentlicht worden, in der sich folgende Begriffsbestimmung findet:

„Fehlgeburten sind totgeborene Früchte, die weniger als 35 cm lang sind" (vgl. dazu auch RdSchr. des Reichsministers des Innern vom 19. Dezember 1931, RGesundhBl. 1932 Nr. 1, S. 1).

Auf Grund der oben ausgeführten klaren Definition hat man bei den Erfordernissen der privaten Krankenversicherung die Ordnung getroffen, daß eine Fehlgeburt im Sinne des Personenstandsregisters dann vorliegt, wenn

1. die Frucht vor der 28. Schwangerschaftswoche ausgestoßen oder beseitigt wird und,

2. wenn die Frucht in hängendem Zustande kürzer als 35 cm ist.

Zur Abstellung mißverständlicher Folgerungen wäre zu empfehlen, den „Worten Fehlgeburt (Fruchtabgang)" die Zahlenangabe „unter 35 cm" folgen zu lassen. Um für das Versicherungsgebiet Unklarheiten und Grenzfälle, wenn auch nicht ganz auszuschalten, so doch zum mindesten auf das kleinstmögliche Maß herabzudrücken, erscheint es geboten,

1. den Begriff „Fehlgeburt = Fruchtabgang" nur für die Zeit bis höchstens

16 Wochen nach der letzten Regel einzusetzen. Geburtshilflich erscheint dies insofern berechtigt, weil hierbei das Ei oft noch als ganzes abgeht. Nach der 16. Woche pflegt ein Geburtsvorgang mit Blasensprung, Ausstoßung der Frucht und Nachgeburtsperiode das häufigere zu sein. Erst nach dieser Zeit beginnen auch ernstere Geburtskomplikationen, wie vorliegender Mutterkuchen, Eklampsie hervorzutreten.

2. Fehl- oder Frühgeburt sind beides „*unreife*" Geburten. Sie sind auch weiterhin für Versicherungszwecke nach der Lebensfähigkeit möglichst zu sondern.

3. Nur die meldepflichtigen, das heißt *lebensfähigen Früchte* sind für die Versicherung als *Frühgeburt* zu bezeichnen, in Anlehnung an die in den angezogenen geburtshilflichen Lehrbüchern niedergelegten Anschauungen, denen auch die Definition für die Krankenhausstatistik entspricht und denen auch für die Zwecke der privaten Krankenversicherung allgemein beigepflichtet werden kann.

## C. Die Errechnung der Erstattungsleistung.

Ergeben Befund und gegebenenfalls eingeholte ärztliche Gutachten, daß die Krankheit sich bereits vor Beginn der Versicherung oder vor Ablauf der Wartezeit entwickelte, vielleicht schon zu diesem Zeitpunkt auch Behandlungsbedürftigkeit bestand, so muß die Leistungspflicht abgelehnt werden. Diese Maßnahme pflegt in nicht seltenen Fällen den Ausgangspunkt einer gewissen Verärgerung des Versicherungsnehmers zu bilden. Obwohl er in einer anderen Sparte der Versicherung ohne weiteres einsehen würde, daß z. B. eine Feuerversicherung niemals ein brennendes Haus versichert, kann er kein Verständnis dafür aufbringen, daß auch die private Krankenversicherung bei ihrer jetzigen Struktur Versicherungsschutz für in das Vertragsverhältnis eingebrachte Leiden und deren Folgen nicht gewähren kann.

Es muß zugegeben werden, daß bei Ablehnung derartiger Erstattungsforderungen Härten entstehen können, insbesondere, wenn das Leiden dem Versicherungsnehmer nicht bekannt war, andererseits aber auch aus der unbestreitbaren Tatsache heraus, daß die Grenzlinie des Begriffs „Entwicklung der Krankheit" verschwommen und nicht immer deutlich abgrenzbar ist. Beispiel: Eine Frau hat ein kleines Myom, welches keinerlei Erscheinungen macht und nur gelegentlich einer anderweitigen Untersuchung als harmloser Nebenbefund festgestellt wurde. In irgendeinem Zeitpunkt zeigt dieses Myom, das jahrelang seine seinerzeitige Größe beibehielt, eine vermehrte Wachstumstendenz, welche schließlich wegen der auftretenden Beschwerden zur Operation führte. Wo ist hier nach billigem Ermessen und unter Vermeidung unnötiger Härten der Begriff des „objektiven Krankheitsbeginns" anzusetzen?

Diese Zweifelsfragen sind dem erfahrenen Versicherungsfachmann natürlich nicht unbekannt. Es sind auch bereits in neuerer Zeit Ansätze zu einer grundsätzlichen Änderung gemacht worden, so hat z. B. eine Gesellschaft die Prüfung der Leistungspflicht auf die erstmalige ärztliche Inanspruchnahme abzustellen versucht, die ein Forschen nach dem mutmaßlichen Krankheitsbeginn überflüssig macht und wegen ihres im Außenverhältnis objektiveren Charakters die Wahrscheinlichkeit der Vermeidung einer Reihe von Streitfällen in sich trägt.

Ob auf diesem Wege grundsätzliche Fortschritte zu erzielen sein werden, ist heute noch nicht zu entscheiden und mag die Zukunft lehren. Es dürfte jedoch zu unterstellen sein, daß auch diese Maßnahme noch nicht die optimale Lösung der Zweifelsfragen bringt. Jedenfalls sollte auch schon heute allgemein das Moment des funktionellen Krankheitsgeschehens gegenüber dem des rein pathologisch-anatomischen Gesichtswinkels bei der Beurteilung des Krankheitsbeginns im Sinne der privaten Krankenversicherung vermehrt in den Vordergrund gerückt werden.

Ist die Leistungspflicht als solche grundsätzlich zu bejahen, so wird auf Grund der eingereichten Rechnungen die zu gewährende Entschädigung bzw. die Rückerstattung der verauslagten Beträge, die sich nach dem bei Antragstellung von dem Versicherungsnehmer gewählten Tarif bestimmt, errechnet. Bei kleineren Schäden wird man häufig davon absehen, zur Prüfung der Leistungspflicht ärztliche Gutachten oder sonstige Unterlagen anzufordern; diese Bagatellschäden werden unter Verzicht auf besondere Prüfung tarifmäßig vergütet. In Zweifelsfällen wird der Versicherungsnehmer darauf hingewiesen, daß die Zahlung „ohne Anerkennung eines Rechtsanspruchs oder einer Leistungspflicht" erfolgt. Diese Formulierung muß aus juristischen Gründen gewählt werden, um im Wiederholungsfalle die Geltendmachung weitergehender Rechte auf Grund der ersten Zahlung zu vermeiden. Die Gesamtschadensumme wird sich größtenteils aus solchen kleineren Schäden zusammensetzen. Die eingegangenen Rechnungen werden nach Feststellung des Leistungsbetrags, der sich aus der Spezifikation der Rechnung in Abstimmung auf die dem Vertragsverhältnis zugrunde liegenden Tarife ergibt, dem Versicherungsnehmer bezahlt, die Abwicklung solcher Schäden erfolgt somit, im ganzen gesehen, reibungslos.

Größere Schadenfälle bringen in häufigerem Maße Auseinandersetzungen mit dem Versicherten, weil dieser mit einer höheren Rückvergütung rechnete. Hier wird sich klar erweisen, ob der Versicherungsnehmer den für ihn passenden Tarif gewählt hat. Zu seinem Schaden muß er sonst in einem solchen Falle feststellen, daß er unwirtschaftlich gehandelt hat, indem er selbst bei Antragstellung einen Tarif mit geringeren Leistungen wählte, nur weil er so eine niedrigere Prämie zu entrichten hat. Es ist nicht so selten, daß der wirtschaftlich bessergestellte Versicherungsnehmer einen Tarif mit geringeren Leistungen wählt, der in seinem ganzen Aufbau nur für den wirtschaftlich Schwachen gedacht sein kann, denn letzterer wird voraussichtlich im Erkrankungsfalle auch in der Wahl der Verpflegungsklasse im Krankenhaus auf seine sonstigen Verhältnisse Rücksicht nehmen. Prämien und Leistungen sind aufeinander abgestimmt. Für dieselbe Prämie kann jeder Versicherungsnehmer grundsätzlich nur die gleiche Leistung empfangen, da die Gesellschaft nicht seinen allgemeinen Lebensstandard individuell zu berücksichtigen in der Lage ist. In ähnlicher Weise gelten diese Erwägungen auch für die ambulante Praxis, da der Arzt sich in seinen Liquidationen nur nach den wirtschaftlichen Verhältnissen seines Patienten zu richten hat, nicht aber nach der Höhe des von dem Patienten abgeschlossenen Versicherungstarifs.

Daß auch eine an und für sich segensreich gedachte Einrichtung zu einer Enttäuschung des Versicherungsnehmers führen kann, mag ein Beispiel erläutern:

Eine Versicherungsgesellschaft gibt ihren Versicherten die Möglichkeit, sich für den Fall eines Krankenhausaufenthaltes in einem Zusatztarif zu versichern, durch den der übliche, nach dem Haupttarif zu vergütende Verpflegungssatz im Krankenhaus um 5 RM pro Tag erhöht wird. Frau X., die sich einer schweren Unterleibsoperation unterziehen muß, ist in diesem Tarif versichert. Sie erhält laut Haupttarif beispielsweise 10 RM für den Verpflegungstag im Krankenhaus, mit dem Zusatztarif zusätzlich zusammen 15 RM. Frau X., die gewöhnt ist, sehr scharf zu rechnen und jeden Vorteil wahrzunehmen, sieht keine Veranlassung, ihrer Versicherung dadurch etwas zu „schenken", daß sie sich, wie sie sonst getan hätte, in eine niedrigere Klasse legt. Sie legt sich, um die 15 RM voll auszunützen in die erste Klasse des Krankenhauses, ohne zu bedenken, daß auch die Berechnung der Nebenkosten und des Operationshonorars eine je nach den Klassen verschiedene zu sein pflegt. Die Leistungen des von dem Patienten niedrig gewählten Tarifs können unter diesen Umständen selbstverständlich nicht ausreichen zur Bestreitung der so entstehenden Mehrkosten. Der Erfolg ist der bekannte: Die stark verärgerte Patientin wird den Arzt, der „so teuer" sei und die Gesellschaft, die so schlecht vergüte, in ihrem Freundeskreis mit wenig wohlwollenden Empfehlungen bedenken.

Die private Krankenversicherung kennt im Gegensatz zur Sozialversicherung keine Einschränkung therapeutisch-ärztlichen Handelns durch Vorschriften über Anwendung des Regelbetrags u. ä. Trotzdem sollte m. E., wenn auch nicht in solch enggesteckten Grenzen, im Interesse der Volksgesundheit und -wirtschaft Zweckmäßigkeit und Wirtschaftlichkeit des gewählten therapeutischen Verfahrens suprema lex des Arztes auch bei seiner Tätigkeit in der privaten Krankenversicherung sein. Zwei Beispiele aus der Praxis:

Ein Arzt behandelte eine frische, seronegative Lues mit biochemischen Tabletten; als Erfolg der Kur wurde die WaR stark positiv, es trat eine generalisierte Form der Lues auf. Die beim üblichen Verfahren mit Wahrscheinlichkeit mögliche Abortivkur wurde also nicht nur vereitelt, sondern die ungenügende und unzweckmäßige Erstbehandlung[1] machte zahlreiche eingreifende Nachkuren erforderlich.

Im zweiten Falle hatte sich ein Künstlerehepaar eines nervösen Magenleidens wegen in psychotherapeutische Behandlung begeben und legte Monat für Monat seiner Krankenversicherungsgesellschaft Liquidationen im Betrage von rund 1000 RM vor. Ein Grund zur Ablehnung solcher Behandlungskosten an sich liegt statutengemäß nicht vor; es ist jedoch verständlich, daß diese hohen laufenden Kosten auf die Dauer nicht tragbar erscheinen, da sie den Etat einer Gesellschaft unverhältnismäßig stark belasten, zum mindesten aber die finanzielle Hilfsmöglichkeit in anderen Schadensfällen zum Nachteil der Gefahrengemeinschaft unzulässig beeinschränken. Ohne Stellungnahme zu der Frage, ob in diesem Falle die eingeschlagene Behandlungsart die einzige therapeutische Möglichkeit, also die Methode der Notwendigkeit, zur Behandlung der Magenneurose war, soll für die Praxis der privaten Krankenversicherung grundsätzlich vorgeschlagen werden, daß nach einer kurzen Probebehandlung, eine solche scheint mir erforderlich zur Prüfung der psychotherapeutischen Beeinflussungsmöglichkeit des Patienten und zur Klärung der Art der Neurose (Fremd-, Rand-, Schicht-, Kernneurose ?), ein fester Behandlungsplan aufgestellt wird, zu dem die Gesellschaft, wie in einem Kurverfahren, auf Antrag einen festbemessenen Zuschuß geben kann.

Die von manchen Versicherungsunternehmungen eingeführte Beschränkung in der Arzneimittelerstattung — so werden z. B. Arzneibeträge nur bis zu 3 RM voll erstattet, darüber hinausgehende Beträge nur zu einem gewissen Hundertsatz — halte ich, insbesondere, wenn diese Regel starr gehandhabt wird, für unzweckmäßig. Beispiel: Ein Patient wird wegen einer Dystrophia adiposo-genitalis mit Hypophysenvorderlappenwirkstoffen (z. B. Präphysontabletten) behandelt. Nach Lage des Befundes ist vorauszusehen, daß er mindestens eine Kurpackung (96 Tabletten zum Preise von 15,27 RM) benötigt. In Rücksicht auf die genannte Vorschrift seiner Versicherungsgesellschaft bittet der Patient, zur Vermeidung eines wirtschaftlichen Nachteils für ihn, ihm immer nur je eine Röhre Tabletten (zwölf Tabletten zum Preise von 2,57 RM) zu verschreiben. Durch diese sachlich nicht zu vertretende Verschreib-

---

[1] Vgl. dazu MULZER: „Die Behandlung der frischen Syphilis." Med. Welt 1939, Nr. 15.

weise wird nicht nur die Medikation unnötig verteuert (15,27 RM gegen nunmehr 20,56 RM!) und außerdem nutzlos Zeit und Arbeit des Arztes für das Schreiben von acht statt eines Rezeptes eingesetzt (ungeachtet des unwirtschaftlichen Formular-Mehrverbrauchs), sondern es ist außerdem höchstwahrscheinlich mit zusätzlichen Kosten für die durch die öftere Verschreibung erforderlichen Mehrkonsultationen zu rechnen, die von der Versicherung zu erstatten sind. Die angestrebte Ersparnis wird also so mehr als illusorisch — quod erat demonstrandum!

Seit dem Umbruch haben die für die Gesundheitsführung des deutschen Volkes verantwortlichen Stellen sich bewußt und immer wieder für die vorzugsweise Anwendung naturgemäßer Heilmethoden eingesetzt, deren Wert heute unstreitig allgemein anerkannt wird, nachdem sie in den vorhergegangenen Jahren, wenn nicht in Vergessenheit geraten, so doch immerhin etwas in den Hintergrund gedrängt worden waren. Zu diesen naturgemäßen Heilmethoden gehört nicht zuletzt die Wasseranwendung in Form von Heilbädern. Dieser Art der Therapie bereitet ein Teil der Krankenversicherungsgesellschaften in der Praxis insofern gewisse Schwierigkeiten, als die Kostenerstattung für Bäderbehandlung (nicht zu verwechseln mit dem antragsbedürftigen Kuraufenthalt in Badeorten!) von ihrer vorherigen Genehmigung (unter Forderung der Angabe der Diagnose von seiten des Arztes) abhängig gemacht wird. Praktisch vollzieht sich, wie mir aus einer großen Reihe von Beispielen bekannt ist, der Vorgang so, daß die Bäderverordnung am Schalter dem Patienten von einem jungen Mädchen abgestempelt wird. Abgesehen von der Tatsache, daß aus rein fachlichen Erwägungen einer subalternen Angestellten kaum die Fähigkeit zuerkannt werden kann, über eine therapeutisch Verordnung des Arztes autoritativ zu entscheiden — dies kann ja mangels geeigneter Vorbildung auch nicht ihr Aufgabengebiet sein — bleibt vor allem zu bedenken, daß durch eine solche, noch nicht einmal sachverständige, Beaufsichtigung einer speziellen Art ärztlicher Verschreibweise bei den Versicherten eine gewisse Abneigung gegen die Verordnung von Bädern erzeugt wird, die sie die Verschreibung von Medikamenten, da solche nicht der umständlichen vorherigen Genehmigung unterworfen sind, vorziehen läßt. Die Absicht des Arztes also, seine Patienten im Sinne einer naturgemäßen Behandlung zu erziehen, wird praktisch durch solche, m. E. sachlich nicht gerechtfertigte Maßnahmen unterbunden oder zum mindesten stark gehemmt werden können.

Die Erstattung der tarifmäßigen Leistungen erfolgt nach Prüfung der vorgelegten Rechnungen in der Regel direkt an den Versicherten. Von einigen Versicherungsgesellschaften wird die Auszahlung von der Vorlage schon quittierter Rechnungen abhängig gemacht aus dem Gesichtspunkt, daß, solange die Bezahlung (z. B. der ärztlichen Liquidation von seiten des Patienten) nicht erfolgt sei, von einer tatsächlichen Vermögensschädigung des Versicherten, die aber ihrerseits die unumgängliche Voraussetzung für die Leistung der Versicherung darstelle, nicht die Rede sein könne. Man wird sich der Richtigkeit dieser Begründung nicht verschließen können, muß sich aber auf der anderen Seite darüber klar sein, daß eine solche Auffassung, insbesondere im Großschadenfall, für den Patienten eine unverhältnismäßige Härte, ja sogar die Unmöglichkeit, seinen eingegangenen Verpflichtungen nachzukommen, darstellen kann. Das OLG Köln stellt daher in einem Urteil vom 13. Februar 1936 (HansRGZ 1936, A 462) das Recht des Versicherungsnehmers fest, an Stelle der Vorlegung quittierter Rechnungen von seiner Versicherung unmittelbar Zahlung an Arzt oder Krankenhaus zu verlangen.

In neuerer Zeit ist man auch versuchsweise dazu übergegangen, durch Zwischenschaltung der „Verrechnungsstellen für die Privatpraxis" im Bereich jeder Ärztekammer die Zahlung der ärztlichen Liquidation praktisch zu zweiteilen, insofern, als jeder der Verpflichteten (Versicherung und Patient) gehalten sein soll, den auf ihn entfallenden Rechnungsanteil der Verrechnungsstelle selbst einzuzahlen, die ihn nach Abzug eines Verwaltungssatzes an den Arzt weiterleitet.

## D. Die Spezifikation ärztlicher Rechnungen.

Die Ausfertigung der Spezifikation auf den ärztlichen Rechnungen für die Zwecke der privaten Krankenversicherung, deren Umfang, und die besondere Honorierung dieser Tätigkeit war für längere Zeit ein Gegenstand ernsten Streites zwischen Ärzteschaft und privater Krankenversicherung. Machten die Ärzte, und dies mit Recht, geltend, daß die Angabe der Diagnose an einen Dritten zum mindesten eine Durchbrechung der Schweigepflicht, in anderen Fällen sogar einen Schaden für die Gesundheit des Patienten bedeuten könne, so wiesen die Gesellschaften der privaten Krankenversicherung ebenso berechtigt darauf hin, daß ihnen ohne eine solche Kenntlichmachung der ärztlichen Leistungen die Regulierung des Schadenfalles nicht möglich sei.

Nachdem im Schrifttum in zahlreichen Aufsätzen und Veröffentlichungen[1] der Frage eine Bedeutung zugebilligt wurde, die weder dem inneren Wesen noch der praktischen Auswirkung entsprach und in ihrer Übertreibung der Sache selbst nicht gut tat, hatten doch sogar Versicherte selbst in der allgemeinen Presse öffentlich zu diesen ganzen Fragen Stellung genommen (Bremer Nachrichten; Herdfeuer, August 1931), nachdem weiterhin sich auch einige Gerichte mit dieser Frage beschäftigt hatten, deren Urteile allerdings nicht ganz einheitlich lauteten[2], nachdem letzten Endes der Gesamtvorstand des Hartmann-Bundes als ärztliche Spitzenorganisation in seiner Sitzung vom 10. Mai 1930 seine Einstellung zu der Frage präzisiert hatte, ist nunmehr eine gewisse Ruhe eingetreten.

Die Behandlung eines Patienten schafft stillschweigend zwischen Arzt und Patienten einen Behandlungsvertrag, in den meisten Fällen einen Dienstvertrag im Sinne der §§ 611 f BGB. Aus diesem, verbunden mit § 242 und § 157 BGB, leitet sich eine grundsätzliche Verpflichtung des Arztes zur Ausstellung einer spezifizierten Rechnung an den Patienten ab. Zwecks Erstattung ist die Beibringungspflicht einer solchen den Versicherten der privaten Krankenversicherung in den AVB auferlegt.

Zur Spezifikation einer ärztlichen Rechnung gehört nach geltendem Recht neben Namen und Anschrift des Patienten, der Zeitdauer der Behandlung, für die die Liquidation ausgestellt ist, sowie Zahl und Art der ärztlichen Verrichtungen, auch die Angabe der Krankheitsbezeichnung. Die Frage, ob diese auf der Rechnung selbst verzeichnet werden soll, oder dem Patienten in einer besonderen Bescheinigung auszufertigen ist, ist für die unstreitige prinzipielle Verpflichtung rechtsunerheblich.

Der Umfang der Spezifikation einer ärztlichen Rechnung ist grundsätzlich bedingt, aber auch begrenzt durch die Forderung, die Einzelaufführung solle, neben der Bezeichnung des Berechtigten und Verpflichteten, die Leistungsveranlassung, die Leistungsart und deren Häufigkeit so aufgegliedert aufzeigen, daß

---

[1] KERLE: Ärztl. Mitt. 1930/15; STERKEN: Ärztl. Mitt. 1930/17; BEWER: Ärztl. Mitt. 1930/17, 18; 1929/15; FREISCHMIDT: Ärztl. Mitt. 1930/20. DVZ 1930, 10, S. 132; DVZ 1930, 11, S. 138; DVZ 1930, 14, S. 191; DVZ 1931, 6, S. 22; DVZ 1931, 7, S. 81. Neumann'sZ.-Vers.Wes. 1929, 49, S. 1333; 1930, 1, S. 14; 1930, 7, S. 171; 1930, 15, S. 385; 1930, 21, S. 549; 1930, 32. JRPV 1930, 11, S. 210; JRPV 1931, 17, S. 280. ZILLESSEN: Neumann'sZ.Vers.-Wes. 1930.

[2] So AG Kassel vom 27. September 1926, 17 C 1311/26, sowie LG Kassel vom 24. Februar 1927, 3 S 474/26 (letzteres Urteil verlangt sogar die nachträgliche Spezifikation einer schon bezahlten Rechnung); AG Rastatt vom 4. Oktober 1929; LG Hannover, ZK IX vom 5. Februar 1931; LG II Berlin, 12. ZK vom 29. April 1930, 23 T 226/30/20; OLG Karlsruhe; LG Schwerin; OLG München vom 28. Januar 1905 (Seuff. Arch., Bd. 60, S. 223); LG Köln vom 16. April 1931, II S 1010/30; Jurist. Rdsch. 8. Jahrg., Nr. 17 S. 280; LG Bremen vom 11. Mai 1932, SV 14/32.

aus ihr die eindeutige Möglichkeit der Rekonstruktion des Behandlungsablaufs sich ergibt. Ohne Angabe der Krankheitsbezeichnung ist den privaten Krankenversicherungsgesellschaften eine ordnungsmäßige Abrechnung der zu erstattenden tariflichen Leistungen nicht möglich. Wenn ein Arzt, wie dies gelegentlich zum Ausdruck gebracht wurde, die Besorgnis hat, er könne bei Bekanntgabe der Diagnose an die Krankenversicherungsgesellschaft von seinem Patienten haftpflichtig gemacht werden, so beruht diese Mutmaßung auf einem Irrtum: Im Aufnahmeantrag erteilt der Antragsteller der privaten Krankenversicherung a priori „der Gesellschaft für sich und seine von ihm gesetzlich vertretenen Familienangehörigen die Befugnis, über bestehende oder frühere, bis 5 Jahre zurückliegende Krankheiten und Gebrechen bei Dritten (Ärzten, Krankenanstalten, sozialen Versicherungsträgern, sonstigen Versicherungseinrichtungen, Behörden usw.) alle für erforderlich erachteten Erkundigungen einzuziehen. Er ermächtigt die betreffenden Ärzte, Versicherungsträger, Krankenanstalten, Behörden usw., der Gesellschaft jede Auskunft zu erteilen und darüber auch vor Gericht Zeugnis abzulegen. Die gleichen Verpflichtungen haben die geschäftsfähigen mitversicherten Personen“. Diese oder eine dem Sinn nach gleichlautende Bestimmung bildet einen integrierenden Bestandteil der „Allgemeinen Versicherungsbedingungen“ (AVB) und ist sowohl im § 3, 5 der „Norm-AVB für die Gesellschaften der privaten Krankenversicherung“ als auch in § 2, 2 der „Norm-Versicherungsbedingungen für die berufsständische Krankenversicherung des selbständigen Handwerks und Gewerbes“ unter Zustimmung des Reichsaufsichtsamtes für Privatversicherung festgelegt. Ohne diese Klausel dürften neue AVB von der Dienstaufsichtsbehörde heute nicht mehr genehmigt werden. Welche Wichtigkeit das Reichsaufsichtsamt dieser Regelung beimißt, ergibt sich schon daraus, daß es die ausdrückliche Wiederholung dieser Ermächtigung auf dem Antragsformular und unter dieser die Unterschrift jeder einzelnen geschäftsfähigen zu versichernden Person auch für die Anschlußversicherung fordert.

Gewiß wird es eine Reihe von Fällen geben, wo es zweifellos die Pflicht des Arztes ist, dem Patienten keine Mitteilung von der genauen Art der Erkrankung zu machen, andere, bei denen es im Sinne eines ungestörten Heilsplans sich empfiehlt, dies zu unterlassen. Diese Fälle können aber, berechnet aufs Ganze, nur als Ausnahmen gelten. Wo allgemein-ärztliche Gründe der Ethik, des Mitgefühls, der Vorbeugung seelischer Schädigungen in den als bösartig erkannten oder als unheilbar geltenden Krankheitsfällen gegen eine Bekanntgabe der Diagnose an den Patienten sprechen, wird sich oftmals die Möglichkeit ergeben, die Krankheitsbezeichnung durch die Familie oder Freunde des Patienten gesondert der Versicherungsgesellschaft zuzuleiten. In anderen Fällen werden sich auch Möglichkeiten finden, die Krankheitsbezeichnung in einer geeigneten, nur dem Fachmann erkennbaren Form zu umschreiben, so z. B. Lungentuberkulose als spezifischen Katarrh, Krebs als Zellgeschwulst u. ä. zu bezeichnen. Oftmals können auch andere Rücksichten den Arzt hindern, die Diagnose auf der Rechnung einzusetzen. Es mag in einem kleinen Städtchen, wo jeder den anderen kennt, für den Arzt sich weder als angenehm noch praktisch erweisen, wenn er, besonders bei Versicherungsgesellschaften, die auf die deutsche Krankheitsbezeichnung Wert legen, um ein extremes Beispiel zu konstruieren, einem Manne in prominenter und damit besonders exponierter Stellung, ich denke etwa an eine der lebenswahren und gut gezeichneten Figuren aus THOMAS „Moral", die Anwesenheit von Filzläusen auf der Liquidation bescheinigt oder etwa die Rechnung für Behandlung eines Trippers präsentiert. Hier wäre es m. E. ungerecht, dem Arzt nicht einen gewissen Selbstschutz in Wahrung berechtigter eigener Interessen zuzubilligen. Es erscheint mir in diesem Sinne erforderlich, daß der Schadenbearbeiter am Schalter versucht, im Einzelfall auch zwischen den Zeilen lesend, nicht einfach prinzipiell eine vorgelegte Rechnung dem Versicherten zurückzugeben mit dem Bemerken, der Arzt möge zuerst die nicht verzeichnete Diagnose nachholen. Er möge auch bedenken, daß es Fälle gibt, in denen ein Verschweigen eine Wohltat für den Patienten bedeuten muß und möge sich fragen, ob er im vorliegenden Falle nicht besser den Tatbestand durch direkte Rückfrage bei dem Arzt zu klären vorziehen sollte. Wenn, um ein Beispiel auszuführen, der behandelnde Arzt bei der etwas ältlichen und stark hypochondrischen Jungfrau X die Diagnose des Hautkrebses, den er im Gesunden entfernen konnte, auf der Rechnung nicht angibt, so hat er damit mehr für die künftige Gesundheit der Patientin und damit letzten Endes auch für die Versicherungsgesellschaft getan, die vielleicht im umgekehrten Falle als Folge der Bekanntgabe der Krankheitsbezeichnung die Kosten für den bei der Patientin daraus resultierenden Nervenzusammenbruch zu bezahlen hätte. Bei größeren Versicherungsgesellschaften wird der Gesellschaftsarzt in einer Reihe von Fällen die Möglichkeit haben, durch direkte Rückfrage oder vergleichende Abstimmung von ärztlichen Rechnungen und Rezeptur die fehlende Diagnose zu klären.

Wenn einige kleinere Krankenversicherungsgesellschaften nunmehr dazu übergehen, vom Arzt prinzipiell die Angabe der *einzelnen* Behandlungstage und die Einzelangabe der für jede Einzelleistung berechneten Preise zu verlangen, so wird man als Arzt Bedenken haben können, sich solchen Forderungen vorbehaltlos anzuschließen. Die Ablehnung eines solchen Verlangens begründet sich vom Standpunkt des Arztes aus etwa wie folgt:

1. Die berufliche Stellung des Arztes hat im Laufe der neueren Entwicklung durch eine immer stärker hervortretende Kennzeichnung seiner Tätigkeit unter dem Gesichtspunkt einer öffentlichen Aufgabe eine grundlegende Änderung erfahren. Diese Entwicklung hat ihren abschließenden Niederschlag gefunden in der Reichsärzteordnung vom 13. Dezember 1935, nach deren §§ 1 und 19 „der Arzt zum Dienst an der Gesundheit des einzelnen Menschen und des gesamten Volkes" und die deutsche Ärzteschaft in gleicher Weise berufen ist, „zum Wohl von Volk und Reich für die Erhaltung der Gesundheit, des Erbgutes und der Rasse des deutschen Volkes zu wirken". Diese Verpflichtung ist inzwischen auch in höchstrichterlichen Entscheidungen, im Urteil des Reichsgerichts vom 19. Juni 1936 (RGZ 151, 349; JW 1936, 3112) anerkannt und unterstrichen worden. Der Staat selbst hat seine Einstellung zu dem verantwortungsvollen Beruf des Arztes auch äußerlich dadurch kenntlich gemacht, daß er den Arzt durch Befreiung von der Gewerbesteuer als Nichtgewerbetreibenden erklärt hat.

Aus diesen Voraussetzungen sollte auch für die Gesellschaften der privaten Krankenversicherung der Versuch ausfallen, den Arzt auf eine Ebene herabzudrücken, auf der er wie jeder Kleinsthandwerker und Händler gezwungen werden

soll, jede kleine Handreichung einzeln nach Pfennigen zu berechnen und abzu-
rechnen[1]. Eine solche Forderung muß, als der Würde des verantwortungsbewußten
Arztes nicht entsprechend, abgelehnt werden. Seine dem Dienst an der Volksgesundheit gehörende Zeit sollte nicht zu einer unproduktiven Pfennigfuchserei
mißbraucht werden.

2. Auch rein sachlich erscheint mir eine solche prinzipielle Forderung von
seiten einer privaten Krankenversicherungsgesellschaft weder begründet noch berechtigt. Im allgemeinen muß es zur Errechnung des Erstattungsbetrages genügen, wenn der Arzt z. B. angibt: zehn Konsultationen und fünf Hausbesuche
in der Zeit vom 15. Januar bis 20. Februar. Bei Sonderleistungen muß allerdings
eventuell angegeben werden, ob sie im Zusammenhang mit Beratungen oder Besuchen ausgeführt wurden, da dies für die tarifliche Erstattung von Wichtigkeit
ist. Wenn einige Gesellschaften ihre Forderung nach Angabe der einzelnen Behandlungstage mit der Behauptung zu unterbauen versuchen, die Einzelangaben
auf der Rechnung seien erforderlich, damit der Patient die Rechnung prüfen
könne, so erscheint diese Auffassung abwegig: Entweder, der Patient hat sich
keine Aufzeichnungen gemacht, so kann er auch aus der Rechnung nicht eindeutig und beweiskräftig sich erinnern, ob die Konsultation beispielsweise am Mitt-
woch oder Donnerstag einer Woche stattgefunden hat; zudem pflegen dieselben
Leistungen ja an verschiedenen Wochentagen nicht verschieden hoch berechnet
zu werden, da im Ärzteberuf das System der „billigen Kaufhaustage" bisher
noch keinen Eingang gefunden hat. Hat sich aber der Patient Aufzeichnungen
gemacht, so steht es der Versicherungsgesellschaft frei, sich diese Daten von ihrem,
mit ihr in einem Rechtsverhältnis stehenden Versicherten direkt zu besorgen.

Allerdings kann es in gewissen Fällen für eine private Versicherungsgesellschaft von Bedeutung und Wert sein, die ärztlichen Leistungen in einem Versicherungsfall, der sich, wie bekannt, auch aus mehreren einzelnen Krankheitsfällen desselben Zeitabschnittes zusammensetzen kann, vor oder nach einem
gewissen Termin zu kennen. Beispiele einer solchen Möglichkeit sind z. B. Tarif-
änderungen oder Leistungsminderung zu einem gewissen Zeitpunkt, Aussteuerung,
Überschreitung der Jahreshöchstsätze im gesamten oder für einzelne Leistungen,
Einführung einer Franchise usw. In diesen begründeten Fällen wird sich der
Arzt der Forderung, seine Leistungen vor oder nach einem solchen Termin kenntlich zu machen, nicht entziehen können.

Ein Teil der Ärzte pflegt, in dem Bestreben, überflüssige Schreibarbeit nach Möglichkeit
zu vermeiden, für Behandlungen gewissermaßen pauschalierte Beträge in Ansatz zu bringen,
d. h. mit anderen Worten, kleine Sonderleistungen, die keinen besonderen Aufwand an Zeit
oder Mühe erfordern, in seinem „Standard"satz — z. B. etwa 5 RM für die Beratung, 10 RM für

---

[1] Von ähnlichen Erwägungen scheint auch die Ärztekammer Hamburg in ihrer Veröffentlichung (Ärzteblatt für Hamburg und Schleswig-Holstein 1937, Heft 23, S. 341, Abs. 3)
ausgegangen zu sein: „Des weiteren verweise ich auf die Veröffentlichung im Ärzteblatt für
Hamburg und Schleswig-Holstein Nr. 1 vom 5. Januar 1936, nach der es nicht statthaft ist,
aus der ärztlichen Rechnung eine Preistafel zu machen, indem neben Konsultation, Besuche
und Sonderleistungen auch noch die entsprechenden Preise gesetzt werden. Der Arzt stellt
eine Gesamtrechnung aus und spezifiziert auf Wunsch des Patienten die Honorarforderung
nach seinen Einzelleistungen, nicht nach Einzelsummen. Sollte es gewünscht werden, so
können auch die einzelnen Behandlungstage angegeben werden. Die ärztliche Behandlung
einer Krankheit ist eine Ganzheit und läßt sich nicht in Einzelsummen zergliedern . . ."

einen Besuch — einzurechnen und damit insgesamt abzugelten. Die Eigenart der tariflichen Erstattungsgrundlagen privater Krankenversicherungsgesellschaften bringt es aber mit sich, daß der Arzt durch ein solches Vorgehen seinem Patienten einen wirtschaftlichen Nachteil zufügt.

Ein Beispiel möge dies zeigen:

Liquidation (Diagnose: Grippe).

Berechnet werden:     7 Hausbesuche (je 9 RM) . . . . . .   63,— RM

Erstattung (lt. Tarif): 7 Hausbesuche (je 5 RM) . . . . . .   35,— RM

Hätte der Arzt, entsprechend seinen tatsächlich ausgeführten Leistungen, ausführlich nach der Gebührenordnung spezifiziert, also etwa wie folgt aufgegliedert:

    1 Besuch,

    1 eingehende Untersuchung,

    2 Besuche,

    3 intramuskuläre Injektionen,

    1 Besuch,

    1 Urinuntersuchung (chem.-mikr.),

    3 Besuche,

Leistungen, deren Berechnung z. B. unter Zugrundelegung des 1,5fachen Mindestsatzes der Adgo 1928 denselben Endwert ergeben hätten, nämlich:

    1mal Ziff. 5  . . . . . . . . . . . .   6,— RM

    1mal Ziff. 25 . . . . . . . . . . . .   4,50  ,,

    2mal Ziff. 5  . . . . . . . . . . . 12,—  ,,

    3mal Ziff. 68 . . . . . . . . . . .   9,—  ,,

    1mal Ziff. 5  . . . . . . . . . . .   6,—  ,,

    1mal Ziff. 27 u. 33 . . . . . . . . .   7,50  ,,

    3mal Ziff. 5  . . . . . . . . . . . 18,—  ,,

Zus. 63,— RM

dann hatte der Patient, sofern nicht die Versicherung in ihrem Tarif die teilweise Abgeltung bestimmter Sonderleistungen durch die Beratungs- oder Besuchsgebühr vorsieht, den vollen oder zum mindesten einen weit höheren Liquidationsbetrag erstattet erhalten.

In weit größerem Ausmaß können dem Patienten solche wirtschaftlichen Nachteile bei der Rechnungsaufstellung auf Grund chirurgischer Behandlung entstehen und zwar, wenn auch hier der Operateur, wie dies ab und zu geschieht, für Operation und Nachbehandlung einen Pauschalbetrag einsetzt. Trennt der Arzt nämlich das von ihm berechnete Honorar nicht nach den eigentlichen Operationskosten und den Kosten für Nachbehandlung, so ist der Schadenbearbeiter der Krankenversicherungsgesellschaft gezwungen, diese Aufteilung selbst vorzunehmen. Dies wird natürlich nur immer in einer schematischen Weise möglich sein, dergestalt, daß er an Hand der Gebührenordnung die Mindestsätze addiert, um dann durch Vergleich der gefundenen Werte mit der in Anrechnung gebrachten Summe den durchschnittlichen Multiplikator der Mindestsätze zu ermitteln. Da der Arzt im allgemeinen für die Operation als solche einen höheren Multiplikator der Mindestsätze zu rechnen pflegt, als etwa für Nachbehandlung und Operationsnebenkosten, wie Narkose oder Assistenz, wird bei der vom Schadenbearbeiter vorgenommenen Durchschnittsberechnung der für die Operation gedachte Betrag zu niedrig, der für die Nebenkosten angesetzte Betrag aber zu hoch ermittelt. Nun erstattet die private Krankenversicherung aber im allgemeinen während einer stationären Behandlung, außer Operationsbeihilfe, die entstandenen Operationsnebenkosten, sowie die Kosten der Nachbehandlung im Krankenhause nicht, da diese Kosten von ihr mit der Erstattung des täglichen Verpflegungssatzes als tariflich abgegolten erachtet werden.

Ein Beispiel:     Liquidation (Gallenblasenoperation).

    1mal Ziff. 57

    1mal Ziff. 5

    1mal Ziff. 7 b             der Preugo

    4mal Ziff. 25 c

    4mal Ziff. 32 b

    10mal Ziff. 2 a           zus. = RM 600,—

Die Addition der Mindestsätze ergibt etwa 100 RM, sodaß angenommen werden kann, es wäre der Berechnung der sechsfache Mindestsatz zugrunde gelegt. Damit würde auf die Operation 300 RM, auf Nebenkosten und Nachbehandlung ebenfalls 300 RM entfallen. Da der letztere Betrag durch die Abgeltung mit dem Krankenhaussatz überhaupt nicht erstattet oder doch nur mit einer geringen Beihilfe vergütet wird, wird folgerichtig bei der Erstattungssumme nur von dem errechneten Operationsbetrag von 300 RM ausgegangen, die Erstattung dadurch also nur unverhältnismäßig niedrig angesetzt werden können. Hätte der Arzt, wie auch von ihm beabsichtigt, in seiner Rechnung zum Ausdruck gebracht, daß für die Operation 500 RM, für die Nachbehandlung aber nur 100 RM gedacht waren, so würde der Patient einen weitaus höheren Satz von seiner Versicherung zurückerhalten haben.

Ähnliche Erwägungen können im Einzelfall auch für die Anführung der einzelnen Behandlungsdaten maßgebend sein. Erfolgen, unter Zugrundelegung des obigen Beispiels, von den angerechneten zehn Besuchen z. B. fünf während des Klinikaufenthaltes, so werden diese fünf Besuche mit dem täglichen Klinikzuschuß abgegolten, also allein die restlichen fünf Besuche in der Wohnung des Kranken gesondert erstattet. Eine besondere Anmerkung wird sich vornehmlich in den Fällen als erforderlich erweisen, in denen am gleichen Tage sowohl Besuche in der Wohnung des Kranken, als auch die Klinikeinweisung erfolgten. Diese Beispiele zeigen, wie der Arzt, trotz zugegebener Überlastung mit Schreibarbeit, seinem privatversicherten Patienten — und damit letzten Endes wieder sich selbst — durch eine weitgehende Spezifikation der Liquidation einen fühlbaren Dienst zu erweisen in der Lage ist.

Es erscheint angebracht, in diesem Zusammenhang auch eine Unsitte zu erwähnen, die sich zeitweise stark verbreitet hatte und wohl auch heute noch nicht ganz ausgerottet sein dürfte: Mancher Arzt hatte die Gepflogenheit, die dem Patienten ausgestellte Liquidation auf Ansuchen im Vorwege zu quittieren und den Rechnungsempfänger dahingehend zu verständigen, daß er auf den die Erstattungsleistung durch die Versicherungsgesellschaft übersteigenden Teil der Rechnung verzichte. Ganz abgesehen von der berechtigten und auch von der privaten Krankenversicherung selbst vertretenen Forderung, die ärztliche Liquidation nur auf die wirtschaftlichen Verhältnisse des Kranken abzustellen, und neben der von namhaften Ärzten vertretenen, wissenschaftlich begründeten Ansicht, der Heilungswille des Patienten erfahre eine deutliche Stärkung durch das Bewußtsein, aus eigenen Mitteln zu den Kosten der Behandlung einen Zuschuß leisten zu müssen, muß in dem regelmäßigen und grundsätzlichen Erlaß der den Erstattungsbetrag überschießenden Summe ein inkorrektes, den Standesvorschriften widersprechendes Verhalten erblickt werden. Wenn an einer Stelle in der ärztlichen Presse die „unkorrekte Rechnungsstellung“, „forensisch betrachtet“, als „durchaus harmlos“ (vgl. Ärzteblatt für Bayern 1936, Nr. 3 „Aus der Werkstatt unserer Organisation“) bezeichnet wird, so wird man sich, jedenfalls für den vorliegenden Fall, dieser Ansicht nicht anschließen können. In der Regelmäßigkeit eines solchen Verfahrens, d. h. der Erregung eines Irrtums bei der Gesellschaft durch die Vorspiegelung der Tatsache, der Arzt beabsichtige, seinen Anspruch in der ausgeschriebenen Höhe zu verwirklichen und die Unterdrückung der wahren Tatsache eines schon im Vorwege erfolgten regelmäßigen Erlasses, wird nicht zu Unrecht eine Beihilfe zum Betrug, unter dem Gesichtspunkt des bewußten und gewollten Zusammenwirkens, im Zweifelsfalle sogar eine Mittäterschaft erblickt werden können.

Gewisse Schwierigkeiten in der Berechnung der Erstattungsleistung kann die Anwendung verschiedener Gebührenordnungen durch Arzt und Versicherer in der Auswertung der Spezifikation bereiten. Fehlt schon ein Teil der Sonderleistungen der Adgo in der Preußischen Gebührenordnung, so sind neue diagnostische Untersuchungsverfahren (wie z. B. die interferometrische Blutuntersuchung) in beiden Gebührenordnungen noch nicht verzeichnet. Sie müssen also vom Schadenbearbeiter sinngemäß in vorhandene ähnliche Positionen eingestuft werden, was bei mangelnder medizinischer Vorkenntnis oder fehlendem Einfühlungsvermögen zu Irrtümern und Fehlern führen kann. Letzten Endes sind die Sonderleistungen in ihrer Wertigkeit oft derartig verschieden in den einzelnen Gebührenordnungen eingesetzt, daß die Erstattungsleistung an den Patienten nach der Preugo oft in einem auffälligen Mißverhältnis zu der nach der Adgo aufgestellten und in diesem Rahmen nicht übersetzt erscheinenden ärztlichen Rechnung steht. Die manchmal so entstehende unbillige Härte kann im einzelnen Fall eine Erhöhung der Erstattung auf dem Kulanzwege erforderlich machen. Einige Beispiele, die auf Vollständigkeit keinen Anspruch erheben dürfen, zur Erläuterung:

| Art der Sonderleistung | Adgo | | Preugo | |
|---|---|---|---|---|
| | Ziffer | Preis | Ziffer | Preis |
| | | RM | | RM |
| Operation einer Pulsadergeschwulst . . . . . . . | 131 | 100—2000 | 34 b | 30—300 |
| Resektion großer Gelenke . . . . . . . . . . | 158 | 75— 750 | 47 b | 30—300 |
| Eröffnung der Schädelhöhle mit Gehirnoperation . | 244 | 150—2000 | 49 c | 60—600 |
| Resektion des Oberkiefers . . . . . . . . . | 246 | 125—2000 | 47 b | 30—300 |
| Entfernung der Zunge a) teilweise. . . . . . . | 253 | 50—1000 | 52 a | 10—100 |
| b) ganz . . . . . . . . | 254 | 100—2000 | 52 b | 20—200 |
| Wirbelbogenresektion mit Durchschneidung der hinteren Nervenwurzeln. . . . . . . . . . . | 275 | 100—2000 | 50 | 50—500 |
| Operation des eingeklemmten Bruchs mit Darmresektion . . . . . . . . . . . . . . . . | 286 | 100—1500 | 58 c | 30—300 |
| Radikaloperation der Stirnhöhle . . . . . . . | 514 | 75—1500 | 123 d | 15—150 |
| Radikaloperation der Nebenhöhlen derselben Seite | 515 | 100—2000 | 123 e | 20—200 |
| Tränensackoperation vom Naseninnern aus . . . | 521 | 50—1000 | 131 | 10—100 |

Die Erstattung der Kosten für Operationen oder sonstige ärztliche Sonderleistungen erfolgt in der privaten Krankenversicherung vorzugsweise nach der Allgemeinen Deutschen Gebührenordnung für Ärzte von 1928 (Adgo 28) oder nach der Preußischen Gebührenordnung für Ärzte (Preugo) bzw. einer entsprechenden anderen Landesgebührenordnung. Von diesen Gebührenordnungen hat die Preugo (bzw. die ihr gleichgestellten Landesgebührenordnungen) staatlichen Charakter, die erstere ist entstanden auf Veranlassung der seinerzeitigen Spitzenorganisation der Ärzteschaft, des Hartmannbundes. Sie genießt in der Ärzteschaft die größere Beliebtheit, nicht nur, weil ihre Grundansätze in der Bewertung großenteils höher liegen, sondern auch wegen ihrer größeren Ausführlichkeit und Übersichtlichkeit.

Die tarifmäßige Vervielfachung der Mindestsätze macht das Mißverhältnis des Grundansatzes der einzelnen Positionen noch auffälliger, wenn z. B. also statt des berechneten vierfachen Adgosatzes der Patient den vierfachen Preugosatz erstattet erhält.

In „Tarife und Bedingungen der privaten Krankenversicherung 1936", ein Buch, das die Tarife von 52 Gesellschaften aufführt, sind 197 (190 in vorheriger

Auflage) Tarife enthalten, die als allgemeine Krankheitskosten- oder Sondertarife die Erstattung von Sonderleistungen und Operationen regeln. In diesen Tarifen ist Erstattungsgrundlage:

Bei 83 Tarifen (81 vorherige Auflage) die Adgo 28
bei 67 Tarifen (72 vorherige Auflage) die Preugo
bei 17 Tarifen (15 vorherige Auflage) ein eigenes Leistungsverzeichnis[1]
bei 16 Tarifen (16 vorherige Auflage) die Adgo 25 nur
bei  2 Tarifen  (3 vorherige Auflage) die Adgo 25 mit 25% Teuerungszuschlag
bei 12 Tarifen  (3 vorherige Auflage) ist der Rechnungsbetrag teilweise nicht genau festzustellen (laut DVZ 1937, H. 3).

Die Adgo 28 ist somit für die Mehrzahl der Tarife Erstattungsgrundlage. Die Zahl der Tarife, in denen nach der Preugo erstattet wird, ist allerdings ebenfalls erheblich, jedoch ist deren Zahl geringer geworden. Es schien vor zwei Jahren so, als ob die Preugo mehr oder weniger als Erstattungsgrundlage Verwendung finden würde. Diese Entwicklung scheint zum mindesten abgeschlossen. Ob allerdings die Adgo 28 jetzt steigend mehr bevorzugt werden wird, bleibt abzuwarten.

Besonders ideal ist der Zustand, daß innerhalb der privaten Krankenversicherung die Erstattung der ärztlichen Sonderleistungen und Operationen nach verschiedenen Richtlinien vorgenommen wird, nicht. Die zu erwartende Reichsärztegebührenordnung (Reigo) dürfte in dieser Frage eine neue Regelung im Sinn einer Vereinheitlichung bringen. Auch die private Krankenversicherung muß an einer Angleichung der Sätze stark interessiert sein, da der jetzige Zustand eine Tarifvergleichung erheblich erschwert und auf der anderen Seite den Wettbewerb unnötig verschärft.

# E. Der Begriff „Krankenhaus" im Sinne der privaten Krankenversicherung.

Ein weiterer Konfliktstoff zwischen Versicherung und Versicherungsnehmer liegt in der Erstattung der Krankenhauskosten. Die private Krankenversicherung erstattet nach ihren Satzungen dem Patienten einen Festsatz je Tag der „objektivmedizinischen Notwendigkeit" des Krankenhausaufenthaltes. Dies bedeutet, anders ausgedrückt, daß die Versicherungsgesellschaft beabsichtigt, von der Kostenerstattung für einen Krankenhausaufenthalt aus sozialer Indikation sich freizuzeichnen. So klar und einfach diese Abgrenzung in der Theorie auch aussieht, in der Praxis erwachsen der Auslegung solcher Begriffe einige Schwierigkeiten. Die reiche Frau X., der in ihrer Villa zahlreiche, hygienisch einwandfreie Räume und geschultes Personal zur Verfügung stehen, wird im selben Erkrankungsfalle nicht in die Notwendigkeit versetzt werden, eine Klinik aufzusuchen, wie die Bäckersfrau Y., bei der die wenigen Hilfskräfte, die ihr zur Verfügung stehen, sich im Dienst im Laden, im Haushalt und bei den Kindern in aufreibender Arbeit abmühen. Hier wird letzten Endes die soziale Indikation doch wieder zur medizinischen Indikation, insofern, als bei dieser Patientin die mangelnde Pflege und

---

[1] Manche Gesellschaften haben unter Verzicht auf die Anlehnung an die bestehenden Gebührenordnungen vorgezogen, sich ein eigenes Leistungsverzeichnis für ihren Bedarf und Geschäftsbereich zu schaffen.

die selbstverständliche Aufregung des Geschäftshaushaltes eine zwangsläufige Verschlechterung des Allgemeinzustandes und gleichsinnig damit auch der Grund-. krankheit nach sich ziehen. Dieses kurze Beispiel zeigt, wie schwierig es im Einzelfall sein kann, die fließende Grenzlinie zwischen medizinischer und sozialer Indikation des Krankenhausaufenthaltes so abzustecken, daß beiden Vertragspartnern unbillige Härten nicht zugemutet werden.

Die Bestimmung des Begriffs „Krankenhaus", abgestellt auf die Erfordernisse der privaten Krankenversicherung, kann keineswegs als durchweg befriedigend und den praktischen Bedürfnissen der Krankenhilfe Rechnung tragend bezeichnet werden.

Die z. Zt. bei einem Großteil der Gesellschaften geübte Abstellung der Frage der Zulassung eines Krankenhauses (soweit nicht prinzipiell die entsprechende bzw. niederste Klasse eines städtischen Krankenhauses bindend vorgeschrieben wird) auf das Kriterium, ob das Krankenhaus als Eigentum einer Körperschaft des öffentlichen Rechts anzusehen ist, bzw. ob es aus den Mitteln einer öffentlichen Stiftung unterhalten wird, erscheint zur sachlich-medizinischen Bewertung und für den Gebrauch in den Schadenabteilungen nicht ausreichend.

So gibt es bekanntlich kleine Krankenhäuser, meist konfessioneller Bindung, Zwergbetriebe, deren Zuschnitt und Ausstattung nach dem heutigen Stand medizinischer Anschauung als primitiv bezeichnet werden muß, die teils infolge mangelnder Belegung zum Ausgleich ihres Etats erholungsuchende Sommergäste oder die einen Patienten begleitenden Familienangehörige als zahlende Gäste mit aufnehmen. Die Praxis hat gezeigt, daß aus einem solchen Verfahren leicht eine unberechtigte Verlängerung des Krankenhausaufenthaltes über das Maß der objektiv-medizinischen Notwendigkeit hinaus resultieren kann. Krankenhäuser der bezeichneten Art pflegen den Anforderungen, die für die Angehörigen der privaten Krankenversicherung mit Notwendigkeit an sie gestellt werden müssen, oft nicht genügen zu können.

Auf der anderen Seite werden durch diese Abstellung auf eine juristische Definition zum Teil Spezialkrankenanstalten ausgeschaltet, die, wissenschaftlich begründet, einen internationalen Ruf genießen. Auch die einschränkende Bestimmung, daß der Aufenthalt in einem nichtöffentlichen Krankenhaus nur dann als *Muß*leistung anzusprechen ist, wenn dort eine chirurgische Behandlung des eingewiesenen Falles erfolgt, kann nicht befriedigen: Gesetzt den Fall, es wird ein Kranker mit einem Gallensteinleiden in eine Privatklinik eingewiesen, so erhält er (bei den meisten Gesellschaften) bei einer dort vorgenommenen Operation unstreitig die Klinikkosten vergütet; fraglich ist dies aber schon, wenn es der Kunst des behandelnden Arztes gelingt, dem auf den ersten Anblick operationsreif erscheinenden Patienten durch eine interne Medikation Genesung zu verschaffen.

Auch die bei dem relativ niedrigen Streitwert meist von den unteren Instanzen der Gerichte entschiedenen Urteile pflegen die Definition des Krankenhauses bisher nur in negativer und teilweise unzutreffender Form zu geben.

So gibt, um ein Beispiel herauszugreifen, ein Urteil des AG Breslau vom 21. Dezember 1934 — 17 C 1930/34 — (JRPV 1935, H. 16, S. 256) vom medizinischen Standpunkt aus zu schweren Bedenken Anlaß. Es wird dort ausgeführt, daß ein

Patient ein Krankenhaus zur Durchführung einer „Kaltwasserkur nach Wörishofener ‚Art" aufgesucht habe. Die dort eingeschlagene Therapie wird ausdrücklich als Vierzellenbäder und Diathermiebehandlung angegeben. Es verrät eine wenig fachgemäße Beratung des Gerichts, wenn diese in jedem Krankenhaus übliche physikalisch-therapeutische Verordnung als „Kaltwasserkur" angesehen und somit die Erstattung wegen Sanatoriumcharakters abgelehnt wird. Ein auf solcher Verkennung medizinischer Grundbegriffe sich aufbauendes Urteil kann kaum in seinen Schlußfolgerungen als schrittmachend für eine grundsätzliche Bewertung angesprochen werden.

Da im Zuge der Zeit fortlaufend und in steigendem Maße Privatkliniken, Sanatorien und Erholungsheime dazu übergehen, sich im ganzen oder nur für einen Teil ihres Betriebes als „Krankenhaus strengster Observanz" zu bezeichnen, erscheint eine Diskussion dieser Fragen für die private Krankenversicherung nicht unwichtig. Es liegt in dieser Umstellung die nicht abzuleugnende Möglichkeit zu häufigen gerichtlichen Konflikten zwischen privater Krankenversicherung und den, der Natur der Sache nach von den Kliniken gutachtlich unterstützten Mitgliedern, da mangels einer geeigneten Definition eine Einigung über diesen aus verschiedenen Interessenphären gesehenen Begriff nur schwer zu erreichen ist.

Aus diesem Grunde soll im nachstehenden der Versuch einer Begriffsbestimmung des Krankenhauses im Sinne der privaten Krankenversicherung gemacht werden; sie erhebt keinesfalls einen Anspruch auf Endgültigkeit, dürfte jedoch als Diskussionsbasis geeignet und ausreichend erscheinen.

Es möge als „Krankenhaus im Sinne der privaten Krankenversicherung" bestimmt werden eine:

Einrichtung zur hauptsächlich klinisch-stationären Erkennung und Behandlung jeglicher Art von vorwiegend akuten Krankheiten bei einem vorzugsweise ortsansässigen Personenkreis jeglicher wirtschaftlichen Schichtung nach dem heutigen Stand wissenschaftlicher Erkenntnis und allgemein-ärztlich anerkannten Heilgrundsätzen.

Als medizinisch-technische Voraussetzung zur Anerkennung als „Krankenhaus im Sinne der privaten Krankenversicherung" soll gelten: ausreichende, zweckmäßige und wirtschaftliche Behandlung, das heißt im einzelnen, dauernde ärztliche Leitung und Überwachung, sowie Assistenz durch fachlich vorgebildetes Hilfs- und Pflegepersonal; Gewähr der regelmäßigen schriftlichen Niederlegung der für den Einzelkrankheitsfall wichtigen Daten und Befunde in Krankengeschichten; Regelung der Dauer des Krankenhausaufenthaltes rein nach der vorliegenden objektiv-medizinischen Notwendigkeit, nicht aber zeitliche Festlegung des Krankenhausaufenthaltes im Vorwege durch einen fixen Heilplan auf lange Sicht.

Sonderbehandlungsinstitute, die diesen Anforderungen entsprechen, sind öffentlichen Allgemein-Krankenhäusern gleichzusetzen; steht hier der Heilstättencharakter im Vordergrund, so ist die Einweisung als Kannleistung wie beim Kuraufenthalt zu betrachten.

Gewiß wird diese Begriffsbestimmung wegen ihrer Weitschweifigkeit Anlaß zur Beanstandung geben können. Es darf jedoch nicht vergessen werden, daß bei der

Begriffsfindung die differentialdiagnostische Abgrenzung gegen Einrichtungen ähnlicher bzw. beinahe gleicher Art so im Vordergrund der Erwägung stand, daß sämtliche übrigen Forderungen hinter diesem Hauptziel zurückstehen mußten. Im übrigen wird es für den praktischen Gebrauch der einzelnen Gesellschaften keine unüberwindlichen Schwierigkeiten bereiten, diese Begriffsbestimmung je nach Bedürfnis und Geschmack in ihre Einzelteile zu zerlegen. Zum einzelnen:

1. Die Forderung der *klinischen Behandlung* mußte hervorgehoben werden zur Abgrenzung gegen Siechenhäuser, Genesungsheime, Rekonvaleszentenhäuser usw.

2. Die Forderung der *stationären Behandlung* grenzt gegen den hauptsächlich poliklinischen Betrieb ab.

3. Die Forderung der *Behandlung jeglicher Krankheiten* dient zur a priori-Abgrenzung gegen Spezialinstitute jeglicher Art.

4. Demselben Zweck und zur Abgrenzung gegen Heilstätten dient die Betonung *akuter Krankheiten*, denen im Einzelfalle akute Formen (Verschlimmerungen) chronischer Erkrankungen gleichzusetzen sind.

5. Die Forderung der überwiegenden *Ortsansässigkeit* wird ein bedeutsames Unterscheidungsmerkmal abgeben können gegen krankenhausähnliche Sanatorien, in denen sich Kranke aus den verschiedensten Gegenden und Himmelsrichtungen zusammenfinden, von denen ein Teil, wie aus der Schadenregulierung der Gesellschaften bekannt, „zufällig" auf der Durchreise am Ort dieses „Krankenhauses" zu erkranken pflegt.

6. Die Forderung der Aufnahme von Patienten *jeglicher wirtschaftlicher Schichtung* bedarf für die private Krankenversicherung keiner näheren Erläuterung.

7. Die Forderung der Möglichkeit der *Behandlung nach dem heutigen Stand wissenschaftlicher Erkenntnis*, grenzt ab gegen Krankenhäuser, denen auch heute noch die Möglichkeit zur röntgenologischen Erkennung und laboratoriumsmäßigen Auswertung der ihnen überwiesenen Fälle fehlt.

8. Die Forderung der *Behandlung nach allgemein-ärztlich anerkannten Heilgrundsätzen* grenzt gegen Forschungsinstitute ab, deren Unterhaltung, so verdienstvoll ihre, im jetzigen Zeitpunkt noch nicht bewiesenen Forschungen auch sein mögen, nicht Sache der privaten Krankenversicherung sein kann.

9. Die Forderung *dauernder ärztlicher Leitung und Überwachung* dient zur Abgrenzung gegenüber solchen Privatklinikbetrieben, die in ihrem Zuschnitt den Anspruch auf den Begriff Krankenhaus nicht machen können.

10. Die Assistenz durch *fachlich vorgebildete Hilfs- und Pflegekräfte* ergibt sich als Zusatzforderung zu Punkt 7 und 9 von selbst.

11. Die Forderung der *Führung von Krankengeschichten und Aufbewahrung der Untersuchungsbefunde* erscheint nicht nur wünschenswert, sondern dringend notwendig, da es sich erwiesen hat, daß in nicht ganz seltenen Fällen der Krankenversicherung die Möglichkeit einer Klärung der Leistungsnotwendigkeit im Wege der Rückfrage durch die Begründung abgeschnitten wird, es würden keine Krankengeschichten geführt. Es ist auch vorgekommen, daß, unter Berufung auf diesen Umstand, der Krankenversicherung gegenüber gutachtliche Auskünfte gegeben wurden, hinsichtlich deren derselbe Gutachter in der auf diesen Auskünften sich aufbauenden Prozeßvernehmung dann genau das Gegenteil gutachtlich ausführte.

12. Die Forderung, daß Art und Dauer des Krankenhausaufenthaltes sich nur

nach der im Einzelfall vorliegenden *objektiv-medizinischen Notwendigkeit* richten soll, grenzt gegen Heilstätten und Sanatorien, bei denen der Aufenthalt teils nach der dem Patienten zur Verfügung stehenden Zeit, teils nach einem festen Heilplan auf lange Sicht von vornherein festgelegt wird, wirksam ab.

13. Der Begriff des *öffentlichen Krankenhauses* wurde mit Absicht nicht in den Vordergrund gestellt, da seine Bestimmung schon manchem Wechsel unterworfen war und auch heute noch die Ausdeutung nach mehreren Gesichtspunkten möglich und zulässig ist (RGZ 92, 204ff.); sie kann sich auf den Eigentümer, wobei hier Staat und Kommune als solcher angesehen wird, beziehen. An dieser Begriffsbestimmung hat die Verwaltungsübung und die Rechtsprechung des Kammergerichts hinsichtlich des Stempelgesetzes, des Erbschaftsteuergesetzes und der Gerichtskosten bisher festgehalten (RGZ. vom 22. November 1881 — JMBl. 1882, S. 315); im Gegensatz dazu faßt eine Entscheidung des Oberverwaltungsgerichtes, VIII. Senat vom 20. Juni 1913 (OVG 64, 257) den Begriff des öffentlichen Krankenhauses dahingehend auf, daß die Öffentlichkeit des Krankenhauses sich daraus ergebe, daß es allen Personen zugänglich ist. Der II. Senat des Oberverwaltungsgerichts weist in einer Entscheidung vom 15. März 1903 (OVG 44, 169) und vom 28. November 1905 (PrVerwBl. 27, 376) beide Auffassungen zurück und findet die Öffentlichkeit des Krankenhauses begründet im Vorliegen eines öffentlichen Interesses, also im Betrieb zu gemeinnützigen Zwecken (vgl. Joho, Bd. 28 B, S. 55ff.). Die angezogene Entscheidung des Reichsgerichts (RGZ 92, 204 ff.) stellt ausdrücklich heraus, daß die von Unger (Selbstverwaltung 1909, 403, 509, 525) versuchte Aufstellung gemeinsamer Merkmale für alle Krankenhäuser und für jeden Gesetzeszusammenhang nicht haltbar sei. Nach anderen Grundsätzen bemißt auch wieder Hoffmann (Komm. zur RVO, KrVers. Bd. II) den Begriff der Öffentlichkeit (vgl. dazu Hoffmann: GewO, Anm. 2 zu § 30). Bei dieser Uneinheitlichkeit mußte darauf verzichtet werden, die „Öffentlichkeit" des Krankenhauses als Hauptkriterium zu werten.

Auch aus der von manchen Heilinstituten gewählten Bezeichnung „Krankenhaus im Sinne des § 184 RVO" kann für die private Krankenversicherung eine bindende Rechtsverpflichtung zur Bezahlung des Aufenthaltes nicht abgeleitet werden.

Von der Möglichkeit, die vorstehenden Ausführungen durch Beispiele aus der täglichen Praxis zu unterstreichen, ist aus naheliegenden Gründen Abstand genommen worden.

Gewiß wird auch bei der vorgeschlagenen Definition die Möglichkeit zu Überschneidungen bestehen; so kann beispielsweise auch der Aufenthalt in einer Heilstätte im Einzelfall Krankenhauscharakter annehmen, so bei einem notwendigen chirurgischen Eingriff während des Heilstättenaufenthaltes infolge intercurrenter schwerer Erkrankung; jedoch werden solche Grenzfälle der Lösung keine unüberwindlichen Schwierigkeiten entgegensetzen und dürfen nicht davon abhalten, durch eine möglichst deutliche Begriffsbestimmung bestehenden Konfliktstoff für die überwiegende Mehrzahl der Fälle aus dem Wege zu räumen.

Von der Definition der übrigen, in diesen Zusammenhang sich organisch einpassenden Einrichtungen, wie Sanatorium, Privatklinik, Heilstätte u. ä. wurde vorerst bewußt abgesehen. Eine grundsätzliche Einigung über den häufigsten und daher auch wichtigsten Begriff „Krankenhaus" wird die Bestimmung der übrigen Begriffe ohne große zusätzliche Schwierigkeiten ermöglichen.

In einem Urteil vom 20. Oktober 1937 (JRPV 1938, S. 62) hat das KG einen für die praktische Abgrenzung des Begriffs „Sanatorium" brauchbaren Beitrag geliefert. Es sieht den Charakter des Sanatoriums gegeben beim Vorliegen folgender typischer Eigenschaften und Einrichtungen: Günstige Lage in einem Luftkurort, besondere Pflege der Geselligkeit, Unterbringung in sechs im Ort gelegenen Villen, Ruhe-, Liege- und Diätkuren, Mindestkündigungsfrist von 10 Tagen usw. Mit der Frage der unterscheidenden Begriffsmerkmale von Krankenhaus, Sanatorium und Heilstätte befaßt sich auch eine weitere neuerliche Entscheidung des Oberlandesgerichts Köln vom 21. Dezember 1938 — I U 212/38 — (ref. in „Die Ersatzkasse" H. 15/16, 1939, S. 327). Trotz der Ausführlichkeit und Gründlichkeit, mit der sich das Gericht um die Klärung der an sich flüssigen Übergänge bemühte, kann man als Arzt sich des Eindrucks nicht ganz erwehren, daß die Entscheidung, trotz richtigen Endergebnisses, sich auf medizinischen Voraussetzungen aufbaut, die einer sachkritischen Nachprüfung nicht standhalten, bzw. angreifbar sind.

Es erscheint aber m. E. nicht unwichtig, ausdrücklich darauf hinzuweisen, daß die Tatbestandsmerkmale solcher Definitionen nur kumulativ, nicht aber alternativ zur Abgrenzung verwandt werden können, da das einzelne Kriterium, aus dem Zusammenhang gerissen, auch auf die Voraussetzungen der anderen Begriffe zutreffen kann.

# F. Arztrückfragen der Gesellschaften und ihre Honorierung.

Für allgemeine Rückfragen der Gesellschaft an den Arzt über Vorgeschichte, Beginn oder Verlauf der Erkrankung eines Mitgliedes ist, soweit diese Rückfragen nicht auf die Klärung einer besonderen Zweifelsfrage abgestellt sind, durch früheres Übereinkommen ein bestimmter Rahmen festgelegt.

Als Hauptfragen pflegen etwa folgende zur Beantwortung vorgelegt zu werden:

1. Wie lautet die Diagnose?

2. Seit wann besteht nach dem objektiven Befund die Erkrankung? Kann der Beginn der Erkrankung in die Zeit vor dem ......... (genaue Zeitangabe) verlegt werden?

3. Welchen Befund zeigte die röntgenologische (oder Sputum-, Stuhl-, Blut-) Untersuchung?

4. Welche Angaben wurden von dem Patienten über die Entstehung des Leidens bzw. über den Zusammenhang mit einem früheren Leiden gemacht?

Die Feststellung erscheint nicht überflüssig, daß solche Anfragen von Gesellschaften der privaten Krankenversicherung honorarpflichtig sind.

Unentgeltliche Auskunft ist nämlich nur in den Fällen zu erteilen, in denen der Auftraggeber auf Grund bestehender Verträge oder einer sonstigen Vereinbarung einen Anspruch auf eine solche hat und auch hier nur in dem durch den Vertrag bestimmten oder in der Vereinbarung festgelegten Umfang.

Die Beantwortung der Fragen stellt ohne Zweifel eine berufsmäßige ärztliche Leistung dar; demnach muß auch ein Gebührenanspruch im Rahmen der Bestimmungen der Gebührenordnung (im Zweifelsfalle der Preugo) bestehen.

Die Beantwortung der gestellten Fragen stellt einen Befundbericht mit kurzem Gutachten dar im Sinne der Ziff. II A 15c, für den in der Preugo ein Satz von

3—30 RM in Ansatz gebracht wird. Im Rahmen dieser Gebührenspanne richtet sich die Höhe der Gebühr für den Einzelfall nach dessen besonderen Umständen, insbesondere nach der Beschaffenheit der Leistung, also im vorliegenden Fall nach dem für die klare und zweckentsprechende Beantwortung der gestellten Fragen notwendigen Umfang des Berichtes und der zu seiner Abfassung erforderlichen Mühewaltung.

Es ist nicht selten, daß Krankenversicherungsgesellschaften „vergessen", ihrer Anfrage an den Arzt ein Honorarangebot beizufügen. Daraus den Schluß abzuleiten, der Arzt sei deswegen verpflichtet, die Anfrage honorarfrei zu beantworten, ist abwegig; richtig ist aber, daß der Arzt, der nicht trotzdem seinen Honoraranspruch geltend macht, durch sein Schweigen im Rechtsverkehr seine Zustimmung, also einen stillschweigenden Honorarverzicht zum Ausdruck zu bringen scheint und dadurch seines unstreitig zu verlangenden Honorars verlustig gehen kann.

Eine andere Gesellschaft hat den Rahmen ihrer Arztanfragen so erweitert, daß die Beantwortung ein gesteigertes Maß von Arbeit bedeutet. Sie schreibt dazu etwa folgendermaßen: „Für den vorstehenden Bericht sind wir bereit, Ihnen 3 RM zu vergüten". Der Arzt muß sich darüber klar sein, daß dieser Satz nur als Vertrags*angebot* zu werten ist, auf das einzugehen in seinem Belieben steht. Eine Verpflichtung, die Ausfertigung eines ärztlichen Berichtes zu Sätzen vorzunehmen, die einseitig von einer Gesellschaft vorgeschrieben werden, und nach dem angeführten Beispiel keineswegs als angemessen bezeichnet werden können, kann für den Arzt mangels einer vertraglichen Bindung nicht bestehen.

Allerdings pflegen solche Auswüchse sich nicht rein einseitig nur auf die Gesellschaften zu beschränken. Die Gelegenheit, zwischen Inhalt eines Gutachtens und der dafür angesetzten Honorarforderung ein auffälliges Mißverhältnis festzustellen, ist in der Praxis nicht allzu selten; so hat in einem Falle, um ein extremes Beispiel zu bringen, eine Klinik für einen nicht besonders umfangreichen Auszug aus einem Krankenblatt, der nur hinsichtlich der Prognose des Falles eine, wenn auch geringe, selbständige wissenschaftliche Tätigkeit erforderte, einen Betrag von über 100 RM in Anrechnung gebracht. Solche, doch wohl allgemein nicht vertretbaren Forderungen müssen natürlich den Haushaltsplan einer Krankenversicherungsgesellschaft und den an und für sich durch eine große Zahl von Schadenfällen erheblich angespannten Bestand des Gemeinschaftsvermögens der Mitglieder mehr als zulässig belasten.

## G. Die Einsichtnahme in Krankengeschichten durch die private Krankenversicherung.

Die Einholung ärztlicher Gutachten spielt in der Praxis der privaten Krankenversicherung in sachlicher Beziehung und im Ausgabenetat eine größere Rolle, als gemeinhin wohl angenommen wird. Die Erfahrung hat gezeigt, daß aber Gutachten zum Teil die notwendige Durchsichtigkeit, sei es durch Mangel an Ausführlichkeit vermissen lassen, sei es, daß der positive Inhalt der fachlichen Meinungsäußerung zu effektiven Tatsachen, die auf anderem Wege zur Kenntnis des Versicherers gelangten, in einem gewissen Widerspruch steht.

Bei berechtigten Zweifeln oder zur Aufklärung undurchsichtiger Sonderfragen wird der Gesellschaftsarzt, soweit kollegiale Rückfragen eine Klärung nicht bringen, in Erfüllung der ihm übertragenen Aufgaben genötigt sein können, vom Krankenhaus die Abschrift des Krankenblattes, (soweit das Original zur Einsichtnahme nicht ausgeliehen wird), oder der Temperaturkurve des Falles zu erbitten. Ein solches Ersuchen pflegt in großen und gut aufgezogenen Krankenhäusern eigentlich nie Schwierigkeiten zu bereiten; es verdient besonders hervorgehoben zu werden, mit welcher erfreulichen wissenschaftlichen Gründlichkeit und objektiven Sachlichkeit dort solche Aufzeichnungen im allgemeinen geführt werden.

In Deutschland besteht kein Gesetz, das die Führung von Krankenblättern vorschreibt, während z. B. in Österreich eine solche Verpflichtung durch § 26 des Krankenanstaltsgesetzes für alle öffentlichen Anstalten bestand[1]. Es klingt jedoch auch für die deutschen Verhältnisse verwunderlich, wenn, wie geschehen, von einem größeren Krankenhaus die Mitteilung eingeht, daß bei Privatpatienten, die nicht in der dritten Klasse liegen, im Gegensatz zu den Kassenpatienten, keine Krankengeschichte geführt werde.

Die private Krankenversicherung wird zur Prüfung ihrer Verpflichtungen gegenüber dem Mitglied ohne eine Einsichtnahme in die Krankengeschichte nicht immer auskommen können. Ein Beispiel: Ein Internat mit rund 200 Schülern im Durchschnittsalter von 15—17 Jahren ist bei einer Gesellschaft der privaten Krankenversicherung versichert. In diesem Internat werden durchschnittlich Monat für Monat von demselben Arzt zwei und mehr Blinddarmoperationen an den erkrankten Internatschülern ausgeführt. Der jährliche Prozentsatz dieser operierten Schüler des Internats steht damit in auffälligem Gegensatz nicht nur zu den an Blinddarm Operierten des gesamten Versichertenbestandes, sondern geht auch weit über den Prozentsatz der allgemein statistisch festgestellten Morbidität dieser Erkrankungsgruppe in Deutschland hinaus. Dadurch erscheint eine Nachprüfung der besonderen Umstände, insbesondere der Frage, ob diese Beobachtung sich in einer Besonderheit des Schülermaterials, besonderen Verhältnissen des Internats oder etwa auch in einer erhöhten Operationsfreudigkeit des behandelnden Arztes begründet, dringend erforderlich. Eine solche Klärung wird sich am zweckmäßigsten an Hand der Krankenblätter und Operationsberichte, sowie der Fieberkurven und Rezepturen durchführen lassen. Wird die Einsichtnahme in das Krankenblatt verweigert, so wird mangels derzeitiger gesetzlicher Möglichkeit, eine solche zu fordern, dem interessierten Vertragspartner keine andere Wahl bleiben, als entweder unter Verzicht auf die Prüfung (eventuell unter Vorbehalt und ohne Rechtsanspruch) zu erstatten oder durch Verweigerung der Versicherungsleistung die gerichtliche Klärung der Sachlage zu erzwingen. Es hat manchmal den Anschein, als ob sich die Gesellschaften, m. E. unbegründet, geradezu ängstlich hüten, den Aufsichtsbehörden Gelegenheit zu geben, durch ihre Stellungnahme eine endgültige Bereinigung dieser Frage vorzunehmen, um nicht etwa durch einen ungünstigen Bescheid für zukünftige Fälle im Sinne einer nicht mehr vorhandenen Gutgläubigkeit gebunden zu sein.

---

[1] Näheres s. GOLDHAHN: „Rechtsfragen im Krankenhaus." Urban u. Schwarzenberg, Berlin u. Wien, 1936. Desgl. GOLDHAHN-HARTMANN: „Chirurgie und Recht." Enke, Stuttgart, 1937.

Selbstverständlich kann eine Herausgabe von Krankenblättern oder ähnlichen Urkunden nur direkt zu getreuen Händen des Gesellschaftsarztes erfolgen, da nur dieser durch seine Unterstellung unter die ärztlichen Standesvorschriften die Gewähr für die Innehaltung der ärztlichen Schweigepflicht bietet und die Verantwortung für die fachgemäße Auswertung der ihm überlassenen Unterlagen tragen kann. Die Anforderung eines ärztlichen Gutachtens soll in der Regel nicht etwa durch die Bitte um Einsichtnahme in das Krankenblatt ersetzt werden, da diese Urkunden nur als Teil oder Unterlage eines solchen gelten sollen, wie dies auch die Berufsordnung für die deutschen Ärzte vom 5. November 1937[1] in § 7 Abs. 2 der Vorschriften über die Herausgabe von Aufzeichnungen, sowie Krankengeschichten und Röntgenbildern vorschreibt.

Für die tägliche Praxis besteht aber m. E. ein unabweisbares Bedürfnis, die angeschnittene Frage grundsätzlich und eindeutig zu regeln. Gewiß lag es in der Wesensart einer heute in Deutschland hinter uns liegenden individualistisch-liberalistischen Epoche begründet, Einzelinteressen dem Gemeinschaftsinteresse voranzustellen und damit auch zwangsläufig gemeinschaftswidrige Wünsche mit Hilfe des Dogmas von der Unantastbarkeit der Persönlichkeit und der darauf begründeten Persönlichkeitsrechte zu stützen. Eine solche Einstellung mußte naturgemäß zu Entscheidungen führen, die zu der grundlegenden Umstellung der gesamten Denkrichtung heute im Widerspruch stehen. Sofern nicht eine vom Gesetzgeber ausdrücklich angeordnete berufliche Schweigepflicht im Sinne des § 300 StGB in bezug auf Privatgeheimnisse vorliegt und die Entbindung von einer solchen abseiten des Berechtigten nicht ausdrücklich erfolgte, erscheint eine ernstliche Interessenabwägung erforderlich, inwieweit die Offenbarung eines Wissens über fremde Angelegenheiten der Wahrnehmung eines berechtigten öffentlichen oder privaten Gemeinschaftsinteresses dient. Auch hier hat sich in unserer Anschauung ein grundlegender Wandel vollzogen. Die Scheu vor der Offenbarung der gesundheitlichen und körperlichen Verfassung des Einzelmenschen ist dem Bewußtsein und dem Verpflichtungswillen des gesunden und starken Volkes gewichen, eine Einstellung, wie sie schon in der Forderung und Ausstellung des allgemeinen Gesundheitspasses ihren augenfälligen Ausdruck findet. Die Rücksichtnahme auf zarte und kranke Naturen kann nicht mehr dazu zwingen, grundsätzlich jedes ärztliche Zeugnis über den Gesundheitszustand eines Menschen zu einem unantastbaren Privatgeheimnis zu stempeln. Je mehr aber diese Erkenntnis fortschreitend Allgemeingut wird und sich im Bewußtsein des Volkes verankert, desto mehr hat eine andere Einstellung auch im Rechtsleben endgültig ihre Berechtigung verloren.

Damit soll selbstverständlich keinesfalls einer treulosen Indiskretion das Wort geredet werden. Eine gerechte Interessenabwägung erscheint aber unstreitig erforderlich und diese wird, meiner Überzeugung nach, in der überwiegenden Zahl der zur Erörterung stehenden Zweifelsfälle dazu führen, die Frage nach der Zulässigkeit und Erforderlichkeit einer Einsichtnahme in das Krankenblatt zu bejahen. Man könnte entgegenhalten, daß der Behandlungsvertrag in besonderem Maße ein Verhältnis gegenseitigen Vertrauens darstelle und es damit der selbstverständlichen Vertragstreue widerspreche, wenn der Arzt die Krankengeschichte des Patienten anderen Stellen zugänglich mache, deren Interessen mit denen des Patienten womöglich kollidieren könnten. Demgegenüber bin ich der Auffassung

---

[1] Dtsch. Ärztebl. 1937, Heft 46, S. 1031.

daß die Interessen der Versicherungsgesellschaft mit denen ihrer Mitglieder normalerweise nicht kollidieren, es sei denn, daß der Versicherte sich auf Kosten der Gemeinschaft ungerechtfertigt zu bereichern beabsichtigt. Eine Vertragstreue kann jedoch nur in dem Umfange und nur so lange bestehen, als sie *berechtigten* Vertragsinteressen dient. Hinsichtlich der Wahrheitsfindung hat jedoch eine Gegensätzlichkeit keinen Platz.

Fragt man sich, welche Gründe für die Versicherung maßgebend sein können, die Einsichtnahme in ein Krankenblatt oder die Temperaturkurve bzw. die Abschriften solcher zu erbitten, so wird man feststellen, daß die Begründung meist in der Absicht zu finden ist, sich vor *unberechtigten* Übervorteilungen zu schützen. Verschiedene Beispiele mögen dies erläutern: Ein Mitglied, dessen subjektives Risiko als schlecht bezeichnet werden muß, (da die Ansprüche und Mehrkosten des Mitgliedes aus subjektiv erhöhtem Risiko in keinem Verhältnis zu der Möglichkeit eines Krankenversicherungsvertrags stehen), hat einen Antrag auf Genehmigung eines Kuraufenthaltes im Sanatorium X in Ystadt gestellt. Diesem Antrag konnte, da *Kann*leistung, aus bestimmten Gründen nicht entsprochen werden. Nach kurzer Zeit teilt das Mitglied mit, es sei auf der Durchreise durch Ystadt plötzlich schwer erkrankt und habe daher das Sanatorium aufsuchen müssen. Es beantrage aus diesen Gründen, das Sanatorium für diesen Fall als Krankenhaus anzusehen und damit bedingungsgemäß die tariflichen Krankenhauskosten zu übernehmen. Das eingeholte Zeugnis des Arztes brachte, da als „Gefälligkeitsattest" ziemlich nichtssagend, keine hinreichende Klärung. Die Einsichtnahme in das Krankenblatt stellte die Unhaltbarkeit der Aussagen des Mitgliedes fest.

In einem anderen Falle hatte ein Mitglied ein Krankenhaus aufgesucht. Das Krankenblatt ergab, daß das Mitglied wegen seiner Korpulenz dort einer Obstdiät mit Massagen sich unterzogen hatte. Der Krankenhausaufenthalt war nur deswegen erforderlich gewesen, weil das Mitglied sich bei seiner alimentären Fettsucht zu Hause nicht disziplinieren wollte oder konnte. Die Forderung der medizinisch-objektiven Notwendigkeit eines Krankenhausaufenthalts konnte auf diese rein subjektiven Gründe keine Anwendung finden.

Ein anderer Fall, bei dem das Mitglied laut Zeugnis des Krankenhausarztes wegen Glykosurie dringend eines Krankenhausaufenthaltes bedurfte, der sich, wie die Kostenrechnung auswies, über eine unverhältnismäßig lange Zeit hinzog, zeigte an Hand des Krankenblattes ein ganz anderes Bild. Nach diesem fanden sich bei dem fieberfreien Mitglied ein Gehalt von 2% Urinzucker, kein Azeton. Die Dringlichkeit des Krankenhausaufenthaltes verbot auch nicht, daß das Mitglied während dieser stationären Behandlung zu einer Festlichkeit beurlaubt wurde.

Diese Beispiele ließen sich vermehren; sie sollen zeigen, daß die Versicherung im Interesse der Gefahrengemeinschaft verpflichtet ist, sich gegen unberechtigte Ansprüche der Mitglieder zu schützen, wie sie auch die Frage übermäßiger Inanspruchnahme oder Gewährung ärztlicher Hilfe durch Prüfung zu überwachen hat. Wenn der Arzt insoweit, dem Gemeinschaftsgedanken folgend, an der Klärung zweifelhafter Tatbestände mithilft, so wird ihn, abgesehen von der ja vorherigen ausdrücklichen Befreiung von der Schweigepflicht durch den Patienten, auch moralisch kein Vorwurf treffen können.

Auch der mögliche Einwurf, ein Mitglied wolle die Entbindung von der Schweigepflicht nur insoweit verstanden wissen, als ihm dadurch kein Schaden erwachse, ist abwegig, insofern, als eine solche Ermächtigung zur Auskunfterteilung beim Aufnahmeantrag generell und ohne Zubilligung einer Reservatio mentalis gefordert wird.

Aus allen diesen Gründen kann in der Gestattung der Einsichtnahme in Krankenblätter, da sie ja letzten Endes lediglich der Wahrheitsfindung dient, eine im Widerspruch mit Treu und Glauben stehende Offenbarung von Privatgeheimnissen kaum erblickt werden.

In der praktischen Handhabung dieser Fragen könnte unter Umständen eine gewisse Unlogik aber auch darin erblickt werden, daß die Einsichtnahme in Krankenblätter den Trägern der Sozialversicherung meist ohne Bedenken für den Bereich aller Mitglieder gewährt wird, ohne Rücksicht darauf, daß die Rechtsstellung des freiwillig Versicherten der Sozialversicherung keine andere sein kann als die des Versicherungsnehmers in der privaten Krankenversicherung, insofern, als beide Rechtsverhältnisse sich auf einem freiwilligen und privaten Vertrag aufbauen.

# XI. Medizinische Statistik in der privaten Krankenversicherung.

Die private Krankenversicherung hat bis in die letzten Jahre im Gegensatz zur sozialen Krankenversicherung das wissenschaftliche Hilfsmittel der Statistik stark vernachlässigt. Die stürmische Entwicklung, die oftmals Erinnerungen an „Gründerzeiten" hervorrief, und damit zusammenhängende vordringliche Arbeiten mögen die hinreichende Erklärung dafür abgeben.

Ein Rückblick auf die Entwicklungsgeschichte der privaten Krankenversicherung zeigt vor dem Krieg eine große Anzahl kleiner und kleinster privater Krankenversicherungsunternehmungen mit einem allerdings vorwiegend eng örtlich begrenzten oder auf einen besonderen Personenkreis abgestellten Arbeitsgebiet. Eine solche Beschränkung gewährleistete, da man die Verhältnisse übersah, eine weitgehende Unterbindung der Ausnutzung dieser Einrichtungen. Die Umlagen konnten dadurch in erträglichen, ja verhältnismäßig bescheidenen Grenzen gehalten werden, um so mehr, als das Eintrittsalter betont niedrig begrenzt wurde.

Der Entwicklungszug der privaten Krankenversicherung nach der Inflation aber ließ aus Zwerg- und Kleinbetrieben Mittel- und Großbetriebe werden, die bald die Unmöglichkeit der seitherigen laufenden Überwachung aufzeigten. Diese Entwicklung zum Großbetrieb baute jedoch auf den im Zwerg- und Kleinbetrieb gewonnenen Erfahrungen auf, die naturgemäß für die neuen und veränderten Verhältnisse keine durchgehende Gültigkeit haben konnten. War man auch in der Mehrzahl der Fälle in der Lage, den im Laufe der Zeit stetig steigenden Bedarf durch Beitragserhöhung und nötigenfalls durch Nachschußforderung auszugleichen, soweit nicht Fehlbeträge zu decken waren, die zur Liquidation oder zur Verschmelzung mit vorsichtiger kalkulierenden Gesellschaften mit einem günstigeren, weil jüngeren Versichertenbestand führten, so ist, im Ganzen gesehen, doch zu bewundern, daß die private Krankenversicherung trotz des fehlenden mathematisch-technischen Aufbaus ihre weit gespannten Aufgaben bisher in befriedigendem Umfang lösen und die im Zusammenhang damit vorzüglich in schlechten Schadensjahren besonders fühlbar auftretenden Schwierigkeiten meistern konnte, wenngleich der hohe Schadenverlauf eines allgemein ungünstigen Jahres m. E. oft fälschlich ohne die erforderliche Berücksichtigung der in der allgemeinen Bestandsüberalterung liegenden Risikoverschlechterung gewertet wurde.

Gewiß gibt es noch heute vereinzelte Leiter kleinerer Gesellschaften in der privaten Krankenversicherung, die statistische Erhebungen grundsätzlich ablehnen in der Befürchtung, sich damit zum Diener dieser Hilfswissenschaft zu machen. Ohne großer Prophet zu sein, wird man sagen dürfen, daß die Wucht der Ereignisse und der Gang der weiteren Entwicklung sie und ihre Einstellung überrennen werden.

Das seitherige Verfahren der Prämienfestsetzung in nachträglicher Anpassung an die tatsächlichen Ausgaben bedeutet ja eigentlich nichts anderes als die Fortsetzung des alten und primitiven Umlageverfahrens: Reichten die eingegangenen Prämien nicht aus, um den tatsächlichen Bedarf zu decken, so wurden sie im Wege der Tarifänderung angepaßt und erhöht oder die Leistungen durch Abstriche im ganzen oder Abwertung einzelner Leistungspositionen beschnitten. In vielen Fällen wurde sowohl das eine wie das andere Verfahren gleichzeitig durchgeführt, teilweise auch eine Selbstbeteiligung (Franchise[1]) auferlegt, die jedoch, abgesehen von der erhofften erzieherischen Wirkung auf den Versicherten, im Prinzip ebenfalls eine verschleierte Form der Prämienerhöhung darstellt. Ob die eine oder andere Form getrennt gewählt wird oder alle zusammen, kann am Grundsätzlichen Wesentliches nicht ändern. Daß auf dem Wege der Nachschußpflicht oder durch Schließung unrentabler Tarife sich ähnliche Erfolge erzwingen lassen, sei nur nebenbei erwähnt. Die letztere Methode ist darauf abgestellt, die nach dem alten, unrentablen Tarif Versicherten mit mehr oder weniger Geschick und Nachdruck zu einer Umstellung auf die neuen Tarife zu bewegen, zum mindesten aber das auf die geänderten Tarife abgestellte Neugeschäft weitestgehend vorwärtszutreiben, um damit das alte Verlustgeschäft nach Möglichkeit so weit auszugleichen, daß es wirtschaftlich das Gleichgewicht hält oder zum mindesten im Hinblick auf das Gesamtgeschäft noch als tragbar erscheint. Gleich ist an all diesen Versuchen, daß der Bedarf an Prämien nicht etwa auf einen längeren Zeitraum im voraus veranschlagt wird, sondern bestimmt wurde und letzten Endes auch heute noch bestimmt wird durch die nachträgliche Errechnung der tatsächlichen Ausgaben der letzten Geschäftsjahre.

Dies ist der noch im heutigen Zeitpunkt in der Praxis bestehende Zustand, wie er sich aus dem wenig ausgebildeten oder gänzlich fehlenden versicherungsmathematischen, insbesondere statistischen Unterbau der privaten Krankenversicherung ergibt, wenngleich sich auch in dieser Anschauungsweise im Lauf der allerletzten Jahre eine gewisse Wandlung bemerkbar macht. Der Markt der am Wege liegenden günstigen Neuwerbungen war erschöpft und der ungehemmte Zufluß an Neuaufnahmen in die Krankenversicherung damit eingedämmt. Der gesundheitliche Wert der Neuzugänge ließ, soweit sie nicht durch Ausspannung auf dem Wege der Tarifvergleichung mit dem Angebot einer für den augenblicklichen Bedarf scheinbar besseren Leistung gewonnen worden waren, in der Güte des zu übernehmenden Risikos merklich nach. Diese Feststellung mußte zwangsläufig eine sorgfältigere Auslese an und für sich nach den verschiedensten Gesichtspunkten erforderlich machen.

In diesen Zeitpunkt fiel auch das Bestreben der privaten Krankenversicherung, ihre Versichertenbestände zu konsolidieren, das ungehemmte, ungesunde und damit beklagenswerte Hin- und Herwandern von Versicherungen auszuschalten und durch ein begründetes Treue- und Vertrauensverhältnis zu ersetzen,

---

[1] Die Franchise (= Selbstbehalt) beteiligt den Versicherten, summenmäßig begrenzt oder anteilig gleitend, an den Kosten seiner Heilbehandlung. Durch diese Maßnahme soll der Gesundungswille des erkrankten Versicherten angeregt und die übermäßige Beanspruchung der privaten Krankenversicherung (besonders durch Behandlung von Bagatellschäden) möglichst unterbunden werden.

letzten Endes aber das Wagnis durch feinere Unterscheidungen besser zu über-
schauen, mit anderen Worten, es zu berichtigen und nach Möglichkeit zu verbessern. Eine solche Absicht stieß bei den Gesellschaften mit Kündigungsmöglichkeit kaum auf große Schwierigkeiten. Die Zusammenstellung der bisher auf-
gewandten Kosten für den Versicherten und die auf Grund der seitherigen
Erkrankungen ermöglichte Voraussage gestatteten damit gleichzeitig die Abstoßung eines überdurchschnittlichen Wagnisses. Anders bei den Gesellschaften,
die eine Kündigungsklausel nicht kennen oder aus Grundsatz nachträglich darauf
verzichteten. Hier mußte, soweit nicht eine Abstoßung auf „kaltem Wege" möglich war, der Hebel vor alledem schon bei der Aufnahme des Mitgliedes angesetzt
und schon dort das Risiko wegen der dauernden zukünftigen Verbundenheit besonders scharf geprüft werden, wollte nicht eine solche Gesellschaft sich mit
einem Versichertenbestand belasten, der auf die Dauer eine wirtschaftliche Kalkulation zur Unmöglichkeit machte. Daß eine solche auf den reinen Einzelfall
abgestellte Prüfung noch nicht die Bestlösung darstellt, mußte sich jedoch bald
erweisen, da und solange nicht eine nach grundsätzlichen Gesichtspunkten abgestellte statistische Allgemeinerfassung auch die Auswertung eines Befundes nach
dem „Gesetz der großen Zahl" erlaubte.

Diese Einsichten und Bestrebungen verknüpfen sich mit einer Reihe zum Teil
bekannter Namen aus der privaten Krankenversicherung. Da die Mehrzahl der
Verfasser der wichtigsten Veröffentlichungen auf diesem Gebiet aus der mathematischen und Lebensversicherungspraxis hervorgegangen waren, lagen ihnen
solche Gedankengänge besonders nahe. In einem neuerlichen Vortrag im Ver-
sicherungswissenschaftlichen Verein, Hamburg (18. September 1936), hat Tos-
BERG[1] den Ideenkomplex nochmals zusammenfassend herausgestellt.

In der Teilfrage des Zusammenhangs zwischen Alter und Steigerung der Krank-
heitskosten wurde von verschiedenen Autoren wertvolle und nutzbringende
Vorarbeit geleistet, so, von TEICHMANN,[2] BÖHMER[3], RUSAM[4], SEIDEL[5],
WENGENROTH[6], FEDDERSEN[7], KOPPE[8].

---

[1] Ref. Neumanns Z. Vers.wes. 1936, Nr. 40 und 41.

[2] TEICHMANN: „Das Risiko in der privaten Krankenversicherung." Assekuranz-Jb.
Bd. 50, S. 108—131.

[3] BÖHMER: „Über die technischen Grundlagen der Krankenversicherung." Bericht des
9. internat. Aktuarkongresses zu Upsala, Bd. III, S. 3, S. 26ff.

[4] RUSAM: „Die Bestandsverschlechterung in der privaten Krankenversicherung." Neu-
manns Z. Vers.wes. 1935, Nr. 16, S. 422.
Ders.: „Fragen der mathematischen Behandlung der privaten Krankenversicherung."
Neumanns Z. Vers.wes. 1936, S. 301ff.
Ders.: „Entwicklungslinien der Mathematik der individualen Krankheitskostenversiche-
rung." Festschrift zu Ehren von Georg Höckner. E. S. Mittler & Sohn, Berlin.

[5] SEIDEL: „Anregungen zu einer mathematischen Prämienbestimmung in der privaten
Krankenversicherung." Neumanns Z. Vers.wes. 1928, S. 241f.

[6] WENGENROTH: „Das Risiko und die Prämienpolitik in der privaten Krankenversicherung." Diss. Berlin 1931.

[7] FEDDERSEN: „Mathematische Grundlagen für die private Krankenversicherung." Neumanns Z. Vers.wes. 1935, Nr. 45, S. 1274ff.

[8] KOPPE: „Krankheitskostentafeln und Ausgabenordnung für die private Krankenversicherung." Neumanns Z. Vers.wes. 1936, Nr. 43, 44, 45.

Auch SCHRAMM[1] und BALZER[2] weisen auf diese Zusammenhänge hin. Interessante Anmerkungen zu dem Fragengebiet finden sich weiterhin in den Arbeiten des bekannten Versicherungswissenschaftlers und -praktikers Prof. RIEBESELL[3], sowie in dem Buch von GÜRTLER-Berlin[4]. Die von der Praxis, in allerdings seltensten Fällen, verwirklichte Möglichkeit der Koppelung eines Sterbegeldes an das reine Krankenversicherungsgeschäft konnte naturgemäß nur dazu beitragen, das Interesse an der Klärung dieser Fragestellungen zu vergrößern.

Unabhängig davon waren aber auch andere Gesellschaften bzw. Gegenseitigkeitsvereine in der Stille, darum aber nicht weniger wirksam, nachdem sie zu denselben Schlüssen gelangt waren, an die Arbeit zur Verwirklichung dieser Ziele gegangen und versuchten, das ihnen zur Verfügung stehende Tatsachenmaterial in statistischer Weise auszuwerten.

Da diese grundlegenden statistischen Arbeiten praktisch erst vor verhältnismäßig kurzer Zeit in größerem Umfang in Angriff genommen wurden, gestatten sie m. E. im jetzigen Zeitpunkt noch keine untrüglich bindenden Rückschlüsse. Sie gewähren jedoch auch heute schon wertvolle und selbst die Beteiligten überraschende Einblicke in manches Geschehen.

So war, um ein Beispiel zu nennen, nicht vorauszusehen, daß der Anfall an Geschlechtskrankheiten, gegen die die Gesellschaften sich früher mit allen möglichen Sonderklauseln zu schützen bestrebt waren, nur einen ganz unverhältnismäßigen Bruchteil der Krankheitskosten überhaupt darstellt. So wurde bei einzelnen Gesellschaften beinahe übereinstimmend ein Faktor gefunden, der sich summenmäßig durchschnittlich mit noch nicht 0,5% bewerten läßt.

Von Wert erscheint auch, um einiges aus der reichen Fülle herauszugreifen, auf der anderen Seite die Feststellung, daß die durchschnittliche Dauer des als notwendig erachteten Krankenhausaufenthalts beim Privatversicherten sichtlich höher liegt, als die Vergleichszahlen der sozialen Krankenversicherung ausweisen. Auch die, entgegen seitherigen landläufigen Annahmen, statistisch gewonnene Feststellung, daß Ehefrauen im Lebensalter zwischen 25 und 35 Jahren ein ungünstigeres Wagnis darstellen als Männer desselben Lebensalters, ja sogar als Ehefrauen der älteren Jahrgänge, zwingen z. B. zu der Überlegung, ob und inwieweit es für die Zukunft tragbar scheint, Ehefrauen von Versicherten ohne Frauenzuschlag als reine Familienversicherte aufzunehmen, bzw. ob tatsächlich der mitversicherte Ehemann diese Mehrbelastung durch sein besseres Eigenrisiko auf die Dauer wirksam auszugleichen in der Lage ist. Auch die regionäre Verschiedenheit der Ausgabenverteilung in den verschiedenen Leistungspositionen (z. B. Arzthonorar, Krankenhaus- und Operationskosten) auf den Kopf des Versicherten im einzelnen Tarif erlaubt aufschlußreiche Einblicke in allgemeines wirtschaftliches Geschehen. Man sieht an diesen wahllos herausgegriffenen Kost-

---

[1] SCHRAMM: „Steuerliche Abzugsfähigkeit der Katastrophenreserve in der privaten Krankenversicherung." DVZ 1936, Nr. 1.

[2] BALZER: „Die private Krankenversicherung in Deutschland." Berlin-Charlottenburg 1932.

[3] RIEBESELL: „Einführung in die Sachversicherungsmathematik." Berlin 1936.

[4] GÜRTLER: „Die Kalkulation der Versicherungsbetriebe." Berlin 1936.

proben, wie eine richtig angewandte und nicht wie seither nur absolute Zahlen aufweisende Statistik Tatsachen und Zusammenhänge zu beleuchten vermag, die der privaten Krankenversicherung früher unbemerkt bleiben mußten oder für die ihr, soweit sie vermutet werden konnten, der schlüssige Beweis noch nicht gelungen war.

Die geeigneten statistischen Unterlagen stellen demnach nicht nur eine Notwendigkeit zur versicherungsmathematischen Unterbauung medizinischer Belange der privaten Krankenversicherung dar, sondern geben gleichlaufend eine Reihe sonstiger Aufschlüsse über Zweckmäßigkeit oder Unzweckmäßigkeit der seither geübten praktischen Methoden. Eine solche zurechtrückende Kritik erscheint aber darum für die private Krankenversicherung vordringliches Erfordernis, da sie ohne Zweifel, trotz ihrer sozialen Aufgaben und ethischen Grundlagen, das im Vergleich zu der Sozialversicherung empfindlichere Werkzeug der von Einzeleinstellungen abhängigen Individualversicherung ist. Die Frage, ob für das versicherte Einzelrisiko annähernd eine den praktischen Erfordernissen genügende und dabei auch gerechte Prämie in Ansatz gebracht ist, wird sich ebenso wie die Frage, ob und wo Ausschlußklauseln für Vorerkrankungen enger oder weiter zu fassen sind, auf die Dauer nur auf diesem Umwege lösen lassen.

Es darf nicht vergessen werden, daß die Einführung einer Statistik für einen, sowohl der Personenzahl nach als auch hinsichtlich der statistisch zu erfassenden Fragestellungen weit gespannten Kreis eine gewisse Anlaufzeit benötigt, ehe man den fruchtbringenden Versuch machen kann, aus den gefundenen Ergebnissen, unter geeigneter Berücksichtigung der Fehlerquellen, bindende Schlüsse abzuleiten.

Es soll daher auch nicht versucht werden, auf Grund eines nicht genug fundierten Zahlenmaterials hier grundlegende Ableitungen vorzunehmen. Wenn im Zusammenhang die eine oder andere Beobachtung kurz erwähnend angezogen wird, so nur, weil sie bei den seitherigen Erhebungen als den üblichen Voraussetzungen entgegenstehend oder sonstwie besonders wertvoll erschien oder auch sofortige Gegenmaßnahmen erforderlich machen konnte (z. B. die Frage der Bagatellschäden). Jedenfalls ist der von einzelnen Gesellschaften eingeschlagene Weg, ihre Maßnahmen statistisch zu unterbauen und sich damit die Möglichkeit einer differenzierten Auswertung ihres Materials zu eröffnen, um so gute Risiken nicht hemmungslos für schlechte und insbesondere für subjektiv überwertige Wagnisse einzuspannen, zum allseitigen Vorteil der Versicherten nur zu begrüßen.

Gewiß wird noch einige Zeit hingehen, bis die zu gewinnenden statistischen Ergebnisse es den Gesellschaften erlauben, den Bestand ihrer Versicherten, auf der Basis stichhaltiger und tragfähiger Zahlen aufbauend, grundlegend anders einzugruppieren. Jedoch sehe ich in der statistischen Prüfung den einzigen Weg, die Frage von TOSBERG: ,,Läßt sich die Krankenversicherung mathematisch errechnen?'' im bejahenden Sinn zu beantworten und grundlegend wirksame Schlüsse abzuleiten. Es ist zu hoffen, daß sich in Verfolgung dieses Ziels die Befürchtung mancher Gesellschaften, ihr Material damit der Konkurrenz auszuliefern, bei wachsender Erkenntnis der in der Statistik liegenden positiven Möglichkeiten verschwinden wird.

Wenn zu einer Sache, die erst in der Entwicklung begriffen ist, schon heute Anregungen gegeben werden sollen, so mögen diese keinesfalls als reine Kritik betrachtet, sondern als vorsorgliche Richtpunkte angesprochen werden, dazu bestimmt, aufzuzeigen, welche Probleme, neben technischen Versicherungsfragen, die besondere Aufmerksamkeit des Arztes und namentlich des Versicherungsmediziners erwecken müssen. Es kann, um ein Beispiel anzuführen, nicht genügen, die an und für sich anscheinend bisher noch nicht einmal endgültig erfaßte Zahl der gesamten Versicherten der privaten Krankenversicherung zu wissen, sondern es macht sich für den praktischen Gebrauch eine Unterteilung nach männlichen und weiblichen Versicherten erforderlich, welche letztere Zahl zweckmäßig noch weiterhin in die der alleinstehenden weiblichen Mitglieder und die der Familienmitglieder zu unterteilen wäre. Diese Differenzierung wird neben anderem eine Prüfung der Frage gestatten, ob die bisher mehr geschätzte als bewiesene Beobachtung, daß alleinstehende ältere weibliche Versicherte die Versicherung objektiv und subjektiv stärker belasten, allgemein den tatsächlichen Verhältnissen entspricht.

Diese Erhebungen sind zweckmäßig gesondert in den einzelnen Tarifen anzustellen, zur gleichzeitigen Klärung der Frage nach Krankheitshäufigkeit und Krankheitsdauer in den einzelnen Tarifarten. Es soll sich daraus erweisen, ob die Annahme, daß die in der Mehrzahl den niedrigeren Tarif bevorzugenden wirtschaftlich schlechter gestellten Kreise infolge dieser sozial schlechteren Stellung eine gehäufte Krankheitsmöglichkeit aufzeigen (natürlich jeweils unter der Voraussetzung normaler Tarifwahl!), insbesondere, ob in diesem Tarif auch die Krankenhausnotwendigkeit unter Berücksichtigung wirtschaftlicher Gründe, wie z. B. Mangel an häuslicher Pflege, eine gehäufte ist oder ob die Angehörigen des höheren Tarifs infolge erhöhter Ansprüche eine längere Krankheitsdauer aufweisen.

Es wäre weiterhin auf diesem Wege zu ermitteln, ob nicht die „Krankheitsanfälligen", die an und für sich ein vermindertes Selbstvertrauen zur Beständigkeit ihrer Gesundheit haben, schon aus diesem Grunde den höheren Tarif bevorzugen, der im Falle häufiger Krankheit die ihnen notwendig und erstrebenswert erscheinenden höheren Leistungen gewährleistet.

Es erscheint weiterhin erforderlich, den Versichertenbestand durchzuprüfen hinsichtlich der Verteilung auf die einzelnen Lebensalter. Daß ein überalterter Versichertenbestand schon im Vorwege eine höhere Bewertung der Bedarfsquote erforderlich machen muß, erscheint verständlich. Aus der Beantwortung dieser Frage ergibt sich als weitere Untersuchung die Frage nach Krankheits*art*, Krankheits*häufigkeit* und Krankheits*dauer* der Versicherten in den einzelnen Lebensjahrzehnten. Der Versichertenbestand ist demnach in die einzelnen Jahrzehnte aufzuteilen, mit der Maßgabe, daß die Versicherten vor dem zwanzigsten und nach dem siebzigsten Jahre sich praktisch in je einer Gruppe zusammenziehen lassen.

Die Frage nach dem Lebensalter allein wird jedoch noch nicht als ausreichend erachtet werden können. Es wird sich als unumgänglich notwendig erweisen, auch die bisherige Dauer des einzelnen Versicherungsverhältnisses zu erfassen, da Erfahrungen gezeigt haben, daß mit zunehmender Dauer des Versicherungsverhältnisses die Zurückhaltung hinsichtlich der an die Krankenversicherung zu stellenden Ansprüche in einem bemerkenswerten Maße abzunehmen pflegt.

Ein unverhältnismäßig hoher Anforderungsbetrag entfällt, wie die Statistik zeigt, auf ein Gebiet, das der eigentlichen Zweckrichtung der privaten Krankenversicherung wesensfremd ist. Wie an anderer Stelle ausgeführt, dient die private Krankenversicherung ihrem Wesen nach der Deckung eines zukünftigen *ungewissen* Bedarfs, entstanden auf der Basis einer Erkrankung. Zahnschäden, insonderheit die Zahnkaries und ihre Folgen, die man nicht mit Unrecht als die Volksseuche des zivilisierten Menschen bezeichnen könnte, stellen jedoch keineswegs mehr ein ungewisses Risiko dar, eine Feststellung, die nicht nur die private Krankenversicherung erkannt hat, sondern die auch in aller Deutlichkeit in den Veröffentlichungen der zahnärztlichen Literatur dauernd wiederkehrt und deren Erkrankungszahlen mit mindestens 15% der Erkrankungsfälle angesetzt werden müssen. Wenn an einer Stelle die Versicherung gegen Zahnschäden mit einer Versicherung gegen Schneiderrechnungen verglichen wurde, so entbehrt dieses volkstümliche Beispiel nicht einer gewissen Richtigkeit. Nachdem man verabsäumt hatte, die Zahnschäden, da nicht dem Wesen der privaten Krankenversicherung entsprechend, beizeiten aus der Kostenerstattung auszuschließen, blieb bei der stetigen Zunahme, die ständig das Gleichgewicht zwischen Einnahmen und Ausgaben zu erschüttern in der Lage war, keine andere Möglichkeit, als den Umfang dieses Ausgabenfaktors so wesentlich einzuschränken und zu beschneiden, daß man besser von „Beihilfe" als von „Erstattungssätzen" sprechen sollte. Aus diesem Grunde wird natürlich gerade hier die Statistik einen besonders ins Auge fallenden Unterschied zwischen *Soll*ausgaben und *Ist*ausgaben aufweisen. Diese zwar zweckmäßige und zweifellos notwendige Maßnahme kann psychologisch natürlich keineswegs dazu dienen, die private Krankenversicherung bei Zahnärzten und Dentisten populärer zu machen, ist doch der Versicherte zu leicht geneigt, auf den Zahnarzt bzw. Dentisten einen Druck dahingehend auszuüben, daß dieser seine tatsächlichen Behandlungskosten den zwangsweise unzureichenden Beihilfen anpassen soll. Unter diesem fraglos falsch gesehenen Gesichtswinkel muß die private Krankenversicherung dem Zahnarzt als unzureichend und fragwürdig erscheinen. Da eine Umstellung in den Erstattungsgrundsätzen für Zahnschäden aus leicht erklärlichen Gründen nicht möglich erscheint, kann nur sachgemäße und nachdrückliche Aufklärung Abhilfe schaffen.

Daß die Krankheitsarten und ihre Häufigkeit, sowie die auf Grund der Krankheiten ausgeworfenen Leistungen, berechnet auf den Kopf des Versicherten in den einzelnen Tarifen, und zwar möglichst getrennt nach der Höhe der vom Arzt in Rechnung gestellten Leistungen (*Soll*ausgaben) und der tatsächlich gezahlten Vergütungen (*Ist*ausgaben), die besondere Aufmerksamkeit des in der Versicherung tätigen Arztes beanspruchen müssen, bedarf keiner besonderen Begründung. Beim Fehlen geeigneter statistischer Unterlagen, ja selbst der Vorarbeiten dazu, mußte es reizen, hier eine zweckentsprechende schematische Grundlage für den praktischen Bedarf der privaten Krankenversicherung zu schaffen; war doch in den bisherigen Veröffentlichungen eigentlich nur von der „höheren Mathematik", nämlich der Auswertung künftig zu erlangender statistischer Ergebnisse die Rede, ohne daß man der notwendigen Voraussetzung dazu, dem „Einmaleins", nämlich der Schaffung eines genauen Krankheits- und Krankheitsgruppenverzeichnisses die nötige Beachtung geschenkt oder auch für eine in den Grundzügen einheitliche Aufstellung dieser Übersicht für die angeschlossenen Gesellschaften, da eine solche einzig und allein abgestimmte Vergleichszahlen erlaubt, vorschauend Sorge getragen hätte.

Als besondere Schwierigkeit bei der Aufstellung mußte es empfunden werden, ein solches Verzeichnis der Krankheiten und Krankheitsgruppen zu schaffen, das sowohl einigermaßen billigen wissenschaftlichen Anforderungen genügte, als auch die Beantwortung der an diese Statistik zu stellenden praktischen Fragen ermöglichte; letzten Endes mußte aber auch der Versuch gemacht werden, die Zahl und Eingruppierung der einzelnen Krankheitsbezeichnungen so zu gestalten, daß die Eingruppierung dem Schadenbearbeiter im täglichen Gebrauch, trotz übersichtlicher Differenzierung, nicht durch Kompliziertheit zu große oder unüberwindliche Schwierigkeiten schuf. Es wurde daher der Ausweg gewählt, in einem möglichst ausführlichen Sachwortverzeichnis, welches die Bezeichnung der Krankheiten in deutscher und lateinischer Sprache nebst der Schlüsselzahl für ihre Eingruppierung enthält, dem Schadenbearbeiter bis zur quasi automatischen Handhabung das Einfühlen in das Übersichtsschema möglichst zu erleichtern und ihm die im Anfang wohl vermehrte Arbeit angenehm zu gestalten.

Ursprünglich war beabsichtigt, zur Erleichterung eines mnemotechnischen Erfassens für den Schadenbearbeiter am Schalter die fortlaufende Bezifferung der einzelnen Unterpositionen durchzuführen; die Erwägung, daß für das medizinische Fragegebiet im Rahmen der gesamten Fragestellung bei dem elektrischen Zählverfahren (dies gilt für Hollerith und Powers) im allgemeinen nur ein sehr beschränkter Platz zur Verfügung gestellt werden kann, ebenso auch spätere Überlegungen arbeitstechnischer Art, über die unten noch zu sprechen sein wird, gaben Veranlassung, von dem anfänglichen Plan wieder abzugehen.

### Krankheitsgruppen-Aufstellung.

**I. Entwicklungskrankheiten** (soweit nicht innersekretorisch bedingt):
1. Angeborene Lebensschwäche und Nährschäden.
2. Diathesen und sonstige spezifische Erkrankungen des frühen Kindesalters.
3. Geburtsverletzungen und Anomalien.

**II. Abnutzungs- und Alterskrankheiten** (soweit nicht innersekretorisch bedingt):
1. Arteriosklerose und Altersbrand.
2. Apoplexie.
3. Altersschwäche und sonstige Abnutzungserscheinungen.

**III. Infektions- und parasitäre Krankheiten** (spezifische, außer Tbc. und Geschlechtskrankheiten):
1. Masern.
2. Scharlach.
3. Diphtherie einschl. Organ-Di.
4. Keuchhusten.
5. Typhus und Paratyphus.
6. Grippe (Influenza).
7. Spinale Kinderlähmung.
8. Infektiöse Gehirnerkrankungen.
9. Malaria.
10. Sepsis, Tetanus.
11. Sonstige Infektionskrankheiten.
12. Wurmkrankheiten.
13. Krätze, Erkrankungen durch Ungeziefer und andere parasitäre Krankheiten.

**IV. Bösartige Geschwülste und Neubildungen:**
1. Krebs des Verdauungsapparates (Zunge, Speiseröhre, Magen, Leber, Darm, Bauchspeicheldrüse).
2. Krebs der Atemwege (Kehlkopf, Lunge).

3. Krebs der weiblichen Genitalorgane (Gebärmutter, Brust).
4. Haut- und Drüsenkrebs.
5. Sarkom und sonstige bösartige Neubildungen.

**V. Gutartige Geschwülste und Neubildungen:**

1. Neubildungen der Haut und Schleimhäute.
2. Gutartige Geschwülste des weiblichen Genitalapparates.
3. Sonstige gutartige Neubildungen (insbesondere gutartige Adenome).

**VI. Geschlechtskrankheiten und deren Folgen:**

1. Gonorrhoe und ihre Anschluß- und Folgekrankheiten.
2. Lues (erworben oder vererbt).
3. Tabes.
4. Paralyse.
5. Sonstige metaluische Krankheiten.
6. Ulcus molle und Bubo.
7. Sonstige Geschlechtskrankheiten.

**VII. Tuberkulöse Erkrankungen:**

1. Lungentbc.
2. Knochen- und Gelenktbc.
3. Organtbc.
4. Drüsentbc.
5. Hauttbc. und Lupus.
6. Miliartbc.
7. Hirnhauttbc.
8. Tbc. der serösen Häute und Mastdarmfistel.

**VIII. Hautkrankheiten und Krankheiten der äußeren Bedeckung einschließlich Unterhautzellgewebe** (ohne Verbindung mit allgemeinen Infektionskrankheiten):

1. Ekzem.
2. Schuppenflechte.
3. Furunkel, Karbunkel, Schweißdrüsenabszesse, Phlegmone, Erysipel.
4. Akne, Rosacea.
5. Herpes zoster.
6. Sonstige Erkrankungen der Haut und des Unterhautzellgewebes.
7. Erkrankungen der Hautanhangsgebilde, wie Haare, Nägel und Nagelbett.

**IX. Krankheiten des Bewegungs- und Stützapparates** (ausschließlich Tbc. und Geschlechtskrankheiten):

1. Gelenkrheumatismus.
2. Muskelrheumatismus und Myalgien (auch Lumbago).
3. Ostitis und Periostitis.
4. Osteomyelitis.
5. Arthritis und Spondylitis.
6. Fußdeformitäten (Platt-, Spreiz-, Klumpfuß).
7. Statische Beschwerden und Wirbelsäulenverkrümmung.
8. Gicht.
9. Sonstige Erkrankungen des Bewegungs- und Stützapparates.

**X. Erkrankungen der Luftwege** (nicht spezifisch-infektiöse):

1. Erkrankungen der Nase.
2. Erkrankungen der Nebenhöhlen.
3. Angina.
4. Katarrh des Kehlkopfes und Rachens.
5. Bronchitis.

6. Pneumonie.
7. Pleuritis (trocken, feucht, eitrig).
8. Asthma und Lungenemphysem.
9. Sonstige Erkrankungen der Luftwege.

**XI. Erkrankungen des Herzens und der Kreislauforgane** (außer Lues):

1. Endo-, Myo-, Perikarditis.
2. Herzklappenfehler.
3. Hypertonie.
4. Herzmuskelentartung.
5. Angina pectoris und Koronarsklerose.
6. Reizüberleitungsstörungen (Arythmien).
7. Funktionelle Erkrankungen des Herzens.
8. Erkrankungen der großen Körperschlagader.
9. Erkrankungen der peripheren Arterien.
10. Erkrankungen des venösen Gefäßsystems.
11. Thrombose und Embolie.
12. Sonstige Erkrankungen des Herzens und der Kreislauforgane.
13. Krankheiten der Lymphdrüsen, Lymphwege und des Lymphgefäßsystems.

**XII. Blutkrankheiten:**

1. Perniziöse Anämie.
2. Sekundäre Anämie und Chlorose.
3. Erkrankungen der weißen Blutkörperchen.
4. Erkrankungen der Milz.
5. Sonstige Bluterkrankungen.

**XIII. Erkrankungen des Zentralnervensystems, Geisteskrankheiten, Gemütsleiden** (außer Lues, Tbc. und Tumor):

1. Organische Gehirn- und Gehirnhautentzündungen und Gehirnabszesse.
2. Epilepsie.
3. Erkrankungen des Rückenmarks und seiner Häute.
4. Andere Erkrankungen des Zentralnervensystems.
5. Echte Geisteskrankheiten.
6. Psychosen und Neurosen.
7. Neurasthenie.
8. Andere Formen der Geistesstörungen.

**XIV. Erkrankungen der peripheren Nerven:**

1. Neuritis und Neuralgien.
2. Ischias.
3. Sonstige Erkrankungen des peripheren Nervensystems.

**XV. Erkrankungen der Augen und Ohren** (ohne Verletzungen):

1. Erkrankungen des äußeren Ohres.
2. Erkrankungen des Mittelohres und Trommelfells.
3. Erkrankungen des Innenohres und Vestibularapparates.
4. Sonstige Erkrankungen des Ohres und des Warzenfortsatzes.
5. Erkrankungen der Lider, Bindehaut und Tränenorgane.
6. Erkrankungen der Augenmuskel.
7. Erkrankungen der Hornhaut, Regenbogenhaut, Linse und Glaskörper.
8. Erkrankungen der Lederhaut, Netzhaut, Gefäßhaut und Sehnerven.
9. Refraktionsanomalien.
10. Sonstige Erkrankungen des Auges.

**XVI. Erkrankungen des Verdauungsapparates und der Bauchhöhle:**

1. Katarrhalisch-entzündliche Krankheiten der Speiseröhre, des Magens und Darms.
2. Geschwürskrankheiten.

   3. Leberkrankheiten.
   4. Erkrankungen der Gallenblase und Gallenwege.
   5. Gallensteine.
   6. Erkrankungen der Bauchspeicheldrüse außer Diabetes.
   7. Blinddarmentzündung.
   8. Bauchfellentzündung und Ileus.
   9. Bauchwassersucht.
 10. Eingeweidesenkung, Hernien, Bindegewebsschwäche.
 11. Funktionelle Erkrankungen des Magens und Darmes.
 12. Sonstige Erkrankungen der Verdauungsorgane.

**XVII. Erkrankungen im Zusammenhang mit der inneren Sekretion:**
   1. Endogene Fett- oder Magersucht.
   2. Erkrankungen der Hypophyse.
   3. Erkrankungen der Schilddrüse.
   4. Erkrankungen der Keimdrüsen.
   5. Diabetes mellitus und Folgekrankheiten.
   6. Sonstige Erkrankungen des innersekretorischen Systems.

**XVIII. Nichtvenerische Erkrankungen der Harn- und Geschlechtsorgane:**
   1. Akute und chronische Nieren- und Nierenbeckenentzündungen.
   2. Steinleiden.
   3. Nephrosklerose.
   4. Sonstige Erkrankungen der Niere.
   5. Erkrankungen des Harnleiters und der Harnröhre.
   6. Blasenerkrankungen.
   7. Sonstige Erkrankungen des Uro-Genitalapparates.

**XIX. Nichtvenerische Frauenkrankheiten:**
   1. Erkrankungen der Scheide und des äußeren Genitale.
   2. Erkrankungen der Gebärmutter.
   3. Erkrankungen der Eierstöcke.
   4. Erkrankungen der Anhänge und Mutterbänder.
   5. Lageveränderungen der Gebärmutter und Scheide.
   6. Menstruationsanomalien und klimakterische Störungen.
   7. Gynäkologische Blutungen ohne angegebene Ursache und anderen gynäkologische
      Erkrankungen.

**XX. Krankheiten im Zusammenhang mit Schwangerschaft, Geburt, Wochenbett und Still-
periode:**
   1. Schwangerschaftserbrechen.
   2. Schwangerschaftsnephritis und -pyelitis.
   3. Sonstige Schwangerschaftsbeschwerden und -erkrankungen.
   4. Schwangerschaftsblutungen und Schwangerschaftsunterbrechung.
   5. Fehlgeburt (spontan).
   6. Bauchhöhlenschwangerschaft.
   7. Eklampsie.
   8. Normale Geburt.
   9. Regelwidrige Geburt.
 10. Krankheiten im Zusammenhang und Anschluß an die Geburt (wie Kindbettfieber,
      puerperale Mastitis usw.).

**XXI. Mund- und Zahnerkrankungen:**
   1. Erkrankungen des Mundes und Zahnfleisches.
   2. Paradentose.
   3. Allgemeine und operative Zahn- und Kieferbehandlung.
   4. Konservierende Zahnbehandlung.
   5. Prothetische Zahnbehandlung.

## XXII. Allergische und Mangelkrankheiten.

1. Nesselsucht.
2. Heuschnupfen.
3. Sonstige Allergosen.
4. Rachitis.
5. Avitaminosen und sonstige Mangelkrankheiten.

## XXIII. Verletzungen und andere Erkrankungen durch äußere Einwirkungen und deren Folgen einschließlich Wundinfektion:

1. Gewerbekrankheiten und Unfälle (Ertrinken, Erfrieren, Verbrennung, Vergiftung, Hitzschlag, Sonnenstich, Blitzschlag, Elektrizität).
2. Fraktur, Luxation, Verstauchung, Quetschung, Zerrung, Gehirnerschütterung.
3. Fremdkörperverletzungen.
4. Selbstmord, Selbstmordversuch.

## XXIV. Nicht erwähnte Erkrankungen und unbestimmte Diagnosen:

1. Beschwerden nach Operationen und Verwachsungen.
2. Sterilität ohne bekannte Ursache.
3. Abszesse an inneren Organen und Höhlen.
4. Nicht angegebene und unbestimmte Diagnosen.
5. Plötzlicher Tod ohne erkennbare Ursache.

Als hauptsächlich richtungweisende Vergleichsunterlagen standen zur Verfügung:

I. das internationale Krankheiten- und Todesursachenverzeichnis,

II. ein Verzeichnis, wie es bei einer der größten deutschen Ortskrankenkassen im Gebrauch ist (AOK Hamburg),

III. die Anmerkungen von Regierungsrat Dr. WOGAN in Nr. 29/1931 der „Deutschen Krankenkasse" über die „Statistik der Krankenversicherung",

IV. die Grundsätze für eine einheitliche Krankenstatistik bei den Allgemeinen Ortskrankenkassen und den Landkrankenkassen der Rheinprovinz,

V. Richtlinien der Wehrmacht für die Untersuchungen auf Tauglichkeit.

### Zur Kritik der Unterlagen:

Zu I. Das internationale Verzeichnis scheint als Schema für die Krankenstatistik der privaten Krankenversicherung nicht verwendbar, da es über 300 Einzelpositionen, darunter viele umfaßt, die in Deutschland nur selten und in Einzelfällen eingeschleppt, auftreten. Daß diese Auffassung berechtigt ist, beweist die Tatsache, daß die Allgemeine Berliner Ortskrankenkasse, trotz Anwendung großer Geldmittel, auch für die Drucklegung, nicht imstande war, bei Gebrauch der bezeichneten Vorlage anderes als eine große Menge absoluter Zahlen zu veröffentlichen, während die Berechnung der für die gesundheitliche Führung einer Krankenversicherung allein wertvollen Verhältniszahlen vollständig in den Hintergrund trat, das gesamte umfangreiche Material also nicht weiter verarbeitet und druckreif gemacht werden konnte. Die Zusammenfassung dieser über 300 Krankheiten des internationalen Todesursachenschemas in einzelnen Gruppen erscheint zwar im ganzen zweckmäßig, es ist jedoch zu betonen, daß deren Zahl nicht allein noch immer sehr beträchtlich erscheint, sondern, da gleichzeitig Statistik für die Todesursachen, die Art der Zusammenfassung für die Erfassung der Krankheiten nicht durchweg als zweckentsprechend angesehen werden kann. Beispiel: Ob die Krankheiten des Rachens oder der Mandeln, so die Angina, wie in dem Schema geschieht, den Krankheiten der Verdauungsorgane zugerechnet werden können, ist bei der Seltenheit dieser Erkrankungen als Todesursache für eine Statistik der Todesursachen unbeachtlich; rechnet man jedoch Rachenkatarrh und Angina in der Krankheitsstatistik zu den Krankheiten der Verdauungsorgane, so wird deren Zahl um ein Beträchtliches erhöht, während die Zahl der Erkrankungen der Atmungsorgane, wohin diese Erkrankungen ihrer Entstehungsursache nach logisch eingereiht werden müssen, sich ungerechtfertigt vermindert.

Zu II. Auch die Liste der Ortskrankenkasse konnte nicht voll befriedigen, da sie im einzelnen in ihrer sachlichen Gliederung teils unübersichtlich (z. B. Struma und Basedow unter

Verdauungskrankheiten) erschien, teils auch wichtige Erkrankungen, wie z. B. die endokrinen Erkrankungen, überhaupt nicht berücksichtigte, obwohl sie in ihrer Beschränkung und zahlenmäßigen Vereinfachung gegenüber der ersterwähnten Liste für den praktischen Gebrauch in der Krankenversicherung einen entschiedenen Fortschritt bedeutet.

Zu III und IV. Die in den theoretischen Ausführungen niedergelegten Erfahrungsgrundsätze wurden bei der Zusammenstellung der in Vorschlag zu bringenden Liste sinngemäß, soweit sie sich in Zweck und Rahmen der gedachten Aufstellung einfügen, verarbeitet.

Zu V. Die für die Wehrmacht üblichen Richtlinien mußten aus der Aufstellung ausgeschieden werden, da ihre Zweckrichtung sich den Belangen der privaten Krankenversicherung nicht anpassen ließ.

### Zur Beurteilung der Aufstellung:

Es bestand Klarheit darüber, daß die aufzustellende Liste nur ein Kompromiß zwischen wissenschaftlich-medizinischen Anschauungen und den praktischen Anforderungen, die der Versicherer an ein solches Schema stellen muß, sein kann. Mehrfache Überschneidungen, die sich zwangsläufig ergeben, je nachdem man die Erkrankung vom genetischen oder auch vom pathologisch-anatomischen Blickwinkel aus betrachtet, ob man die Topographie des erkrankten Organs als Kriterium werten will oder ob man die Erkrankung rein symptomatisch einzuordnen gewillt ist, um sie damit für den medizinisch nicht vorgebildeten Schalterbeamten sinnfälliger zu gestalten, werden oberflächlicher Kritik die Gelegenheit geben, die Einreihung der Erkrankung an der gewählten Stelle als zu Unrecht erfolgt zu bezeichnen. Es darf daher darauf hingewiesen werden, daß unter bewußter Vernachlässigung neuerer und neuester medizinisch-wissenschaftlicher Erkenntnisse und Zusammenhänge die Zusammenstellung so erfolgte, wie sie sich dem vielbeschäftigten Schadenbearbeiter am ehesten sinnfällig darstellen muß.

Die Gruppen des Krankheitsverzeichnisses entsprechen den erkrankten Organen oder Organsystemen. Bei Stoffwechselkrankheiten wurde das funktionelle Moment in den Vordergrund gestellt, für ansteckende Krankheiten und Schädigungen der Gesundheit durch äußere Einwirkungen ist, soweit im einzelnen nicht anders bestimmt, das Moment der Ursache für die Einreihung in eine Gruppe ausschlaggebend.

Beim Vorliegen mehrerer Krankheiten oder beim Hinzutreten einer neuen Krankheit zu der ursprünglichen, ist im Einzelfall zu prüfen, ob es sich hier um eine Nach- oder Mitkrankheit handelt.

Unter *Nachkrankheiten* versteht man solche, welche erfahrungsgemäß durch die Hauptkrankheit ursächlich bedingt oder als deren häufige Begleitkrankheit bekannt sind und welche während oder nach der ursprünglichen Erkrankung auftreten. Als *Mitkrankheiten* sind solche Erkrankungen anzusehen, die weder ursächlich, noch ihrem Wesen nach mit der Hauptkrankheit in Beziehung stehen.

### Zum einzelnen:

Zu I. Wohl stellt die Rachitis vornehmlich eine Krankheit der frühen Entwicklungsjahre dar, ihrer Spätform, der Spätrachitis bzw. der ihr genetisch gleichen Osteomalacie wegen wurde die Einreihung in die Gruppe der Avitaminosen und Mangelkrankheiten (XXII) vorgezogen. Ähnliche Erwägungen waren für die Einreihung der MÖLLER-BARLOW'schen Erkrankung maßgebend.

Zu II. Obwohl die Hypertonie mit der Arteriosklerose oftmals in einem engen begleitenden Zusammenhang steht, wurde sie, da vornehmlich den Kreislauf als solchen betreffend und auch nicht immer nur auf atheromatöser Grundlage beruhend (z. B. Nephrosklerose), den Erkrankungen des Gefäßapparates (XI) beigezählt.

Die senile Prostatahypertrophie wurde ebenfalls nicht in die Gruppe der Abnutzungskrankheiten und Alterserscheinungen eingereiht, sondern am Sitz der organischen Erkrankung, den Keimdrüsen, verzeichnet (XVII), da im allgemeinen auf den Arztrechnungen die auslösende Ursache der Prostataerkrankung nur selten in Erscheinung zu treten pflegt.

Zu III. Sämtliche nicht alltäglichen Infektionskrankheiten wurden der leichteren Übersicht halber in größeren Obergruppen zusammengefaßt; jedoch wurde darauf Rücksicht genommen, daß auch eine Ausdifferenzierung dieser Obergruppen, soweit im einzelnen Fall erforderlich, ohne allzu große Schwierigkeiten technisch bewältigt werden kann.

Zu VIII. Die Frage der Einreihung des Herpes zoster bereitete gewisse Schwierigkeiten: Wenn die Erkrankung schließlich unter die Hautkrankheiten eingereiht wurde, so bestand Klarheit darüber, daß es sich hier keinesfalls um eine Hauterkrankung an und für sich handelt, sondern als Grundlage, wie bekannt, eine Erkrankung der peripheren Nerven anzunehmen ist. Wenn diese Krankheit also „wider besseres Wissen" unter die Erkrankungen der äußeren Bedeckung eingereiht wurde, dann in der Erwägung, daß sie dem beschauenden Auge vor allem als Affektion der Haut (z. B. Bläschengruppe) entgegentritt.

Die gleichen Erwägungen ließen sich allerdings auch auf das Ulcus cruris anwenden; jedoch ist zu vermuten, daß die Erkenntnis von dem ursächlichen Zusammenhang zwischen Unterschenkelgeschwür und venösem Gefäßsystem auch dem Laien so einwandfrei bekannt ist, daß die Einreihung dieser Erkrankung unter die Krankheiten des Gefäßsystems, als auch dem Schadenbearbeiter sinnfällig, ohne Bedenken vorgenommen werden kann.

Die Vielheit der Nomenklatur der Hautkrankheiten, die sich dem Nichtspezialisten durch oft kaum wahrnehmbare Unterscheidungsmerkmale offenbart, ließ eine Zusammenziehung in allgemeinere Obergruppen als zulässig erscheinen.

Zu IX. Trotz der wissenschaftlichen Erkenntnis, daß ein nicht unbeträchtlicher Teil der Gelenkerkrankungen als endokrin bedingt anzusprechen sein dürfte, wurde vorgezogen, die Arthritis allgemein hier einzugruppieren, ohne Rücksicht auf ihre (meist doch nicht angegebene) Entstehung.

Zu X. Da die Tonsillen und somit auch deren Erkrankungen ihrer Lage nach im Zuge des Verdauungstraktus eingeordnet sind, hätten sie mit einer gewissen Berechtigung auch dort eingereiht werden können. Ihr Zusammenhang mit Erkältungskrankheiten ist im Volksempfinden jedoch so fest verankert, daß ihr Platz besser bei den Erkrankungen der Luftwege gewählt scheint. Trotz der medizinischen Erkenntnis, daß ein großer Teil der Asthmaerkrankungen einer ausgesprochenen Allergose gleichzusetzen ist, wurde aus praktischen Gründen auch diese Erkrankung den Krankheiten der Luftwege beigeordnet.

Zu XII. Wenn in dieser Gruppe die ausdrückliche Namhaftmachung der Organneurosen vermißt wird, so darf darauf hingewiesen werden, daß diese funktionellen Leiden, trotz ihres für die Zusammenfassung übergeordneten nervösen Ursprungs, praktisch nach reiflicher Überlegung besser bei den einzelnen Organen abgehandelt werden.

Zu XIII. Die Melancholie wurde nicht unter die echten Geisteskrankheiten eingereiht, obwohl sie von manchen Autoren zu dieser Gruppe gerechnet wird. Unter den echten Geisteskrankheiten wurden nur diejenigen Geisteskrankheiten zusammengefaßt, die in ihrem Verlauf eine Minderung des Intellekts (Verblödung) nach sich ziehen. Nach Ablauf der vorübergehenden Störungen der Melancholie ist der Intellekt des Erkrankten in derselben Höhe erhalten wie vorher. Aus diesem Grunde wurde die Melancholie den Psychosen zugerechnet.

Zu XV. Nicht selbständige Augenkrankheiten bei Allgemeinleiden und Nervenkrankheiten sind unter der Position der Hauptkrankheit einzureihen.

Zu XVI. Bei funktionellen Erkrankungen des Magen-Darmkanals ist zu berücksichtigen, daß die meisten „nervösen" Erkrankungen des Magens, sowie des Darmes sich unter verbesserter Diagnostik als anderweitige Erkrankungen erweisen, so z. B. als Ulcus, Gastritis, Cholecystitis, der Meteorismus oft als Frühsymptom der Leberschrumpfung, die „Darmspasmen" als Begleitkrankheiten von Appendicitis, Ulcus oder Gallenblasenerkrankungen. Auch bei der Diagnose „Magenerweiterung" ist größte Zurückhaltung am Platz. Eine echte Magenerweiterung findet sich überwiegend nur bei meist organisch bedingter Enge des Magenausgangs mit motorischer Störung der Entleerung (Ulcus, Ulcusnarbe, Pyloruscarcinom und Verätzungen durch Säuren oder Laugen).

Zu XVIII. Man muß sich darüber klar sein, daß ein Zustandsbild wie Bettnässen auf allen möglichen Voraussetzungen aufgebaut sein kann, wie z. B. um einiges herauszugreifen: Defekt des Blasenschließmuskels, unvollkommener Schluß des Rückenmarkkanals, Störungen in der Blaseninnervation oder auch katarrhalische Zustände der Blase; auch vermehrte Schlaftiefe kann dieses Bild hervorrufen. Aus praktischen Gründen wurde daher dem Symptom der Erkrankung nach das Bettnässen unter die Gruppe der „nichtvenerischen Erkrankungen der Harn- und Geschlechtsorgane" eingereiht.

Die Hydrocele wurde, obwohl landläufig auch als Bruch (Wasserbruch) bezeichnet, aus praktischen Gründen nicht bei den Brüchen, sondern bei den Erkrankungen des Uro-Genital-apparates abgehandelt.

Bei Zustandsbildern, die eine verschiedenartige Ausdeutung zulassen, wie z. B. Kopf-schmerzen, wurde bewußt auf Angabe einer Gruppe verzichtet, da der betreffende Schadens-bearbeiter vor allem selbst um die Klärung der Grundursache der Erkrankung bemüht sein soll. Die dadurch bedingten Schwierigkeiten werden sicherlich voll ausgeglichen durch die Tatsache, daß damit die Möglichkeit, wichtige Grundursachen einer solchen Erkrankung zu übersehen (z. B. Lues als Grundursache der Kopfschmerzen), möglichst im Vorwege unter-bunden wird.

Die kurzen Beispiele mögen zeigen, daß eine solche Liste mit Notwendigkeit Gegenstand einer anderweitigen Auffassung und so einer darauf begründeten absprechenden Kritik sein kann. Sie erhebt keinerlei Anspruch darauf, *die* endgültige Form zu sein; Verbesserungen dürften sich aber am ehesten nach einer gewissen Anlaufzeit ergeben, sie möge daher insoweit nur als Leitmotiv und Richtlinie gewertet werden.

Das von mir angegebene Schema ist, wie schon oben angeführt, seit einiger Zeit (beim Deutschen Ring Krankenversicherung V. a. G., Hamburg) im Gebrauch und hat, wie ich feststellen durfte, auch bei anderen Unternehmungen, z. B. bei der Sozialversicherung, großes Interesse gefunden. Die Schadenbearbeiter haben sich in das Schema eingelebt und scheinen praktisch keine allzu großen Schwierigkeiten gefunden zu haben, wenn auch zu Anfang hier und da durch Rückfragen noch dieser oder jener Punkt geklärt werden mußte, eine Klärung, die nicht nur weitere Verbesserungsmöglichkeiten des Sachwortverzeichnisses aufzeigte, son-dern gleichzeitig die Herabsetzung der prozentualen Zahl unklarer Diagnosen auf ein unver-hältnismäßiges Minimum bewirkte.

In der Praxis hat es sich erwiesen, daß die Angaben der *Unter*positionen nicht durchweg erforderlich sind; jedoch konnte auf ihre Kenntlichmachung nicht ver-zichtet werden, da der Vergleich der Zahl der Ausgabenposten in den einzelnen Obergruppen eine Unterteilung im Sinne der einzelnen Positionen nützlich er-scheinen ließ. Nach den vorliegenden Durchprüfungen der verschiedenen Monate scheinen besonders Frauenkrankheiten und Krankheiten der Luftwege den Haus-halt der privaten Krankenversicherungsgesellschaften bevorzugt zu belasten. Eine Abgrenzung der einzelnen Krankheiten wird mit Bestimmtheit einen gründlicheren Einblick in das Krankheitsgeschehen und seine versicherungstechnische Bewer-tung ermöglichen, besonders, wenn man einen Schritt weiter geht und den Ver-such macht, die Krankheitshäufigkeit auch mit anderen Faktoren, z. B. der soziolo-gischen Struktur oder auch der Landschaft, vergleichend abzustimmen, wie dies z. B. REICHERT in seiner Abhandlung[1] „Landschaft, Lohn und Krankheit" für seinen Arbeitsbereich und für die Sozialversicherung unternommen hat.

Ich bin mir bewußt, daß eine daraufhin abzielende Statistik im Rahmen des Aufgabenkreises der privaten Krankenversicherung sich heute noch nicht bewerk-stelligen lassen wird, die statistischen Ergebnisse dieser Versicherungssparte müssen notwendigerweise im gegenwärtigen Zeitpunkt gegenüber den zahlreichen und gründlichen Vorarbeiten der Sozialversicherung einen etwas mageren Ein-druck machen. Die Heraustellung solcher Fragen im jetzigen Zeitpunkt erscheint mir jedoch trotzdem nicht unwichtig, da sich so vielleicht für die Zukunft Richt-punkte aufzeigen lassen, deren Erfassung mithelfen kann an der großen und not-wendigen Arbeit, die private Krankenversicherung medizinisch-technisch so zu unterbauen, daß jeder einzelne Versicherte mit vollstem Vertrauen, auch bei

---

[1] REICHERT: „Landschaft, Lohn und Krankheit." Berlin 1936.

Abstellung auf den erstrebten Gemeinnutz, seine eigenen Belange als voll gewahrt ansehen kann, ja ansehen muß.

**Spätere Verbesserungsvorschläge.** Man durfte sich im Vorwege darüber klar sein, daß die vorstehenden[1] festumrissenen Vorschläge als Beitrag zur Schaffung einer medizinischen Statistik in der privaten Krankenversicherung nichts Endgültiges und Unabänderliches darstellen sollten und wollten: mochte eine solche Zusammenstellung theoretisch noch so gut durchdacht sein, mußte ihr letztlich, da ohne Vorbild in der privaten Krankenversicherung, doch der notwendige praktische Erfahrungsinhalt fehlen, der sich nur aus der Arbeit der täglichen Praxis ergeben und so die Korrektur etwaiger Unstimmigkeiten ermöglichen konnte.

Wenn nun schon nach einer, für statistische Bedürfnisse etwas kurz bemessenen Zeitspanne von noch nicht zwei Jahren, vom Verfasser selbst gewisse Verbesserungsvorschläge ausgearbeitet wurden, so geschah dies nicht aus der zwingenden Notwendigkeit, grundsätzliche Fehler zu beheben, sondern vornehmlich aus äußerer Veranlassung: Es bestand bei einem weiteren Kreis von Krankenversicherungsgesellschaften die Absicht, das Verzeichnis gegebenenfalls als Grundlage für die Zwecke einer gemeinsamen Statistik zu übernehmen. Weiterhin gab die Veröffentlichung einer medizinischen Statistik für die reichsgesetzliche Krankenversicherung[2] Veranlassung, die Krankheitsgruppenaufstellung auf die Möglichkeit einer grundsätzlichen Angleichung zu überprüfen.

Der Gedanke der Einführung einer möglichst einheitlichen, unter Umständen sogar gemeinsamen Reichsstatistik mußte verlocken, da eine solche Einheitsstatistik durch die Erfassung einer ungleich größeren Zahl von Probanden aus allen Bevölkerungsschichten (vorzugsweise Handarbeiter) unstreitig noch tragfähigere Rückschlüsse über alle möglichen Fragen der Volksgesundheit zulassen würde.

Die Erfordernisse einer medizinischen Statistik für die Sozialkassen sind aber nach ganz anderen Gesichtspunkten ausgerichtet, wie die einer solchen für die private Krankenversicherung. Während die Sozialversicherung praktisch nur die Zahl der Arbeitsunfähigkeitsmeldungen wird überprüfen können und letztlich nur an dieser Zahl, die für die private Krankenversicherung ohne Bedeutung bleibt, interessiert ist, bedarf die private Krankenversicherung einer, im Gegensatz dazu *alle* Schadensfälle erfassenden medizinischen Statistik vor allem zur wissenschaftlichen Unterbauung ihres Wirtschaftsplans und zur Findung der „gerechten Prämie". Diese verschiedenen Zweckrichtungen schließen jedoch die Schaffung einer gemeinsamen statistischen Grundlage nicht grundsätzlich aus, wenngleich im gegenwärtigen Augenblick die Zeit für ein Ineinanderaufgehen der beiden Arten der Statistik noch nicht reif zu sein scheint.

Der ursprüngliche Zweck der Schaffung eines Krankheits- und Krankheitsgruppenverzeichnisses für die Belange der privaten Krankenversicherung war der, die auf Grund eines fehlenden oder zum mindesten sehr mangelhaften Zahlenmaterials reichlich unsicheren Schätzungsergebnisse durch ein exaktes rechnerisches Verfahren zu ersetzen, um so Folgerungen für die Praxis der Versicherungsgesellschaften, soweit als möglich, wissenschaftlich begründet zu unterbauen. Im Vordergrund der Erwägungen stand deshalb die Absicht, schon die Erstfassung so zu wählen, daß sie für den Praktiker, wie für den Wissenschaftler die Möglichkeit der Beantwortung aller, oder doch zum mindesten der Mehrzahl der zu stellenden Fragen offen ließ, d. h. ein Abirren in Phantasien dadurch nach Möglichkeit unterbunden werden sollte. Hinter diesem vordringlich erscheinenden Erfordernis mußten andere, ebenfalls wichtig erscheinende Fragen bewußt in den Hintergrund gedrängt werden. Sollte die medizinische Statistik in der Praxis der privaten Krankenversicherung nicht zu einem mehr

---

[1] GÖBBELS: „Medizinische Statistik und private Krankenversicherung." Zeitschr. f. d. ges. Vers.Wiss. Bd. 37, Heft 2, S. 112 ff.

[2] In „Die Ortskrankenkasse" Nr. 19 vom 1. Juli 1937.

oder weniger unhandlichen Instrument unfruchtbarer Zahlenakrobatik werden, sondern sich als Dienerin dem Ganzen einordnen, so mußte sie in ihrem weiteren Ausbau an Hand des inzwischen gewonnenen Erfahrungsgutes so modifiziert werden, daß sie unter Wahrung des Grundsatzes der zu erhaltenden Möglichkeit medizinischer und versicherungstechnischer Fragebeantwortung durch Angleichung an praktische Bedürfnisse der täglichen Arbeit als notwendiges Mittel zum Zweck, nicht aber als Selbstzweck erschien. Mit anderen Worten: Die Aufstellung mußte, unter möglichster Erhaltung des bewährten Wesentlichen, so aufgezogen werden, daß sie, ohne durch die Höhe ihrer Unterhaltungskosten den Wirtschaftsplan einer Versicherungsgesellschaft übermäßig zu belasten, damit also praktisch untragbar zu werden, dem medizinisch nicht vorgebildeten Schadenbearbeiter in einer Außengeschäftsstelle möglichst wenig Schwierigkeiten entgegenzusetzen und außerdem die statistische Auswertung in der Zentrale auf das eben mögliche Mindestmaß zu vereinfachen in der Lage war.

Diese für den zweckdienlichen weiteren Ausbau aufzustellenden unumgänglichen Forderungen wurden nach zwei Richtungen hin erfüllt:

A. Durch Umfrage über die seitherigen Erfahrungen bei den einzelnen Geschäftsstellen des „Deutscher Ring, Krankenversicherung V. a. G.", durch den das Krankheitsverzeichnis seit Mitte 1936 praktisch erprobt worden war. Eine solche ergab, daß nach einer gewissen Anlaufzeit, in Erkenntnis des Nutzens einer statistischen Grundlage für das Ganze, die Mehrarbeit ohne Schwierigkeit übernommen wurde. Von einzelnen Geschäftsstellen geäußerte Vorschläge und Wünsche bezogen sich beinahe ausschließlich auf die Einreihung unklarer Einzelfälle, bezweckten also letzten Endes einen weiteren Ausbau des Sachwortverzeichnisses. Der Rest der Anregungen bezog sich auf technische Vorschläge (wie z. B. dauerhafte Herstellung des Verzeichnisses in Rücksicht auf die tägliche Benützungsnotwendigkeit usw.). Sie können deshalb an dieser Stelle außer Ansatz bleiben.

B. Wichtig schienen vor allem Beobachtungen, die aus der Arbeitsweise der in der Statistik benützten elektrischen Auszählmaschinen (Hollerith- oder ebenso auch Powers-System) ihre Erklärung finden. Die darauf fußenden Vorschläge erscheinen jedoch ebenso beachtenswert für die Durchführung der medizinischen Statistik in den Betrieben, die eine maschinelle Auswertung der gefundenen Zahlen nicht kennen, denn auch für sie wird die Möglichkeit einer Personaleinsparung auf diesem, im Moment vielleicht unproduktiv erscheinenden Sachgebiet von besonderem Interesse sein.

Als Grundlage für das Verständnis der gewählten Lösung der Aufgabe möge folgendes ausgeführt werden: Man unterstelle z. B. als Berechnungsgrundlage, eine größere Krankenversicherungsgesellschaft mit rund 300 000 Versicherten habe durchschnittlich pro Monat etwa 60 000 Schadensfälle (einschl. der Folgekarten) statistisch zu erfassen und zu verbuchen. Die Kapazität der maschinellen Arbeitsleistung beträgt pro Arbeitsgang etwa 20 000 Lochkarten in der Sortierarbeit und etwa bis zu 9000 Lochkarten für die Tabellierung. Dies bedeutet, reine Sortierarbeit vorausgesetzt, für die dem Beispiel zugrunde gelegte Schadenfallauszählung eine Arbeitszeit von drei Stunden je Arbeitsgang, wobei als Arbeitsgang die Erfassung je einer Lochziffer bezeichnet wird. Soll nun z. B. die Position 20/3 ermittelt werden so bedeutet dies für die Abtastung der dreistelligen Zahlenreihe 2-0-3 je drei Stunden (soweit nicht im Einzelfall ausnahmsweise gekoppelt werden kann), also insgesamt neun Stunden Arbeitszeit. Die Abtastung z. B. der vierstelligen Position 20/13 (also 2-0-1-3) würde demnach zwölf Stunden, damit also drei Stunden *Mehr*arbeit erforderlich machen.

Die Fragestellung hinsichtlich etwaiger Verbesserungen lag damit klar zu Tage. Sie hieß: Wie läßt sich, unter möglichster Erhaltung des bestehenden Verzeichnisses, das sich in seiner Zusammenstellung bewährt hatte, ohne Zweckbeeinträchtigung ein Maximum an Arbeitszeit einsparen?

Dies konnte nach zwei Richtungen geschehen:

1. Für die praktische Auszählung wichtige Unterpositionen waren als Hauptgruppen herauszustellen, um so ihre Erfassung in einem einzigen (gekoppelten) Arbeitsgang zu ermöglichen.

2. Die Gruppeneinteilung war so aufzugliedern, daß, unter Verzicht auf eine durchgehende Bezifferung der Einzelpositionen, vierstellige Positionen durch entsprechende Zusammenziehung zugunsten dreistelliger verschwanden.

Zu 1. Diese Forderung ließ sich dadurch erfüllen, daß man z. B. in der Gruppe der Geschlechtskrankheiten die versicherungstechnisch besonders wichtigen seitherigen Unterpositionen *Lues* und *Gonorrhoe* von den übrigen Geschlechtskrankheiten trennte und zur selbständigen Obergruppe erhob. Noch deutlicher wird dies bei der gegenüber den anderen Tuberkuloseformen ungleich wichtigeren *Lungentuberkulose* oder beim Vergleich der *Grippe* hinsichtlich ihrer Häufigkeit und der Krankheitskosten im Verhältnis zu den übrigen Infektionskrankheiten, innerhalb deren wiederum die Infektionskrankheiten des Kindesalters eine deutliche Sonderstellung einnehmen.

Schwieriger ist die Lösung bei den volkswirtschaftlich überaus wichtigen *rheumatischen Erkrankungen*. Es darf nicht vergessen werden, daß „Rheuma" nach modernen medizinischen Gesichtspunkten nichts anderes darstellt, als eine „Worthülse", einen Sammelbegriff, hinter dem sich die verschiedenartigsten heterogenen Erkrankungen des Knochen- und Muskelsystems, sowie des Nervensystems verstecken können (vgl. dazu das Schema der Deutschen Gesellschaft für Rheumabekämpfung S. 165 f.). Solche Erwägungen ließen darauf verzichten, allein der Übersichtlichkeit wegen, Rheuma gesondert herauszustellen.

Zu 2. Hier galt es, bei den Gruppen mit zehn oder mehr Unterpositionen an Hand einer Übersichtsauszählung den Wertinhalt der einzelnen Unterpositionen (Fallzahl, Fall- und Gesamtkosten) in etwa zu umreißen, mit dem Ergebnis, damit weniger wichtige Unterpositionen anderen Gruppen beizuzählen, jedoch unter bewußter Vermeidung der Gefahr, die so gewonnenen Neu-Gruppen damit unübersichtlich oder unberechtigterweise „kopflastig" zu machen.

Bedenkt man, daß Fall*zahl* und Fall*kosten* nicht etwa parallel gehen, sondern häufig stark divergieren, so war weiterhin zu überlegen, ob die Aussonderung nach der Fallzahl oder unter Berücksichtigung der für die Behandlung der Krankheit ausgeworfenen Kosten erfolgen sollte. Beide Möglichkeiten schienen als Extreme nicht zweckmäßig; es wurde daher vorgezogen, insbesondere unter Berücksichtigung der verhältnismäßig kurzen Beobachtungszeit, nur solche Unterpositionen zu eliminieren bzw. anderen Unterpositionen beizuzählen, bei denen Fallzahl *und* Fallkosten offensichtlich sehr niedrig lagen, also das Gesamtbild nicht wesentlich beeindrucken konnten.

Berücksichtigt man im einzelnen z. B., daß in einer Auszählung die *Malaria* hinsichtlich der Fallzahl im Verhältnis zur Gruppenfallzahl und zur Gesamtfallzahl sich verhält wie 1:1803:26089 (absolute Zahlen sollen hier aus leichtverständlichen Gründen nicht gegeben werden) und der Fallkostendurchschnitt zum Gruppenfallkostendurchschnitt bzw. zum Gesamtfallkostendurchschnitt sich verhält wie 1:1972:5551, so wird man die Berechtigung einsehen, diese Erkrankung als besondere Einzelposition verschwinden zu lassen.

Ein anderes Beispiel führt zu demselben Ergebnis: Die nichtspezifischen Erkrankungen der großen Körperschlagader verhalten sich hinsichtlich der Fallzahl wie 1:278:5797, hinsichtlich der Kosten wie 1:259:666. Auch diese Unterposition konnte nach dem gewonnenen Ergebnis als gesonderte Position verschwinden und mit anderen zu einer Gruppe vereinigt werden. Die kurze Beobachtungszeit gebot allerdings ein besonders vorsichtiges Vorgehen bei der beabsichtigten Einschränkung, sollten nicht durch Übereilung unbeabsichtigt Wege verbaut oder Situationen herbeigeführt werden, die etwa nachträglich wieder eine Umänderung im Sinne der verlassenen Einteilung notwendig machen könnten. Die Möglichkeit einer weiteren Einsparung von Positionen dürfte sich m. E. erst aus einer längeren Beobachtungszeit ergeben und damit rechtfertigen lassen.

Wenn bei der für praktische Bedürfnisse vorgenommenen Auflockerung des Krankheitsverzeichnisses die medizinische Geschlossenheit einzelner Krankheitsgruppen vielleicht gelitten haben sollte, so ist zu bedenken, daß ein solches Opfer im Sinne der Einordnung auch der rein medizinischen Statistik in das Gefüge der Gesamtinteressen notwendig erschien.

### Krankheitsgruppen-Aufstellung.

**1. Entwicklungskrankheiten** (soweit nicht innersekretorisch bedingt):

    1. Angeborene Lebensschwäche und Nährschäden.
    2. Diathesen und sonstige spezifische Erkrankungen des frühen Kindesalters.
    3. Geburtsverletzungen und Anomalien.

**2. Abnutzungs- und Alterskrankheiten** (soweit nicht innersekretorisch bedingt):

    1. Arteriosklerose und Altersbrand.
    2. Apoplexie.
    3. Altersschwäche und sonstige Abnutzungserscheinungen.

**3. Grippe** (Influenza):

**4. Spezifische Infektionskrankheiten, hauptsächlich des Kindesalters** (außer Tbc.):

    1. Masern.
    2. Scharlach.
    3. Diphtherie (einschl. Organ-Di.).
    4. Keuchhusten.
    5. Spinale Kinderlähmung.

**5. Sonstige Infektions- und parasitäre Krankheiten:**

    1. Typhus und Paratyphus.
    2. Infektiöse Gehirnerkrankungen.
    3. Sepsis.
    4. Tetanus, Malaria.
    5. Wurmkrankheiten.
    6. Krätze, Erkrankungen durch Ungeziefer und andere parasitäre Erkrankungen.

**6. Bösartige Geschwülste und Neubildungen:**

    1. Krebs des Verdauungsapparates (Zunge, Speiseröhre, Magen, Leber, Darm, Bauchspeicheldrüse).
    2. Krebs der Atemwege (Kehlkopf, Lunge).
    3. Krebs der weiblichen Genitalorgane (Gebärmutter, Brust).
    4. Haut- und Drüsenkrebs.
    5. Sarkom und sonstige bösartige Neubildungen.

**7. Gutartige Geschwülste und Neubildungen:**
1. Neubildungen der Haut und Schleimhäute.
2. Gutartige Geschwülste des weiblichen Genitalapparates.
3. Sonstige gutartige Neubildungen (insbesondere gutartige Adenome).

**8. Gonorrhoe, ihre Anschluß- und Folgekrankheiten:**
1. Gonorrhoe, Blennorrhoe, gonorrhoische Epididymitis und Prostatitis.
2. Gonorrhoische Arthritis.

**9. Lues** (erworben oder vererbt):
1. Lues I, II, III (Primär-, Sekundär-, Tertiärstadium).
2. Neurolues (Tabes, Paralyse, Gehirnsyphilis).
3. Sonstige metaluische Krankheiten.

**10. Sonstige Geschlechtskrankheiten.**

**11. Lungentuberkulose.**

**12. Sonstige tuberkulöse Erkrankungen:**
1. Knochen- und Gelenktbc.
2. Organtbc., Darmtbc., tbc. Mastdarmfistel.
3. Drüsentbc.
4. Hauttbc. und Lupus.
5. Miliartbc.
6. Hirnhauttbc.
7. Tbc. der serösen Häute.

**13. Hautkrankheiten und Krankheiten der äußeren Bedeckung einschließlich Unterhautzellgewebe** (ohne Verbindung mit allgemeinen Infektionskrankheiten):
1. Ekzem.
2. Schuppenflechte.
3. Furunkel, Karbunkel, Schweißdrüsenabszeß, Phlegmone, Erysipel.
4. Akne, Rosacea.
5. Herpes zoster.
6. Sonstige Erkrankungen der Haut und des Unterhautzellgewebes.
7. Erkrankungen der Hautanhangsgebilde, wie Haare, Nägel und Nagelbett.

**14. Krankheiten des Bewegungs- und Stützapparates** (ausschließlich Tbc. und Geschlechtskrankheiten):
1. Gelenkrheumatismus.
2. Muskelrheumatismus und Myalgien (auch Lumbago).
3. Ostitis und Periostitis.
4. Osteomyelitis.
5. Arthritis und Spondylitis.
6. Fußdeformitäten (Platt-, Spreiz-, Klumpfuß).
7. Statische Beschwerden und Wirbelsäulenverkrümmung.
8. Gicht.
9. Sonstige Erkrankungen des Bewegungs- und Stützapparates.

**15. Erkrankungen der Luftwege** (nicht spezifisch-infektiöse):
1. Erkrankungen der Nase.
2. Erkrankungen der Nebenhöhlen.
3. Angina.
4. Katarrh des Kehlkopfes und Rachens.
5. Bronchitis.
6. Pneumonie.
7. Pleuritis (trocken, feucht, eitrig).
8. Asthma und Lungenemphysem.
9. Sonstige Erkrankungen der Luftwege.

**16. Erkrankungen des Herzens und der Kreislauforgane** (außer Lues):
1. Endo-, Myo-, Perikarditis, Herzmuskelentartung.
2. Herzklappenfehler.
3. Hypertonie.
4. Angina pectoris, Koronarsklerose und Reizüberleitungsstörungen (Arhythmien).
5. Funktionelle Erkrankungen des Herzens.
6. Erkrankungen der großen Körperschlagader und der peripheren Arterien.
7. Erkrankungen des venösen Gefäßsystems, Thrombose, Embolie.
8. Sonstige Erkrankungen des Herzens und der Kreislauforgane.
9. Krankheiten der Lymphdrüsen, Lymphwege und des Lymphgefäßsystems.

**17. Blutkrankheiten:**
1. Perniziöse Anämie.
2. Sekundäre Anämie und Chlorose.
3. Erkrankungen der weißen Blutkörperchen.
4. Erkrankungen der Milz.
5. Sonstige Bluterkrankungen.

**18. Erkrankungen des Zentralnervensystems, Geisteskrankheiten, Gemütsleiden** (außer Lues, Tbc. und Tumor):
1. Organische Gehirn- und Gehirnhautentzündungen und Gehirnabszeß (außer Infektionen).
2. Epilepsie.
3. Erkrankungen des Rückenmarks und seiner Häute
4. Andere Erkrankungen des Zentralnervensystems.
5. Echte Geisteskrankheiten.
6. Psychosen und Neurosen.
7. Neurasthenie.
8. Andere Formen der Geistesstörungen.

**19. Erkrankungen der peripheren Nerven:**
1. Neuritis und Neuralgien.
2. Ischias.
3. Sonstige Erkrankungen des peripheren Nervensystems.

**20. Erkrankungen des Ohres** (ohne Verletzungen):
1. Erkrankungen des äußeren Ohres.
2. Erkrankungen des Mittelohres und Trommelfells.
3. Erkrankungen des Innenohres und Vestibularapparates.
4. Sonstige Erkrankungen des Ohres und des Warzenfortsatzes.

**21. Erkrankungen des Auges** (ohne Verletzungen):
1. Erkrankungen der Lider, Bindehaut, Augenmuskel und der Tränenorgane.
2. Erkrankungen der Hornhaut, Lederhaut, Regenbogenhaut, der Linse und des Glaskörpers.
3. Erkrankungen der Netzhaut, Gefäßhaut und der Sehnerven.
4. Refraktionsanomalien.
5. Sonstige Erkrankungen des Auges.

**22. Erkrankungen des Verdauungsapparates und der Bauchhöhle:**
1. Katarrhalisch-entzündliche Krankheiten der Speiseröhre, des Magens und Darmes.
2. Geschwürskrankheiten.
3. Erkrankungen der Leber und Bauchspeicheldrüse (außer Diabetes).
4. Erkrankungen im Bereich der Gallenblase und Gallenwege, Gallensteine.
5. Blinddarmentzündung.
6. Bauchfellentzündung, Bauchwassersucht.
7. Funktionelle und mechanische Erkrankungen des Magens und Darmes, Ileus.
8. Eingeweidesenkung, Hernien, Bindegewebsschwäche.

**23. Erkrankungen im Zusammenhang mit der inneren Sekretion:**
   1. Endogene Fett- und Magersucht.
   2. Erkrankungen der Hypophyse.
   3. Erkrankungen der Schilddrüse.
   4. Erkrankungen der Keimdrüse.
   5. Diabetes mellitus und Folgekrankheiten.
   6. Sonstige Erkrankungen des innersekretorischen Systems.

**24. Nichtvenerische Erkrankungen der Harn- und Geschlechtsorgane:**
   1. Akute und chronische Nieren- und Nierenbeckenentzündungen.
   2. Steinleiden.
   3. Nephrosklerose.
   4. Sonstige Erkrankungen der Niere.
   5. Erkrankungen des Harnleiters und der Harnröhre.
   6. Blasenerkrankungen.
   7. Sonstige Erkrankungen des Uro-Genitalapparates.

**25. Nichtvenerische Frauenkrankheiten:**
   1. Erkrankungen der Scheide und des äußeren Genitale.
   2. Erkrankungen der Gebärmutter.
   3. Erkrankungen der Eierstöcke.
   4. Erkrankungen der Anhänge und Mutterbänder.
   5. Lageveränderungen der Gebärmutter und Scheide.
   6. Menstruationsanomalien und klimakterische Störungen.
   7. Gynäkologische Blutungen ohne angegebene Ursache und andere gynäkologische Erkrankungen.

**26. Normale Geburt** (Wochenhilfe):

**27. Regelwidrige Geburt.**

**28. Krankheiten im Zusammenhang mit Schwangerschaft, Geburt, Wochenbett und Stillperiode:**
   1. Schwangerschaftsbeschwerden.
   2. Schwangerschaftsnephritis und -Pyelitis.
   3. Sonstige Schwangerschaftsbeschwerden und -erkrankungen.
   4. Schwangerschaftsblutungen und Schwangerschaftsunterbrechung.
   5. Fehlgeburt (spontan).
   6. Bauchhöhlenschwangerschaft.
   7. Eklampsie.
   8. Krankheiten im Zusammenhang und Anschluß an die Geburt (wie Kindbettfieber, puerperale Mastitis usw.).

**29. Mund- und Zahnerkrankungen:**
   1. Erkrankungen des Mundes und Zahnfleisches.
   2. Paradentose.
   3. Allgemeine und operative Zahn- und Kieferbehandlung.
   4. Konservierende Zahnbehandlung.
   5. Prothetische Zahnbehandlung.

**30. Allergische und Mangelkrankheiten:**
   1. Nesselsucht.
   2. Heuschnupfen.
   3. Sonstige Allergosen.
   4. Rachitis.
   5. Avitaminosen und sonstige Mangelkrankheiten.

**31. Verletzungen und andere Erkrankungen durch äußere Einwirkung und deren Folgen, einschl. Wundinfektion:**

1. Gewerbekrankheiten und Unfälle (Ertrinken, Erfrieren, Verbrennung, Vergiftung Hitzschlag, Sonnenstich, Blitzschlag, Elektrizität).
2. Fraktur, Luxation, Verstauchung, Quetschung, Zerrung, Gehirnerschütterung.
3. Fremdkörperverletzung.
4. Selbstmord, Selbstmordversuch.

**32. Verkehrsunfälle.**

**33. Nicht erwähnte Erkrankungen und unbestimmte Diagnosen:**

1. Beschwerden nach Operationen und Verwachsungen.
2. Sterilität ohne bekannte Ursache.
3. Abszesse an inneren Organen und Höhlen.
4. Nicht angegebene und unbestimmte Diagnosen.
5. Plötzlicher Tod ohne erkennbare Ursache.

Trotz der Befürchtung einer damit nicht immer vermeidbaren Wiederholung erschien es zweckmäßig, beide Aufstellungen, nämlich die ursprüngliche Form der vorgeschlagenen medizinischen Statistik und die späteren Verbesserungsvorschläge chronologisch getrennt aufzuführen, um so eine verbesserte Einblicksmöglichkeit in das systematische Werden einer auf die Bedürfnisse der privaten Krankenversicherung eigens abgestellten medizinischen Statistik und eine sinnfälligere Begründung der Verbesserungsvorschläge zu ermöglichen.

# XII. Gemeinschaftsaufgaben, Probleme und Zukunftsentscheidungen in der privaten Krankenversicherung.

Die private Krankenversicherung ist, wie schon an anderer Stelle im einzelnen ausgeführt, in den Rahmen des ständischen Aufbaus der deutschen Wirtschaft eingefügt. Sie hat damit Teil an der Lösung der übergeordneten nationalen und volklichen Gemeinschaftsaufgaben, wie sie unter der nationalsozialistischen Führung dem deutschen Volke, in Sonderheit auch der deutschen Wirtschaft gestellt sind. Gemäß ihrer Begriffsbestimmung als Krankenversicherung wird sie ihre Aufgaben zu erfüllen haben, sowohl auf dem Gebiete der *Kranken*hilfe, einschließlich der Krankheitsvorbeugung und Gesundheitsführung, als auch auf dem Boden der *Versicherungs*wirtschaft und der dieser besonders gestellten Aufgaben.

Überlegt man sich, welche Aufgaben der privaten Krankenversicherung im Rahmen des Staats- und Volksganzen durch ihre Beschäftigung mit Krankheit und Krankheitsfolgen gesetzt sind, so wird man diese in zweifacher Richtung sehen können, nämlich

I. in der bewußten Förderung der staatlichen bevölkerungspolitischen Maßnahmen positiver und negativer Art und

II. in der geeigneten Mitarbeit an der Verhütung von Krankheitsfällen, d. h. Mitarbeit an der Einsparung vermeidbarer Versicherungsleistungen im Sinne einer Erhaltung von Werten des Volksvermögens im weitesten Sinne.

Berücksichtigt man die Eigenart der privaten Krankenversicherung in Aufbau und Zweckbestimmung, die, wie an anderer Stelle näher ausgeführt, sich als Gefahrengemeinschaft zum nachträglichen geldwerten Ersatz auf dem Boden von Krankheit entstandener positiver Vermögensschädigung (also mit Ausnahme entgangenen Gewinns) darstellt, so erscheinen mit dieser Begriffsbestimmung auch die Grenzen und Möglichkeiten, innerhalb deren diese private Sondergemeinschaft zu den Aufgaben des Staates gesondert herangezogen werden kann, umrissen.

Zu 1. Die bevölkerungspolitischen Ziele der Staatsführung erstrecken sich, wie bekannt, nach zwei Richtungen: Sie bezwecken a) die Verhütung erbkranken Nachwuchses, sowie die Verhütung der Fortpflanzung krimineller und asozialer Elemente und b) die Erhaltung und Vermehrung wertvollen völkischen Gesundheitsgutes.

Zu a). Im Gegensatz zur Sozialversicherung, bei der die Kostenübernahme für Maßnahmen im Sinne der Sterilisierung und Entmannung gesetzlich geregelt ist, besteht eine solche bindende gesetzliche Verordnung auf dem Gebiete der privaten Krankenversicherung nicht. Die Kostenübernahme ist damit, wenn auch von der Aufsichtsbehörde gewünscht, mehr oder minder fakultativ. Ich habe zu dieser

Frage aus gegebener Veranlassung begründet Stellung genommen[1] und bin im Zuge meiner Untersuchungen zu dem Ergebnis gekommen, die Krankenversicherung möge in solchen Fällen in Rücksicht auf die vordringlichen bevölkerungspolitischen Ziele weitestgehend die Kosten übernehmen, soweit es sich nicht um einen Versicherten handelt, von dem zu unterstellen ist, daß er nur in die Versicherung eintrat, um so in den Genuß dieser besonders weitherzigen Versicherungsleistungen zu kommen[2]. Auf diesem Standpunkt, der die formaljuristischen Gegenargumente, auf die ich in meiner damaligen Arbeit näher eingegangen bin, bewußt vernachlässigt, stehe ich noch heute, insbesondere unter Berücksichtigung der Tatsache, daß die Übernahme solcher Kosten, zumal, wenn sie nicht mangels vertraglicher Gebührenabmachungen zu dem Zweck in einem auffälligen Mißverhältnis stehen und sich in etwa den in der Sozialversicherung festgelegten Sätzen angleichen, bei ihrer, im Verhältnis zur Versichertenzahl gesehen, geringen Häufigkeit, kaum ernstlich ins Gewicht fällt.

Zu b). Ähnliche Erwägungen sind bei der Übernahme von Kosten für Behebung einer Unfruchtbarkeit anzustellen. Eine solche Kostenübernahme bedingt die Erfüllung gewisser Voraussetzungen und zwar werden die Erstattungsgrundsätze von verschiedenen Vorbedingungen abhängig gemacht werden müssen:

1. Dauer der Mitgliedschaft

2. Objektiver Beginn der der Unfruchtbarkeit zugrunde liegenden Grunderkrankung

3. Zweckmäßigkeit und Aussichten der einzuleitenden Behandlung.

Zu 1. Es ist richtig, daß die private Krankenversicherung Kosten aus Geldern der Gefahrengemeinschaft der Versicherten, die sie treuhänderisch zu verwalten hat, für Behebung einer Unfruchtbarkeit nicht in einem Falle leisten kann, in dem der Versicherte erst kurze Zeit Mitglied dieser Gefahrengemeinschaft ist. Es bestünde sonst die Möglichkeit, daß jemand den Gesellschaften der privaten Krankenversicherung beitritt, um, vielleicht sogar unter Umgehung der Wartezeit, in den Genuß von Leistungen zu kommen, die für eigentliche Krankheiten bedingungsgemäß noch abgelehnt werden. Es kann sich hier nur um eine „progressive Risikoübernahme" handeln, die zu der Dauer der Mitgliedschaft in ein Verhältnis zu setzen ist. Besonderes Entgegenkommen erscheint in den Fällen erforderlich, in denen die Ehefrau unmittelbar nach der Eheschließung das Versicherungsverhältnis aufnimmt. Es dürfte im Regelfall zu unterstellen sein, daß bis zum Zeitpunkt der Eheschließung die Feststellung einer etwaigen Sterilität entfällt.

Zu 2. Auf Grund der oben ausgeführten Begründungen dürfte es sich für die Praxis empfehlen, Behandlungen auf Behebung der Unfruchtbarkeit wie „Kur-

---

[1] GÖBBELS: „Kostenerstattungspflicht der privaten Krankenversicherung bei freiwilliger Kastration wegen Exhibitionismus." Med. Welt 1936, Heft 9.

[2] Der etwaige Versuch, hier hinsichtlich der Kostenerstattungspflicht den Einwand des „alten Leidens" zu erheben, geht fehl, da es sich ja bei der Entmannung und Sterilisierung nicht primär um Maßnahmen zur Behebung oder Milderung eines vorvertraglichen Krankheitszustandes handelt, sondern um staatlich angeordnete gesundheitspolizeiliche Vorkehrungen zum Schutz von Volk und Rasse. Es handelt sich also lediglich um die Beantwortung der Frage: Inwieweit bekennt sich die private Krankenversicherung allgemein zu den bevölkerungspolitischen Aufgaben des deutschen Volkes?

anträge" zu behandeln, damit im Vorwege eine Feststellung der Ursache der Unfruchtbarkeit erfolgen kann und eine Klärung darüber, ob sie nicht vielleicht als Folge einer Grunderkrankung anzusehen ist, die typisch unter den Begriff des „alten Leidens" fällt (z. B. Unfruchtbarkeit nach früherer Gonorrhoe).

Zu 3. Die Forderung einer vorherigen Genehmigung dieser Behandlungsanträge erscheint wichtig, weil damit nicht allein die gestellte Diagnose, sondern auch das in Vorschlag gebrachte Heilverfahren von seiten der Gesellschaften einer Prüfung unterzogen werden kann: Es sind Fälle bekannt, in denen Patienten zur Behandlung einer Unfruchtbarkeit, deren Ätiologie noch nicht einwandfrei festgestellt war, für unverhältnismäßig lange Zeit einer Naturheilbehandlung unterworfen wurden, die nach den Grundsätzen der medizinischen Wissenschaft und der Lage des Befundes hier nicht als zweckentsprechend anerkannt werden konnte; weiterhin muß im Vorwege Klarheit darüber bestehen, ob der andere Ehepartner mit Sicherheit als der die Unfruchtbarkeit bedingende Teil auszuschließen ist. Die Höhe der zu verausgabenden Beträge kann mangels gesetzlicher Regelung und mangels eines bindenden Übereinkommens mit der Ärzteschaft im einzelnen nicht festgelegt werden; es wird sich empfehlen, sie bei wohlwollendster Prüfung auf den jeweiligen Fall abzustellen.

Zu II. Die Art der Zielsetzung der privaten Krankenversicherung, nämlich die Leistung des Ersatzes der geldlichen Aufwendungen für Krankheiten gestattet der privaten Krankenversicherung als solcher nicht, im primären Rahmen ihrer Aufgaben an den Problemen der Krankheitsverhütung anders, als in ihrem Versichertenkreis aufklärend, aktiv mitzuwirken. Sie wird sich, mangels geeigneter Angriffspunkte in die bestehenden Organisationen der Gesundheitsführung des deutschen Volkes einfügen müssen und muß sich dabei bewußt sein, daß dieser, von anderer Seite mit Erfolg vorgetragene Kampf für sie eine Einsparung sonst notwendig gewordener Versicherungsleistungen bedeutet, die sie als Nutznießerin anteilmäßig der Volksgemeinschaft wieder zur Verfügung zu stellen die Verpflichtung hätte.

Aus dem Gesichtswinkel der Schadensverhütung gesehen, erscheint die von der privaten Krankenversicherung derzeitig vorzugsweise geübte Behandlung der Bagatellfälle, die im Sinne der Schadensverhütung als Sonderbesteuerung des vorsichtigen und achtsamen Versicherten wirken kann, nicht immer unbedenklich. Es sollte nicht vergessen werden, daß in vielen Fällen eine möglichst frühzeitige und damit auch rechtzeitige Inanspruchnahme ärztlicher Hilfe eine längere, kostspielige Behandlung unnötig macht und gleichzeitig einem oft unwiderbringlichen Verlust wertvollen Gesundheitsgutes vorbeugt.

Die private Krankenversicherung hat, trotz ihrer sprunghaften Entwicklung nach der Inflationszeit, eine wahre Volkstümlichkeit bisher nicht erlangen können. Eine große Zahl von Volksgenossen hat ihr, verärgert durch die gemachten Erfahrungen, den Rücken gekehrt; sie sind damit oft Gegner des Versicherungsgedankens überhaupt geworden.

Sieht man ab von der Tatsache, daß es nicht gelingen wird, alle Menschen, insbesondere die Versicherten, selbst mit den weitestgespannten Leistungen voll zufriedenzustellen, so bleibt doch ein Rest von unerfüllten billigen Forderungen, wie er sich immer wieder als Extrakt aus den Klagen der Versicherungsnehmer, die ja auch in der Fach- und der Tagespresse ihren Niederschlag gefunden haben, präsentiert: Die Angriffe und Reformvorschläge auf dem Gebiete der privaten Krankenversicherung pflegen sich im allgemeinen auf drei Punkte zu konzentrieren, nämlich

1. die mangelnde Vertragswahrheit- und -klarheit

2. die mangelnde Vertragstreue abseiten der Krankenversicherungsgesellschaften, insbesondere den mangelhaften Kündigungsschutz und

3. den mangelhaften Versicherungsschutz, insbesondere durch die oft unlauter erscheinende Heranziehung des Einwands des „alten Leidens".

Geht man diesen Klagen auf den Grund und sucht man die etwaige Berechtigung dieser Vorwürfe zu klären, so wird man etwa zu folgenden Feststellungen kommen können:

Zu 1. Der Anreiz, den Abschluß einer Krankenversicherung zu tätigen, wird zumeist von einem, am Abschluß einer solchen Versicherung interessierten Werber ausgehen. In der Mehrzahl der Fälle wird sich dieser in seiner Werbung an Volksgenossen wenden, denen, im Gegensatz zu den Vertragspartnern anderer Versicherungssparten, wie Haftpflicht-, Transport-, Seekasko- oder Industrieversicherung, nicht nur spezialisierte, sondern auch schon die allgemeinen juristischen und versicherungstechnischen Kenntnisse zu fehlen pflegen, wenngleich damit nicht behauptet werden soll, daß ihnen ein primäres Gefühl dafür abginge, was rechtens und billig ist. Diesen Versicherungswilligen werden die Bedingungen der Krankenversicherung zunächst vom Werber rein propagandistisch „erläutert". Man wird nicht fehlgehen in der Annahme, daß diese, ausschließlich auf den Abschluß gerichteten „Erläuterungen" meistens vorgenommen werden, ohne dem Versicherungsinteressenten die ganz natürlichen „Schatten"seiten, nämlich die notwendigen Einschränkungen der Versicherungsleistung klarzumachen. Die überzeugende Redekraft des Werbers wird in der Mehrzahl der Fälle ausreichen, die Unterschrift des damit zum Antragsteller gewordenen Versicherungswilligen unter das vorgelegte Antragsformular zu erreichen, ohne daß damit diesem die, insbesondere früher, zum Teil ausnehmend kleingedruckten Fuß(angel)noten in ihrer juristischen Bedeutung restlos klar geworden sein dürften. Nach Erfüllung der ihm auferlegten Obliegenheit der Angabe früherer Erkrankungen und nach Zugehen der Annahmeerklärung durch die Gesellschaft, wird der nunmehr Versicherte oft eine gänzlich andere Vorstellungswelt von den vermeintlichen künftigen Ansprüchen mitbringen, als dies den tatsächlichen Verhältnissen entspricht. Es ist demzufolge mit Nachdruck die Forderung aufzustellen, daß, wenn schon der Werber die nötigen Aufklärungen über Einschränkungen des Versicherungsvertrags nicht abgibt, nach Treu und Glauben die Gesellschaft verpflichtet ist, dem Antragsteller volle Klarheit, und zwar in der ihm verständlichen Verkehrssprache — und nicht nur durch Hinweis auf § xy ihrer Satzungen — über etwa verminderte Leistungsansprüche zu geben. Dies bedeutet praktisch, daß die Versicherungsgesellschaft verpflichtet sein soll, demjenigen, der seine Obliegenheit hinsichtlich der Angabe gefahrerheblicher früherer Erkrankungen erfüllt hat, eine genaue, auf den Einzelfall abgestellte Aufstellung etwaiger für den jeweiligen Vertrag notwendiger spezieller Leistungseinschränkungen zu geben. Es widerspricht nationalsozialistischer Auffassung, wenn die Versicherungsgesellschaft es an der nötigen Vertrags wahrheit und -klarheit fehlen läßt, um sich nachher formalrechtlich — ein Leichtes gegenüber dem juristisch nicht vorgebildeten Versicherungsnehmer — auf einen verklausulierten Paragraphen ihrer Satzungen auszureden.

Diese Ausführungen beziehen sich insbesondere auf die dehnbaren und wenig eindeutigen medizinischen Begriffsbestimmungen der Normativbedingungen, auf deren Unklarheiten[1] an anderer Stelle schon ausführlich eingegangen wurde. Die eindeutige Klärung dieser medizinischen Vertragsgrundlagen ist nicht, wie bisher, allein von einseitig interessierten Gesellschaftsjuristen vorzunehmen, sondern bedarf der fachmännisch-medizinischen Ausarbeitung.

Zu 2. Nicht zu Unrecht wird von seiten der Versicherungsnehmer über mangelnde Vertragstreue des Versicherers geklagt. Zwei Beispiele aus eigener Praxis mögen dies erläutern: Bei einem Ehepaar erkrankt nach etwa dreijähriger Versicherungsdauer nacheinander a) der Mann an einer Appendicitis acuta, b) die Frau an einem akuten Gallenblasenempyem. Beide Fälle führen zur Operation und heilen glatt und ohne Nachbeschwerden aus. Ein Beweis für die letztere Tatsache mag schon darin gefunden werden, daß die Ehefrau ein Jahr nach erfolgter Operation nach einer tadellos verlaufenen Schwangerschaft die Geburt eines kräftigen Kindes zu verzeichnen hatte. Kurz nach Rückkehr der Ehegatten aus dem Krankenhaus erfolgt die Kündigung durch die Versicherungsgesellschaft, die sich nebenbei noch das starke Stück geleistet hatte, durch ein Erkundungs- und Detektivbüro (!) bei den Hausbewohnern recherchieren zu lassen, ob das Ehepaar tatsächlich krank gelegen habe, obwohl nicht nur vom behandelnden Arzt, sondern der Versicherungsgesellschaft auch vom Operateur und der Klinik Bescheinigungen über einen Krankenhausaufenthalt vorlagen. Ganz abgesehen von der Tatsache, daß die Kündigung medizinisch unverständlich ist, insofern, als ja durch die Operation das Risiko weitgehend bereinigt war, müssen sich die Versicherten durch die Art der Kündigung mit Recht verletzt fühlen. Im anderen Falle war einem Patienten, unter Berufung auf § x Abs. y Ziff. 1 Satz soundsoviel nach über achtjähriger Zugehörigkeit das Versicherungsverhältnis ohne Angabe von Gründen gekündigt worden. Der angezogene Passus der Satzungen weist aus, daß das Versicherungsverhältnis jederzeit *ohne Angabe von Gründen* gekündigt werden kann. Dies sind keine Einzelfälle. Ich habe aus gegebener Veranlassung mich schon an anderer Stelle[2] dazu geäußert.

Die Beobachtung solcher Vorkommnisse führt zu der Forderung eines eindeutigen und begründeten Kündigungsschutzes nach langjähriger Zugehörigkeit zu einer Versicherungsgesellschaft. Der Einwand, dies sei unmöglich, kann abgetan werden durch den Hinweis darauf, daß andere Versicherungsgesellschaften grundsätzlich auf das Kündigungsrecht verzichten. Es mag den Gesellschaften freigestellt sein, bei Befürchtung einer etwaigen Überlastung durch solche Fälle eine Rückversicherung einzugehen. Die Dringlichkeit der Forderung eines Kündigungsschutzes — ein solcher entspricht durchaus den Intentionen des Reichs-

---

[1] Siehe Abschn. „Rechtsquellen, Rechtsnormen und medizinische Begriffsbestimmung in der privaten Krankenversicherung". Vgl. auch GÖBBELS: „Medizinische Begriffsbestimmung in der privaten Krankenversicherung." Arch. orthop. Chir. Bd. 37, Heft 3.

[2] GÖBBELS: „Ist die wegen eines chronischen Leidens ausgesprochene Kündigung einer Privatkrankenversicherung berechtigt?" Med. Welt 1936, Heft 43.

aufsichtsamtes — ist aber schon dadurch gekennzeichnet, daß, bedingt durch die fortschreitende Überalterung, der Versichertenbestand der Gefahr einer täglich wachsenden Risikoverschlechterung ausgesetzt ist. Mangels der Notwendigkeit, Kündigungsgründe anzugeben, könnte sich sonst die Versicherungsgesellschaft so der primitivsten Pflicht aus dem Vertragsverhältnis, der Treuepflicht, an die nicht zu Unrecht gerade im Versicherungsvertrag besonders hohe Anforderungen gestellt werden müssen[1], entziehen.

So ist im Sinne der angestrebten Versicherungstreue auch die Angleichung derjenigen Versicherungsunternehmen an den erhöhten Kündigungsschutz zu fordern, die sich bisher zu einer Bestimmung über Verzicht oder mindetsens Beschränkung des Kündigungsrechts nicht entschließen konnten. Als Sonderfall erscheint dabei erwägenswert, ob nicht Anschlußversicherten beim Ableben des Ernährers grundsätzlich die Weiterversicherungsmöglichkeit gewährleistet werden sollte. Soweit dies etwa nicht durchweg möglich ist, ist zum mindesten Sorge dafür zu tragen, daß diese beim Übertritt zu einer anderen Gesellschaft nicht schuldlos ihrer wohlerworbenen Rechte verlustig gehen, wie überhaupt m. E. ein Weg gefunden werden müßte, dem Versicherten bei Übertritt in eine andere Gesellschaft (allerdings nur, soweit sein Ausscheiden nicht wegen Schädigung der bisherigen Gesellschaft erfolgte) wenigstens einen Teil seiner beim Vorversicherer erworbenen Rechte zu erhalten.

Selbstverständlich erstrecken sich diese Postulate auch auf den Zustand, den man etwa als „zeitliche Leistungskündigung" bezeichnen könnte, die Aussteuerung. Über die Notwendigkeit einer Aussteuerungsmöglichkeit an sich kann keinerlei Zweifel bestehen; eine etwaige Diskussion über die Abschaffung einer solchen muß schon aus rein versicherungswirtschaftlichen Gründen gegenstandslos bleiben. Es wirkt jedoch im Sinne der Ausbreitung des Versicherungsgedankens befremdend, wenn die Aussteuerungsbestimmungen bei manchen Gesellschaften weitaus drakonischer gehandhabt werden, als in der Sozialversicherung. Hierzu besteht um so weniger ein sachlich vertretbarer Grund, als bei der privaten Krankenversicherung, im Gegensatz zur Sozialversicherung, die Möglichkeit einer vorherigen Risikoauslese besteht. Besonders hart erscheinen die *zeitlichen* Aussteuerungsbestimmungen bei rigoroser und nicht elastischer Handhabung, sofern sie solche Fälle betreffen, in denen nicht mehr von einer durchgehenden Behandlung geredet werden kann, sondern nur noch eine mehr oder weniger lockere Überwachung des Gesundheitszustandes oder der Heilungsfortschritte erforderlich ist: So denke ich beispielsweise an eine in Besserung begriffene Neurose, bei der zur Vermeidung von Rückfällen und zur Erzielung einer nachhaltigen therapeutischen Wirkung eine ärztliche Kontrolle in etwa vierwöchentlichem Abstand erforderlich ist. Hier sind Härtebestimmungen im Sinne einer geeigneten Anrechnung der behandlungsfreien Wochen dringend erforderlich, soll sich nicht der Versicherungsschutz als unzureichend erweisen. Eine *summenmäßige* Aussteuerung sollte erst dann erfolgen dürfen, wenn die ausgekehrten Leistungen ein bestimmtes Vielfaches der eingezahlten Prämien erreicht haben.

---

[1] MÖLLER: „Die versicherungsrechtliche Treuepflicht." Vortrag auf der Jahrestagung des Deutschen Vereins für Versicherungswissenschaft, ref. Neumanns Z. Vers.wes. 1938. Heft 5, S. 101.

Zu 3. Der mangelhafte Versicherungsschutz hat, neben Aufstellung unzureichender Tarife, die eine generelle Verbesserung der Leistungen erforderlich und die Festlegung einer Mindestleistung für alle Gesellschaften wünschenswert machen, seinen Grund in der wahllosen Einreihung von Versicherten aller wirtschaftlichen Schattierungen und verschiedenster Ansprüche in die gleichen Tarife. Solange der Generaldirektor eines großen Industrieunternehmens und der Kleinsthandwerker, sowie die Wohlfahrtsrentenempfängerin, für die die Verwandtschaft die Versicherungsprämie bezahlt, sich zu gleichen Bedingungen versichern können und damit praktisch auch versichern werden[1], werden Härten unvermeidbar sein. So ist mir ein Fall bekannt, in dem eine Rentnerin, die ihr Vermögen verloren hatte und die im niedrigsten Tarif einer Versicherungsgesellschaft versichert war, (die Prämie wurde, soviel mir erinnerlich, von dritter Seite bezahlt) sich von einer Kapazität von internationalem Ruf wegen ihrer Haemorrhoiden in der Privatklinik des betreffenden Professors operieren ließ. Die Rechnung war (wahrscheinlich entsprechend den gestellten Ansprüchen) dementsprechend hoch. Die Ersatzleistung konnte, gemäß den tariflichen Bedingungen, nur eine relativ niedrige sein. In diesem Falle hat die Versicherte, und leider auch ihr Operateur, sehr zu Unrecht gegen das Mißverhältnis zwischen Liquidation und Erstattungsleistung Front gemacht.

Der Leiter einer größeren Krankenversicherungsgesellschaft pflegt bei allen Gelegenheiten zu betonen, er wolle keine Versicherung für „Plattfußschäden". Er will damit zum Ausdruck bringen, daß er grundsätzlich eine Versicherungsleistung für solche Schäden ablehne, die unter gewöhnlichen Umständen aus dem Laufenden bezahlt werden können und die Vermögenslage des Versicherten nicht integrierend beeindrucken. Eine solche grundsätzliche Einstellung in der Frage der Erstattungsleistung verlangt aber folgerichtig eine ebensolche hinsichtlich des Kreises der Versicherten, d. h. grundsätzliche Klarheit auch darüber, ob und inwieweit diese Erstattungsgrundsätze durchweg für die wirtschaftlichen Verhältnisse der Versicherten tragbar erscheinen. Er gibt sich vielleicht keine Rechenschaft darüber, daß unter den vorliegenden Umständen zum mindesten bei einem Teil seiner Versicherten, ich denke z. B. an die oben beschriebenen Kleinrentner, schon die Zuzahlung von wenigen Mark eine starke Beeinträchtigung ihres Lebensstandards darstellen kann. Es geht aber auch nicht an, daß eine Handwerkerversicherung, die längst ihren Rahmen gesprengt hat und abseits ihrer ursprünglichen Aufgaben Personen aus allen Wirtschaftsschichten versichert, nun unter Berufung auf ihre ursprüngliche Eigenschaft als Versicherungseinrichtung für Handwerker die Honorierung ärztlicher Leistungen einseitig nach unten hin nivellieren will.

Um diesen Härten vorzubeugen, wird es sich nicht vermeiden lassen, die Forderung aufzustellen, diejenigen Personenkreise, die wirtschaftlich den Sozialversicherten der unteren Lohnklassen gleichstehen, zu einem Sondertarif (gegebenenfalls zur Unterscheidung mit Krankenschein) zu versichern, der in seiner Aufstellung auf die wirtschaftlichen Belange dieser Kleinstverdiener die notwendige Rücksicht nimmt. Diese Regelung wird sich auf die Dauer nicht umgehen lassen,

---

[1] SCHNEIDER: „Betrachtungen zur künftigen Gestaltung der Privatkrankenversicherung." Neumanns Z. Vers.wes. 1938, Heft 10, S. 219 f.

will die private Krankenversicherung nicht damit rechnen, daß ihr, auf Anregung von dritter Seite, gerade diese Kreise von der Sozialversicherung abgenommen werden, ja abgenommen werden müssen[1]. Die Frage kann nur die sein, ob die private Krankenversicherung in absehbarer Zeit die nötige gesunde Initiative zu einem solchen Schritt aufbringen wird. Daß gerade für diese Kreise auch eine auf die Kinderzahl abgestellte soziale Staffelung des Tarifwerks zum unerläßlichen Erfordernis wird, bedarf wohl kaum der ausdrücklichen Erwähnung.

Auch die Frage des Einwands des „alten Leidens" bedarf, wie schon ausgeführt, einer gründlichen und eindeutigen Klärung. Wer in der Praxis gesehen hat, mit welch fragwürdigen Konstruktionen teilweise frühere und längst abgeklungene Erkrankungen vom medizinisch nicht ausgebildeten, unerfahrenen Schadenbearbeiter an den Haaren herbeigezogen werden, um daraus eine Leistungsfreiheit abzuleiten, wird sich dieser Forderung nicht verschließen können. Man darf mit Recht überzeugt sein, daß hier gegenüber dem juristisch nicht vorgebildeten Versicherten in mehr Fällen Unrecht geübt wird, als dies gemeinhin in der Öffentlichkeit bekannt wird. Der in der Presse von seiten der Versicherer erhobene Einwand, die Zahl der Rechtsstreitigkeiten sei im Verhältnis der abgewickelten Fälle so minimal, daß sie praktisch nicht ins Gewicht falle, erscheint mir nicht allzu beachtlich, da jedem in der Praxis stehenden Arzt bekannt ist, wie sehr der versicherte Volksgenosse einem solchen Prozeß mit einer großen Versicherungsgesellschaft, von dessen Aussichtslosigkeit er schon im Vorwege überzeugt ist, auszuweichen pflegt. Insbesondere muß gefordert werden, daß der Obliegenheit des Versicherten zur Angabe gefahrerheblicher Umstände aus der Vorgeschichte die Obliegenheit des Versicherers gegenübergestellt wird, sich dahingehend zu erklären, ob und inwieweit diese Umstände aus der Vorgeschichte im einzelnen Einfluß auf die Leistungen des zu tätigenden Krankenversicherungsvertrags haben sollen. An und für sich wäre dringend zu wünschen, daß in Zukunft bei frühzeitigem Eintritt in die Krankenversicherung auf die Einrede des „alten Leidens" grundsätzlich verzichtet würde. Da ein großer Teil der Rechtsstreitigkeiten aus Leistungsverweigerung und Leistungseinschränkung an kleinen Amtsgerichten sich abspielt und die Urteile wegen Geringfügigkeit keiner anderweitigen Beurteilung (z. B. durch die Berufungsinstanz) als durch den medizinisch oft mangelhaft orientierten Einzelrichter zugänglich sind, soll die Anregung zur Diskussion gestellt werden, entsprechend den Spruchkammern bei den Sozialversicherungsbehörden eine Einrichtung beim Reichsaufsichtsamt für Privatversicherung zum Zwecke der zentralen, evtl. schiedsgerichtlichen Regelung von Streitigkeiten aus privaten Krankenversicherungsleistungen und damit zur eindeutigen Vortragung gemeinsamer Richtlinien in der zukünftigen Beurteilung dieser Fragen zu schaffen.

Es mag eingewandt werden, die Diskussion solcher Fragen gehöre nicht in den Rahmen einer akademisch-medizinischen Arbeit. Dem muß widersprochen werden. Es wäre einer ein schlechter Arzt, der sich nur um die rein pathologisch-anatomischen Unstimmigkeiten seiner Patienten kümmert, obwohl er sieht, daß

---

[1] Vgl. dazu auch die richtungweisenden Ausführungen von Dobbernack auf der Jahrestagung 1938 des Deutschen Vereins für Versicherungswissenschaft, ref. Neumanns Z. Vers.-wes. 1938, Heft 4, S. 76.

und wie auch die Versicherungsverhältnisse als solche ihren Einfluß auf die Gesundung der von ihm Betreuten ausüben. Abgesehen davon hat der Arzt aber auch an der Gesundung der privaten Krankenversicherung ein besonderes Interesse, und dies aus zweierlei Gründen, nämlich einerseits, weil von interessierter Seite ab und zu versucht wird, den Kampf zwischen Versicherer und Versichertem möglichst auf seinen Schultern auszutragen, zum anderen, weil die Klärung medizinischer Voraussetzungen und Erfordernisse des Krankenversicherungsvertrags unzweifelhaft der Beitrag ist, den die medizinische Wissenschaft zu der Frage der „gerechten Prämie" in der privaten Krankenversicherung, insbesondere auch durch vermehrten Einsatz der Versicherungsmedizin zum Zwecke begründeter zukünftiger Verbesserungen leisten kann und leisten muß. Solche Verbesserungen aber sind unerläßlich zur Schaffung eines im Interesse der sozialen Volksgemeinschaft notwendigen, voll ausreichenden und eindeutigen Versicherungsschutzes, sowie der vermehrten Versicherungsmöglichkeit des praemorbiden Volksgenossen.

Die private Krankenversicherung hat, wie auch hier nochmals festgestellt werden soll, in den Jahren seit der Währungsfestigung beachtliche Leistungen aufzuweisen. Zweifellos wurden ihr diese erleichtert durch die damals ungeheure Aufnahmefähigkeit des Marktes der Krankenversicherung. Die zunehmende Schrumpfung des Arbeitsfeldes, der qualitative und quantitative Rückgang der Neuzugänge und die natürliche Überalterung des Versichertenbestandes zwingen in den letzten Jahren zu einer vermehrten und intensiveren Erfassung vorhandener Möglichkeiten. Die wissenschaftlichen Unterlagen dafür sind allerdings noch nicht in genügender Weise und für begründete Folgerungen zureichend ausgebaut. Die abnehmende Fluktuation bei wachsender Konsolidierung des Versichertenbestandes lassen die Probleme in den letzten Jahren brennender in den Vordergrund treten und die Diskussion über berechtigte Forderungen an die private Krankenversicherung lebhafter werden. Grundsätzliche Hinweise auf Unzulänglichkeiten und Mißstände, sowie geeignete Vorschläge zu notwendigen Vorarbeiten im Sinne einer begründeten Reform sind den Krankenversicherungsgesellschaften nicht unbekannt geblieben; wie weit die private Krankenversicherung aus all den Veröffentlichungen die notwendigen grundsätzlichen Folgerungen gezogen hat, ist bisher nicht bekannt geworden. Ansätze zur Verbesserung in einzelnen Punkten sind nicht zu leugnen.

Ebenso sind Bestrebungen zu verzeichnen, die Regelleistungen den heutigen bevölkerungspolitischen Anschauungen anzupassen[1] oder Kannleistungen in Unterstützung staatlicher Ziele zu gewähren, wenngleich diese Leistungen in der propagandistischen Auswertung mir über ihre tatsächliche Bedeutung hinaus überwertet erscheinen. Ein Vergleich z. B. der durch die Erhöhung der Wochenhilfe bedingten Mehrkosten mit einem Gesamtversichertenbestand von etwa 9 Millionen Versicherten, bei denen nebenbei Geburtsleistungen naturgemäß doch nur auf einen verhältnismäßig kleinen Teil des Gesamtbestandes überhaupt entfallen können, wird dieser Auffassung Recht geben. Oder, was bedeutet, um ein anderes Beispiel zu nehmen, eine Kurkostenbeihilfe von knapp 50 000 RM, gemessen an einem jährlichen Gesamtumsatz von rund 18 Mill. RM eines Unternehmens?

---

[1] „Private Krankenversicherung im Dienste der Bevölkerungspolitik." Neumanns Z. Vers.wes. 1938, Heft 7, S. 158.

Es sind dies zweifellos Beträge, deren ideeller Wert anerkannt werden muß; sie können aber kaum einen volks- und versicherungswirtschaftlich so einschneidenden Faktor darstellen, daß sie von der grundsätzlichen Inangriffnahme weitergehender Pflichten gegen die Versicherten entbinden könnten. Es kann sich demzufolge auch nicht in erster Linie um die Diskussion darüber handeln, ob und wie man etwaige Einsparungen aus der privaten Krankenversicherung der Allgemeinheit zur Verfügung stellen könnte, solange man nicht im Vorwege gegenüber seiner eigenen Versichertengemeinschaft sämtliche Möglichkeiten des Versicherungsschutzes bis ins kleinste erschöpft hat, auch wenn dieser stille Dienst im kleinen nicht die glanzvollen propagandistischen Möglichkeiten bieten sollte, wie die Zurverfügungstellung einer beachtlichen Summe im Scheinwerferlicht der Öffentlichkeit. Solange man nicht, vielleicht geblendet durch absolute Zahlen, die eigentlichen Probleme der Krankenversicherung, und hier insbesondere das Problem des „alten Leidens" mit bewußtem Ernst und in enger Zusammenarbeit aller Beteiligten zu bereinigen sich bestrebt, wird auch ein Anspruch der privaten Krankenversicherung, als „volksnah" zu gelten, vor der Geschichte mit Recht entfallen müssen.

An der Bereinigung der dargelegten Umstände und der Befriedung des privaten Krankenversicherungsverhältnisses mitzuarbeiten, ist der Zweck dieser Arbeit. Möge das Buch, das vornehmlich dem Arzt das Verständnis für diese, auch seine Arbeit zutiefst berührenden Probleme vermitteln will, in diesem Sinne ein brauchbarer Baustein werden zum künftigen Um- und damit verbesserten Ausbau der deutschen privaten Krankenversicherung.

# Allgemeine Versicherungsbedingungen der privaten Krankenversicherung.

## Vorbemerkung.

Die Normativ-Allgemeinen Versicherungsbedingungen dienen dem Zweck der allmählichen Angleichung der AVB der einzelnen privaten Krankenversicherungsunternehmungen.

Vor allem muß darauf hingewiesen werden, daß grundsätzlich kein Unternehmen gezwungen ist, die Normativbedingungen (NoB) unbedingt als Gesamtheit einzuführen, sondern, daß die Gesellschaften in der Fassung bestimmter Paragraphen frei sind, wenn sich der Inhalt der in Frage kommenden Bestimmung mit der Auffassung oder dem Zweck der Gesellschaft nicht deckt. Durch die NoB soll also nur versucht werden, eine allgemeine Angleichung der Versicherungsbedingungen der einzelnen Gesellschaften zu erreichen und so infolge längeren Gebrauchs Abweichungen nach und nach zu beseitigen; allerdings steht auch heute schon zu erwarten, daß wesentlichen Abweichungen von den Normativbedingungen in der Neufassung der AVB die Genehmigung der Aufsichtsbehörde versagt bleiben wird.

Zwar sollte laut Beschluß des Leipziger „Verbands privater Krankenversicherungsunternehmungen Deutschlands" vom 15. Mai 1928 die Zustimmung des Reichsaufsichtsamts zu den zu beschließenden NoB herbeigeführt werden, jedoch nicht in der Richtung, daß das Reichsaufsichtsamt sie für verbindlich erklärte, d. h. damit zur zwingenden Norm erhob.

Nachstehend wird der Wortlaut der Normativ-AVB der privaten Krankenversicherung wiedergegeben, wie die Aktiengesellschaften und Gegenseitigkeitsvereine des „Verbandes privater Krankenversicherungsunternehmungen Deutschlands, Sitz Leipzig, e. V." sie teils eingeführt haben, teils einzuführen beabsichtigen. Der „Verband der Versicherungsanstalten für selbständige Handwerker und Gewerbetreibende Deutschlands e. V., Sitz Dresden" hat den wichtigsten der nachstehenden Bestimmungen noch verschiedene, im Wesen der berufständischen Krankenversicherung begründete Bestimmungen hinzugefügt, auf die hier nicht näher eingegangen werden kann.

Die NoB sind in der nachfolgenden Fassung im allgemeinen auf die Verhältnisse von Aktiengesellschaften abgestellt; demzufolge ist bei der Anwendung auf den Gegenseitigkeitsverein z. B. der Ausdruck „Gesellschaft" zu ersetzen durch „Verein", „Versicherungsantrag" durch „Aufnahmeantrag", „Prämie" durch „Beitrag", „Versicherungsnehmer" durch „Mitglied" u. a. m.

## § 1. Gegenstand der Versicherung.

Die Gesellschaft gewährt nach Maßgabe der Versicherungsbedingungen und Tarife während der Dauer des Vertragsverhältnisses, unbeschadet der Bestimmungen des § 7, Ziff. 2, den Ersatz des Vermögensschadens, der durch notwendige Krankenpflege entsteht, sowie Wochenhilfe und Sterbegeld.

Krankheit im Sinne der Versicherungsbedingungen ist ein nach sachverständigem Urteil anormaler körperlicher oder geistiger Zustand.

## § 2. Versicherungsfähigkeit.

Versicherungsfähig sind alle im Geschäftsgebiet der Gesellschaft wohnenden gesunden Personen, die das 60. Lebensjahr noch nicht überschritten haben. Personen über 60 Jahre können ohne Anspruch auf Sterbegeld versichert werden.

## § 3. Versicherungsantrag.

1. Der Versicherungsantrag ist auf dem hierzu bestimmten Vordruck zu stellen. Eine Aufnahme- und Schreibgebühr wird in der im Tarif festgesetzten Höhe erhoben. Der Antragsteller ist 6 Wochen an seinen Antrag gebunden.

2. Über die Annahme des Antrages entscheidet der Vorstand. Die Annahmeerklärung erfolgt in der Regel durch Aushändigung oder Angebot des Versicherungsscheins. Für die Ablehnung brauchen Gründe nicht angegeben zu werden; sie ist aber dem Antragsteller schriftlich mitzuteilen. Die Aufnahme- und Schreibgebühr ist von der Gesellschaft zurückzuerstatten, wenn der Versicherungsvertrag nicht zustande kommt.

3. Die Annahme des Antrags kann von einer Untersuchung durch einen von der Gesellschaft bezeichneten Arzt oder von einem Alterszeugnisse abhängig gemacht werden. Die Kosten trägt der Antragsteller.

4. Dem Antragsteller müssen die Versicherungsbedingungen mit dem zuständigen Tarif spätestens bei Aushändigung des Versicherungsscheins zugehen.

5. Der Antragsteller erteilt der Gesellschaft für sich und seine von ihm gesetzlich vertretenen Familienangehörigen die Befugnis, über bestehende oder frühere bis 5 Jahre zurückliegende Krankheiten und Gebrechen bei Dritten (Ärzten, Krankenanstalten, sozialen Versicherungsträgern, sonstigen Versicherungseinrichtungen, Behörden usw.) alle für erforderlich erachteten Erkundigungen einzuziehen. Er ermächtigt die betreffenden Ärzte, Versicherungsträger, Krankenanstalten, Behörden usw. der Gesellschaft jede Auskunft zu erteilen und darüber auch vor Gericht Zeugnis abzulegen. Die gleichen Verpflichtungen haben die geschäftsfähigen mitversicherten Personen.

## § 4. Willenserklärungen.

1. Alle Willenserklärungen und Anzeigen, die bei oder nach Abschluß des Versicherungsvertrages der Gesellschaft gegenüber abgegeben werden, haben nur dann rechtliche Wirkung, wenn sie dem Vorstand schriftlich zugegangen sind.

2. Sofern ein Versicherungsnehmer der Gesellschaft eine Wohnungsänderung nicht mitgeteilt hat, genügt es für die Rechtswirksamkeit einer dem Versicherungs-

nehmer gegenüber abzugebenden Willenserklärung, wenn diese an die letzte der Gesellschaft bekannte Anschrift durch eingeschriebenen Brief abgesandt ist. Die Erklärung ist von dem Zeitpunkte an wirksam, an dem sie ohne Wohnungsänderung bei regelmäßiger Beförderung dem Versicherungsnehmer zugegangen sein würde.

3. Kündigung, Anfechtung und Rücktrittserklärung der Gesellschaft haben durch eingeschriebenen Brief zu erfolgen.

### § 5. Versicherungsbeginn und Versicherungsende.

A. 1. Der Versicherungsnehmer hat die erste Prämienrate einschließlich Nebengebühren gegen Aushändigung des Versicherungsscheins zu zahlen. Die Verpflichtung der Gesellschaft beginnt erst mit der Einlösung des Versicherungsscheins, jedoch nicht vor dem in dem Versicherungsschein bezeichneten Zeitpunkt.

2. Der Inhalt des Versicherungsscheins gilt als genehmigt, wenn der Versicherungsnehmer nicht innerhalb eines Monats nach erfolgter Aushändigung Widerspruch gegen die Richtigkeit des Scheins erhebt. Wird der Versicherungsschein abweichend von dem Antrage oder den Versicherungsbedingungen ausgefertigt, so ist auf die Abänderung bei der Aushändigung des Scheins schriftlich besonders hinzuweisen. Das Recht des Versicherungsnehmers, die Genehmigung wegen Irrtums anzufechten, bleibt unberührt.

B. 1. Die Versicherung endet durch:
   1. Kündigung durch den Versicherungsnehmer,
   2. Kündigung durch die Gesellschaft,
   3. Rücktritt,
   4. Fristlose Kündigung des Versicherungsvertrages,
   5. Tod,
   6. Verlegung des Wohnsitzes außerhalb des Geschäftsgebietes der Gesellschaft.

2. Ausgeschiedene Versicherungsnehmer haben keinen Anspruch auf geleistete Zahlungen, mit Ausnahme von Prämien, die über die Dauer des Versicherungsverhältnisses hinaus gezahlt sind.

### § 6. Kündigung.

1. Nach Ablauf der im Versicherungsschein festgesetzten Dauer verlängert sich das Versicherungsverhältnis stillschweigend jeweils um 1 Jahr, wenn es nicht einen Monat vor Ablauf von einem der vertragschließenden Teile durch eingeschriebenen Brief gekündigt worden ist. Darauf, daß der Brief nicht eingeschrieben war, kann sich die Gesellschaft nicht berufen, wenn im übrigen die schriftlich erfolgte Kündigung rechtzeitig bei ihr eingegangen ist.

Wenn ein Versicherungsnehmer krankenversicherungspflichtig wird, so kann er unter Einhaltung einer Kündigungsfrist von einem Monat zum Schlusse eines Kalendervierteljahres kündigen.

2. Der Anspruch auf Versicherungsleistungen erstreckt sich bei Kündigung durch den Versicherten auch bei laufenden Schadenfällen nur auf den Vermögensschaden (vgl. § 1), der bis zum Ablauf des Versicherungsverhältnisses entstanden ist.

§ 7.

1. Kündigt die Gesellschaft den Versicherungsvertrag nur für mitversicherte Personen, so kann der Versicherungsnehmer den gesamten Vertrag zum gleichen Termin kündigen, aber nur innerhalb einer Frist von 2 Wochen seit Empfang der Kündigung durch die Gesellschaft [1].

2. Laufende Schadenfälle sind bei Beendigung der ärztlichen Behandlung als abgeschlossen anzusehen. Der Anspruch auf Versicherungsleistungen erstreckt sich bei Kündigung durch die Gesellschaft auch für laufende Schadenfälle nur auf den Vermögensschaden (vgl. § 1), der bis zum Ablauf des dritten Monats nach Beendigung des Versicherungsverhältnisses entstanden ist, nicht aber für eine längere Zeit als die Leistungspflicht der Gesellschaft nach den Versicherungsbedingungen überhaupt besteht. Nach Ablauf des Versicherungsvertrages hat der Versicherungsnehmer keinesfalls aber einen Anspruch auf Sterbegeld.

---

[1] **Vorschlag einer Fassung betr. die Unkündbarkeit des Vertrages seitens der Gesellschaft.**

Der Versicherungsvertrag kann auf besonderen Antrag des Versicherungsnehmers als unkündbarer Vertrag derartig abgeschlossen werden, daß er nach Ablauf von 5 Jahren seit Abschluß als unkündbarer Vertrag nicht mehr durch die Gesellschaft — unbeschadet ihres Rechtes aus den §§ 8 und 10 der Versicherungsbedingungen — gekündigt werden kann. Für diesen Vertrag gelten folgende Bestimmungen: Die Prämie richtet sich nach einem besonderen Tarif für unkündbare Versicherungen. Sofern die Gesellschaft während der ersten 5 Jahre seit Abschluß des unkündbaren Vertrages von ihrem Kündigungsrecht Gebrauch macht, ist sie verpflichtet, den Unterschied zwischen den Prämien für den unkündbaren und denen für den entsprechenden kündbaren Vertrag ohne Zinsen an den Versicherungsnehmer zurückzuzahlen.

Die auf Grund unkündbarer Versicherungsverträge Versicherten bilden einen besonderen Abrechnungsverband, für welchen die Gesellschaft gesondert Rechnung zu legen hat. Durch übereinstimmenden Beschluß des Vorstandes und Aufsichtsrates können die Versicherungsbedingungen und Tarife dieses Abrechnungsverbandes mit Wirkung auch für bestehende Versicherungsverträge mit Genehmigung des Reichsaufsichtsamtes geändert werden. Sofern mit Wirkung auch für bestehende Versicherungsverträge die Leistungen geändert oder die Prämien erhöht werden, ist der Versicherungsnehmer berechtigt, unter Einhaltung einer Frist von einem Monat zum nächsten Kalendervierteljahresschluß den Vertrag zu kündigen.

Die bei Einführung des unkündbaren Versicherungsvertrages bereits vorhandenen Versicherungsnehmer haben das Recht, innerhalb einer Frist von einem Jahre, seit Mitteilung der Einführung des unkündbaren Versicherungsvertrages, die Umwandlung ihres Versicherungsvertrages in einen unkündbaren zu beantragen. Die Gesellschaft kann den Übergang zum unkündbaren Versicherungsvertrag ohne Angabe von Gründen ablehnen. Versicherungsnehmern, welche bereits bei der Gesellschaft versichert sind, kann der unkündbare Versicherungsvertrag von der Gesellschaft nur innerhalb 2 Jahren seit Übergang des Versicherungsnehmers zum unkündbaren Versicherungsvertrag gekündigt werden, wenn der Versicherungsnehmer mindestens einschließlich dieser 2 Jahre 5 Jahre bei der gleichen Gesellschaft versichert gewesen ist.

Ist der Versicherungsnehmer kürzere Zeit als 5 Jahre versichert gewesen, so verlängert sich die Frist von 2 Jahren, innerhalb deren die Gesellschaft kündigen darf, entsprechend.

Für das Kündigungsrecht der Gesellschaft in den ersten 2 bzw. 5 Jahren des unkündbaren Versicherungsvertrages gelten im übrigen die Bestimmungen der §§ 6 und 7.

### § 8. Verletzung der Anzeigepflicht.

1. Hat der Versicherungsnehmer, der Versicherte oder eine mitversicherte Person bei dem Abschluß, der Abänderung oder der Wiederinkraftsetzung der Versicherung die Anzeigepflicht schuldhaft verletzt, so kann die Gesellschaft nach Maßgabe der §§ 16—22 des Reichsgesetzes über den Versicherungsvertrag vom 30. Mai 1908 vom Vertrage zurücktreten, ihn anfechten oder ihn mit sofortiger Wirkung kündigen.

Die Rechte der Gesellschaft aus dem vorstehenden Absatze entfallen aber nach 5jährigem Versicherungsverhältnis oder nach Ablauf von 5 Jahren seit Abänderung oder Wiederinkraftsetzung der Versicherung, es sei denn, daß wegen folgender Krankheiten die Anzeigepflicht schuldhaft verletzt ist: Lues, Tuberkulose, Stoffwechsel- und rheumatische Erkrankungen, Steinleiden, Krampfadern sowie Narbenbrüche, bei Kindern außerdem Knochen- oder Wachstumsveränderungen.

Wenn der Versicherungsnehmer während der Dauer des Versicherungsverhältnisses durch wissentlich falsche Angaben, insbesondere durch Vortäuschung einer Krankheit, Versicherungsleistungen erschleicht oder zu erschleichen versucht, so ist die Gesellschaft von der Verpflichtung zur Leistung frei und hat das Recht, das Versicherungsverhältnis mit sofortiger Wirkung zu kündigen.

Bei schuldloser Verletzung der Anzeigepflicht ist die Gesellschaft berechtigt, gemäß § 41 des oben genannten Gesetzes zu verfahren.

Treffen die Voraussetzungen für den Rücktritt nur auf mitversicherte Personen zu, so kann er auf diese beschränkt werden. Der Versicherungsnehmer hat dann das Recht, innerhalb 2 Wochen seit Zugehen der Rücktrittserklärung mit sofortiger Wirkung zu kündigen.

2. Der Anspruch auf Versicherungsleistungen erstreckt sich im Falle der Kündigung im Sinne dieses Paragraphen oder des Rücktrittes auch für laufende Schadenfälle nur auf den Vermögensschaden, der bis zum Zugehen der Kündigung oder Rücktrittserklärung entstanden ist.

3. Das Recht der Gesellschaft zur Anfechtung wegen arglistiger Täuschung gemäß § 123 BGB bleibt unberührt.

### § 9. Prämienleistungen.

1. Die Versicherungsnehmer sind verpflichtet, Jahresprämien nach dem dem Versicherungsvertrage zugrunde liegenden Tarife zu zahlen.

2. Die Jahresprämie ist im voraus zu Beginn eines jeden Versicherungsjahres fällig, die Zahlung kann aber in monatlichen Raten erfolgen. Die erste Monatsrate ist bei Einlösung des Versicherungsscheines zu zahlen (vgl. § 5). Die übrigen monatlichen Raten gelten jeweils als gestundet und sind am 1. eines jeden Monats im voraus zu zahlen, können aber von der Gesellschaft im Schadenfalle in Anrechnung gebracht werden. Bei Kündigung des Versicherungsnehmers (vgl. § 6) ist die Prämie nur bis zum Ablauf des Versicherungsvertrages zu zahlen.

3. Bei Festsetzung der Prämie wird ein Lebensjahr als voll gerechnet, wenn von ihm bei Beginn des Versicherungsjahres mehr als 6 Monate verflossen sind. Die Gesellschaft ist jederzeit berechtigt, vom Versicherungsnehmer einen amtlichen Altersnachweis zu verlangen. Im Falle unrichtiger Altersangabe ist, unbeschadet der Rechte der Gesellschaft aus § 8, die zuwenig bezahlte Prämie zuzüglich

5 Prozent Verzugszinsen nachzuzahlen; etwa zuviel gezahlte Prämien werden auf die folgenden Prämienzahlungen angerechnet oder zurückgezahlt.

4. Die Prämien sind auch während des Bezuges von Schadenleistungen zu bezahlen; sie sind eine Bringschuld und an die zuständige Zahlstelle portofrei zu entrichten. Der Gesellschaft steht es frei, die Prämien gegen eine Abholungsgebühr bis zu 5 Prozent jeder Monatsrate, höchstens aber 0,50 RM abholen zu lassen.

5. Stundung der Prämien kann nur vom Vorstand der Gesellschaft schriftlich genehmigt werden.

### § 10. Zahlungsverzug und dessen Folgen.

1. Wird die Zahlung einer fälligen Prämie oder einer Prämienrate (vgl. § 9) nicht rechtzeitig bewirkt, so kann die Gesellschaft den Versicherungsnehmer unter Angabe der Höhe der Prämien- und Kostenschuld und der Rechtsfolgen weiterer Säumnis schriftlich auffordern, die Schuld innerhalb einer Frist von 2 Wochen vom Empfang der Aufforderung an gerechnet an die von der Gesellschaft bezeichnete Stelle portofrei zu bezahlen. Neben den Porto- und Mahnkosten können einmalige Verzugsgebühren bis zu 5 Prozent jeder rückständigen Monatsrate, höchstens aber 2,— RM für jede Monatsrate erhoben werden. Nach Ablauf der Frist von 2 Wochen werden, wenn bis dahin der angemahnte Betrag nicht bezahlt ist, die gestundeten Raten des laufenden Versicherungsjahres fällig.

2. Tritt der Versicherungsfall nach dem Ablauf der Frist ein und ist der Versicherungsnehmer zu dieser Zeit mit der Zahlung der geschuldeten Prämien, Gebühren oder Kosten im Verzuge, so ist die Gesellschaft von der Verpflichtung zur Leistung frei. Auch ist die Gesellschaft berechtigt, den Versicherungsvertrag ohne Einhaltung einer Kündigungsfrist zu kündigen, wenn der Versicherungsnehmer nach Ablauf der Frist mit der Zahlung im Verzuge ist.

3. Die Gesellschaft kann bereits bei der Bestimmung der Zahlungsfrist das Versicherungsverhältnis dergestalt kündigen, daß die Kündigung mit Fristablauf wirksam wird, wenn der Versicherungsnehmer in diesem Zeitpunkte mit der Zahlung im Verzuge ist.

4. Die Wirkungen der Kündigung fallen fort, wenn der Versicherungsnehmer innerhalb eines Monats nach dem Ablauf der Zahlungsfrist die Zahlung nachholt, sofern nicht der Versicherungsfall bereits eingetreten ist.

5. Solange nicht gekündigt ist, bleibt die Gesellschaft zur Annahme der unmittelbar an sie portofrei entrichteten Rückstände, soweit sie ohne Verzug des Versicherungsnehmers zu entrichten gewesen wären, mit der Wirkung verpflichtet, daß die Folgen des Verzuges beseitigt werden, sofern nicht der Versicherungsfall bereits eingetreten ist. Dagegen ist die Gesellschaft nicht berechtigt, über das beim Ablauf der Mahnfrist laufende Versicherungsjahr hinaus Prämien zu fordern.

### § 11. Abtretung und Aufrechnung von Ansprüchen.

1. Sind von der Gesellschaft Versicherungsleistungen für einen Krankheitsfall oder Unfall gezahlt, für den der Versicherungsnehmer Entschädigungsansprüche gegen dritte Personen erheben kann, so ist er verpflichtet, seine Ansprüche in Höhe der bezogenen Leistungen an die Gesellschaft, und zwar auf Verlangen schriftlich, abzutreten. Unter diese Bestimmung fallen aber nicht die Ansprüche,

die ein Versicherungsnehmer auf Grund öffentlich- oder privatrechtlicher Versicherungsverträge hat, wenn er nicht aus diesen Versicherungsverhältnissen den Ersatz der gleichen ihm entstandenen Kosten für den Schadenfall zu beanspruchen hat.

2. Soweit der Versicherungsnehmer von schadenersatzpflichtigen dritten Personen oder aus anderen Versicherungsverhältnissen Ersatz der ihm entstandenen Kosten erhalten hat, ist die Gesellschaft berechtigt, den Ersatz auf ihre Leistungen anzurechnen.

3. Liegt ein Unfall vor, so tritt eine Leistungspflicht der Gesellschaft nicht ein, soweit Versicherungsschutz bei einer Unfallversicherung besteht. Ein Unfall liegt vor, wenn der Versicherte durch ein plötzlich von außen auf seinen Körper wirkendes Ereignis unfreiwillig eine Gesundheitsschädigung erleidet.

4. Die Verpflichtung der Gesellschaft zum Ersatze solcher Ansprüche, die ein Versicherungsnehmer auf Grund einer gesetzlichen Zwangsversicherung bei deren Träger (z. B. Berufsgenossenschaft) geltend machen kann, tritt erst ein, wenn die Zwangsversicherung die von ihr beanspruchten Leistungen entweder bereits gewährt oder rechtskräftig abgelehnt hat.

5. Gibt der Versicherungsnehmer seinen Anspruch gegen Dritte oder ein zur Sicherung des Anspruchs dienendes Recht ohne Zustimmung der Gesellschaft auf, so wird die Gesellschaft insoweit von der Ersatzpflicht frei, als sie aus dem Anspruch oder dem Rechte hätte Ersatz erlangen können.

6. Die Ansprüche auf Versicherungsleistungen können vom Versicherungsnehmer weder verpfändet noch abgetreten werden. Gegen Forderungen der Gesellschaft kann der Versicherungsnehmer weder aufrechnen noch ein Zurückbehaltungsrecht geltend machen.

## § 12. Ausschlußfristen und Verjährung.

1. Sind Ansprüche auf Versicherungsleistungen abgewiesen, so muß die Klage auf diese Ansprüche innerhalb einer Ausschlußfrist von 6 Monaten, vom Zugehen des Abweisungsbescheids an gerechnet, zugestellt sein. In dem Abweisungsbescheid ist auf die mit Ablauf der Frist verbundene Rechtsfolge hinzuweisen.

2. Die Ansprüche auf Sterbegeld verjähren in 5 Jahren, die Ansprüche auf die übrigen Leistungen in 2 Jahren. Die Verjährung beginnt mit dem Schluß des Kalenderjahres, in dem die Leistungen verlangt werden können.

## § 13. Ansprüche gegen die Gesellschaft (Wartezeiten).

1. Ansprüche gegen die Gesellschaft können erst nach Ablauf der Wartezeit (vgl. § 15) gestellt werden. Die Wartezeit wird von dem im Versicherungsschein angegebenen Tage des Versicherungsbeginns an berechnet.

2. Die allgemeine Wartezeit beträgt 3 Monate.

3. Die besonderen Wartezeiten betragen für: ...

4. Bei Unfällen fällt die allgemeine Wartezeit weg.

## § 14. Voraussetzungen für die Erstattung von Rechnungen.

1. Die Erstattungspflicht der Gesellschaft ruht, solange nicht folgende Bedingungen eingehalten sind:

a) Es müssen die Urschriften der Rechnungen eingereicht werden. Die Gesellschaft kann verlangen, daß die Rechnungen bezahlt und quittiert sind und den Zahlungstag enthalten.

b) Die Belege müssen den Namen der behandelten Person, die Bezeichnung der Krankheit, die Angabe der einzelnen Leistungen des Arztes (Sprechstundenberatungen, Besuche, hierbei vorgenommene Sonderverrichtungen) mit Bezeichnung der betreffenden Daten und der Ziffern der Gebührenordnungen enthalten. Auf den Rezepten müssen die Verordnungen und der Preis deutlich geschrieben sein.

2. Die Erstattungspflicht der Gesellschaft entfällt, wenn nicht folgende Bedingungen eingehalten sind:

a) Die Belege sind spätestens 3 Monate nach beendeter Behandlung einzureichen. Dauert die Behandlung länger als 3 Monate, so ist spätestens 4 Monate seit ihrem Beginn eine Zwischenrechnung vorzulegen. Ist der Versicherungsnehmer ohne sein Verschulden innerhalb der genannten Fristen nicht im Besitz einer ärztlichen Rechnung, so hat er der Gesellschaft unter Angabe der Krankheit und der Art der Behandlung unverzüglich Anzeige zu erstatten.

b) Erkrankungen außerhalb des Wohnsitzes des Versicherungsnehmers müssen innerhalb 5 Tagen an die Gesellschaft oder die zuständige Stelle der Gesellschaft gemeldet werden.

3. Die Rechtsfolgen der Ziff. 1 und 2 treten nicht ein, wenn die Verletzung der Vorschriften weder auf Vorsatz noch auf grober Fahrlässigkeit beruht.

4. Der Überbringer von Belegen, die die Voraussetzungen der Ziff. 1 erfüllen, gilt als zum Empfange der darauf entfallenden Versicherungsleistungen berechtigt.

5. Die Belege gehen in das Eigentum der Gesellschaft über.

### § 15. Leistungsausschluß.

1. Versicherungsschutz bei Krankheiten, Anomalien und körperlichen Fehlern (vgl. § 1) ist ausgeschlossen,

a) wenn die Krankheit, die Anomalie, der körperliche Fehler — auch ohne Kenntnis des Versicherungsnehmers — vor Beginn des Versicherungsverhältnisses oder vor Beendigung der Wartezeit bestanden haben,

b) wenn die Krankheit, die Anomalie, der körperliche Fehler mit den unter a) bezeichneten Krankheiten usw. in unmittelbar-ursächlichem Zusammenhang stehen.

Dies gilt auch dann, wenn die Krankheit, die Anomalie, der körperliche Fehler nach Ablauf der Wartezeit noch nicht behoben ist.

2. Nach fünfjährigem — gegenüber Sterbegeldansprüchen nach dreijährigem — Versicherungsverhältnis können Einwände nach Ziff. 1, a) und b) von der Gesellschaft nicht erhoben werden, es sei denn, daß folgende Krankheiten vorliegen: Lues, Tuberkulose, Stoffwechsel- und rheumatische Erkrankungen, Steinleiden, Krampfadern sowie Narbenbrüche, bei Kindern außerdem Knochen- oder Wachstumsveränderungen und die Folgeerscheinungen der genannten Erkrankungen.

Gegenüber dem Sterbegeldanspruch bleibt es auch bei den genannten Krankheiten bei der dreijährigen Frist.

3. Den Nachweis, daß die Leistungsausschlußgründe der Ziff. 1 nicht vorliegen, hat der Versicherungsnehmer zu erbringen, wenn die Krankheit innerhalb 6 Monaten seit Beginn des Versicherungsverhältnisses laut Versicherungsschein eintritt. Im übrigen hat die Gesellschaft das Vorliegen der Leistungsausschlußgründe zu beweisen.

4. Krankheiten, Unfälle und Verletzungen, die auf aktive Teilnahme an inneren Unruhen, Kampfhandlungen im Kriege oder Wettkämpfen, auf Vorsatz oder auf den mißbräuchlichen Genuß von Rauschgiften (Morphium, Kokain usw.) zurückzuführen sind, begründen keine Ansprüche auf Versicherungsleistungen.

5. Nicht zu den Leistungen der Gesellschaft gehören Kosten, die nicht unmittelbar zur Behebung von Krankheitszuständen notwendig sind, insbesondere für staatlich angeordnete Impfungen, für Beseitigung von Schönheitsfehlern, für ärztliche Gutachten und Atteste für private und dienstliche Zwecke, für Reisekosten, sowie Kosten für Pflegepersonal, Kilometergelder, Transportunkosten und Desinfektionen.

6. Während eines Aufenthaltes in Badeorten, Sommerfrischen, Sanatorien und Erholungsheimen werden Versicherungsleistungen nur gewährt, wenn sie der Vorstand vorher genehmigt hat.

7. Schwangerschaftsbeschwerden und Entbindungen, Fehl- und Frühgeburten und deren Folgen gelten nicht als Krankheit im Sinne der Versicherungsbedingungen.

### § 16. Allgemeines über ärztliche Behandlung.

1. Die Wahl des Arztes oder Facharztes steht dem Versicherungsnehmer frei. Zur Erstattung von Rechnungen nicht in Deutschland approbierter Ärzte, Heilkundiger und der Ärzte, die Fernbehandlung oder Behandlung im Umherziehen betreiben oder bei Heilkundigen angestellt sind, ist die Gesellschaft nicht verpflichtet.

2. Nimmt ein Versicherungsnehmer einen auswärtigen Arzt in Anspruch, obwohl am Wohnort ein Arzt zur Behandlung zur Verfügung steht, so hat er die dadurch entstehenden Mehrkosten zu tragen.

3. Ergibt sich aus eingereichten Rechnungen im Einzelfalle eine übermäßige Inanspruchnahme oder Gewährung ärztlicher Hilfe, so ist der Vorstand berechtigt, die Erstattung auf einen angemessenen Betrag herabzusetzen. Sofern besondere, von der ärztlichen Organisation eingesetzte Kommissionen bestehen, entscheidet der Vorstand über die Herabsetzung nach Anhörung der Kommission.

4. Die Erstattung von Rechnungen bestimmter Ärzte kann abgelehnt werden. Eine solche Maßnahme ist den Versicherungsnehmern des betreffenden Bezirkes oder Landesteiles durch besondere schriftliche Mitteilung bekanntzugeben und in den Verwaltungsstellen sichtbar auszuhängen. Von der Zustellung der Mitteilung an erlischt die Verpflichtung der Gesellschaft für die Erstattung der Kosten von Behandlungen, die von jenem Zeitpunkt an durch den betreffenden Arzt neu aufgenommen werden. Für laufende Schadenfälle gelten die Bestimmungen über die Erstattungspflicht bei Kündigungen durch die Gesellschaft (vgl. § 7).

Die Normativbedingungen für Versicherungsvereine auf Gegenseitigkeit entsprechen dem Inhalt nach denen der Aktiengesellschaften. Der unterschiedliche juristische Charakter beider Unternehmungsformen macht allerdings eine andere Formulierung notwendig. Wesentliche Unterscheidungen ergeben sich besonders in den §§ 6 und 7. Es sollen deshalb diese beiden Paragraphen aus den Normativbedingungen für Versicherungsvereine auf Gegenseitigkeit folgen:

### § 6.

1. Der Austritt kann von dem Mitgliede für den Schluß eines jeden Versicherungsjahres unter Einhaltung einer Frist von einem Monat erklärt werden. Bei Einführung von Leistungsverminderung oder Erhöhung der Beiträge durch den Verein mit Wirkung auch für bestehende Versicherungsverhältnisse kann das Mitglied unter Einhaltung einer Frist von einem Monat den Austritt zum Schlusse eines Kalendervierteljahres erklären. Das gleiche gilt, wenn ein Mitglied krankenversicherungspflichtig wird.

Der Austritt ist dem Vorstande durch eingeschriebenen Brief zu erklären. Der Verein kann sich nicht darauf berufen, daß der Brief nicht eingeschrieben war, wenn der Austritt im übrigen ordnungsgemäß erfolgt ist.

2. Der Anspruch auf Versicherungsleistungen erstreckt sich beim Austritt auch bei laufenden Schadenfällen nur auf den Vermögensschaden (vgl. § 1), der bis zum Ablauf des Versicherungsverhältnisses entstanden ist.

### § 7.

1. Der Verein kann die Versicherung, auch für einzelne mitversicherte Personen, mit einmonatiger Frist für das Ende eines jeden Versicherungsjahres kündigen. Die Kündigung ist jedoch nach 3- (oder 5-) jähriger Mitgliedschaft ausgeschlossen.

2. Dem Mitglied steht das Recht der Berufung an den Aufsichtsrat zu. Die Berufung ist innerhalb 14 Tagen nach Empfang des Kündigungsschreibens schriftlich beim Aufsichtsrat einzureichen. Sie hat keine aufschiebende Wirkung. Die Entscheidung des Aufsichtsrats bindet das Mitglied, wenn es nicht innerhalb eines Monats nach Empfang Klage beim ordentlichen Gericht erhebt. Auf diese Rechtsfolge ist im Kündigungsschreiben ausdrücklich hinzuweisen.

3. Bei Kündigung der Versicherung mitversicherter Personen kann das Mitglied das gesamte Versicherungsverhältnis zum gleichen Termin kündigen, aber nur innerhalb einer Frist von 2 Wochen seit Empfang der Kündigung.

4. Laufende Schadenfälle sind bei Beendigung der ärztlichen Behandlung als abgeschlossen anzusehen. Der Anspruch auf Versicherungsleistungen erstreckt sich bei Kündigung im Sinne dieses Paragraphen auch für laufende Schadenfälle nur auf den Vermögensschaden (vgl. § 1), der bis zum Ablauf des dritten Monats nach Beendigung des Versicherungsverhältnisses entstanden ist, nicht aber für eine längere Zeit, als die Leistungspflicht des Vereins nach den Versicherungsbedingungen überhaupt beträgt.

# Organisationsänderungen im ständischen Aufbau der deutschen Privatversicherung ab 1. 10. 39.

Während der Drucklegung der vorliegenden Abhandlung sind im ständischen Aufbau der deutschen Privatversicherung Organisationsänderungen eingetreten, die ich, da sie sich nachträglich nicht mehr organisch in den Text des Buches einfügen ließen, wenigstens als Anhang den Lesern nicht vorenthalten möchte. Das Schema S. 82 hat nunmehr nur noch historische Bedeutung und ist durch die nachfolgenden Ausführungen zu ersetzen:

**A.** Mit Wirkung vom 1. Oktober 1939 erging unter dem 8. September 1939 auf Grund des § 1 des Gesetzes zur Vorbereitung des organischen Aufbaus der deutschen Wirtschaft vom 27. Februar 1934 (RGBl. I, S. 185) und der §§ 8 und 42 der ersten DurchfVO. zu diesem Gesetz vom 27. November 1934 (RGBl. I, S. 1194) eine Anordnung des Reichswirtschaftsministers zur Neugliederung der Reichsgruppe Versicherungen, die diese Gruppe von Grund auf nach fachlichen Gesichtspunkten neu ordnet. Sie soll ihrer grundlegenden Bedeutung wegen, soweit erforderlich, nachstehend wenigstens in den Umrissen kurz skizziert wiedergegeben werden:

In der Reichsgruppe Versicherungen werden die folgenden Wirtschaftsgruppen als alleinige Vertreter ihrer Wirtschaftszweige anerkannt und gebildet:

**I. Sachversicherung** mit den Fachgruppen:
　　1. Feuerversicherung,
　　2. Sonstige Sachversicherung[1].
　　3. Landwirtschaftliche Versicherung mit den Fachuntergruppen Hagelversicherung, sowie Tier- und Schlachttierversicherung.
**II. Lebens- und Krankenversicherung** mit den Fachgruppen:
　　1. Lebensversicherung, Pensionskassen und Sterbekassen,
　　2. Krankenversicherung.[2]
**III. Kraftfahrtversicherung.**
**IV. Unfall- und Haftpflichtversicherung** mit den Fachgruppen:
　　1. Unfallversicherung,
　　2. Haftpflichtversicherung.
**V. Rück- und Transportversicherung und sonstige Versicherungszweige** mit den Fachgruppen:

| | |
|---|---|
| 1. Transportversicherung, | 4. Rückversicherung, |
| 2. Luftfahrtversicherung, | 5. Garantie- und Kreditversicherung. |
| 3. Maschinenversicherung, | |

Ferner wird in der Reichsgruppe Versicherungen eine Fachgruppe

VI. Versicherungs-Generalagenten errichtet, die der Reichsgruppe unmittelbar unterstellt ist.

**B.** Eine weitere Anordnung des Reichswirtschaftsministers (Reichsanzeiger Nr. 305 vom 30. Dezember 1939) setzt die o. a. Anordnung des Reichswirtschaftsministers über die Neugliederung der Reichsgruppe Versicherungen vom 8. September 1939 außer Kraft und bestimmt nunmehr:

In der Reichsgruppe Versicherungen werden folgende Wirtschaftsgruppen gebildet:

| | |
|---|---|
| **1. Sachversicherung I,** | **5. Unfallversicherung,** |
| **2. Sachversicherung II,** | **6. Haftpflichtversicherung,** |
| **3. Lebens- und Krankenversicherung,** | **7. Rück- und Kreditversicherung.** |
| **4. Kraftfahrtversicherung,** | |

Die in der Reichsgruppe Versicherungen zu errichtende Fachgruppe Versicherungs-Generalagenten wird der Reichsgruppe unmittelbar unterstellt. Außerdem wird in der Reichsgruppe Versicherungen eine Kriegsarbeitsgemeinschaft Transportversicherung gebildet, die die Stellung einer Wirtschaftsgruppe hat.

Ferner ordnet der Reichswirtschaftsminister die Bildung eines Reichsversicherungsausschusses an, der die Beratung des Reichswirtschaftsministers und des Reichsaufsichtsamts für Privatversicherung in grundsätzlichen fachlichen, wirtschaftlichen, wirtschaftspolitischen und wirtschaftsorganisatorischen Fragen des Versicherungswesens zur Aufgabe hat.

---

[1] z. B. gegen Einbruch-Diebstahl, Wasser, Sturm, Aufruhr.
[2] Mit Ausnahme der zur Sozialversicherung gehörenden öffentlich-rechtlichen Anstalten.